孕产期营养饮食与保健大全

主编 ◎ 夏颖丽

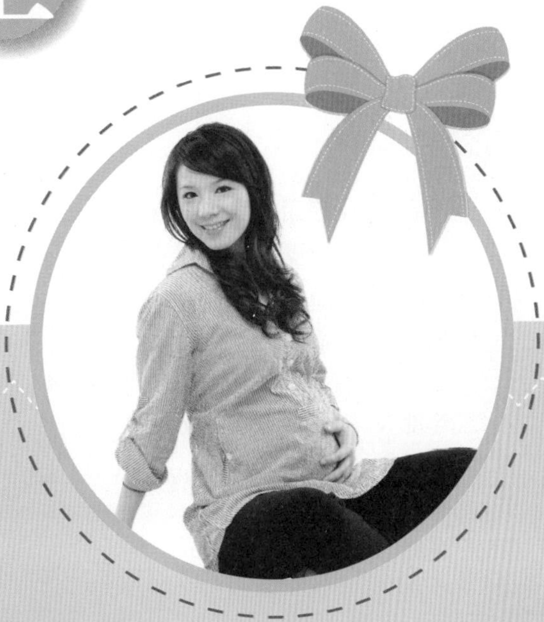

青岛出版社
QINGDAO PUBLISHING HOUSE
国家一级出版社
全国百佳图书出版单位

图书在版编目（CIP）数据

孕产期营养饮食与保健大全 / 夏颖丽主编. —青岛: 青岛出版社，2012.9

ISBN 978-7-5436-8868-1

Ⅰ.①孕… Ⅱ.①夏… Ⅲ.①孕妇—营养卫生—基本知识②产妇—营养卫生—基本知识③孕妇—妇幼保健—基本知识④产妇—妇幼保健—基本知识 Ⅳ.①R153.1②R715.3

中国版本图书馆CIP数据核字（2012）第236730号

书　　名　孕产期营养饮食与保健大全
主　　编　夏颖丽
副 主 编　郭晓慧　柏文红　王丽艳
出版发行　青岛出版社
社　　址　青岛市海尔路182号（266061）
本社网址　http://www.qdpub.com
邮购电话　13335059110 0532-85814750（传真）0532-68068026
策划编辑　张化新　尹红侠
责任编辑　谢　磊
制　　版　青岛艺鑫制版印刷有限公司
印　　刷　青岛新华印刷有限公司
出版日期　2012年10月第1版　2014年 5月第5次印刷
开　　本　16开（715mm × 1010mm）
印　　张　22
字　　数　400千
书　　号　ISBN 978-7-5436-8868-1
定　　价　39.80元

编校质量、盗版监督服务电话　4006532017　0532-68068670
青岛版图书售后如发现质量问题，请寄回青岛出版社出版印务部调换。
电话：0532-68068629

PREFACE

前言

大自然是如此奇妙，当卵子与精子结合的一刹那，一个新生命就此展开成长的旅程，与母体相依相存，直到瓜熟蒂落。到底这个小生命历经怎样的演化，才能发展成一个可爱的宝宝？孕育生命的母亲该如何做好孕产期保健和饮食调养，产后该如何通过均衡的营养来保证乳汁的充足分泌，以保证宝宝的健康成长呢？

本书总结了众多著名妇产科专家和胚胎学专家的先进医学理念，内容详尽，丰富实用，让新手爸妈在轻松愉快的阅读中掌握孕育宝宝的科学方法。

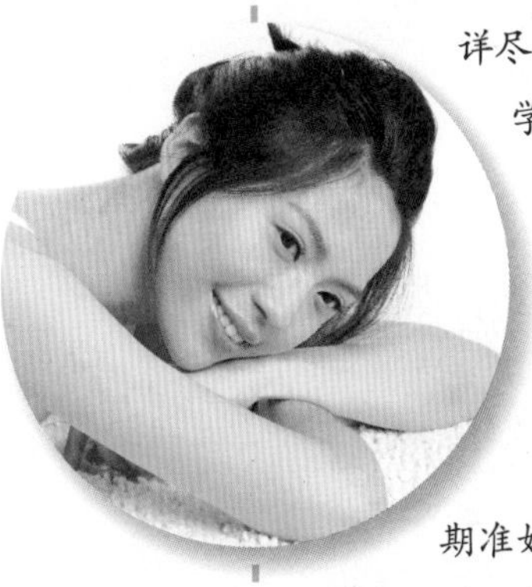

预约健康宝宝，做好充足准备。本书第一章详细讲解各种优生知识，指导准爸妈进行孕前健康检查，培养良好的生活习惯，调养好身体，让体质得到调理和改善，同时防范各种疾病，远离高危妊娠。

科学合理孕育，保健营养并重。本书第二章详细介绍孕期准妈妈每月份身体变化和宝宝发育状况；针对孕期衣着、居家、体重、运动、禁忌、孕期不适等方面，讲解孕期保健事项；列出孕妈咪在孕期的饮食原则，孕期各种营养素的摄取方法，孕期营养饮食推荐食谱，如何针对孕期常见不适与疾病进行饮食调养；指导孕妈咪按时产检；进行环境胎教、饮食胎教、音乐胎教、子宫对话胎教和心情胎教等。

平安顺利生产，迎接心爱宝贝。本书第三章详细讲解分娩过程，指出生产时可能出现的异常及处理方法，指导母亲顺利迎接自己的宝贝。

合理调养身体，重拾健康美丽。本书第四章详细列出了坐月子的生活细节，指导产后新妈妈悉心护理身体，调养改善体质，以保证身心健康，讲解坐月子的各种生活禁忌和饮食安排，指导夫妻重拾产后“性福”的注意事项，同时指导新妈妈在产后通过饮食控制和塑身体操来恢复曼妙体态。

宝宝是造物主赐予父母的珍贵礼物，相信每位新手爸妈都会悉心养育自己的宝宝，从孕前和孕期就开始呵护胎儿的健康，充满喜悦地迎接宝宝的诞生，开始幸福的亲子生活。

编 者

2012年9月

CONTENTS 目录 >>

第一章 孕前准备

一、优生知识准备

二、孕前身体调养

第二章 孕期保健

一、孕期必知常识

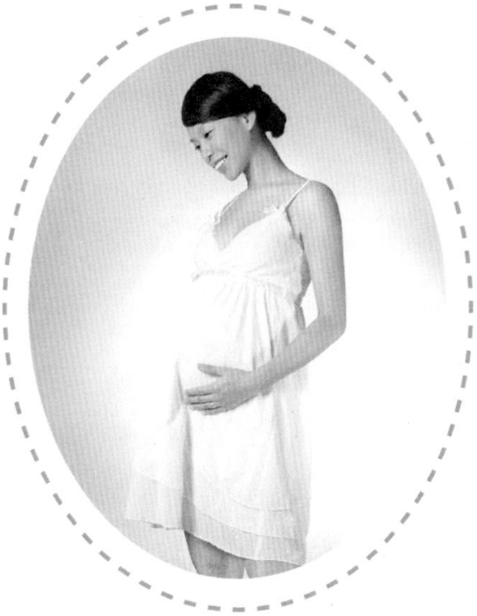

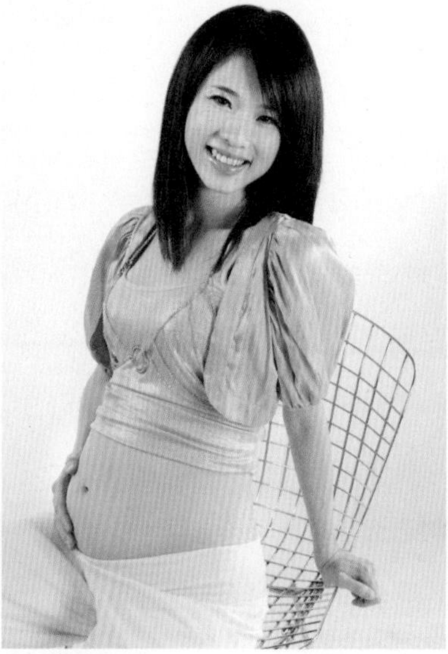

三、孕期营养

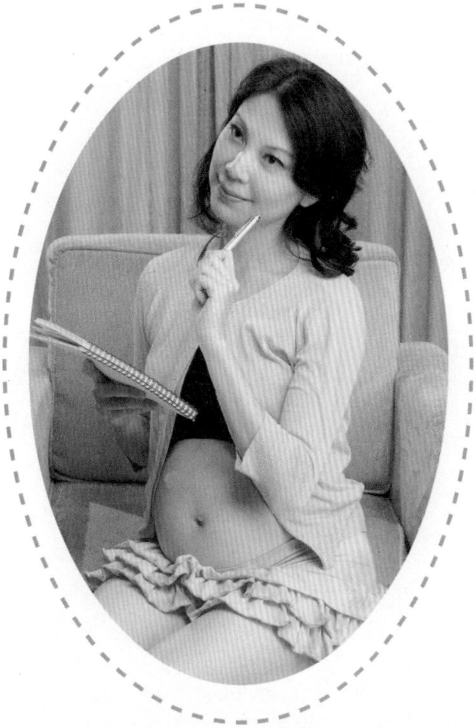

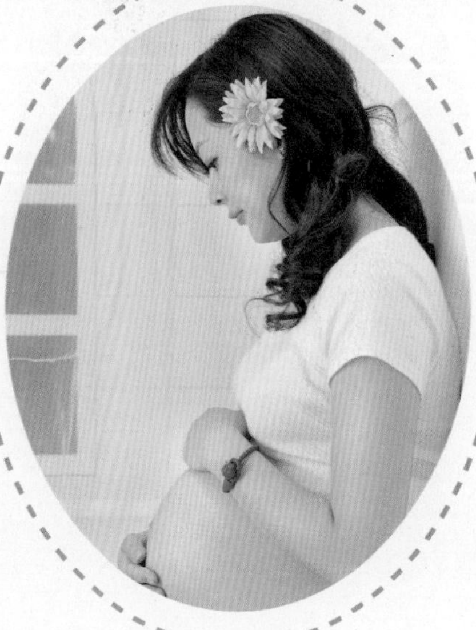

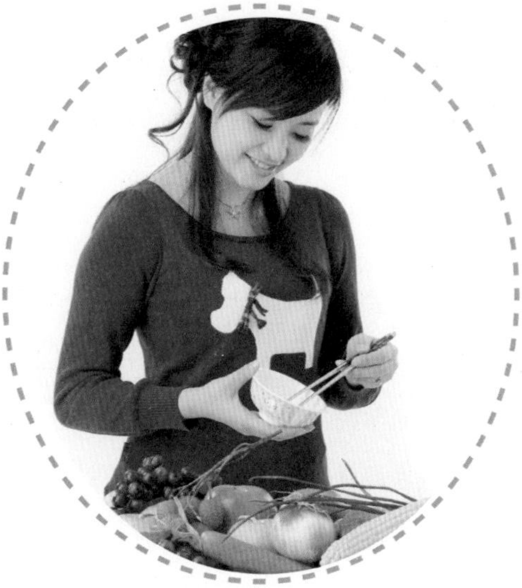

四、孕妈咪做好孕检

五、孕妈咪胎教进行时

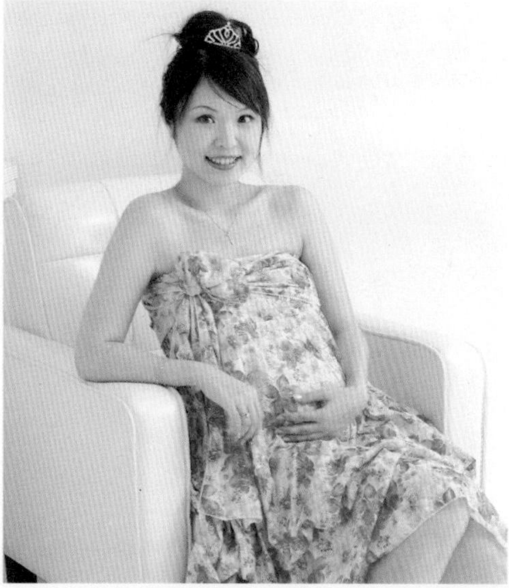

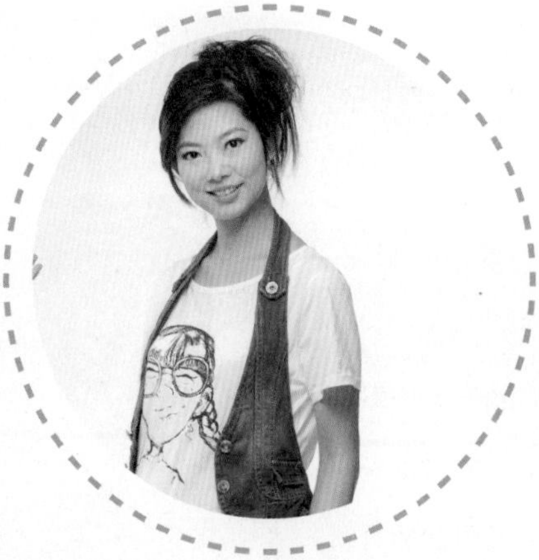

第三章 轻松分娩

一、全方位准备

二、分娩接触零距离

第四章 产后保健

一、轻松坐月子

二、产后调理饮食

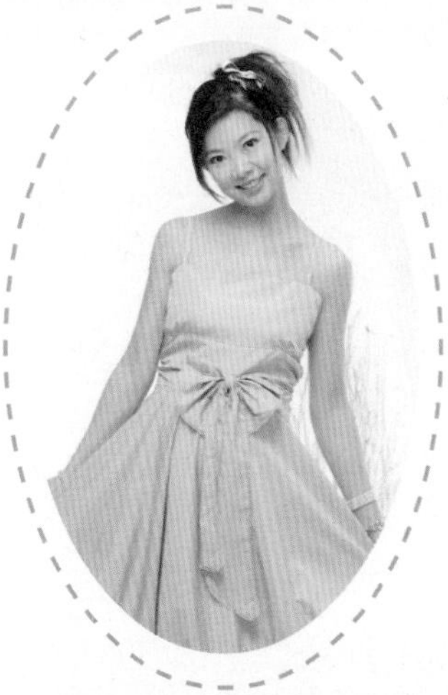

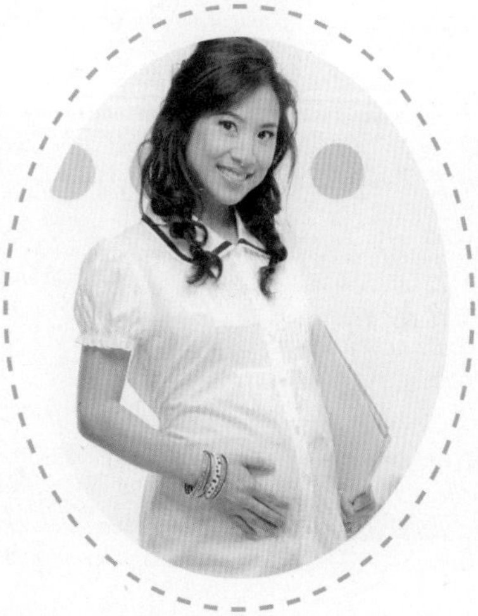

第一章

孕前准备

为了预约一个健康聪明的宝宝，夫妻双方在孕前就要开始做足准备，首先应了解优生知识，进行孕前健康检查，培养良好的生活习惯，调养好身体，让体质得到调理改善，同时防范各种疾病，远离高危妊娠。

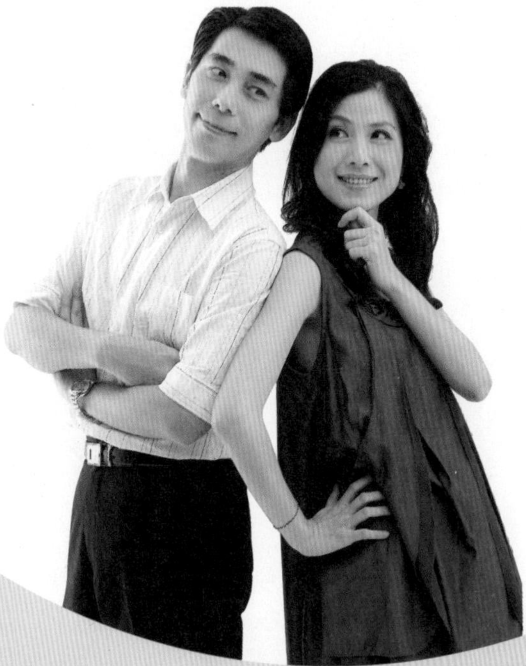

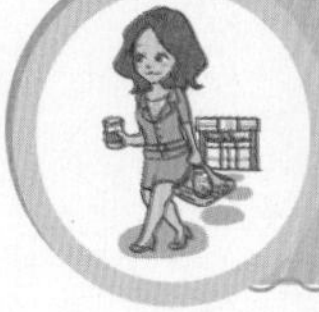

一、优生知识准备

（一）孕妈咪应了解的优生知识

1 认识月经周期

正常月经具有周期性。出血的第一日为月经周期的开始，两次月经第一日的间隔时间称一个月经周期。每个人的月经周期不一定相同，一般来说为 21~35 天，大约 70% 的女性月经周期是 28 天，但短的也有十几天一个周期，长的甚至两个月、一季度或半年才来一次。

月经周期可分为两个阶段，第一阶段称为卵泡期，是从月经来潮的第一天到排卵日，持续 12~22 天，因每个人的体质不同而存在差异。第二阶段称为黄体期，是从排卵日到下一次月经来潮为止。通常在排卵后的两周，也就是 14 天，就是月经来潮日。

月经周期一贯规律的育龄妇女，如果月经到期不来，就应考虑到怀孕的可能，因为这是怀孕的最早信号，过期时间越长，妊娠的可能性就越大。

爱心小知识

女性青春期发育以后，在正常情况下，每一个规律的月经周期排出一个成熟的卵子，有时会排出两个。直到绝经期，一个妇女一生约排出 400 个卵子，最多也不超过 500 个。

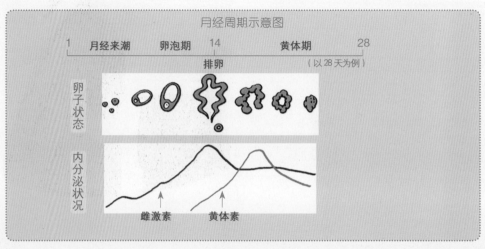

月经周期示意图

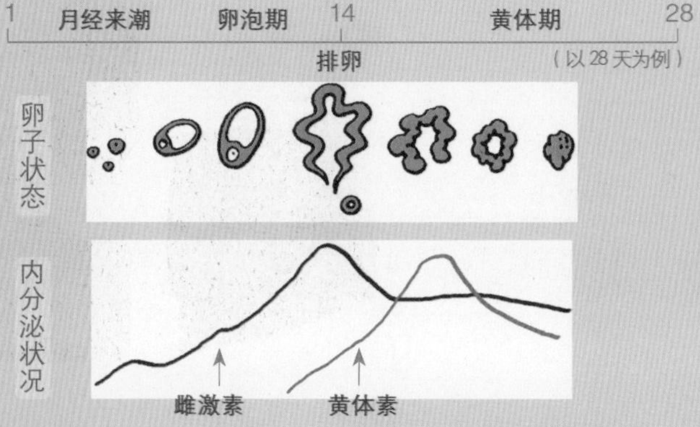

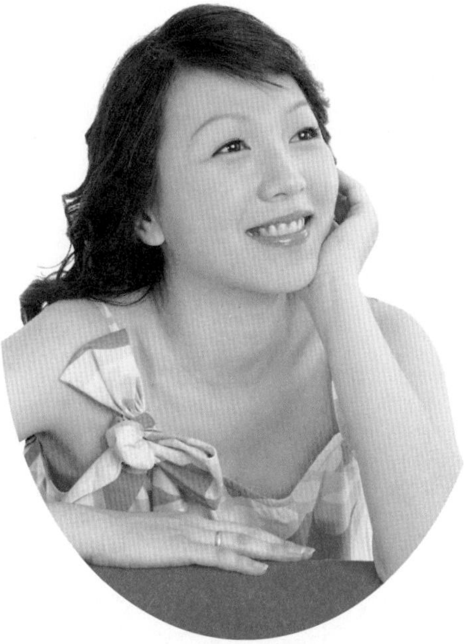

2 什么是易受孕期

在整个月经周期中，只有一小段时间可能受孕，不想怀孕的人必须在这个时期提高警觉，认真避孕，这个时期也叫危险期。但对于期待怀一个小宝宝的人来说，这段时间可就是受孕率较高的受孕期啦！

在整个月经周期中，卵子真正有受孕机会的时间只有排卵后的1~2天，但由于精子进入子宫后，大约可以存活3天，排卵前3天进入子宫内的精子同样有机会与刚排出的卵子结合，因此必须将易受孕期向前挪三天，此外都是相对安全期。

在易受孕期之外的时间，受孕机会低，因此又称为安全期。许多人为求方便，就利用安全期避孕，以为在这段时间内进行性生活，就不会怀孕，然而，这个方法必须在月经周期十分稳定、准确的情况下才管用，否则，一不小心还是会中奖喔！

3 如何计算易受孕期

方法一：

a. 月经周期 -14= 排卵日

b. 排卵日向前数3天，向后数1天 = 易受孕期

例

小美以月经周期30天来算：

30-14=16(排卵日)

16-3=13(易受孕期第一天)

16+1=17(易受孕期最后一天)

方法二：

有些人的月经周期相当规律，但有些人会因为情绪、压力、失眠、疾病、运动量等因素而使月经周期改变。如果想要准确地计算自己的月经周期，可能就要计算约6个月的周期，从中选取最长及最短的两次周期分别计算，算出来的数值，选头尾最长的时间，就是受孕期。

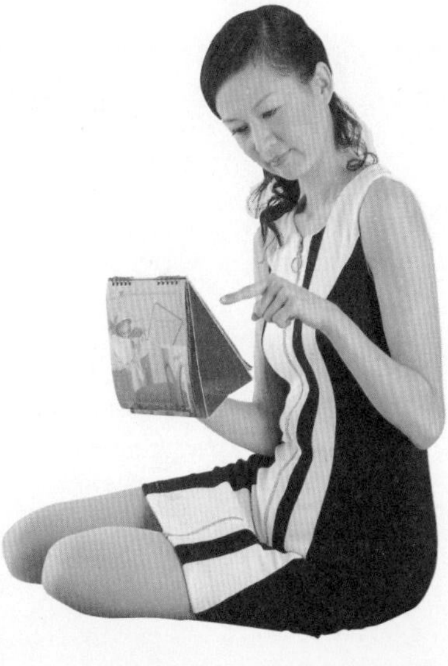

例 小美 6 个月当中，最长的周期 30 天，最短的周期 26 天。

用方法一计算，两次周期的易受孕期分别为：

30−14=16(6 个月中，最长月经周期的排卵日)

16−3=13(6 个月中，最长月经周期里易受孕期的第一天)

16+1=17(6 个月中，最长月经周期里易受孕期的最后一天)

26−14=12(6 个月中，最短月经周期的排卵日)

12−3=9(6 个月中，最短月经周期里易受孕期的第一天)

12+1=13(6 个月中，最短月经周期里易受孕期的最后一天)

将最长及最短月经周期中的易受孕期相比较，选头尾最长的期间，因此，小美的易受孕期应该是月经周期的第 9~17 天。

用方法三计算，两次周期的易受孕期分别为：

30÷2=15(6 个月中，最长月经周期的排卵日)

15−3=12(6 个月中，最长月经周期里易受孕期的第一天)

15+3=18(6 个月中，最长月经周期里易受孕期的最后一天)

26÷2=13(6 个月中，最短月经周期的排卵日)

13−3=10(6 个月中，最短月经周期里易受孕期的第一天)

13+3=16(6 个月中，最短月经周期里易受孕期的最后一天)

将最长及最短月经周期中的易受孕期相比较，选头尾最长的时间，因此，用方法三计算时，小美的易受孕期应该是月经周期的第 10~18 天。

方法三

由于排卵日大都在月经周期中间那天，因此医生认为也可以这么算，会更方便。

a. 月经周期 ÷2= 排卵日

b. 排卵日前后各推 3 天 = 易受孕期

例 小美以月经周期 30 天来算：

30÷2=15(排卵日)

15−3=12(易受孕期第一天)

15+3=18(易受孕期最后一天)

方法四

测量基础体温：在排卵日之后的黄体期，由于受到黄体素分泌较多的影响，排卵后体温会略有升高，因此有些人便会根据体温升高的情形来判断是否排卵，进而推断易受孕期。但医生认为，由于影响体温的因素很多，单凭体温为依据，很容易判断错误，因此不建议使用。

4 学会验孕，及时呵护胎儿健康

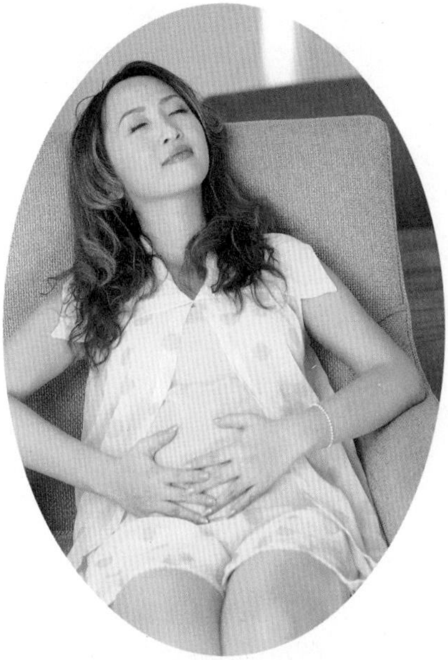

(1)如何验孕

❶ 到药店买验孕试纸：只要把晨尿滴在试纸上，便能立刻判断是否怀孕。市面上卖的验孕试纸除非过期，否则准确率很高。阳性反应一般呈“+”或两条横线，阴性反应则呈“-”或一条横线。

❷ 验血：怀孕之后，血液中的绒毛膜促性腺激素(HCG)水平会上升，可由此判断是否怀孕。

❸ 超声波：直接用超声波检查胎囊是否长出，利用这个方法还可以估算预产期。

(2)验孕失准的原因

怀孕最初的一个星期是“空窗期”，通过验尿无法验出是否怀孕。此外，宫外孕及葡萄胎也无法用验孕试纸分辨。有些女性太期待有小孩了，身体就会出现假性怀孕的现象，虽然从验孕试纸的结果看起来是怀孕了，但其实没有。

(3)何时该怀疑自己怀孕了

如果觉得乳房肿胀、恶心、呕吐、嗜睡、饮食习惯改变，加上月经迟迟未来，就该怀疑自己是否怀孕了，要尽快做相关检查，及早确定怀孕。

(二) 孕前健康检查

1 婚前健康检查

有许多胎儿异常在受孕的一刹那就已经注定，或是在受孕初期因不知情而暴露在伤害中(如药物或放射线)，即使再周密的产前检查也无法避免悲剧的发生。因此，真正的预防应从受孕前做起，这就是孕前优生的重要性。

(1)婚前健康检查的重要性

每一对拥有正常生育功能的夫妻，如果不采取避孕措施，就必须做好随时会怀孕的心理准备。除了心理准备外，婚前健康检查也是不可忽视的。别以为婚前健康检查是属于准新人的专利，凡是预备结婚，甚至是新婚尚未怀孕的夫妻，都可以通过婚前健康检查来了解男女双方的健康状况，以便筛检出遗传性疾病，为下一代的健康奠定良好的基础。

(2)婚前健康检查内容

婚前健康检查是推动优生保健的第一道防线，其检查项目包括以下内容：

❶ 健康史

了解受检者的疾病史、吸烟史、饮酒史、服药习性史及女性月经史等，可以了解其健康状况，为医师提供参考。

❷ 身体理学检查

身体理学检查包括身高、体重、视力、辨色力、血压、脉搏，以及胸部、腹部、泌尿生殖器外观检查。

❸ 尿液、血液、生化、血清、胸部 X 光检查

主要目的是筛检有没有地中海型贫血、乙型肝炎、艾滋病、梅毒等严重疾病。

❹ 精神疾病检查

通过临床精神科检查、心理测验、脑波检查、遗传性精神病检查，可了解受检者的心理状况。

❺ 家庭疾病史调查

通过家庭病史调查，可避免遗传性先天缺陷儿的产生。

❻ 男性可加做精液分析

近年来，男性不孕的比例有增高现象，从精液中可分析精子数目与活力。

❼ 女性麻疹抗体筛检

若女性未接种麻疹疫苗，应做抗体筛检，若无抗体，则应追加注射疫苗，且注射后3个月内不宜怀孕。

另外，通过健康检查也可以意外发现贫血、肾脏病、心脏病等健康问题，必须进一步接受诊疗，先把身体调养好，才能孕育出健康的宝宝。

如果您错过了婚前健康检查，第二道关卡——产前检查就不可等闲视之，其目的在于希望早期发现胎儿与孕妇的异常，能够在怀孕 24 周以前及时予以处理。这样不仅可以减免许多不必要的困扰，还可减轻孕妇内心的自责与罪恶，以免造成心理负担，从而影响日后怀孕。

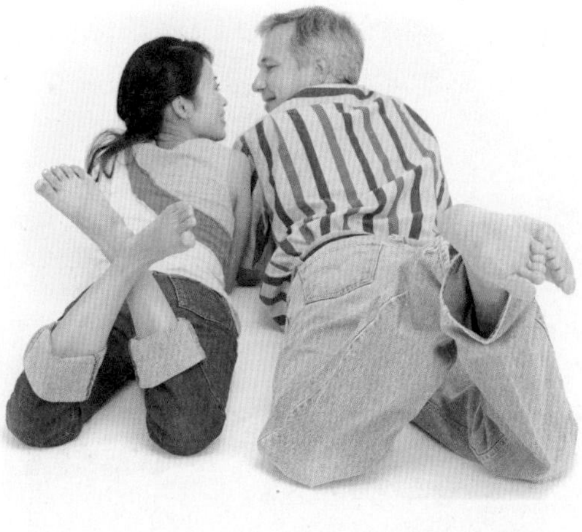

专家指出，临床经验显示，有些孕妇第一次接受产前检查时，都已错过最重要的胚胎发育关键期，妇产科医师所能做到的就是早期发现胎儿异常，对于评估某种物质的致畸胎性，则往往无法给予忐忑不安的孕妇明确的答案。

2 孕前健康检查

⑴孕前健康检查的重要性

进行孕前健康检查，可以大幅降低下一代罹患遗传疾病或传染病的机会。尤其是年满 35 岁的高龄孕妇，更应该在孕前进行健康检查。孕前健康检查需要咨询的优生项目主要包括遗传咨询、药物咨询、高危妊娠咨询等。咨询的主要作用是指导女性正确处理孕前可能会面临的问题，以及如何让怀孕过程更顺利。事实上，孕前健康检查是优生概念的延伸，可以帮助夫妻在孕前及早发现问题，以便顺利孕育健康宝宝。

(2)孕前健康检查内容

孕前健康检查的项目表

个人健康咨询	职业、药物史、吸烟史、饮酒史、家族中是否有遗传性疾病、个人是否有某些疾病
基本健康检查	身高、体重、血压、视力、色盲、听力鉴定、内外科身体检查、血液、尿液、粪便、血清生化、血清免疫、心电图、超声波(肠道及妇科)、子宫颈抹片检查、甲状腺功能检查
遗传性疾病检查	血友病、海洋性贫血筛检及其他家族疾病史的检验
传染性疾病检查	结核病、梅毒、淋病、肝炎、麻疹、艾滋病、水痘等
精神疾病的评估	通过身心评估来确认是否有精神疾病等问题
精液分析检查	了解精子的质量

3 筛检出异常状况应该怎么办

(1)先治疗，再怀孕

如果能够在怀孕之前发现问题，就可以做到早发现、早治疗。如果在治疗前就怀孕，就很可能造成母亲及胎儿的危险，例如严重的高血压、糖尿病、红斑狼疮；或直接将疾病传染给胎儿，如肝炎、梅毒等。所以，这些疾病必须先经过治疗，等痊愈或病情得到控制之后，才可以考虑怀孕。

(2)先了解风险，并加强产前检查

有些遗传性疾病，例如地中海性贫血、血友病、肌肉萎缩症、黏多糖症等，可以通过孕前咨询及检查来评估发病率，再与医生讨论是否适合怀孕生子。虽然遗传性疾病并不是每一胎都会发生，但是，夫妻要想计划孕育下一代，事前的认识及加强怀孕后的产检都是非常必要的。

(3)不建议怀孕生子的情况

有些时候确实存在不适合生育孩子的状况，例如母亲有非常严重的心脏病，无法承受怀孕的过程；或是夫妻双方都有精神方面的疾病，遗传的几率过高；或是确认夫妻存在基因缺陷的问题，例如双方都是同型基因的地中海性贫血基因携带者，一旦怀孕，对母亲及胎儿的危害非常大，医生会建议不要生育。

现在人们越来越关注自己的身体健康，也开始重视预防医学，将孕前检查视为一种必要的检查，这是一种非常好的观念。现代医学对于各种疾病也有较好的控制能力，如果人们在孕前能先了解自己及配偶的健康状况，那么预约健康宝宝将变得更加容易。

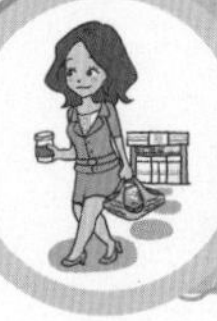

二、孕前身体调养

怀孕是多么令人期待的喜事！不过，您知道怀孕前就应该有优生计划吗？忙碌的上班族女性又该从哪些方面开始调理体质呢？患有特殊疾病的女性朋友，在计划怀孕前，又有哪些注意事项？下面将告诉您如何轻松做好孕前优生计划。

（一）孕前身体调理计划

为了孕育健康宝宝，孕前优生计划不可少。保证充足的睡眠、采取健康的生活方式，都是顺利受孕的关键，更能帮助自己孕育健康宝宝。

1 孕前培养生活好习惯

⑴培养运动好习惯

女性若在怀孕前有运动的习惯，则会让受孕和生产过程较为顺利。不过，对于一般上班族女性来说，每天要抽出 1 小时运动恐怕有些困难。如果上下班时多爬楼梯，少坐电梯，或者回家后一边看电视，一边做些简单的伸展运动，就能达到一定的运动效果。

⑵心情调适

如果孕前经常处于紧张状态，或压力太大，那么即使怀孕也容易流产。可多做一些休闲活动，家人也要适时地给予支持鼓励。

⑶戒掉不良的生活嗜好

例如抽烟、酗酒、服用药物等，最好在计划怀孕的前半年就开始逐步戒除。

⑷维持理想体重

体重是判断母体健康状况、影响胎儿生长发育及怀孕结果的重要参考指标。及早把自己的体重调整至理想范围，才能降低孕期疾病的罹患率。

⑸均衡饮食

怀孕前每天应摄取六大类营养素，尽量包括 20 种以上天然、新鲜的食物。如果平日有偏食的习惯，就应该及早纠正。

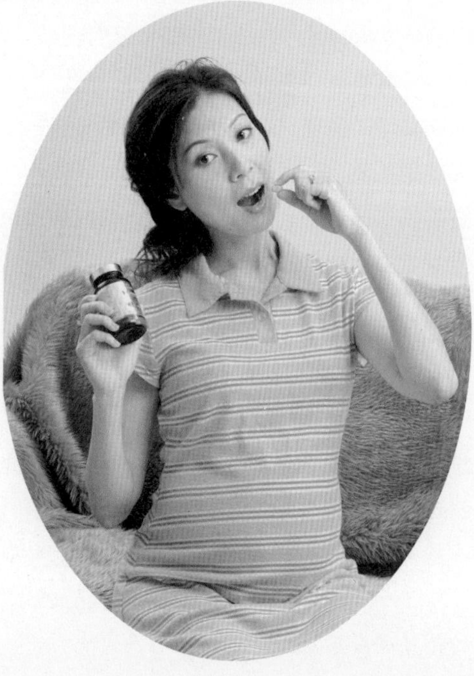

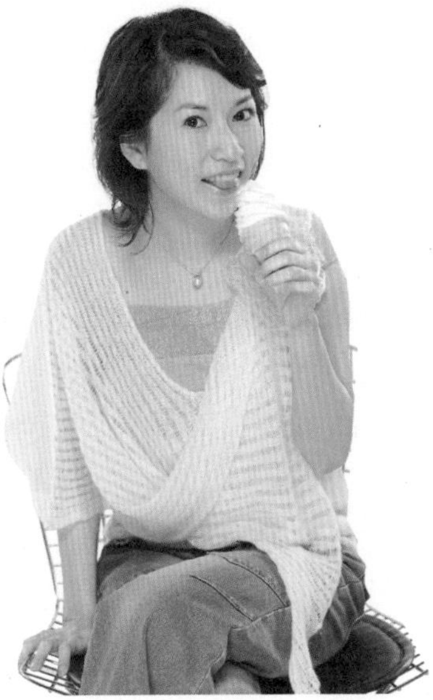

(6)多补充叶酸

缺乏叶酸是造成胎儿神经管畸形的主要原因之一。胎儿的神经管从怀孕初期便开始发育，因此，为了预防胎儿神经管畸形，最好在怀孕前3个月就开始补充富含叶酸的食物，如深绿叶蔬菜、橙子、橘子、肝脏、酵母、豆类、核果类、小麦胚芽、全谷类、蛋黄及强化叶酸的早餐谷类与营养品。

2 孕前营养摄取均衡

从您和先生准备要宝宝的前3个月开始，就要特别注意饮食调理。怀孕初期的3个月是胎儿发育成长的关键期；怀孕中后期，孕妈妈摄取到的均衡营养能让胎儿在子宫里获取充足的营养。

(1)早餐的选择

由于现代人大多是“外食主义者”，一天当中，几乎有两餐都在外面吃。早餐大多会在上班途中，随便买个三明治、奶茶，或干脆不吃早餐，只喝咖啡简单打发。人体在经过一个晚上的长时间休息之后，其实非常需要早餐作为能量补给。充足丰盛的早餐能让缓慢的身体机能快速恢复正常，更是一天工作动力的重要基础。尤其是计划怀孕的女性，每日摄取丰盛的早餐，绝对是必要的。

(2)午餐的选择

在午餐的选择上，上班族多半是以各式快餐为主，但是那些已盛装好的排骨快餐、鸡腿快餐中的菜饭比例，往往都是肉多菜少。因此，建议不妨到自助餐店自己挑选菜品，如此一来，蔬菜的比例会比一般的排骨饭、鸡腿饭等快餐更为合理，食物烹煮的方式也不会只有油炸一种可选择，像绿色蔬菜、豆腐、鱼肉等都是有营养又不易使人发胖的菜品，同时也能够避免摄入过多的热量。

(3)晚餐的选择

下班后，晚餐时刻总让人胃口大开，有时候还想吃点零食，或者买只盐酥鸡来解解馋，无形当中，又会摄取过多热量和油脂。晚餐应该是三餐中分量最少的一餐，最好以清淡为主。倘若真的很想吃炸鸡，最好能将油炸的外皮去掉，如此一来，便能减少油脂的摄取。

越吃越健康饮食重点

◎ 睡前三小时尽量不要再进食，以免影响消化和睡眠。

◎ 尽量少摄取含糖饮料以及甜点。

◎ 纤维素含量多的食物，如糙米、全麦食品等，可增加饱腹感，促进肠胃蠕动，减少热量的吸收。

3 准妈妈受孕前不宜多吃的食物

⑴咖啡

研究表明，咖啡对受孕有直接影响。每天喝一杯咖啡以上的育龄女性，怀孕的可能性只是不喝咖啡者的一半。

因此，专家提出，女性如果打算怀孕，就应该少饮咖啡。

⑵胡萝卜

胡萝卜含有丰富的胡萝卜素、多种维生素以及对人体有益的其他营养成分。

美国妇科专家研究发现，妇女吃太多的胡萝卜后，摄入的大量胡萝卜素会引起闭经和抑制卵巢的正常排卵功能。因此，准备生育的妇女不宜多吃胡萝卜。

⑶烤肉

有人发现爱吃烤羊肉的少数妇女生下的孩子患有弱智、瘫痪或畸形。经过研究，这些妇女和其所生的畸形儿都是弓形虫感染的受害者。

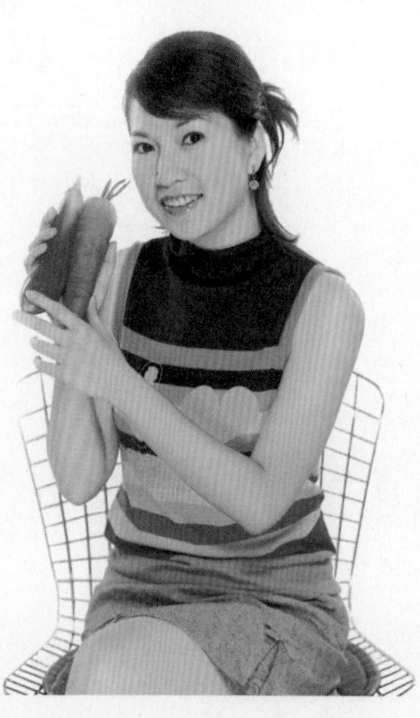

当人们接触了感染弓形虫病的畜禽，并吃了这些畜禽未熟的肉时，常会被感染。

⑷甜食

很多女性对甜食有着无法抗拒的喜爱，因为吃甜食会刺激神经末梢，让人感到兴奋和愉快，但同时要为这种欢愉的感觉付出代价。

甜食具有高脂肪、高卡路里的特质，常食甜食的女性容易引起体重增加，提高罹患糖尿病和心血管疾病的风险，同时容易引起蛀牙，对怀孕不利。

爱心小知识

准备怀孕的女性若平时对甜食有依赖，营养学家建议每餐喝一杯略带苦味的茶。当出现对甜食的渴望时，改用几片水果来解馋。

4 注意生理期保养

为了将身体调养成易受孕的体质，生理期间的保养和照顾也不容忽略。每位女性多少都会出现经前期紧张综合征带来的不适感。在每次生理期来临前，女性多会出现心浮气躁、情绪低落、胸闷、腹部发胀、食欲改变、脸上冒出青春痘、头痛等状况，这些状况大部分都会在生理期开始后逐渐好转。如果您发现上述症状变得比较严重，就表示您的健康可能已经开始出现问题了。所以，如果能在每次月经来潮时注重身体调理，就会对女性子宫、卵巢的功能有所帮助，还可以促进女性激素的分泌，提高受孕机会。

现今不少女性因为忙于工作，或觉得自己还年轻，经常忽略经期保健，只要从现在开始，在每次生理期悉心调养，对于提升免疫力、提高受孕机会就会有相当大的帮助。

月经期间最好减少食用冰凉饮料、水梨、枇杷、香蕉、柿子、橘子、各种瓜类、柚子、萝卜、大白菜、海带、紫菜、发菜等较生冷的食物。除此之外，还要避免游泳、洗冷水澡、盆浴及剧烈运动等。

5 阴部卫生影响受孕几率

女性阴部卫生状况直接影响骨盆腔各器官的功能，还会直接影响女性的生育。因此，女性阴道保养也不容忽视。

白带几乎伴随着每位女性，如果没有出现白带颜色变深、味道变重、有恶臭味的情形，平时只要保持清爽洁净，勤换干净的内衣裤就可以了。

在各种女性外生殖器疾病中，比较令人担心的是阴道炎。阴道内的乳酸菌是对抗各种霉菌的主力，如果细菌入侵，乳酸菌受到破坏，女性本身的抵抗力有所降低，阴道就很容易发生炎症。在临床上，引起阴道炎的原因很多，如经性交感染、免疫系统不良等。因此，建议有类似症状的女性最好能到妇产科就诊，接受正规治疗。平日应保持阴部清爽洁净，避免长时间穿紧身裤或太紧身的牛仔裤，让身体获得适当放松。

此外，膀胱炎也是女性常见病。现今有不少女性上班族，因为忙于工作而习惯性憋尿，便成为膀胱炎的高发人群。建议最好能改善自身的卫生习惯，检查自己的清洁用品是否有不适宜的成分，冲洗的方式是否清洁过度等，并且在医生的指导下用药治疗，才能彻底根治。

6 针灸治疗改善排卵功能

针灸治疗主要是通过穴道刺激来调节气血循环，改善排卵功能，增加子宫内膜的厚度。

根据每个人的体质不同，需要刺激的穴道和调理方式也不同。

一般来说，针灸治疗会按照子宫寒冷、子宫实热、肝气失畅、子宫瘀血、子宫痰湿及肾虚等六种主要病症进行。

⑴子宫寒冷

子宫寒冷常见于寒性体质或平时喜欢吃冰冷食物（譬如习惯每天喝冰饮）的女性。子宫寒冷的症状主要包括月经期延后或不规则、经血量少且呈暗红色、生理期期间会有小腹胀痛感、手足冰冷、腰酸、容易腹泻及排卵障碍（排卵不规则或月经周期不规律，有时两个月来一次，甚至半年来一次者）等。

针灸的穴位：

治疗原则是暖宫散寒，可选择气海、关元、神阙、命门、肾俞等穴。

⑵子宫实热

子宫实热常出现于火气大的女性身上，典型症状包括月经提前、生理期量多、生理期结束的时间总是拖很久（指的是生理期经常超过一星期者，有时以为结束，又会出现一点点经血）、经血深红又夹杂血块、经血黏稠有腥臭味、经常有口干舌燥的感觉、容易烦躁易怒、多梦、便秘等。

针灸的穴位：

治疗原则是清热凉血，可选择三阴交、太冲、合谷、太溪、曲池等穴。

(3)肝气失畅

肝气失畅多出现于情绪不稳或压力过大的女性身上。常见的症状有经期不固定、经血量时多时少、经血颜色呈暗红又夹杂小血块、生理期来临之前乳房及小腹胀痛、有时会偏头痛、容易烦躁易怒、胸口闷痛等。

针灸的穴位：

治疗原则是调肝气，可选择中极、地机、血海、行间、太冲等穴。

(4)子宫瘀血

子宫瘀血常见于手术、流产后或痛经的女性身上，症状有月经量少兼夹杂血块、皮肤干燥、有时会有手麻的感觉等。

针灸的穴位：

治疗原则是活血化瘀，可选择关元、归来、腰阳关、血海、三阴交等穴。

(5)子宫痰湿

子宫痰湿常见于肥胖的妇女，症状有月经延后、生理期血量少、平时白带多、平时容易头晕心悸、胸闷恶心等。

针灸的穴位：

治疗原则是健脾利湿，常用脾俞、三焦俞、中脘、公孙、三阴交、丰隆等穴调治。

(6)肾虚

肾虚的典型症状是月经失调或停经，并伴随头晕、耳鸣、腰酸膝软、倦怠、卵子质量不佳或排卵障碍（此条件需经不孕症医师检查才会知道）等。

针灸的穴位：

治疗原则是补肾，可选用肾俞、志室、气海、复溜、然谷等穴调治。

7 提前服用叶酸

(1)叶酸是什么

叶酸是一种水溶性的B族维生素，因为最初是从菠菜叶中提取得到的，所以称为叶酸。食物中的叶酸进入人体后会转变为四氢叶酸，在体内发挥生理作用。

(2)缺乏叶酸的后果

当体内叶酸缺乏时，其直接的后果就是细胞的分裂和增殖受到影响，在血液循环系统表现为血红蛋白合成减少，红细胞无法成熟，从而导致巨幼细胞性贫血。如在妊娠早期缺乏叶酸，则会影响胎儿大脑和神经系统的正常发育，严重时将造成无脑儿和脊柱裂等先天畸形，也可因胎盘发育不良而造成流产、早产等。

目前已经证实，孕妈咪在孕早期叶酸缺乏是导致胎儿神经管畸形的主要原因。因此，在怀孕前后补充叶酸，可以预防胎儿发生神经管畸形。

(3)如何补充叶酸

绿叶蔬菜中，如菠菜、生菜、芦笋、龙须菜、油菜、小白菜、甜菜等都富含叶酸。谷类食物中，如酵母、麸皮面包、麦芽等，水果中，如香蕉、草莓、橙子、橘子等，以及动物肝脏均富含叶酸。

叶酸遇热会被破坏，因此建议烹制上述食物时不要长时间加热，以免破坏食物中所含的叶酸。营养学家曾推荐孕妈咪每天吃一只香蕉，因为香蕉富含叶酸与钾元素。为了预防胎儿神经管缺陷，也可以口服药物，如斯利安或叶酸胶囊0.8毫克/日，孕前3个月和孕后3个月口服，或直至妊娠结束。

专家提示

叶酸是人体不可缺少的维生素，在体内的总量仅5～6毫克，但参与机体几乎所有的生化代谢过程，参与体内许多重要物质如蛋白质、脱氧核糖核酸（DNA）等的合成。

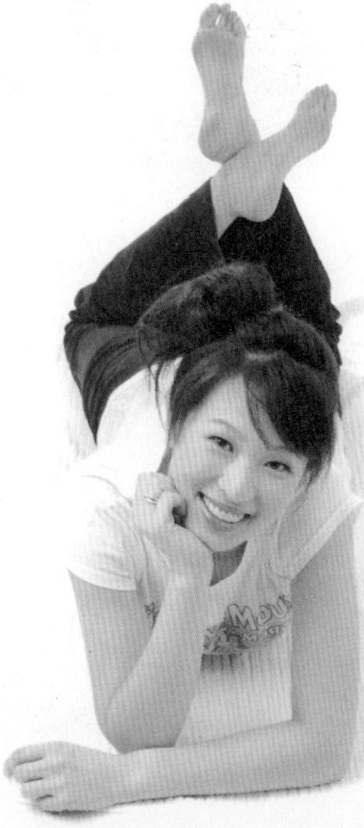

（二）孕前体质改善计划

1 什么是体质

传统中医认为，体质是指个体在遗传的基础上、在环境的影响下，在其生长、发育和衰老的过程中，形成的代谢、机能与结构上相对稳定的特殊状态。

2 了解体质的必要性

体质往往决定这个人对某种致病因素的易感性，及其所产生的病变类型的倾向性。一个人容易得什么病，病情有什么发展，和体质有绝对的关系，如气虚者容易感受风寒，肠胃不好者易伤食，这些理论在中国古老的医书中都有记载。

3 影响体质的因素

(1)遗传

现代免疫学证明，遗传因素是天然非特异免疫因素中最明显且作用较强的一个因素。遗传对于抗体的种类、型别及血清含量都起着决定性的作用。

(2)环境因素

由于地域不同、气候不同、地理环境不同，会造成生物生态的明显地域性差异，患病情况也会因大环境的不同而有所差异。

(3)年龄

人体的结构、机能与代谢是随着年龄而改变的，因此体质也常随着年龄而变化。例如中国的传统医书《灵枢·天年第五十四》便提到："人生十岁血气已通……二十岁血气始盛……卅岁血脉盛满……四十岁五脏六腑十二经脉，皆大盛以平定……五十岁肝气始衰……六十岁心气始衰……七十岁，脾气虚、皮肤枯；八十岁，肺气衰、魄离、故言善误；九十岁，肾气焦、四脏经空虚；百岁，五脏皆虚，神气皆去，行骸独居而终。"书中说明了人体气血及内脏盛衰与年龄的关系，描述了从生长、壮盛到衰老、死亡各阶段体质的特点，所以说人的体质与年龄有着密切关系。

⑷饮食

饮食对体质的影响非常明显，临床上经常听到病人诉说吃了橘子后手脚冰冷等例子。由此可知，长期的饮食习惯会改变人体的体质，如长期饮食不足，可以使人从正常体质转为虚寒型体质；长期进食油腻食物，会使人肥胖，成为湿型体质；不良的饮食习惯，例如暴饮暴食，会造成脾阳早衰，成为阳虚体质。由此可见，饮食习惯会对体质产生很关键的影响。

⑸疾病

疾病与体质互为因果关系，体质会决定疾病的类型，生病也会影响体质特征，尤其是慢性病对体质的影响更大。例如生产大出血后，若没有及时调养，则往往导致日后气血两虚。长期吸烟者的呼吸道长期受到烟熏，所以气管较弱，容易在老年罹患慢性支气管炎，甚至从肺气虚型转成肺脾两虚，甚至肺、脾、肾三虚。

⑹性生活

古代名医张景岳曾说："色欲过度者多成劳损……"，强调纵欲伤身。现代医学研究则认为适度的性生活可令人情绪放松，精神愉悦。由此可见，过与不及都不是好现象，都可以影响一个人的体质。

⑺运动

运动可以促进血液循环，加快新陈代谢，许多经常运动的人看起来往往比实际年龄年轻很多。但过度或单一的运动反而会造成肢体伤害。医生在临床上就遇过一位年轻人，因为喜欢跑步，到最后膝盖酸痛，一检查发现膝盖已经老化到跟 80 岁的老伯一样了。

⑻情绪

紧张的情绪或压力过大都会影响免疫系统，让虚火上升，变成虚热体质。

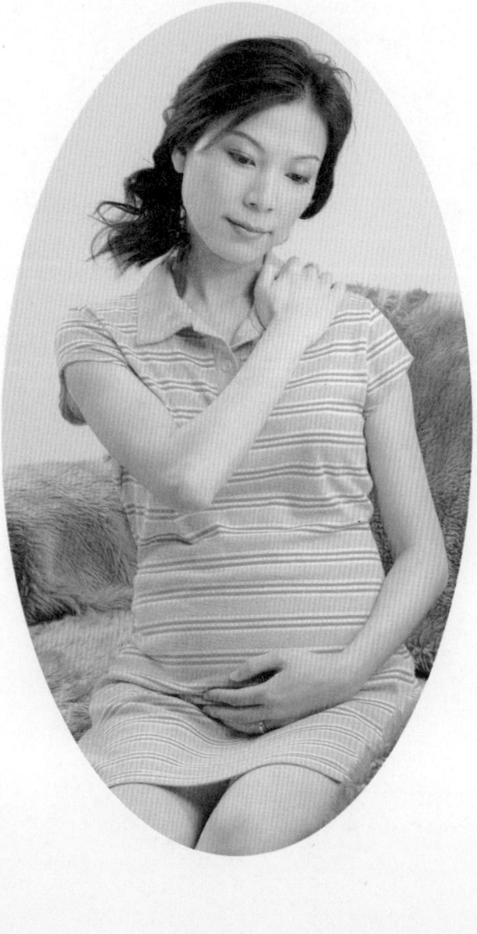

4 四种不良体质图解

在开始探讨不良体质的各种症状之前，我们先做一个简单的测验，看看你的体质大概属于哪一种?

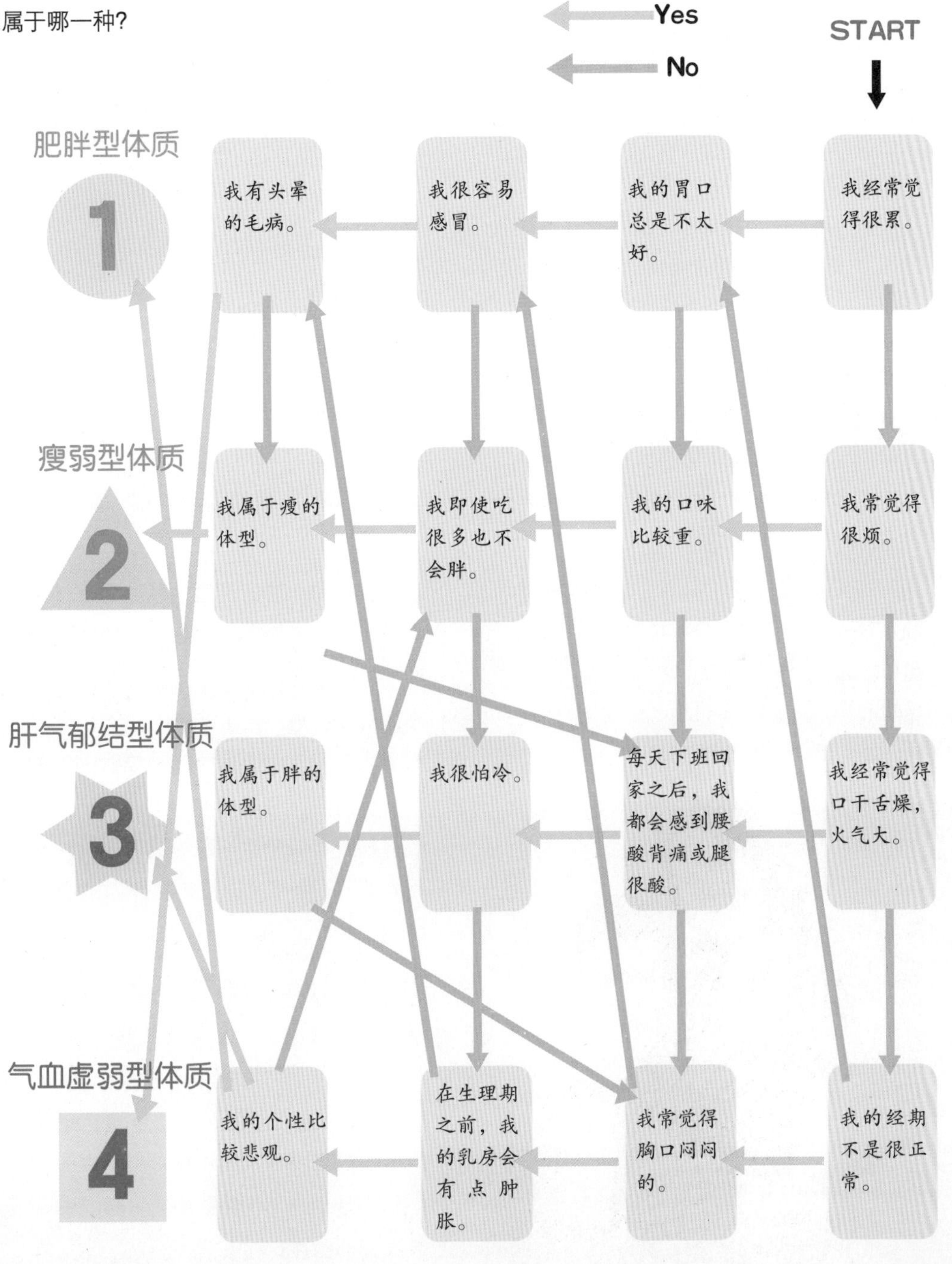

⑴肥胖型体质

肥胖型女性的外表特征为皮肤白皙，肌肉组织丰满，手掌丰厚，手指短小，平日容易流汗，腰酸，大便较软不成形，月经不调，白带多，容易头晕，四肢沉重。如果合并有肝热、火气大的现象，就容易心烦口燥，怕冷，腿酸腿软。

专家解释，肥胖型的病人脾肾较虚，脾虚易造成头晕、疲劳、四肢笨重，肾虚则可能引起排卵不顺、月经不调、腰酸腿软等症状，调养方法以补脾养肾、减重，以及规则月经为主。

⑵瘦弱型体质

瘦弱型女性除了体形较瘦之外，她们的皮肤较干燥、灼热，唇舌较红，易头晕耳鸣，晚上睡觉容易盗汗，月经常提前，量不定，不易发胖，属阴虚火旺的体质。

专家指出，阴虚火旺的体质以凉补的方式来调整，少吃油炸、辛辣食物，可多吃薏苡仁、莲子、甘蔗汁、菊花茶、西洋参等，勿食当归、人参、高丽参、十全大补汤、四物汤等，以免火气上升。

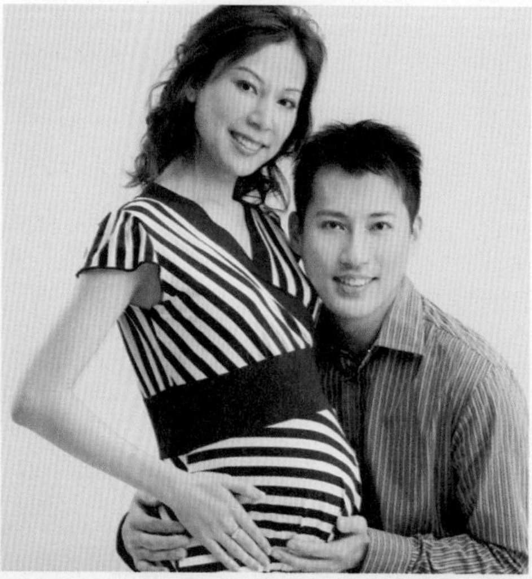

⑶肝气郁结型体质

肝气郁结型女性通常压力较大，精神紧张，胸口闷痛，情绪起伏很大，个性急躁，容易失眠，头痛，月经不调，生理期乳房胀痛，面色不佳。

调养方式以补肝为主，另外心理自我调适也很重要，尽量心胸开阔、乐观开朗地面对周围的人和事，也是改善这种体质的重要良方。

⑷气血虚弱型体质

气血虚弱型体质的症状包括脸色苍白、皮肤干燥、胃口不佳、容易疲劳等。

在饮食上可食用四物汤、当归、何首乌等热补食物来改善。

5 不同体质的特征

根据中医理论及医生临床观察结果，可将体质分为正常体质、瘀血体质、痰湿体质、实热体质、虚热体质、虚冷体质、气虚体质几大类型。属于正常体质的女性怀孕过程当然最为顺利，至于其他几种体质，如果只带有一点特征，那么怀孕过程应该也算顺利。但假如非常偏向某一种体质，怀孕的几率就不太高，即使怀孕，也非常容易出问题。

⑴正常体质

特征：体壮力强，面色润泽，胃口好，不怕冷热，口微干，大小便顺畅，舌象正常，舌头呈淡红舌，薄白苔，舌体柔软。

调养方法：早睡早起，中量运动，寒热的食物都可以吃。

生活禁忌：不要偏食，不要过量或长期吃某一种食物。

⑵瘀血体质

特征：肤色黯淡，嘴唇颜色暗，眼眶暗黑，皮肤干干粗粗的，脐上四指左右的腹部容易胀，舌头呈青紫色，容易痛经，这一类体质的女性容易长子宫肌瘤。怀孕时，会因为肌瘤使胎儿不易成长，增加流产风险。

调养方法：中度运动，可多吃茄子、红苋菜、猪血、猪肝、海带、虾等食物。

生活禁忌：不要吃果仁的外皮，例如花生膜。不要经常呆在过冷或过热的环境中。忌吃生冷食物。

⑶痰湿体质

特征：体形肥胖，脐上四指处的腹部容易闷胀，口水甜甜黏黏的，整个身体常常觉得沉重，好像被一块包布裹起来似的，容易拉肚子，嘴巴虽然干也不想喝水，胸满昏眩，舌苔多。月经周期混乱，有时不来，有时经血量又太多。怀孕时非常容易害喜呕吐，产后易发胖。

调养方法：多吃芦笋、荸荠、慈姑、香菜；多走路，做一些可以流汗、使心跳加速的运动。

生活禁忌：不要吃伤肠胃的食物，如牛奶、甘薯、马铃薯、芋头、汽水、橘子、海鲜等。

⑷实热体质

特征：身体壮硕，毛孔粗，面色红赤，容易便秘，尿黄赤，喜欢冷饮，怕热，舌头颜色红，舌苔厚，容易口干口臭，情绪高亢。经血量多，月经时常提早来。怀孕后口干、口苦、口臭、牙龈出血、牙龈肿胀、便秘、怕热等症状会更明显。

调养方法：晚睡晚起，多吃生菜沙拉、果菜汁、水果等清凉的食物。

生活禁忌：不要吃冰激凌、辛辣食物、炸烤的食物，羊肉、火锅等也不要吃。

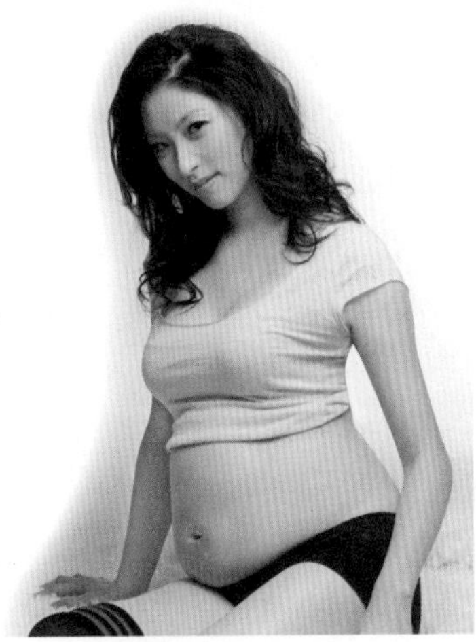

⑸虚热体质

特征：形体瘦弱，口燥咽干，容易便秘，尿黄短少，容易口渴，睡不好，容易烦躁，喜欢喝凉饮，经常觉得耳鸣，舌头红，舌苔很少，经血量少，容易有月经延迟的情况，不易受孕。

调养方法：早睡晚起，可做些中量的运动，可吃些生菜色拉、果菜汁等清凉的食物，或者搭配西洋参、麦门冬、六味地黄丸等药膳服用。

生活禁忌：不要吃过于寒凉的食物。

⑹虚冷体质

特征：形体白胖，怕冷，脸色不红润，唇色淡，四肢冰冷，容易冒冷汗，大便稀，小便清长，容易掉头发，耳鸣，喜欢喝热饮。经血颜色淡。怀孕容易呕吐，产后易大量掉发。流产几率较高。

调养方法：早睡晚起，进行一些微量运动，如散步等。多吃辛味食物，如姜、葱、蒜、辣椒、十全大补汤、八珍汤、高热量的巧克力等。素食者可吃红毛苔、小麦草。

生活禁忌：忌吃生冷食物，如冰凉饮料、白菜、瓜类，水果、橘子等。

(7)气虚体质

特征：脸色苍白，气短懒言，乏力晕眩，动辄出汗，手易麻。月经量少色淡，子宫有下坠感，受精卵不易着床，容易流产。

调养方法：早睡早起，早晨和傍晚的时候可多晒太阳，做些微量运动，不适合说太多话，能坐多坐，不要久站。可多吃一些生鲜类的食物，如活鱼或当天现采的蔬果。也可用黄芪、人参等补气之药做药膳吃。

生活禁忌：不要吃加工食品，不可过量运动，也不要做一些需要经常讲话的工作。不要常吃感冒药，容易过敏。不宜多针灸。

6 通过中医调理体质

分析了以上的体质类型，那么中医对调理体质有什么建议呢?

专家建议，男女双方应先接受婚前辅导，在做好心理准备和生理调适之后，再准备结婚。在结婚之后，注意日常饮食和作息，自婚后第二年，再开始准备怀孕。也可视个别情况，于怀孕的前 3 个月，依照医师的指导，通过中药食疗法来滋补身体。专家认为调整体质要遵循以下原则：

(1)饮食调整

少吃凉性、生冷、辛辣、刺激性食物，三餐定时定量，营养均衡，是调整体质的法则。

(2)作息调整

保持正常的作息，切勿熬夜、睡眠不足，以维持身体的正常运作。

(3)运动调整

过逸过劳皆不利于身体保养，因此除了注意不要太过操劳之外 (尤其在月经期时)，平日的固定运动也是必要的。每天至少进行 30 分钟的运动，对身体机能大有帮助。

(4)日常生活调整

★注意性生活的频率及时间，切勿过度。医师建议，夫妻正常的性生活频率为 1 ~ 2 天行房一次，须注意行房时间勿太久。

★感觉身体不适时勿自行去药店抓药，应先请医师诊断之后，再依其处方服药。

★在季节变换之时，注意自己衣物的增减，谨防感冒。

★定期进行健康检查，随时了解自己的身体状况。

★永远保持快乐的心情，生活将更为轻松愉快。

最后要提醒您的是，孕前体质调整最好是夫妻双方一起进行，单是妻子一个人的努力是不够的哦!

（三）慢性病患者孕前调理计划

1 贫血女性孕前调理计划

很多女性对贫血都不陌生，有两三成女性都会出现相关症状，影响了平日的生活质量。如果有意怀孕的女性存在贫血症状，会不会影响宝宝的健康，要如何预防改善呢？

(1)贫血的症状

贫血的症状包括脸色苍白、胸闷气短、头痛头晕、眼冒金星等，如果以上症状您都有，那么小心贫血可能已经影响到您的健康。

一般停经前妇女容易贫血，有些症状虽不明显，但是经期经血量多，或天数多达 7~10 天等，贫血的几率大为提高。

(2)贫血的类别

贫血的症状相差不多，但是类别较多，成因不一，治疗处理方式也各异。例如巨细胞性贫血原因大多是缺乏维生素 B_{12} 或叶酸，通常与萎缩性胃炎、饮酒过量有关，常见的致病因素是胃黏膜萎缩或胃切除。因为饮食不当而缺乏叶酸，或者慢性酒精中毒也可能妨碍红细胞的生成，从而引发贫血。

❶ 缺铁性贫血

缺铁性贫血主要是由于铁的吸收不良或铁流失过多造成的。

缺铁性贫血其实与许多潜在疾病有关，若病情轻微，则可能没有症状;若长久积聚，则会有心悸、头晕、怕冷、头发指甲变脆及指甲成汤匙形、舌头变粗糙、无痛性舌炎、口角炎及吞咽困难等后续症状。缺铁性贫血的治疗并不困难，按时服用铁剂，以增加血铁的浓度，服用铁剂至血红蛋白恢复正常值后，再服用 3~6 个月，以补足体内铁的存量。

❷ 地中海性贫血

说起地中海性贫血，计划怀孕的妈妈可要注意，因为症状可能不明显，有些女性根本不知道自己是地中海性贫血患者。如果夫妻都是地中海性贫血患者，在怀孕期间就很有可能胎死腹中。

地中海性贫血具有遗传性、慢性、溶血性等特点，严重的地中海性贫血孩童可能出现生长与发育迟缓，有些地中海性贫血患者有脾脏肿大、黄疸、胆石病等症状，或出现面容较宽的现象。

在治疗方面，严重的地中海性贫血患者应定期输血，一般中重度病患应当每年检验血铁质，必要时给予治疗。需要注意的是，地中海性贫血患者不宜大量补充铁质，避免恶化血铁含量。

一般来说，地中海性贫血并无预防措施，不过有意怀孕的妈妈最好进行健康检查，了解自己是否适宜怀孕，才能确保下一代的健康。所幸医疗科技的进步，针对地中海性贫血已经发展了干细胞移植治疗术，脐带血移植也是未来的治疗主流，而且已经开展研究，令人期待。

❸ 一般性贫血

如果通过抽血检验确认属于一般的贫血，孕妈妈应转由血液科医生处理，给予补铁针剂或口服铁剂，依据妈妈的身体状况而定，持续治疗一段时间。若怀孕期间贫血症状仍未改善，母体的负担日渐加重，则会严重影响胎儿与母亲的健康，不可不慎。

(3)女性平时要多补铁

如果女性在日常就能多多补铁，计划怀孕时，就能成为健康无忧的妈妈。例如平日饮食多吃含铁的食物，包括空心菜、红苋菜、菠菜等。贫血患者也不必担心，其实治疗并不难，确诊后，针对缺乏的营养素给予补充，就可以达到治疗的目的。贫血患者应该多休息，不宜过度劳累，尤其在身体觉得疲累时，就要休息片刻，尽量避免过多活动，千万不要使身体负担过重。

贫血患者若是感到疲倦或不适，则可考虑调整饮食或增加液体食物的饮用；运动可以增加血氧携带量，使人活力充沛，适度运动有利无害，例如散步就是可以选择的项目。起身或起床时最好将动作放缓，避免头晕目眩。

总之，贫血虽然会带来困扰，但只要遵循医嘱，持续治疗，女性朋友不但可以恢复健康，而且可以顺利当妈妈。

2 高血压患者孕前调理重点

女性如果在怀孕之前，本身已患有高血压疾病，那么，在怀孕过程中，很有可能引发妊娠期高血压疾病或先兆子痫。应尽量和内科医生配合，通过饮食及药物双管齐下来控制血压。

高血压患者的饮食原则是均衡饮食。主食类、蔬菜、水果、油脂、牛奶、蛋白质等食物都要摄取。患有高血压的女性要格外注意采取低盐饮食。经常有应酬的女性可能会比较麻烦，因为餐馆里的菜油脂含量较高，盐分含量也很高，会让血压上升。建议不妨多去可以提供现场烹煮的餐馆，在点餐时，先嘱咐老板少放盐和味精。吃自助餐时，建议准备一碗热水或热汤，可以先把多余的油脂和盐分过水，降低咸度，也能达到降低盐分摄取的效果。

高血压患者要避免食用高盐分食物，如加工的罐头制品(各式酱菜、面筋、豆腐乳等)、腌制类食品(香肠、腊肉等)、腌渍食品(水果干、蜜饯等)、泡面、泡菜，以及海产品(含钠量较高)等。此外，食物的挑选和烹调方式也不能忽略。作料也要注意，如酱油、沙茶酱、番茄酱、辣椒酱等都要少食用。

妊娠期高血压疾病的高危人群患病几率与常人比较

有妊娠期高血压疾病既往史	6.3 倍
多胞胎	3.6 倍
怀孕之前体重超标(BMI＞24.2)	2.4 倍
高龄孕妇(35 岁以上)	1.8 倍
第一胎	1.3 倍
怀孕时患有尿道感染	4.8 倍
职业女性(压力太大、过度疲劳)	1.9 倍

3 糖尿病患者孕前调理重点

糖尿病患者在计划怀孕之前，一定要坚持做好血糖控制，并配合孕前健康检查、胎儿产前评估检查与监测，尽量让糖尿病可能引发的各种妊娠合并症得到控制。

糖尿病患者最好能从计划怀孕前 3 个月开始，配合妇产科医生和营养师的规划，先进行饮食调整，降低妊娠期糖尿病的发生率。只要进行饮食控制，加上每日适度运动，以及体重不要超标，就能得到不错的控制。在妇产科医生的许可下，病情轻微的妊娠期糖尿病妈妈最好养成每日散步的习惯；病情较严重者，也尽量在原地做一些简单伸展或原地踏步的运动。不过，如果发现子宫有收缩的迹象，就应马上停止运动。

4 心脏病患者孕前调理重点

如果女性本身是心脏病患者，在计划怀孕前，一定要接受妇产科与心内科医生的详细诊断，依据女性本身的身体状况，给予专业建议。

心脏病患者怀孕最大的风险，就是容易因怀孕过程中的孕期变化导致心脏衰竭，影响孕妈咪的生命安全，而状况严重者，可能还需要提前终止妊娠，对孕妇和家人的心理造成极大创伤。

因此，建议心脏病患者最好能在计划怀孕前 3 个月，甚至半年前，便开始向妇产科医生及心内科医生进行专业咨询，经过适当治疗之后，再开始怀孕。在怀孕期间，孕妈妈也要按时进行每次产检，定期复查，才能成功孕育健康宝宝。

（四）远离高危妊娠

1 什么是高危妊娠

高危妊娠，泛指女性怀孕期间，因为生理、心理、社会及胎儿因素，导致母亲或胎儿有生命危险的情况。高危妊娠的范围十分广泛，从怀孕到生产期间，只要有任何遗传、内科、外科、妇科及产科合并症，会影响和威胁到母亲与胎儿健康发展者，均属于高危妊娠。

2 哪些人容易发生高危妊娠

⑴ 高龄产妇

35 岁以上就属于高龄产妇。高龄产妇跟一般产妇最大的差异是年龄比较大，容易生下染色体异常的孩子。因为年纪越大，发生内科疾病的几率就越高，患高血压、心脏病、肾病、糖尿病的机会就越高，所以高龄产妇在怀孕时，产生的内科并发症就会比年轻的产妇多。

⑵低龄产妇

年龄小于 18 岁就属于低龄产妇。低龄产妇由于年纪太轻，往往不懂得在怀孕期间好好照料自己，无法保证充足营养，导致胎儿出生时体重太轻，甚至死亡。

⑶体重超标

当孕妇体重超过 90 千克时就要特别注意。如果女性体重超标，怀孕时就容易有高血压、糖尿病等问题。此外，虽然孕妇过胖，但胎儿却经常有营养不良的状况发生。

⑷体重过轻

体重过轻的女性，怀孕时容易营养不良，胎儿可能出现宫内生长受限的问题。到了生产时，还容易缺氧，产程容易延长。

⑸酗酒

酗酒的人通常营养不良，肝脏不好，体内维生素大量流失。在这种情况下怀孕，容易使胎儿患上酒精综合征，可能会出现宫内生长受限、中枢神经系统障碍、智力障碍及各种畸形问题。

⑹抽烟

平常有抽烟习惯的女性，怀孕早期流产的几率会大大提高，且胎儿体重较不吸烟者

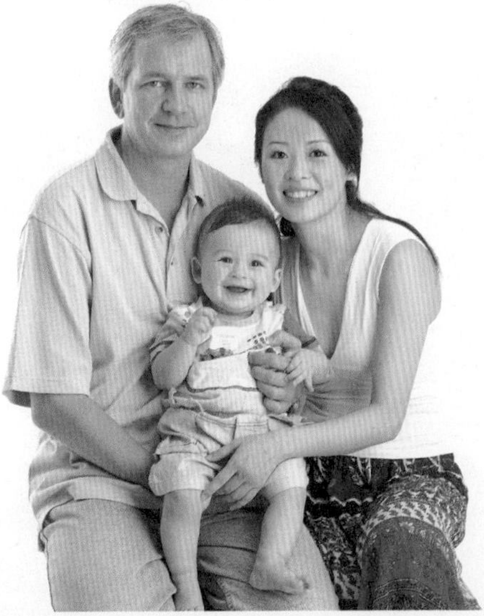

轻，胎儿畸形率显著提高，新生儿死亡率及胎盘早期剥离的几率也较高。

(7)已经生产三次以上

已经生产三次以上的妈妈再次怀孕，产前容易发生前置胎盘、流产或早产。产后因为子宫复旧欠佳，容易发生产后出血。假如怀孕期间母体出血，就容易导致胎儿贫血或死亡。

(8)前胎死产

假若前胎死产的女性再怀孕时，心理压力大增，容易提高怀孕风险。

(9)习惯性流产

曾出现习惯性流产的女性再怀孕时，心理压力同样很大。此外，某些造成流产的因素可能依然存在。

(10)特殊疾病

罹患糖尿病、心脏病、贫血、高血压或甲状腺相关疾病的女性一旦怀孕，将会对身体造成更大的负担，控制不好会危及母体和胎儿的生命。

(11)长期服药者

许多药物都会导致畸胎。因此有长期服药者，在打算怀孕前，就应该告知医生，停止服用一些会导致畸胎的药物。此外，安眠药、女性激素制剂、抗生素、抗癌剂等都会造成畸胎，不可掉以轻心。

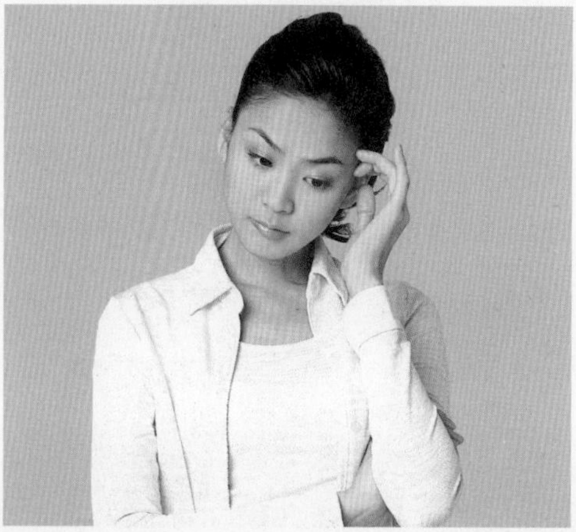

3 如何避免高危妊娠

(1)怀孕前先做健康检查

孕前健康检查和其他健康检查一样，都属于预防医学的一环，主要目的在于防患未然。

孕前健康除了让夫妻了解自己的身体状况外，也能够事先评估怀孕生产的风险，例如两人之中是否有遗传性或传染性疾病，妻子的身体状况是否适合怀孕生子等。因此，只要打算怀孕，就应进行健康检查，尤其是具有高危妊娠风险的女性准备怀孕前，更应进行健康检查。

(2)养成规律的作息

如果女性生活作息不规律，经常熬夜，就容易导致月经混乱，不易受孕，即使着床后，受精卵也不稳定，存在流产的危险。怀孕前的生活作息还会带到怀孕后，假如孕妇的生活作息不规律，生出来的宝宝生活作息就会跟妈妈一样混乱，更不好带。因此，计划怀孕前的 3 个月到半年之间，女性要先调整好作息，这对孕期健康及产后带孩子都有帮助。

(3)营养均衡

大部分人在怀孕数周后因为身体的变化才发现怀孕了，这时候一些决定性的影响已经形成。假如在怀孕前就提早做好准备，不但可以提高受孕机会，给予胚胎最好的营养，也能让妈妈在孕期和产后拥有较佳的身心状况。

第二章

孕期保健

宇宙是如此奥妙，当卵子与精子结合的一刹那，一个新生命就此展开成长的旅程，与母体相依相存，直到瓜熟蒂落。到底这个小生命历经怎样的演化，才发展成一个可爱的小人儿，而孕育生命的母亲又产生了哪些变化？本章将告诉您在每个妊娠阶段准妈妈应该知道的保健常识。

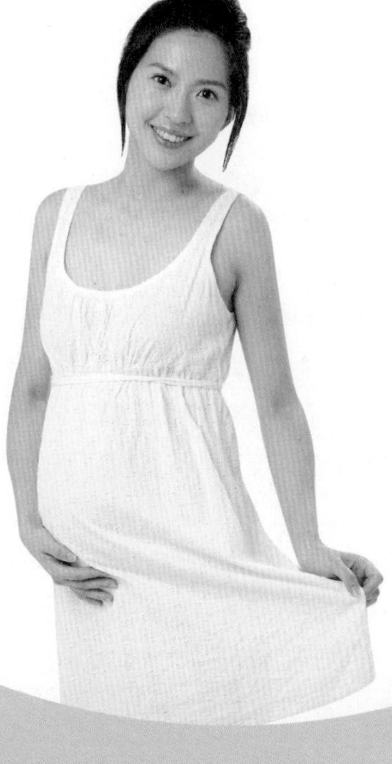

一、孕期必知常识

（一）感受宝宝的成长与孕妈咪的身体变化

1 怀孕第一个月（1~4周）

⑴受精及胚胎形成

第 1 周：卵泡形成。

月经第 1 天：卵巢内有一个或多个卵细胞逐渐长大成卵泡，子宫内膜逐渐增厚。

月经第 7 天：主要卵泡直径为 10 毫米，子宫内膜增厚为 5 毫米。大部分妇女的月经都已结束，基础体温表的曲线仍处于低温期。

第 2 周：排卵，受精。

第 14 天：在脑垂体激素的刺激下，卵泡越来越大，排卵前的直径在 18 毫米以上。排卵前的子宫内膜厚度则为 8 ~ 10 毫米。

第 14 ~ 16 天：卵泡受血中急速增加的激素刺激而破裂，并将其中的卵子排出，即排卵。通常由两侧卵巢之一排出卵子，而且只排出一个卵；极少两侧卵巢同时排卵或排出多个卵，可能因素之一为服用促排卵药。

排卵前 3 天至后 1 天称排卵期，卵子在体内可存活 12 ~ 24 小时，精子可存活 24 ~ 72 小时，若在此期间有性行为，则精子由男性生殖器官进入阴道→子宫颈→子宫腔→输卵管，在输卵管外侧三分之一处和卵子结合成受精卵，此过程称为受精。

第 3 周：着床。

❶ 排卵后的卵泡形成黄体，黄体主要分泌黄体素，即安胎素，使子宫内膜增厚，如海绵般柔软。

❷ 受精卵经细胞分裂成 4 ~ 8 个细胞体，于受精后的第 4 或 5 天回到子宫腔，在子宫内膜所分泌的液体中浮游约 3 日，即埋入子宫内膜，称为着床。

第 4 周：确定怀孕。

❶ 此时的胚胎是一团细胞群，正快速分裂及成长。

❷ 胚囊外层细胞会分泌人类绒毛膜促性腺激素（HCG），较多量的 HCG 会释放入母体血液里，并经肾脏排泄于尿液中。只要尿液中有足量的 HCG，即可用验孕试剂测出是否怀孕。通常于下次月经该来而未来的前 2 ~ 3 天验孕较为准确，最准确的检查方法是超声波检查。

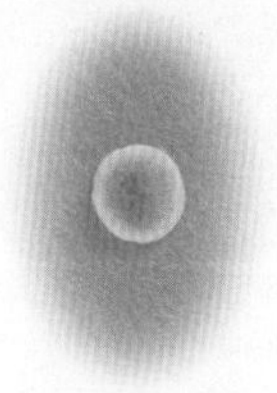

胚囊直径：约1厘米。
胚囊重量：约1克，约1块小薄饼的重量。

⑵母体正常变化

第 3 周：

少数妇女在受精卵着床时会发现白带中有血丝或有点状出血，此时基础体温处于高温期。

第 4 周：

有些妇女会感觉下腹有点闷痛，像月经来潮前的症状。

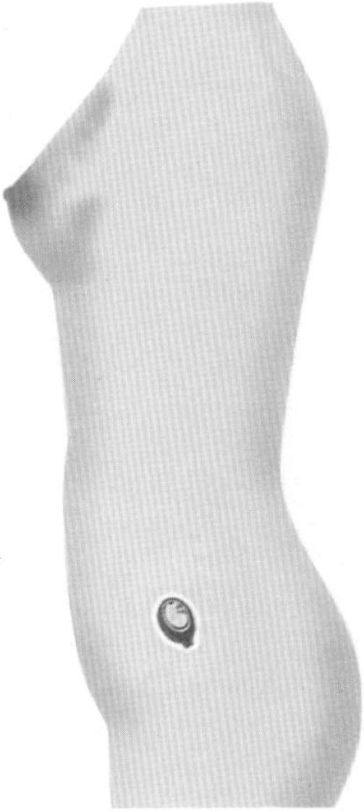

子宫底高度：正常大小。
羊水量：约10毫升。

2 怀孕第二个月（5~8周）

⑴胚胎发育状况

第 5 周：看到胎囊。

❶ 若为子宫内受孕，则可通过超声波在子宫内看到胎囊。胎囊内侧有一被羊水包住的胚胎（长约 0.5 厘米），此时尚不能从超声波中看见。

❷ 胚胎此时还是独立的个体，未与母体连接。

❸ 胚胎已具备脑部、脊椎和神经系统的雏形，心脏开始发育。

❹ 发育出胎盘的雏形。

第 6 周：看到心跳。

❶ 胎体外型像只小虾米，颜面未完全发育，但隐约可见头颈部、初期的大脑和胸腹部，两侧生出芽苞状的四肢，下体外观像尾巴。

❷ 血管生成，血液循环功能开始运作，可通过超声波看到胚胎的心跳。

❸ 脐带逐渐形成。

第 7 周：主要器官发展成形。

❶ 胚胎快要进入胎儿期，头部仍像一团肉块向尾部弯曲，四肢形状较明显，呈蹼翼状。

❷ 头部器官如眼、耳、鼻、口等已发育成形。

❸ 心脏的四个房室构造形成。

❹ 可通过腹部超声波看到心跳。

第 8 周：四肢发育完成。

❶ 胚胎已演变成人形。

❷ 胎儿眼睛有一层薄薄的眼皮，外耳及嘴巴的轮廓形成。

❸ 心脏血管系统进一步发育。

❹ 四肢进一步发育。

胚囊直径：2~2.5厘米。
胚囊重量：约4克，约1块方糖的重量。

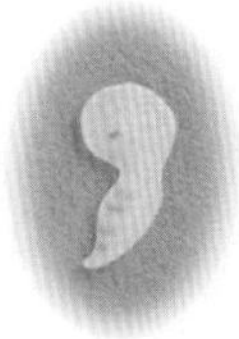

⑵母体正常变化

第 5 ~ 6 周：

乳房肿胀，乳头及乳晕颜色变深，乳头变得敏感。

第 7 周：

❶ 出现早孕现象，包括头晕、头痛、恶心、呕吐、无力、容易倦怠、嗜睡、口水增多等症状。

❷ 阴道分泌物增加。

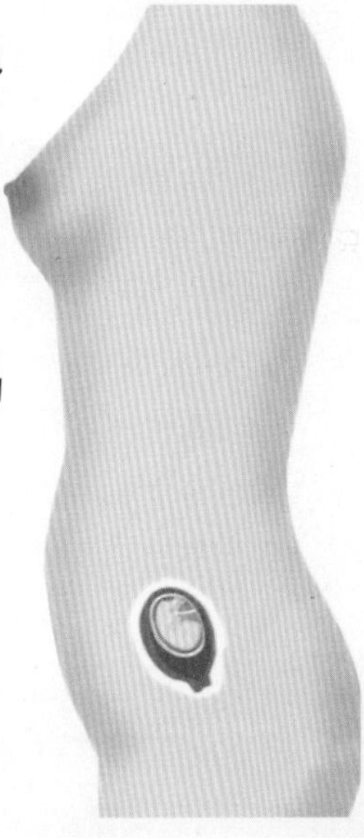

子宫底高度：约10厘米。
羊水量：约20毫升。

第 8 周：

❶ 子宫长约 10 厘米。

❷ 膨大的子宫压迫膀胱与直肠，造成尿频、排便感、便秘、腰酸及下腹痛等现象。

❸ 皮肤因激素变化而产生改变，头发长得更快，指甲易折断或龟裂，肤质变好或变坏，色素沉淀加深，牙龈浮肿，刷牙时牙龈易出血。

❹ 容易流汗，体味加重。

❺ 害喜现象持续存在。

3 怀孕第三个月（9～12周）

⑴胎儿发育状况

第 9 周：进入胎儿期。

❶ 能区分头与身体，可以分辨出人形，从此阶段起，正式称为胎儿。

❷ 头部占身体的二分之一，眼珠、耳朵构造大致完成，鼻子也隐约可见。

❸ 手脚发育成形，可从超声波看出其伸展的动作。

❹ 横膈膜生成，胸腔、腹腔各成一独立结构。

❺ 妊娠 7～9 周可借助超声波量出头围，根据头围的大小可测算预产期。

第 10 周：肺脏、胃肠构造形成。

❶ 胎儿成长快速，胸部内有肺脏构造，腹部内有胃肠构造。

❷ 从超声波可看见眼、耳、鼻、口的外观。

第 11 周：听到胎心。

❶ 四肢指端清晰可见。

❷ 内脏各器官构造发育完成，但功能尚在发展中。

❸ 心脏血管系统进一步发育，与胎盘间的血液循环开始建立。

❹ 可由胎音器听到胎儿心跳的声音。

❺ 泌尿系统开始发育，并分泌尿液。

❻ 生殖系统开始发育。

第 12 周：胎盘形成。

❶ 身体各部分体积逐渐长大、成长。

❷ 眼、耳、鼻、口、四肢等部分发育成形，俨然为一个成形的小人。

❸ 头、颈、躯干、四肢关节活动更加明显，表示神经肌肉协调系统已经建立。

❹ 外生殖器官形成，可分辨性别。

❺ 胎盘开始形成，一边通过绒毛与母体连接，一边通过脐带与胎儿相连，提供胎儿必要的营养，同时运送胎儿代谢的废物。

胎儿身长：
约8厘米。
胎儿重量：
约20克，约2个小番茄的重量。

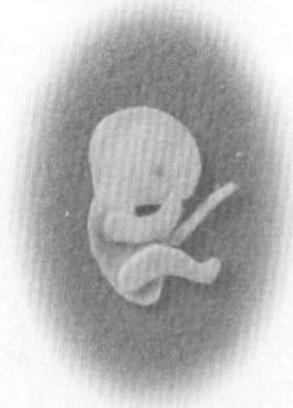

⑵母体正常变化

第 9～10 周：

❶ 子宫持续膨大，但未凸出骨盆腔，此时体积约为一个橘子大。

❷ 下腹有压迫感，尿频、便秘现象更加明显。

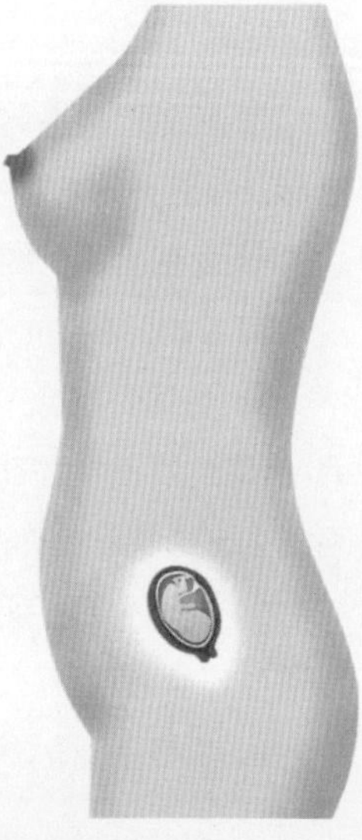

子宫底高度：约12厘米。
羊水量：约50毫升。

❸ 肠胃压迫仍未明显，只是稍微有些腹胀。

第 11 ~ 12 周：

❶ 从腹部可摸到子宫。

❷ 害喜症状减轻，食欲逐渐恢复。

❸ 因身体变化导致睡眠较不安稳。

❹ 出现妊娠痒疹，冒出青春痘。

❺ 末端血管易扩张，火气大的人易流鼻血，长痔疮。

❻ 阴道分泌物（白带）仍比平常多。

❼ 阴道及外阴部易受霉菌感染，会痒。

4 怀孕第四个月（13~16周）

⑴胎儿发育状况

第 13 周：器官机能继续发展。

❶ 进入怀孕中期，器官构造、外表进一步发育，机能仍在继续发展中，尚未完全成熟。

❷ 脸部五官更清晰。

❸ 羊水量快速增加。

第 14 周：脑部急速发展。

❶ 四肢伸屈更加自如（从超声波中明显可见），显示神经系统功能更成熟。

❷ 长出稀疏的头发与眉毛。

❸ 1 个月前透明状的脑部，此时已形成大脑及小脑，开始有存储记忆的地方。

❹ 心跳强而有力，频率约为成人的两倍。

第 15 周：器官机能成熟。

❶ 耳内听觉小骨已形成。

❷ 胎儿毛发更多。

❸ 各器官机能进一步发育。

第 16 周：有听觉。

❶ 胎头与身体约一样大小，五官更明显，全身皮肤呈透明的粉红色。

❷ 耳朵开始具备功能，听得到外界的声音。

胎儿身长：约18厘米。
胎儿体重：
约120克，约1个柠檬的重量。

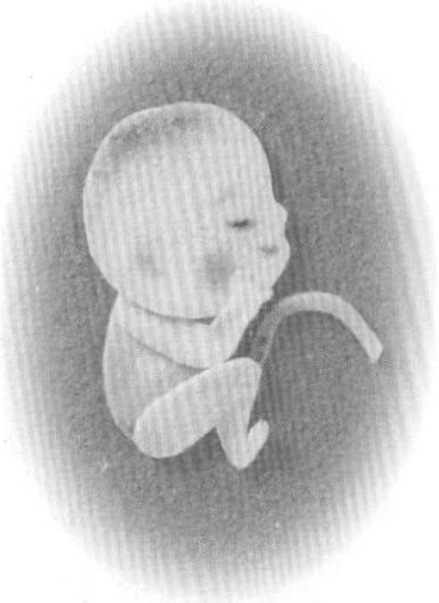

❸ 皮肤脂肪层生成，皮下组织变厚。

❹ 开始有吞咽动作，会喝羊水。

❺ 开始有排尿功能。

❻ 胎盘发育较为成熟，怀孕进入稳定期。

⑵母体正常变化

第 13 ~ 14 周：

❶ 子宫体积约为成人拳头大，其底部达到耻骨上缘。

❷ 早孕症状减轻。

❸ 胃口增大，体重明显上升。

❹ 流产、死产几率降低。

第 15 ~ 16 周：

❶ 子宫底高度在肚脐下 2 ~ 3 指宽的位置。

❷ 下腹略微突出。

❸ 乳房胀大。

❹ 妊娠不适症状大大缓解，日常生活恢复正常。

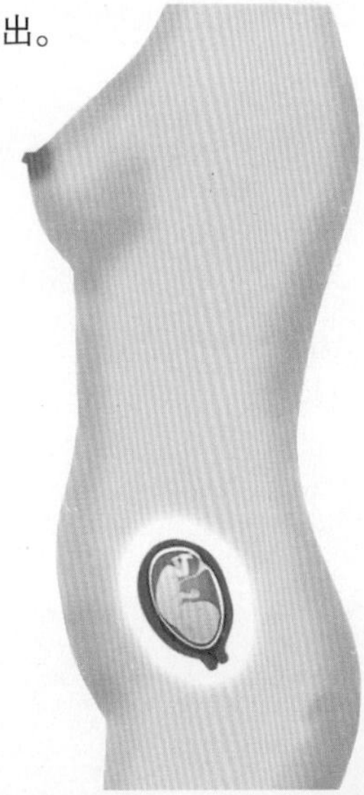

子宫底高度：约15厘米。
羊水量：约200毫升。

5 怀孕第五个月（17～20周）

⑴胎儿发育状况

第 17 周：长出指甲、毛发。

❶ 通过超声波可明显看到四肢活动与胸部呼吸运动。

❷ 长出手指甲、脚趾甲，指前端可看出漩涡状的指纹。

❸ 全身开始长出毛发（胎毛）。

第 18 周：肺泡形成。

❶ 胎儿肌肉发达，动作活跃，经产妇稍能感觉胎动。

❷ 开始有吸吮指头的动作。

❸ 肺部的小肺泡开始形成。

第 19 周：分泌胃液。

❶ 四肢活动力更强。

❷ 吞咽羊水的动作更频繁。

❸ 开始分泌胃液，消化吸收喝入的羊水。

第 20 周：感觉胎动。

❶ 头部外观，包括耳、鼻、口、眼皮、眉毛、睫毛、头发等，清晰可见。

❷ 指甲发育完成。

❸ 羊水量比前一周增加约一倍。

❹ 胎动的感觉因人而异，初产妇应开始可感到胎动。

❺ 20 周以前产出称为流产，20~36 周产出称为早产。

胎儿身长：
约25厘米。
胎儿体重：
约350克，约1串葡萄的重量。

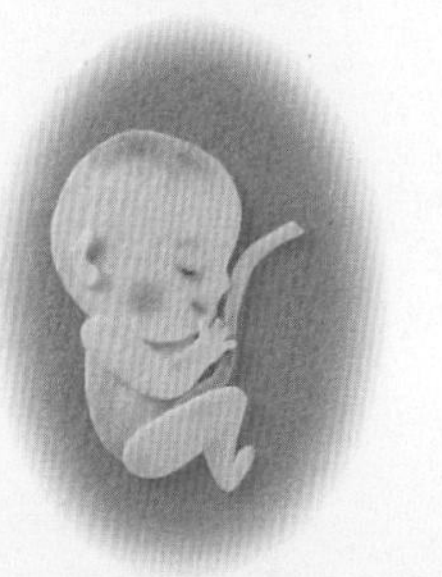

⑵母体正常变化

第 17 ~ 18 周：

❶ 子宫底露出骨盆腔，高度介于肚脐与耻骨之间。

❷ 子宫膨大，造成下腹部疼痛。

❸ 乳房及乳头的肿胀越来越明显，有人甚至会痛。

❹ 分泌物增多、尿频、腰酸背痛、便秘、痔疮、下肢浮肿、静脉曲张等不适更加明显，且常持续至怀孕末期，于生产后自动消失。

❺ 胎动感觉有如羽毛挥过，常被准妈妈忽略。

第 19 ~ 20 周：

❶ 子宫底高度约在肚脐下一指宽处。

❷ 腹部明显突出，须穿宽松衣服。

❸ 皮下脂肪增厚。

❹ 可明显感觉到胎动。

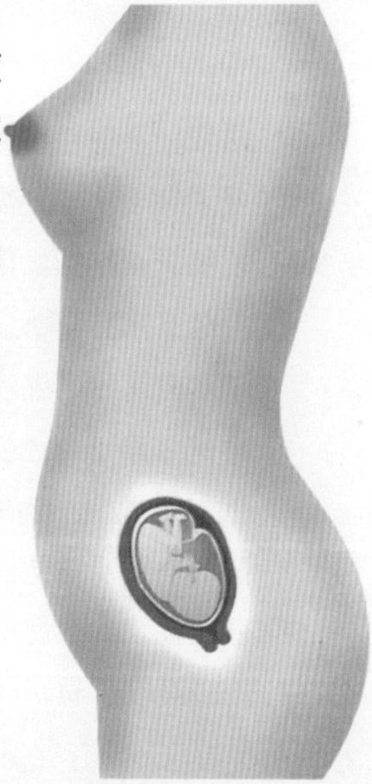

子宫底高度：
约20厘米。
羊水量：
约400毫升。

6 怀孕第六个月（21～24周）

⑴胎儿发育状况

第 21 ~ 22 周：舌头形成。

❶ 躯干和四肢的比例逐渐与成熟胎儿一样。

❷ 头发、眉毛、睫毛开始生长。

❸ 舌头发育成形。

④ 皮肤构造逐渐增厚，皮下脂肪逐渐增加，皮肤表层薄且多皱，较不透明，且为皮脂分泌物（胎脂）所包覆。

⑤ 通过超声波可详细看到胎儿各部构造，包括生殖器官。

⑥ 羊水增加，胎儿悠然浮动于其中（即所谓浮沉运动），活动更自由，时常改变姿势。

第23～24周：骨骼组织完备。

① 大脑皮质发育逐渐趋于完成。

② 手足关节发达。

③ 毛发变黑。

④ 骨骼组织完备。

⑤ 肺脏的肺泡细胞开始制造帮助肺脏扩张的物质，不过此时的呼吸系统仍属不成熟阶段。

⑥ 从超声波可看到头发。

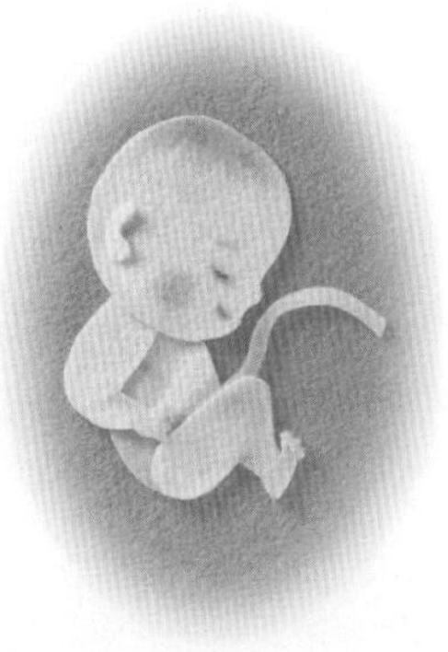

胎儿身长：
约33厘米。
胎儿体重：
约700克，约3个苹果的重量。

(2)母体正常变化

第21～24周：

① 子宫体积约为一个婴儿头部的大小，子宫底高度到达肚脐处。

② 进入怀孕过程最舒适、最安全的时期，日常生活较以往轻便。

③ 较少发生出血的情形。

④ 有少量稀薄乳汁分泌。

⑤ 胎动明显且频繁。

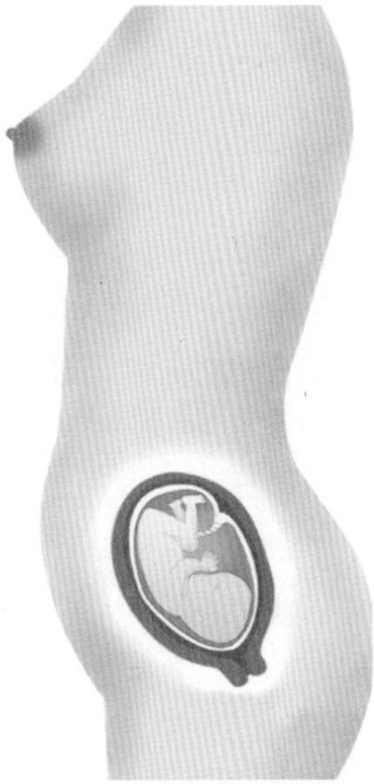

子宫底高度：
22～24厘米。
羊水量：
约500毫升。

7 怀孕第七个月（25～28周）

(1)胎儿发育状况

第25～28周：脑部发育完全，是进行胎教的好时机。

① 胎儿头部比身体大。

② 可看出男、女体重、身长之差异，通常男胎比女胎大。

③ 脑部发育完全，开始有记忆、思考、感情等能力。

④ 母亲对明暗的感觉胎儿可经由脑部得知。若是母亲生活不规律，则会影响胎儿的生物钟。

⑤ 眼、耳、口等机能全部发育完成，眼睛逐渐可看到光，耳朵开始听到声音。

⑥ 能睁开眼睛，握紧小手。

⑦ 鼻孔形成。

⑧ 皮肤变薄，呈红色，有纹路和皱纹产生，皮下脂肪仍较少。

⑨ 全身长满细软的胎毛。

⑩ 可清楚看见眉毛和睫毛。

⑪ 随时都有呼吸运动。

⑫ 从超声波可清楚看到心脏有二心房、二心室。

⑬ 若是男胎，此时睾丸则已进入阴囊内，但还不完全，女胎则大阴唇的发育尚未充分。

⑭ 胎动更剧烈，但胎位还不固定。

⑮ 过了26周，早产存活率较高。

⑯ 28周以后可更清楚分辨男女。

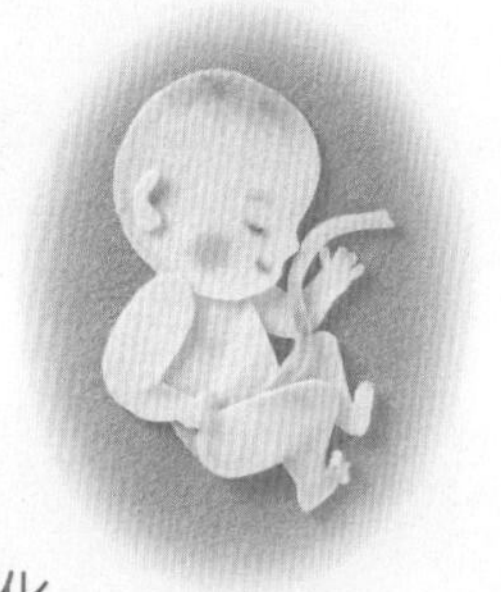

胎儿身长：约35厘米。
胎儿体重：约1200克，约1串香蕉的重量。

⑵母体正常变化

第25～28周：

❶ 子宫持续变大，腰部负担增加，容易腰酸。

❷ 子宫压迫下肢血流循环，易造成便秘、痔疮、静脉曲张等。

❸ 血压较低者容易头晕，甚至晕倒。

❹ 胎盘位置较低者可能会发生阴道出血现象。

❺ 胎动感受更强烈。

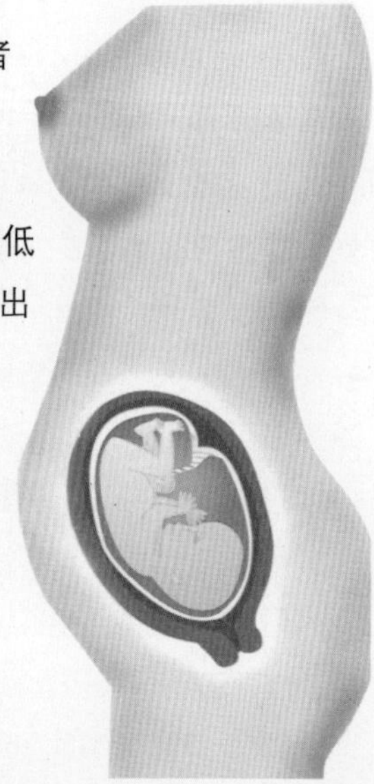

子宫底高度：25～27厘米。
羊水量：600～800毫升。

8 怀孕第八个月（29～32周）

⑴胎儿发育状况

第29～32周：能听到外界的声音，胎位大致固定。

❶ 进入怀孕末期。

❷ 此时胎儿渐大，已无法在羊水中自由转动。

❸ 能眨眼、吸吮拇指，并可伸展手脚和踢腿。

❹ 听觉功能几乎完全发展成熟，对外界强烈的声音会有反应，身体也会随之回应。

❺ 手指甲、脚趾甲差不多已经长齐。

❻ 皮肤纹路减少。

❼ 骨骼大致发展完成，开始变得坚硬，唯有头骨仍保持软而柔韧，以便自产道推挤出。

❽ 肌肉、神经伸展得更活跃。

❾ 胎儿的位置大致固定。若胎儿的位置非头下脚上，则可采取胸膝卧式进行矫正。

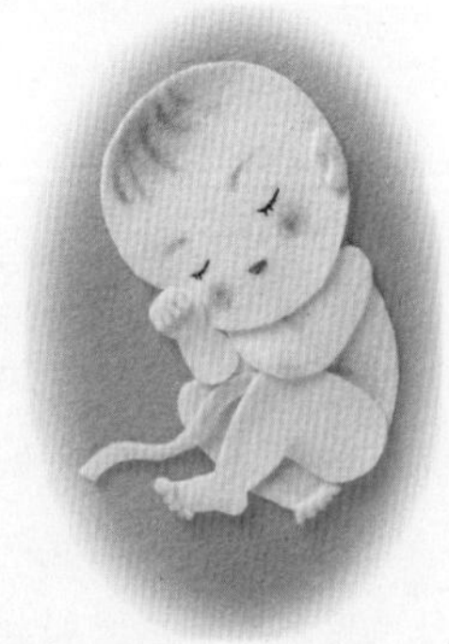

胎儿身长：约43厘米。
胎儿体重：约1800克，约8个葡萄柚的重量。

⑵母体正常变化

第29～32周：

❶ 28周以后若胎盘位置仍在子宫下段，且距离子宫颈口3英寸以内，则可确定为前置胎盘。

② 妊娠 29 周正式进入怀孕末期。

③ 忙碌劳累时会有轻微的子宫收缩（肚子变硬）现象。

④ 皮下组织增加。

⑤ 乳房、下腹部、大腿出现妊娠纹。

⑥ 外阴部的皮肤颜色变深。

⑦ 皮肤变得敏感，有时腰部四周会发痒。

⑧ 胸口及胃部因为子宫压迫而有心悸、恶心、腹胀等现象。

⑨ 腰酸的情形仍存在，容易倦怠。

⑩ 傍晚易有下肢水肿现象。

⑪ 钙质摄取不足者易抽筋。

⑫ 早晨起床手指发麻。

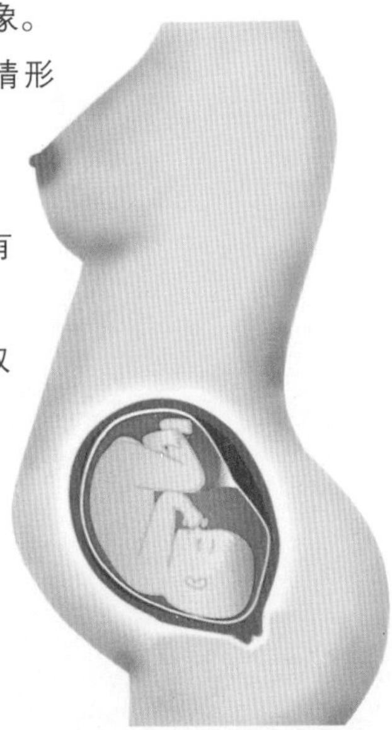

子宫底高度：
27～32厘米。
羊水量：
600～800毫升。

9 怀孕第九个月（33～36周）

(1)胎儿发育状况

第 33 ~ 36 周：循环、呼吸、消化及性器官功能成熟。

① 皮下脂肪增厚，皮肤没有纹路，呈粉红色。

② 头发长出很多，手指甲、脚趾甲快速生长。

③ 胎毛逐渐减少。

④ 循环、呼吸、消化及性器官等器官功能发展成熟。

⑤ 可接受外界声音，可从表情看出快乐或不快乐。

⑥ 胎位固定并下降，超过 36 周胎位还不正的胎儿，能再转回去的机会就微乎其微了。

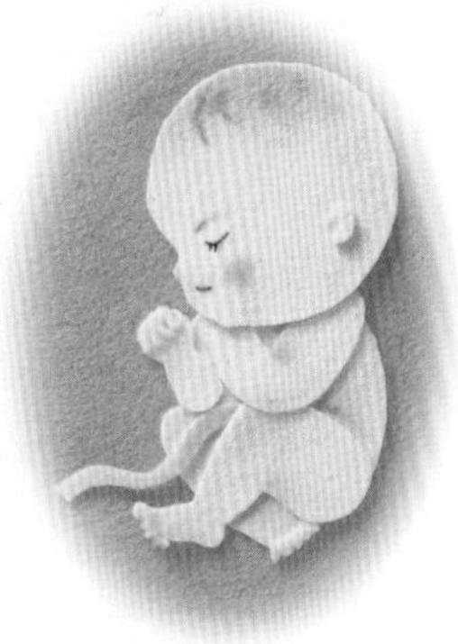

胎儿身长：约45厘米。
胎儿体重：约2400克，
约1个西瓜的重量。

(2)母体正常变化

第 33 ~ 36 周：

① 子宫日渐膨胀造成的不适令孕妇越来越难过。

② 子宫位置开始下降。

③ 子宫出现无痛性收缩。

④ 尿频、尿失禁、便秘、腰酸背痛等情况更加严重。

⑤ 反胃、胸口郁闷的感觉强烈。

⑥ 容易感到气喘、心悸、疲倦。

⑦ 易有产前忧郁症产生。

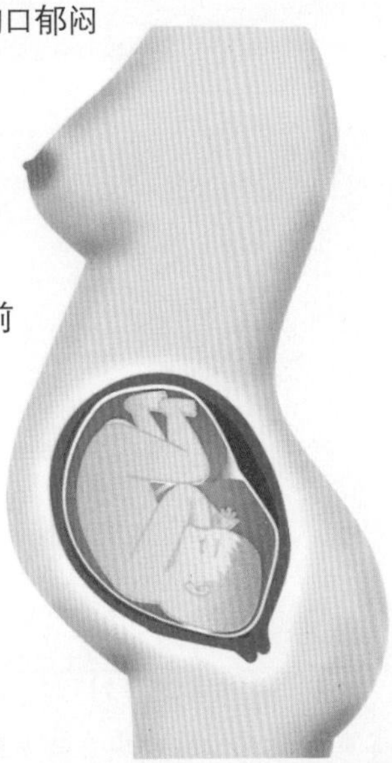

子宫底高度：
32～38厘米。
羊水量：
1000毫升。

10 怀孕第十个月（37～40周）

⑴胎儿发育状况

第37周：能独立生存。

❶ 外观机能发育完全，体内器官的机能也已成熟，已有能力在母亲体外独立生存。

❷ 头上长满头发。

❸ 胎脂布满全身，特别是腋下及腹股沟。

❹ 皮下脂肪较厚，胎儿较圆滚。

❺ 羊水量开始减少，越近足月量越少。

第38周：胎头下降。

❶ 胎头进入骨盆腔。

❷ 胎动减少，但仍维持一定频率的胎动。

第39～40周：准备出生。

❶ 胎毛完全消失。

❷ 以头下脚上的姿势蜷缩起来，膝盖紧挨着鼻子，大腿紧贴着身体，准备出生（就正常胎位而论）。

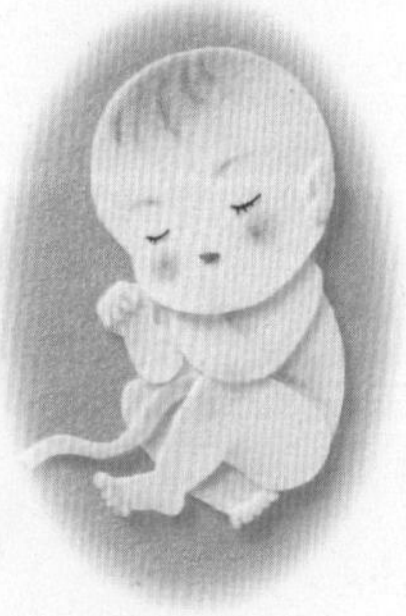

胎儿身长：约50厘米。
胎儿体重：约3100克，
约2个哈密瓜的重量。

⑵母体正常变化

第37～38周：

❶ 常会尿急，或觉得尿不干净。

❷ 有更多乳汁从乳头溢出，表示身体已为哺乳做好准备。

❸ 子宫下降，对胃的压迫减轻，胸口、上腹较舒服，呼吸也变得轻松些。

第39～40周：

❶ 不规则阵痛、浮肿、静脉曲张及痔疮等，在分娩前更加明显。

❷ 子宫颈及阴道变软，以利扩张。

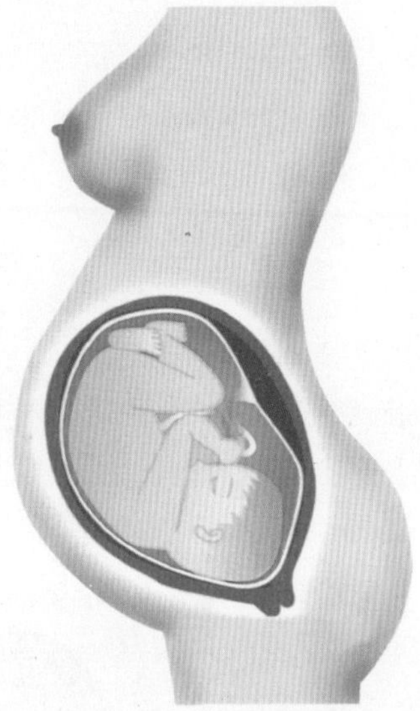

子宫底高度：
32～35厘米。
羊水量：
600～800毫升。

孕期体重增加状况

怀孕期间母亲体重逐月增加，主要的重量都增加在母体身上，至于属于胎儿组织的重量则不到一半，详见下表。（单位：千克）

孕周		1～12周	13～28周	29～40周
胎体	胎儿	可忽略	1.0	3.4
	胎盘	可忽略	0.3	0.6
	羊水	可忽略	0.4	1.0
小计			1.7	5.0
母体	子宫	0.3	0.8	1.0
	乳房	0.1	0.3	0.5
	血液	0.3	1.3	0.5
	细胞外液	0.0	0.0	1.5
	体内脂肪	0.5	1.0	2～4
小计		1.2	3.4	6.5～8.5
总增加体重		1.2	5.1	11.5～13.5

（二）孕妈咪会出现的生理反应

1 孕吐

许多孕妈咪在怀孕的前 3 个月，都有害喜的情况，不仅食不下咽，有时好不容易吃下去的东西还会全吐出来，称为孕吐，也叫晨吐。孕吐的症状是经常恶心、反胃、呕吐，另外也会有头晕、疲倦和耳鸣等现象。这些症状在低血糖、饥饿或闻到某些味道时反应特别明显。

孕吐程度因个人体质而异，虽然令孕妇感到难过，但多在怀孕 3 个月后，症状就会明显减轻，只有极少部分孕妇会持续到 7～8 个月。

⑴孕吐的原因

❶ 由于怀孕初期体内的人类绒毛膜激素急剧增加，刺激到中枢神经系统，使母体消化道的调节机能暂时受到影响。

❷ 生活压力较大、不良情绪或身体疲惫也会产生孕吐。

⑵如何缓解孕吐

❶ 保持轻松的心情，避免熬夜与焦虑。孕妈咪可以多呼吸新鲜的空气，远离令自己不舒服的气味或油烟味。勿用偏方或不明草药。

❷ 少食多餐，避免食用油腻、辛辣或难以消化的东西。姜汤对部分孕妈咪而言，有不错的舒缓效果，不妨一试。

❸ 餐后可先坐一阵，别马上走动。睡前吃点弱碱性食物（如苏打饼干），可以避免早上起床时血糖过低的状况，也可以避免胃酸分泌过多。

❹ 睡觉时可将枕头垫高，可避免造成胃酸逆流的不适感。

❺ 严重孕吐致脱水时，可能须住院补充体液、止吐药及维生素 B_6 等。

⑶孕吐会影响胎儿发育吗

许多孕妇在怀孕初期常因为害喜，出现恶心、呕吐、食欲不振等不适症状，孕妇吃不下东西，有可能体重减轻。若孕吐情况不太严重，准妈妈则无需担心，因为胎儿还小，需要的营养量非常少。

如果害喜情况一直到怀孕中后期仍无法改善，或是孕吐严重，就应考虑是妈妈本身的体质问题了，必须立刻寻求医师的协助。专家建议，准妈妈宜少食多餐，将固体与液体食物分开，最好是先吃完固体食物半小时

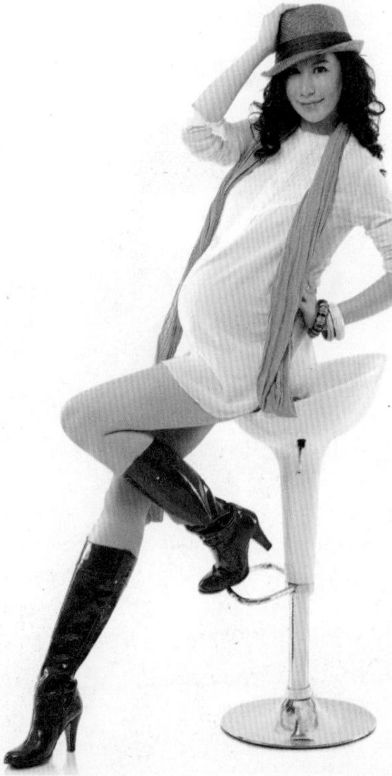

后再吃液体食物，就可以避免孕吐，同时注意营养均衡摄取。

有些准妈妈闻到某些食物的味道就想呕吐，这有可能是心理压力在作祟，此时应该调整自己的心情，没胃口就不必强迫自己吃。还有来自另一半的鼓励与安慰，也可以帮助准妈妈度过孕吐期。

通常到孕12周(最多16周)左右，孕妇恶心、呕吐、反胃等不适症状就会渐渐改善。然而这种想吐、胃口不佳的现象，有些准妈妈却会一直持续到孕中、后期。

如果孕妇的反胃呕吐症状严重到任何食物都无法入口，而且吐出来的东西都是胃酸，同时出现脱水的症状，就有必要住院治疗，给予维生素 B_6 等止吐剂，同时打点滴补充碳水化合物。因为当呕吐出大量胃酸时，会导致体内电解质不平衡，造成孕妇酮酸中毒，进而影响胎儿的生长发育。

如果母亲本身还能坚持进食，只是食量减少，那么胎儿还是可以从积存在母亲体内的能量获得生长的动力。胎儿才不管母亲吃多少呢！该吸收多少营养他是不会客气的。如果母亲的体重一直都没有增加，甚至减少，最保险的方法就是去医院进行超声波检查，只要胎儿的大小和怀孕的实际周数相符，就无须担心。

对于孕妇而言，食物摄取的质比量更重要。实在吃不多，也不用勉强或自责，可以补充孕妇营养品，如孕妇奶粉、复合维生素等，来增加怀孕所需的营养素，如必需氨基酸、叶酸等，同样可以给予胎儿一个良好的生长环境。

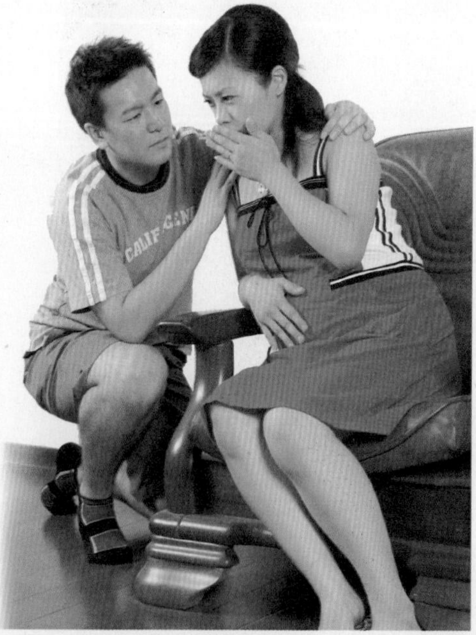

2 嗜睡

相信许多准妈妈们都会有这样的经验，怀孕期间最容易感到疲劳、嗜睡，怎么睡也睡不够。其实，怀孕期间的嗜睡、易累现象，并无医学上的定论，深究其原因，应是心理层面大于生理层面。

专家表示，怀孕初期及末期孕妇易感疲倦嗜睡，这是一种生理现象，在以男性为主导的职场环境应对此多加体谅。值得一提的是，大多数孕妇在怀孕期间会表现出强迫性人格，并为自己设定一些行为规范，将心态转换成不同于怀孕前的性格。对于怀孕的焦虑和期盼也会使孕妇表现出与怀孕前判若两人的举止，造成嗜睡或失眠。对此，妇产科医师也提出了另一种解释。那就是妊娠期间因为母体内部的生理变化导致准妈妈爱困、身体容易疲劳。虽然这种说法在目前妇产科的研究领域尚未能找出确切的佐证，但不失为一项可深入探究的课题。下面针对妊娠早、中、晚期各阶段的睡眠状况进行说明。

⑴孕早期睡眠

怀孕前三个月，准妈妈身体内部正缓缓地发生一些变化，虽然怀孕初期的激素及新陈代谢变化是缓慢进行的，准妈妈仍会感到不适。

怀孕初期之所以易感到劳累，有一种解释是因为身体必须承受孕激素和雌激素比率变化的缘故，怀孕早期母体的孕激素增加，有助于胚胎早期着床，避免流产。但是这种说法值得商榷，因为有关孕激素的增加和准妈妈感到疲累的关联性，在医学界尚未有明确的定论。

其次，妊娠期间母体的营养素消耗量大，也是身体疲劳的原因之一。怀孕早期为满足胎儿的营养需求，母体的基础新陈代谢增加，热量消耗较快，血糖量不足，精神当然不好。这时，孕妇可采取少食多餐的方式，一方面可维持血糖的稳定，孕妇不会感到劳累或想睡；一方面还可稍稍缓解想吐的感觉。

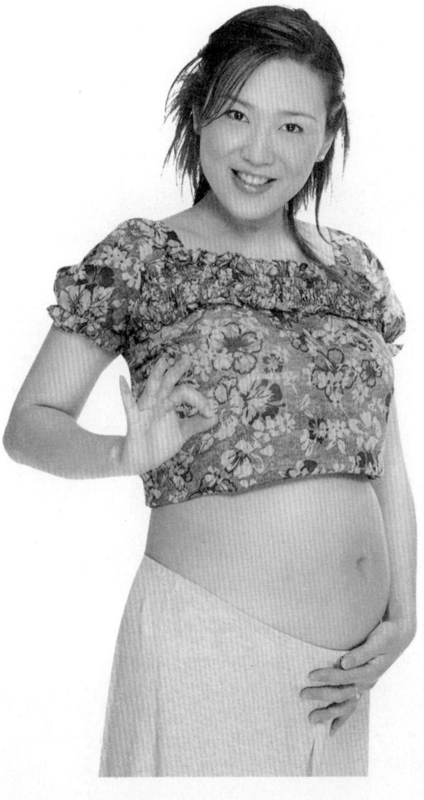

⑵孕中期睡眠

怀孕中期，孕妇身体已能适应怀孕状况，孕吐的情形也改善许多，肚子虽然稍稍隆起，但还不至于行动不便。同时，准妈咪开始感觉到胎动，肚子里的小宝贝偶尔会顽皮地踢妈妈的肚皮，吵醒妈妈，但对妈妈的睡眠影响不大。因此，怀孕中期应是准妈咪感到最轻松的一段孕程。

⑶孕晚期睡眠

到了孕晚期，因为母体生理变化加剧，准妈妈想要好好睡一觉并不容易。妊娠末期，孕妇体重显著增加，子宫变大，挺着大肚子，是很辛苦的。这时候，由于子宫内胎儿易压迫下腔静脉，因此很多医师会建议孕妇睡觉时采用左侧卧，事实上，准妈妈在睡觉时大多会翻来覆去，很难保持固定姿势，所以不必刻意保持睡姿，睡起来舒服最重要。

妊娠末期，准妈妈常会因为子宫压迫膀胱而引发严重尿频，从睡梦中醒来。专家提醒即将临盆的准妈妈们，在睡前先小解，舒解尿意；在睡前不要喝太多的水。

孕妇怀孕末期体重明显增加，水肿加剧，可能会引发呼吸道水肿。呼吸道因为水肿而变得狭窄，孕妇可能会出现打鼾现象。打鼾声不会对胎儿有任何影响，孕妇如果发生睡眠呼吸暂停综合征及长时间呼吸暂停，就会造成胎儿缺氧，可能引发胎儿窘迫，造成早产或流产。但是，在临床上尚未发现此种病例。

专家提示

哪种睡姿对胎儿最好

准妈妈睡觉时应采取怎样的姿势，才不会压迫到胎儿？多数妇产科医师认为，最好还是选择身体感觉最舒服的姿势，因为即使是怀孕末期平躺会压迫到下腔静脉，对小孩也不会造成太大的危害。至于孕妇一定要朝左侧躺的情况，大多是在孕妇出现紧急状况时，所必须采取的应变措施。

医师在情况危急时会要求孕妇朝左躺的用意是，因为人体心脏偏左，向左躺会使心脏流出更多的血液，流到胎盘的血量也相对增多。这时，万一胎儿受到压力或有心跳不稳、过慢、过快等窘迫现象，母体能快速有效地供给血液。

另外，每个人的睡眠习惯不一，如果坚持朝左睡，那么反而会造成不必要的困扰。假若孕妇习惯平躺，在怀孕末期为了缓解呼吸不畅，最好用枕头将上半身垫高，这样可以避免压迫横膈膜，呼吸也会舒畅许多。同时，孕妇可将双腿抬高，以改善末梢血管血流，脚抬高的高度没有硬性规定，感觉舒适就好。同样地，孕妇在侧躺时，还可以在两腿间夹个枕头，也会感觉舒服许多。

3 感受幸福的胎动

怀孕四五个月，孕妇就开始能够感觉到胎动了，记录胎动次数是监测胎儿状况不可或缺的重要项目。专家提醒，正常的胎动次数有时每天多达上千次，准妈妈可不要忘了记录胎动次数哦！

怀孕中期胎动最为频繁，到了怀孕末期，由于胎儿长大，以及子宫空间有限，加上孕妇对于生产的恐惧，削弱了对胎动的感受，因此会感觉到胎动次数有所减少。怀孕 28 周时，胎儿活动空间大，胎动较为频繁；怀孕 36 周左右，胎儿每个星期平均成长 100 ~ 150 克，空间缩小了，自然无法有太大的回转空间。

在怀孕中、晚期，万一孕妇发现胎动次数较前一日减少 50%以上，或长达 12 小时未感觉到胎动，就要小心了，应马上去医院就诊。

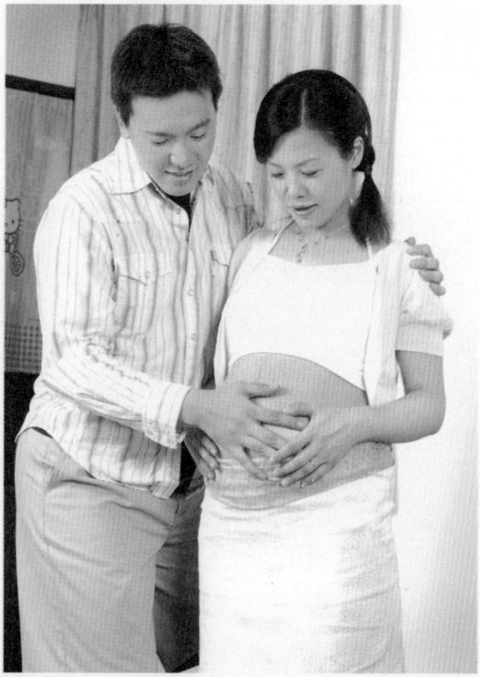

4 监听胎心音

孕妇到妇产科就诊或进行产检时，妇产科医师都会用如同喇叭般的器械发出声响，或摇一摇母体，以吵醒胎儿，并利用多普勒胎心仪听胎儿心音，以判断胎儿的发育状况。产检时如发现胎儿胎心音不正常，会请孕妇进产房，用胎心音监视器和子宫活动监视器同时观察母体子宫收缩时，胎儿的心跳增加情况。一旦发现胎儿心跳增加曲线不正常，医师会先考虑胎儿是否仍处于睡眠期、孕妇有无吃镇定剂等药物、孕妇的血糖含量是否正处于低档期、孕妇有无进行安胎动作等。在安胎过程中使用的硫酸镁组成药物也会影响胎儿心跳状况。

（三）孕妈咪应了解的妊娠名词

⑴胎囊与胚胎

胚胎是胎儿的前身，胎囊则是胚胎住的房子。胚胎在怀孕 32 ~ 40 天会产生一系列变化，从像鱼般只有尾巴的水生动物到长出芽苞状四肢的两栖类，再到四肢明显、尾巴消失的人形，才会成长为胎儿。

⑵生长发育

胎儿的发育过程大致会经过以下三个阶段：

❶ 准备阶段：即略具雏形。

❷ 成形阶段：即外观形貌与体内器官构造发育成形。

❸ 机能发展阶段：身体各部位与器官开始具备功能。

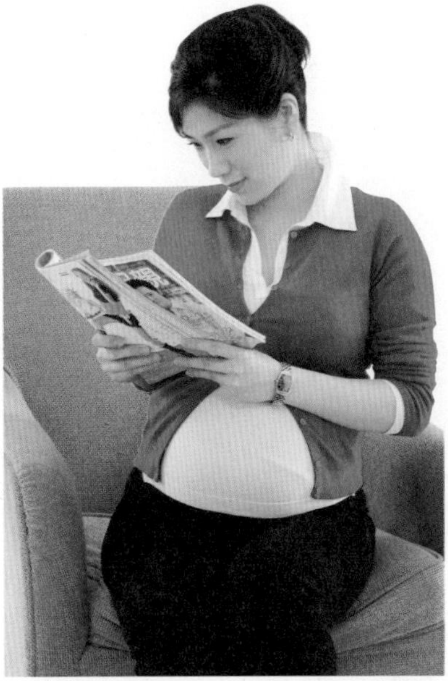

可将此过程简化为准备材料→架好骨架→填上内容物→发挥功能。

⑶呼吸运动

胎儿会吞咽羊水，也会吸入羊水。我们可将胎儿的呼吸功能视为与鱼类似，吸入羊水却不会被呛到，这是因为肺泡还没扩张的缘故。一旦胎儿自母体娩出，放声大哭，肺泡的功能才得以发挥，才转为正常人的呼吸。

⑷子宫底高度

子宫底高度是指由耻骨的上缘（子宫颈口）至子宫底部最顶端的距离。一般在怀孕 12 周就可在腹部摸到子宫，22 ~ 32 周子宫底的高度几乎与怀孕周数相等，如孕 26 周时的子宫底高度即为 26 厘米。孕 32 周以后则须靠公式计算正常的子宫底高度。

⑸孕期体重增加

怀孕期间，母亲体重逐月增加，大部分都增加在母体身上，至于增加在胎儿组织的重量则不到一半。

⑹羊水

从怀孕开始就有羊水产生，羊水为无色液体，其分量会随怀孕周数的增加而增加。

羊水的功能包括以下两点：

❶ 缓冲外界的压力，减轻外力对胎儿的冲击，维持胎儿所处环境的温度在衡温水平。

❷ 提供胎儿身体所需养分，胎儿吞咽羊水→肠胃吸收羊水中的养分→肾脏过滤无用物质→进入膀胱→排入羊水→吞咽羊水。

羊水扮演的角色是清除胎儿排泄废物，脐带和胎盘则是母体供应胎儿所需氧气与血液的中转站。脐带通过绒毛（类似肠道中的绒毛）与母体连接，另一端与胎儿连接。绒毛与拥有两条动脉、一条静脉的脐带是为胎儿传送氧气与血液的通道。

（四）孕妈咪优生知识答题

(您认为答案是对的，请打 √；认为答案是错的，请打 ×。)

(　)1. 精子是人体中最小的细胞，卵子则是最大的细胞。

(　)2. 男性的睾丸每秒制造 1000 多个精子。每次射精约射出五亿个精子，却只有 200 个能抵达到输卵管中卵子所在的位置，只有一个可以使卵子受精。

(　)3. 从孕妇最后一次月经的第一天开始算怀孕，一般怀孕过程为 40 周。

(　)4. 父母双方贡献的 22 对常染色体，总计约有来自双方的 28 亿 7 千万基因信息碱基。

(　)5. 第 23 对染色体是性染色体，决定宝宝

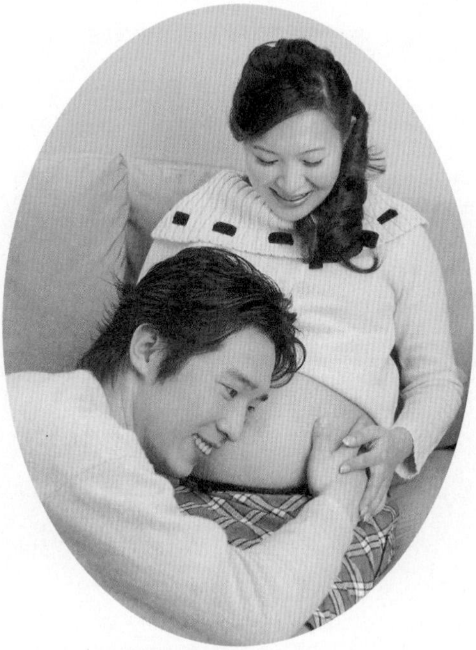

的性别。成功使卵子受精的精子是决定性别的关键。

(　)6. 卵子包含一个 X 染色体，但是精子可能带有一个 X 或 Y 染色体。带有 Y 染色体的受精卵就会发育成男宝宝，带有 X 染色体的受精卵则发育成女宝宝。

(　)7. 十年前专家认为，人类整组遗传基因有 10 万个。如今这个数字则降至 22300 个，传承人类生命竟然只需要这么少的基因。

(　)8. 遗传病是由于遗传物质异常而导致的疾病，非遗传性疾病是由于受遗传以外诸因素影响而导致的疾病。

(　)9. 受精 7 天之后，胚胎在中腔部位附近就有 100 多个细胞，即所谓的囊胚。

(　)10. 50% 以上的受精卵无法发育成熟，且在怀孕期的前三周就会自动流产。孕妇常常没有注意到这类自动流产，因为当时的胚胎还太小，她以为可能是经期迟来，或是经血突然变多。

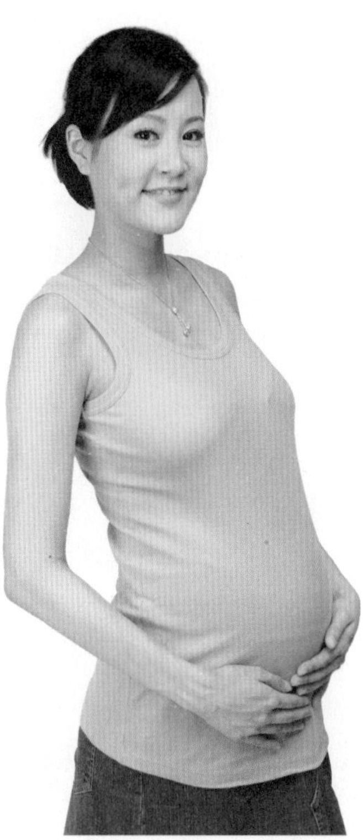

( )11. 孕 3 周胚胎只有几毫米长，柔软弯曲的身体呈透明状。此时大脑开始形成，全身神经管也开始发育。

( )12. 胚胎 22 天大的时候，如罂粟籽大小的心脏就开始了跳动。此时的胚胎还没有长出五官，脑部也没有受到保护，暴露在外。

( )13. 怀孕 8 周的宝宝称为胚胎，已经具备新生儿所有的器官，只是都尚未发育成熟。

( )14. 胎儿发育过程中，头部类似鱼头，而且有了类似鱼鳃的“鳃”。然而人类的“鳃”状物会发育，却不会形成鱼鳃。

( )15. 胎儿在子宫内不会呼吸，而是从胎盘自母体身上得到氧气与养分。宝宝在出生后才开始呼吸。

( )16. 孕妇在怀孕期间，血流量增加 50%。血液增加高过红细胞数量，容易导致轻微贫血。

( )17. 胎盘是胎儿的维生系统，从母体血液传输养分与氧气到胎儿的血液，废物则从胎儿血液传送到母体的血液。这种交换行为绝对不会发生混淆。

( )18. 孕妇全身的脂肪量可能比怀孕前多 1/3，选择哺乳的母亲会多消耗 140~190 焦耳。

( )19. 随着胎儿的成长，子宫也会逐渐变大。到了孕 12 周时，子宫已经大到如同男性的拳头。再过一个月，子宫大小和哈密瓜一样。

( )20. 有画面证明才 11 周大的胎儿就已经会将手指放入嘴中。

( )21. 胎儿在 16 周之后，每分钟心跳 120~160 次，约是成人的两倍，而且在出生前都保持这个频率。

( )22. 有生产经验的孕妇在胎儿 16~17 周大时便能感觉到首次胎动。至于新手妈妈则要再过几周才能感觉到。

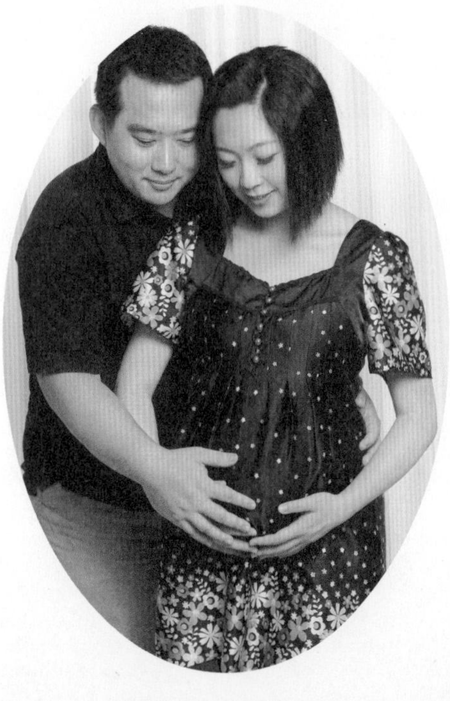

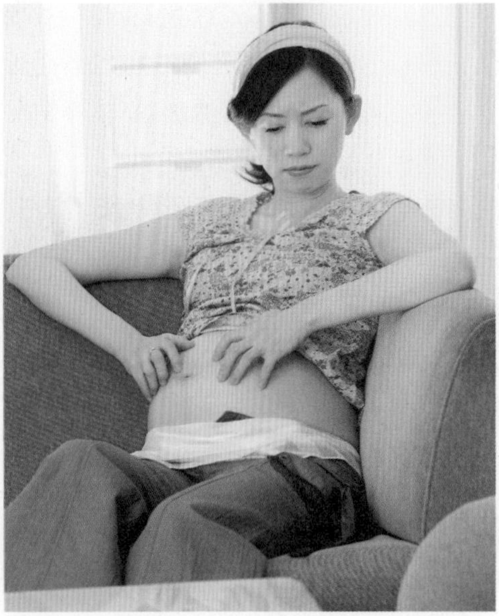

( )23. 最初的胎儿毛发，即胎毛，在第 7~8 月最明显。胎毛在即将出生前就会脱落，变成较粗的头发，这些头发从刚形成的滤泡中长出。

( )24. 在孕 34 周之前出生的宝宝，通常需要医疗照护才能存活。

( )25. 胎儿至少有 3 个月都能闻到羊水的味道。因为在 6 个月发育出味蕾之后，胎儿就可以尝到支撑他浮游的羊水的味道。

( )26. 所有胎儿在 28 周之后，听到声音就会紧闭眼皮。

( )27. 速眼动期与做梦有关，而 32 周的婴儿就有此活动。速眼动期就是眼睛在眼皮下快速转动的睡眠期，此行为可以刺激胎儿的脑部发育。

( )28. 多数婴儿在出生前几周，就会变换成分娩位置，即头部接近产道。但是有些宝宝的臀部或双腿接近产道，这就是所谓的臀位生产。

解答：以上答案都是正确的，您答对了几题呢?

（五）孕妈咪应了解的胎儿发育知识

一般女性的月经周期为 28~30 天，在妊娠第二周末精卵结合。受精 4 天后，分裂成细胞团的受精卵沿着输卵管到达子宫。妊娠第三周，细胞团脱去外膜，为着床作准备。妊娠第四周，胚胞已牢固地种植入子宫里。

在妊娠第二个月（5~8 周），胚芽发育成胚胎。胚胎包括躯体和"尾巴"，能分辨出眼睛、手和足上的小嵴，这些小嵴就是今后的手指和脚趾。妊娠第二个月是胎儿绝大部分器官的分化和形成期，故又称胚胎器官形成期。

在妊娠第 5 周时，胚胎的神经管逐渐形成。这些神经管以后会发育成脑和脊柱。

妊娠第 7 周时，胎儿身长 2~3 厘米，重约 4 克，已经长出了手和脚，眼睛、耳朵、嘴也隐约可见，脸部逐渐呈现人脸的特征。

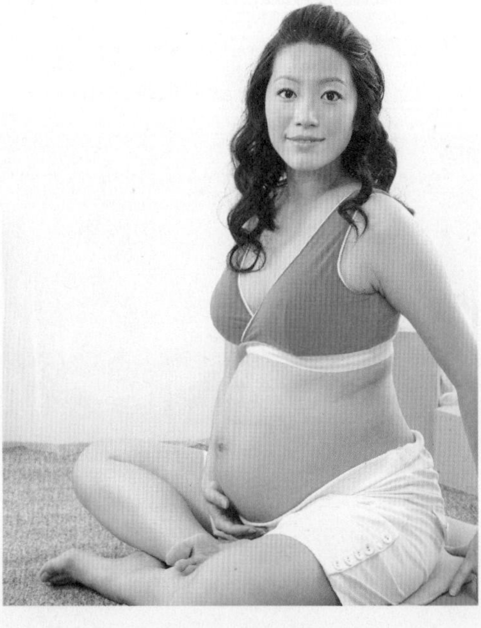

（六）如何计算预产期

预产期就是预计分娩的日期，医学上通常以周为计算单位，即孕周。实际分娩日期在预产期前后两周都属足月妊娠。

⑴日期推算法

若从排卵日算起，真正的怀孕期则为266天。由于一般人不知道自己的排卵日，因此以周期28天为标准，往前推14天就是月经来临的第一天，预产期就是从最后一次月经周期的第1天开始，再加上280天。

数280个日子有些麻烦，简单的换算方法就是最后一次月经来临日的月份加9，日期加7就是预产期。

例如：如果最后一次月经第一天是2月1日，预产期就是11(2+9)月8(1+7)日。如果最后一次月经是8月28日，预产期就是第二年的6月4日(8+9=17，17−12=5，28+7=35，5月35日就是6月4日)。

预产期按最后一次月经来临日加上280天来计算，只适用于月经周期28天的女性。由于黄体期大多固定为14天，容易出现变动的是滤泡期，因此如果月经周期是35天，排卵日就在第21天(35−14)，比起月经周期28天的女性多了7天。因此，若要从最后一次月经来临日期加起，则必须多加5天，也就是说，预产期是最后一次月经来临日期再加上287天。

⑵通过超声波检查

如果不想自己算预产期，那么有另一个更简便的方法，就是到医院进行超声波检查，让医生帮您算。

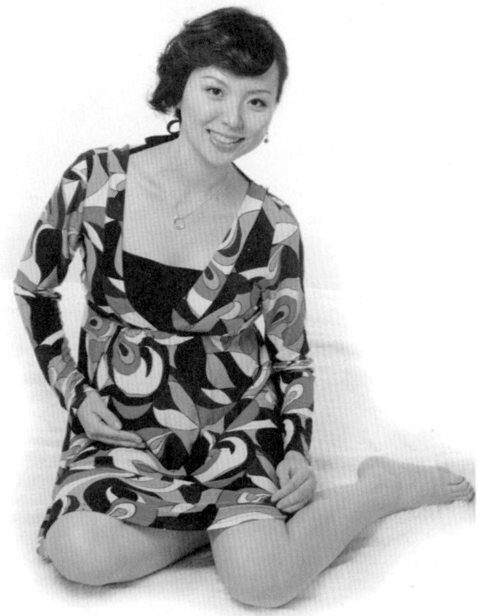

通过超声波检查可从以下几个项目来估计胎儿周数：

★胎囊大小：有专门的计算公式可以通过胎囊大小算出怀孕周数。

★胎儿头围长度：在怀孕12周以前测量最准。

★双顶径：双顶径是指头骨额叶的长度，在怀孕20周左右测量最准。

★其他：其他还有头围、腹围、腿骨长度等，可帮助测出怀孕周数。

推算预产期的误差一般在两个星期之内。基本上，越早进行超声波检查，就越能准确地推算预产期。假如超过5个月以上才检查，由于每个胎儿生长发育速度不同，就丧失了推算的基准点，因此误差会比较大。

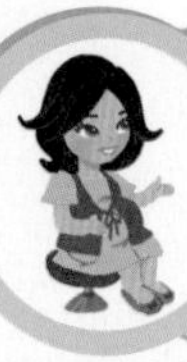

二、孕妈咪身心保健

（一）孕妈咪衣着

1 孕妈咪穿着应宽松透气

孕妈妈的穿着应舒适宽松。由于孕妈妈体内激素发生改变，微血管充血，皮肤变得敏感，尤其在春夏季节，更要注意衣物的透气性。棉麻透气性佳，对孕妈妈的皮肤不易造成刺激。人工纤维的衣物比较不透气，孕妈妈穿在身上，容易使敏感的肌肤感到不适。建议上班族孕妈妈多放一件薄外套在公司，因为长期待在空调房间，室内和室外温差过大，如果正值春夏交替时节，早晚温差大，一不小心，就有可能让孕妈妈感冒。

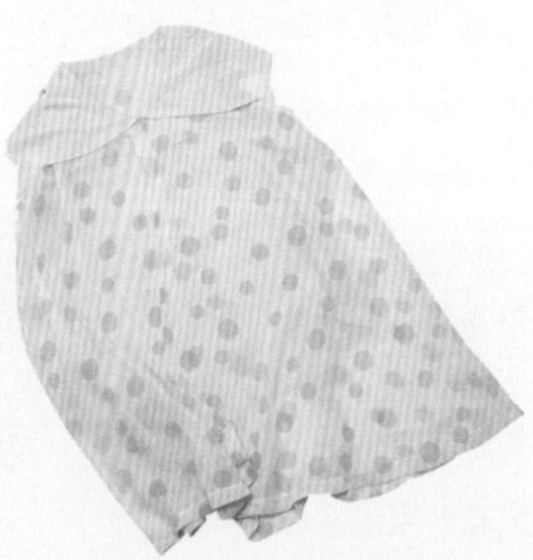

2 孕妈咪应穿防辐射服

防电磁波的围裙、衣服等，是用导磁性材料制作成很细的细网，再织入布料中，孕妈咪穿上它可免受电磁辐射。

3 孕妈咪应穿鞋跟2.5厘米的宽头鞋

孕妈咪不宜穿高跟鞋或尖头鞋、皮鞋、拖鞋运动，鞋跟高度约 2.5 厘米的鞋款最合适。最好选择合脚的宽楦头鞋款，可以让每跟脚指头平摆、通风，也可以选择有气垫的鞋款。

4 平底鞋不适合孕妈妈行走

许多孕妈妈认为平底鞋是最佳选择，其实不然。穿平底鞋走路时，一般是脚跟先着地，脚心后着地，反而让足弓吸收震荡，更易引起肌肉和韧带的疲劳及损伤。此外，鞋底完全平坦的鞋子会让人往后仰，加上孕妈妈的体型和一般人不同，平底鞋无法有效支撑孕妈妈的重心。因此，高度为 2~2.5 厘米的粗跟鞋或对足弓有特别设计的运动鞋，会比平底鞋更适合孕期穿着。

5 孕妈咪选鞋原则

★有气垫款式最佳：气垫可以平均分散双脚的压力，缓解孕妇体重增加对脚跟造成的压力。将身体力量平均分散到气垫上，才不会让孕妈妈走路感到重心不稳。

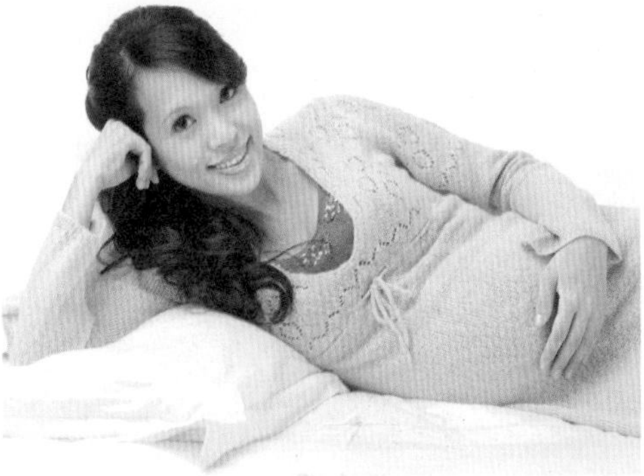

怀孕期间，孕妈咪体重增加不宜超过12千克，因为体重过重会造成腰、髋、膝、踝关节及脚跟无法负荷。所以超重的孕妈妈最好控制体重，若未能控制好，则建议孕妈妈尽量选择气垫鞋的款式。

★尖头、高跟及细跟皆不宜：孕妈咪穿尖头鞋、高跟鞋或细跟鞋走路时，身体会左右摇晃，容易因重心不稳而跌倒。

★有防滑功能：鞋底最好有防滑设计，且具耐磨性；若鞋子本身不具有防滑设计，则可去购买防滑鞋垫。

★透气性高：因为孕妈妈排汗增加，所以应选购透气性佳、能帮助排汗的鞋款。

★容易穿脱：由于孕妈妈挺着肚子，弯腰和抬脚的动作都相当不便，因此最好选择站着就能轻松穿上的鞋款，例如鞋面采用魔鬼粘或松紧带的设计都是不错的选择。

★鞋要宽松：买鞋时可以轻微弯曲鞋底，拉拉鞋面材质（尽量选择柔软上皮），看看弹性如何，看看脚部是否有活动空间，避免楦头太窄而造成脚跟摩擦、脚趾变形等问题。

★大小合适：鞋子大小合适不只是指长度合适，也包括鞋子的长、宽以及鞋面外围都要符合脚型，否则可能会因为宽度及外围大小不合适，而使脚受到压迫变形。

6 孕妈咪外出不宜穿拖鞋

如果孕妈妈需要长时间行走，那么最好不要穿拖鞋。由于孕妈妈本身就容易重心不稳，拖鞋没有包覆脚部，行走时，脚掌需要花更多的力量来抓住拖鞋，因此容易让孕妈妈行走时分心，增加跌倒的可能性。

长时间用脚抓住拖鞋，也容易引起足底筋膜炎。不过，若平日在家，不需要长时间行走，孕妈妈则可以穿着室内拖鞋，最好鞋底有加强防滑设计，能帮助孕妈妈稳固重心，去浴室或上下楼梯时，以免因重心不稳而滑倒。

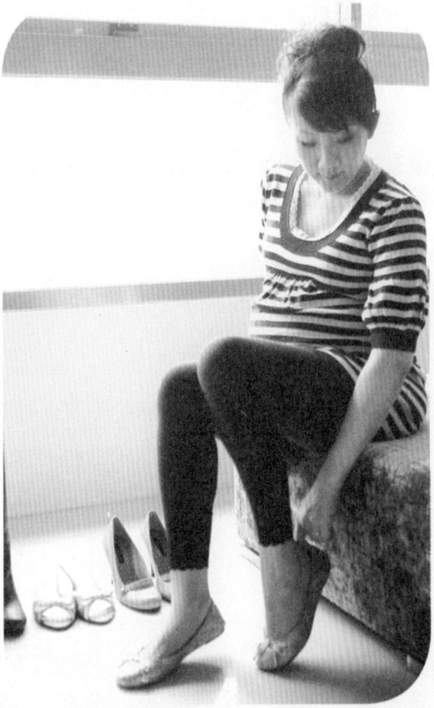

（二）孕妈咪居家生活

1 孕妈咪居家安全原则

常用的物品都应放在孕妈妈肩膀以下、膝盖以上的柜子里，这样孕妈妈才方便取用!

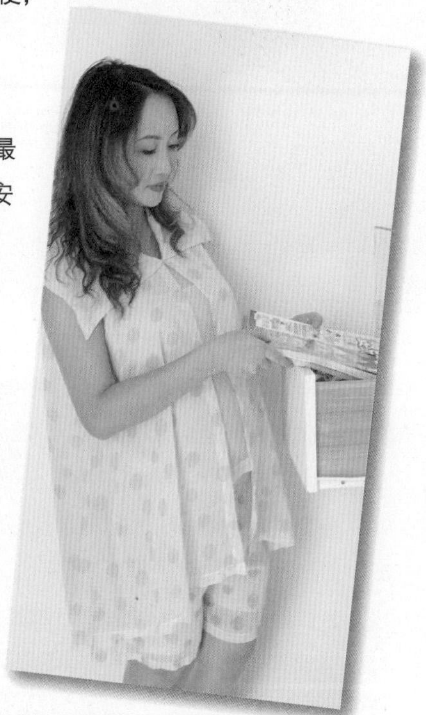

怀孕中、晚期，孕妈妈挺着大肚子，行动实在不方便，因此需要格外注意家中家具摆放的便利性及安全性。

⑴夜晚采光照明很重要

在通往洗手间的走道上，或是在厨房、客厅、卧室，最好都加装小夜灯，保持适当的夜间照明，让孕妈妈行动更安全。

⑵主要通道保持足够宽敞

随着怀孕周数的增加，孕妈妈体形明显改变，家中各厅室间的走道、门口的鞋柜最好不要堆放杂物，原本放置在主要通道上的储物柜也应移往别的房间。此外，最好不要将脚踏车、机车停放在大门口，使出入通道过于狭窄，对孕妈妈的行动造成不便。

⑶浴室里铺上防滑垫，安上扶手

洗澡是一天中最令人舒服的享受了，为孕妈咪的安全着想，无论是盆浴还是淋浴，最好都在浴室里铺上防滑垫。建议习惯使用莲蓬头淋浴的孕妈妈，可以在莲蓬头下方铺上防滑垫；习惯站在浴缸里面淋浴或泡澡的孕妈妈，最好在浴缸里也铺上防滑垫，以免肥皂泡沫导致孕妈妈不小心滑倒。浴室中也可以加装扶手，加强孕妈妈的支撑力，提升浴室的安全性。

⑷物品收纳集中在孕妈妈肩膀及膝盖间的高度

家中有孕妈妈，物品收纳的习惯也应调整。由于孕妈妈容易重心不稳，加上挺着大肚子，无论是踮起脚尖还是蹲下身子都非常困难，因此，经常使用的物品的收纳高度不应超过肩膀以上或低于膝盖以下。

⑸有高低落差的地方，请贴上防滑贴条

譬如在楼梯最后一阶与地板交接处，两个房间地板之间的落差处，应贴上防滑贴条，避免孕妈妈因重心不稳而摔倒。另外，床铺与地板之间可以适当铺上小地毯，浴室门口可以铺上踏垫，在这些地垫下面最好再用防滑贴条固定，避免滑倒。

2 孕妈咪家中适合养宠物吗

很多人家中都养有宠物，一旦发现自己怀孕后，都会担心宠物对自己和宝宝的健康是否有影响。尤其现今的宠物种类五花八门，到底需要注意哪些事项？

无论哪一类宠物，都可能存在无法查觉的人畜共同的传染病或病原体感染风险。因此，在怀孕初期，孕妈咪最好避免与宠物近距离的亲密接触。对于养狗的家庭来说，假

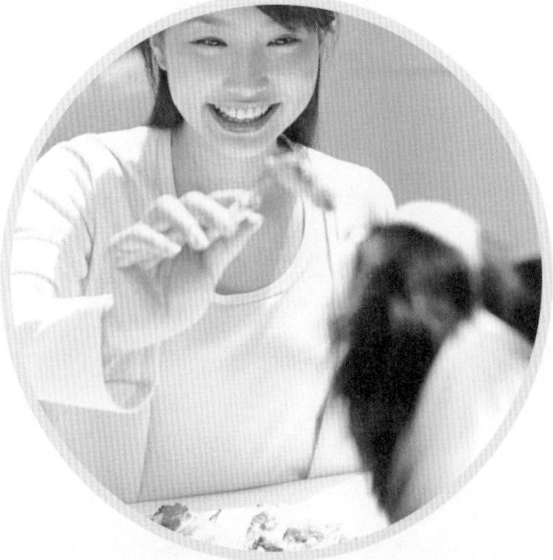

使孕妈妈不会对狗毛产生过敏，且会对狗定期清洁和按时打预防针，影响就不大。但是，对于爱猫一族来说，孕妈妈最好能避免与猫咪直接接触，清理猫沙、整理猫屋等工作尽量交由他人，以免受到弓形虫感染，对胎儿产生影响。在接触宠物后，一定要记得洗手，降低细菌感染的风险。

3 孕妈咪应避免家电的电磁辐射

对于一般性家电，只要保持50厘米以上距离，电磁辐射量多在 10×10^{-4} 毫特斯拉以下，如看电视时保持此距离，大约也只有 2×10^{-4} 毫特斯拉。那么，到底有哪些家电的电磁辐射比较强？

只要有转动的马达，电磁辐射就比较强，包括冰箱、空调、洗衣机、果汁机、吸尘器和电风扇等，要避免电磁辐射，应以保持50厘米距离为安全原则，这样都能控制在 10×10^{-4} 毫特斯拉以下。

(1)电磁炉

最需要注意的是电磁炉，电磁炉工作时其中心所测的电磁辐射量可超过 4000×10^{-4} 毫特斯拉，是安全标准的五倍，因此使用时切记勿让炉面空着，并要保持50厘米以上的距离。只要锅子或茶壶离开炉面，就一定要关掉开关。如果在外面的自助火锅店用餐，最好坐得离电磁炉远些，手伸长些比较保险。

(2)微波炉

孕妈妈在使用微波炉时，应避免腹部靠近微波炉，因为微波炉产生的电磁波遇到水才会使温度上升，所以孕妈妈腹中的羊水很容易因接触微波炉而使温度升高，从而影响胎儿健康。此外，使用微波炉时若发现开门后微波炉的门往下倾斜，则代表关闭时不够紧密，可能有故障，必须立刻送修，以免电磁波外泄。小孩子也不要靠近微波炉，若因好奇贴近注视微波炉，眼睛的水晶体没有血管，无法感觉到热，也不会散热，在近距离注视过程中，眼睛很容易受到伤害。

(3)手机

使用手机是否也会受到电磁辐射呢？其实，只要掌握每次通话不超过30分钟，每天总共通话不超过两小时的原则，就无大碍。

4 孕妈咪泡澡不宜过久过热

⑴高温会导致胎儿畸形或流产

动物实验发现，若体温过高，则可导致胚胎被吸收或胎死腹中，或导致胚胎的中枢神经系统、心脏血管系统出现畸形，此种现象也可发生在人类身上。

最近在美国流行病学杂志上刊登一篇报告，首度叙述孕妇在妊娠 20 周以前，若常泡热水澡，则会增加流产的几率。平均每周泡热水澡少于 1 次，流产几率增加 1.7 倍；每周泡 1 次，增加 2 倍；每周泡超过 1 次，则增加 2.7 倍；若在怀孕 4 周内泡热水澡，流产率增加 2.3 倍；在怀孕 4 周以后泡热水澡，则流产率增加 1.5 倍。

⑵孕妈妈泡澡的安全范围

泡热水澡时，如果限定在 39℃、15 分钟以内，或 41℃、10 分钟以内，孕妈妈的体温就不会超过致畸温度 39 ℃，所以在这个范围内尚属安全。

5 孕妈咪七种正确姿势

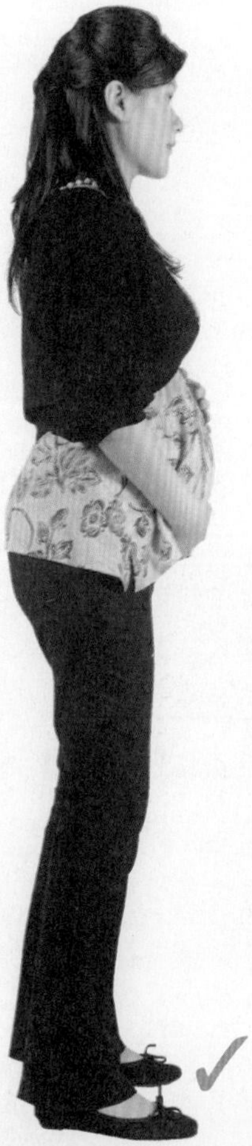

肚子变大后，孕妈妈身体的各种姿势也在不知不觉中发生改变，不过很多孕妈妈习惯的姿势往往是错误的，过一段时间之后，身体就开始出现各种不适，如腰酸背痛、颈肩酸痛等。下面将逐一介绍日常生活中应保持的正确姿势，帮助孕妈妈远离身体伤害。

站姿

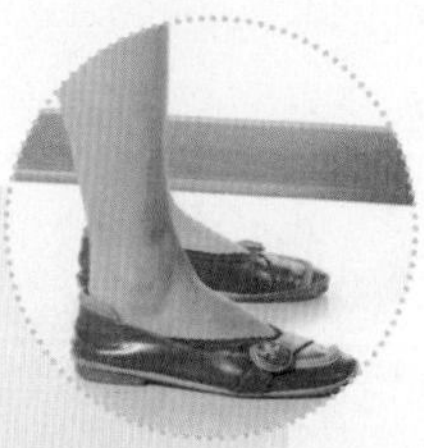

正确姿势：

★勿耸肩。

★脊椎保持延伸、拉长，抬头挺胸。

★勿翘臀且将腹部向前推，应保持坐骨朝向地板。

★双脚打开，两只脚彼此平行。

★膝盖微弯、放松。

错误姿势：驼背、腰椎向前推（肚子向前）、膝盖死锁（膝盖头往后压）。

错误姿势的影响：驼背与腰椎向前推会过度压迫腰椎，长此以往，容易造成腰酸背痛。

工作时的站姿

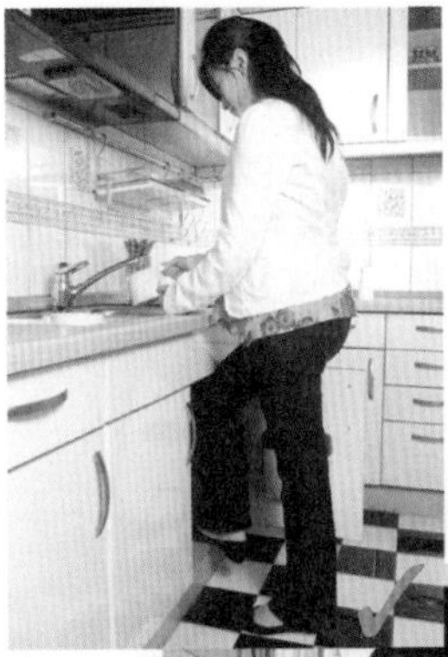

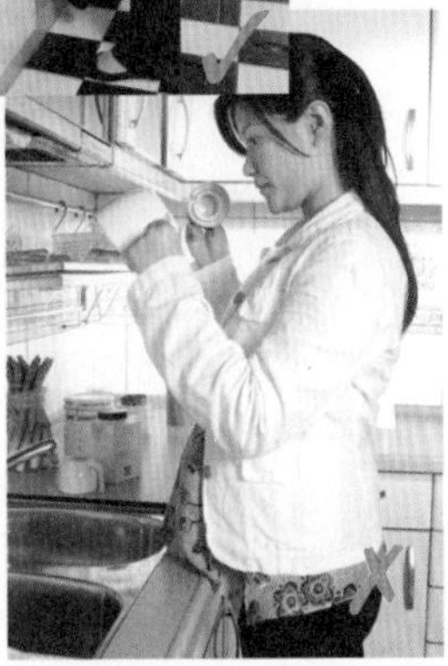

适用情境：站着工作，工作场所不拘，包括办公室、厨房等。

正确姿势：若需要在工作台前长时间站立，则应注意以下事项：

★保持手可微弯的工作距离。

★勿让身体前倾，保持身体与地板垂直。

★可以采取双脚站立或轮换单脚站立。

★单脚站立时，可将一只脚踩在凳子上或有支撑的地方，使腰部保持直立不歪斜，且双脚轮流交替。

★多移动位置，以增加身体活动，保持下半身血液循环畅通，减少下肢水肿。

错误姿势：将肚子靠在工作台上。

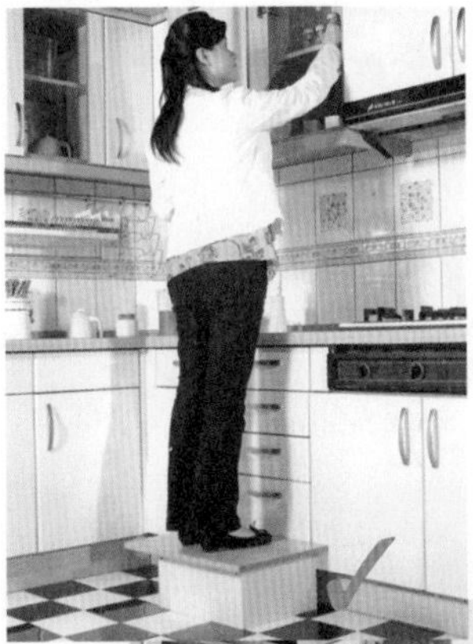

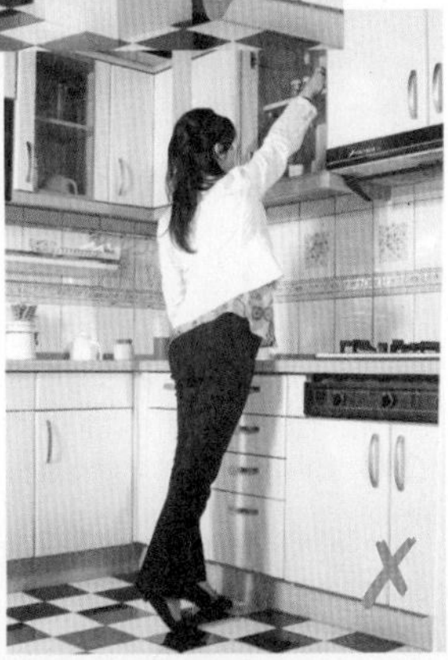

拿取高处物品

正确姿势：

★取物的高度以手臂能微弯，且在视线范围内为佳。

★脚板应平放在地板或平面上。

★若需拿取伸手不可及的高处物品，应在脚下放置凳子、小椅子等，或请他人帮忙。

错误姿势：踮脚并且手伸直拿取放在高处的物品。

错误姿势的影响：重心容易不稳，容易发生意外。

工作时的坐姿Ⅰ

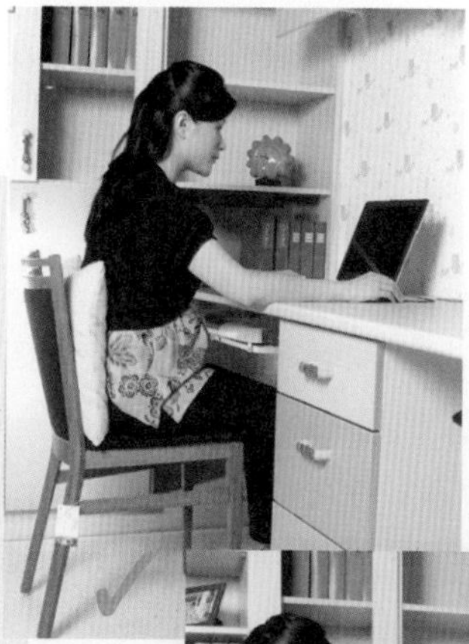

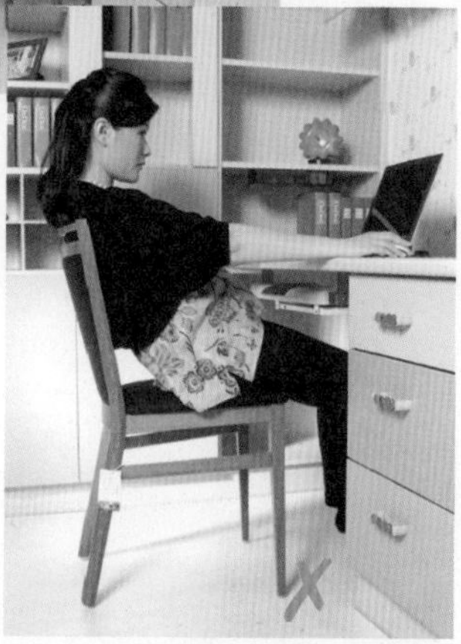

正确姿势：

★用垫子或枕头等物品支撑腰部，脊椎拉长。

★勿耸肩。

★勿将身体往前倾。

★让手臂靠在桌面上，有所支撑，勿使手臂悬空（例如使用鼠标时）。

★多起身活动，保持下半身血液循环畅通。

错误姿势：

★腰部悬空没有物体支撑。

★手伸过直。

错误姿势的影响：

★腰部悬空易造成腰部酸痛，同时驼背也会挤压胸部与腹部的空间。

★手伸过直会造成肩颈不适，容易酸痛。

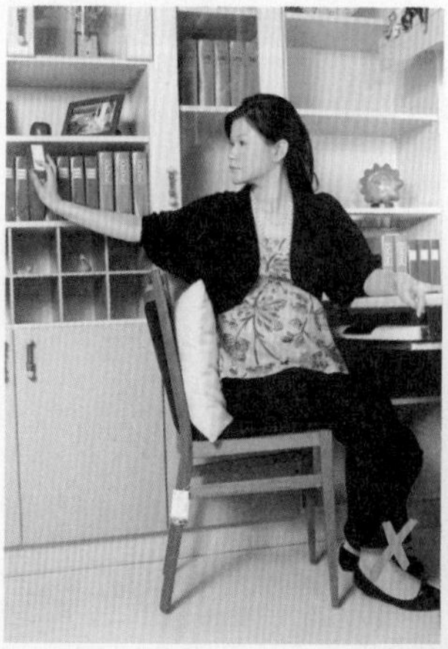

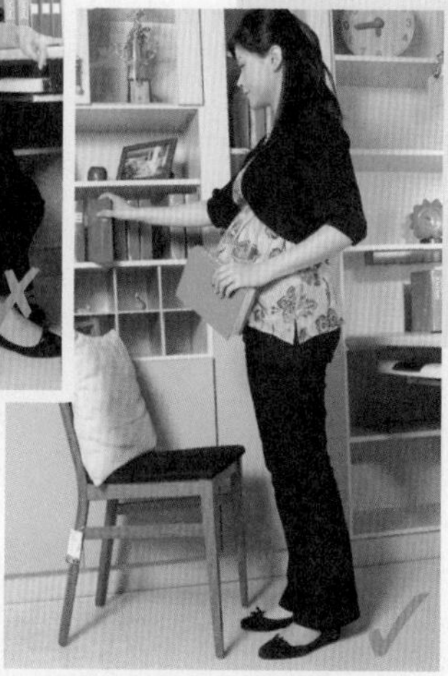

工作时的坐姿Ⅱ

适用情境：坐时拿取后侧物品。

正确姿势：坐在椅上时，若要拿取后侧物品，则应起身拿取。

错误姿势：直接坐在椅子上扭转身体拿取。

错误姿势的影响：容易在瞬间扭伤腰、背部，使腰部韧带或肩膀受伤。

休闲坐姿

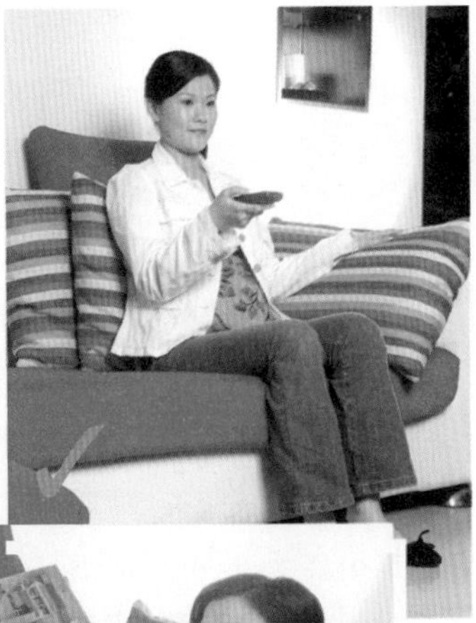

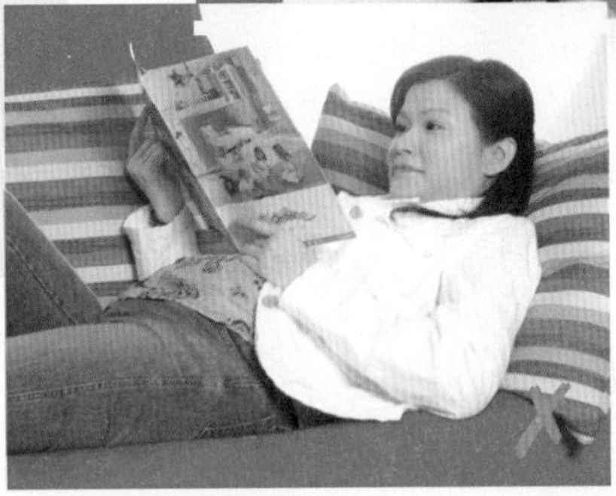

正确姿势：

★应保持脊椎拉长。

★腰部应有支撑。

★多起身活动。

★有下肢水肿者可抬高下肢。

错误姿势：腰部悬空，没有物体支撑。

错误姿势的影响：会压迫到颈椎与腰椎。

勿躺在沙发上或床上看电视、看书，否则除了会压迫颈部血管以外，长此以往，还会伤害颈椎，导致椎间盘脱出。

舒服的睡姿

可采取侧卧姿势，用枕头、被子等工具让身体彻底放松。

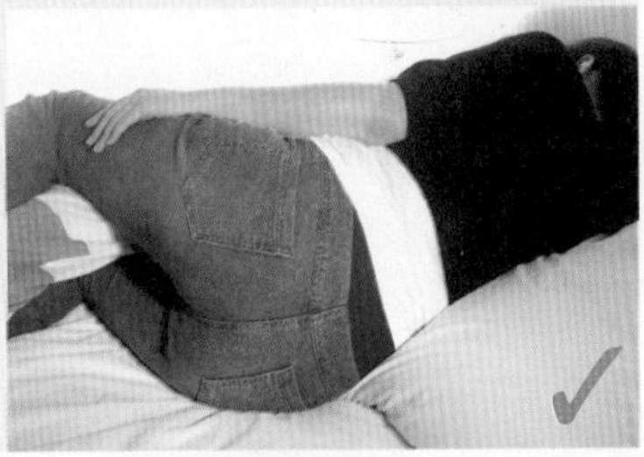

方式：

★腹部以上加垫大被子或毯子，以支撑腰部与腹部。

★侧卧时，靠上的腿跨在枕头上，使脚、腰部放松，同时不会压迫到腹部。

★双手抱枕头，使手和腰部放松。

6 职场女性孕期减压良方

现代女性工作大多繁忙，近年来心灵减压已成为重要课题。从临床看，职场孕妈妈最常遇到的困扰就是担心自己因为怀孕生理变化造成疲累，进而影响工作表现。

职场孕妈妈除了要面对孕期生理变化外，还需克服工作的压力和接踵而来的疲惫。下面提供几种舒压的小方法，帮助孕妈妈轻松减压。

减压方式 1：给自己放一天假

不少孕妈妈除了白天上班以外，晚上回家还有做不完的家事，如果遇到假日加班的话，那真是一点喘息的时间都没有了。建议孕妈妈找出一天偶尔喘口气，不要给自己安排任何事情，只做自己想做的事情，吃自己想吃的东西，把家事托给先生代劳，或者干脆和丈夫来次约会，都能帮助孕妈妈转换心情。

减压方式2：朋友聚会不可少

不少孕妈妈都有相同的经验，自己怀孕之后，因为行动上的不便加上身体不适，参加朋友聚会的次数也变得越来越少。其实孕妈妈更需要朋友的关心和陪伴，认识新朋友或参加聚会都是不错的减压方式。现在有很多提供妈妈交换怀孕心得、育儿心得的网站或博客，因为都是孕妈妈，彼此不但有共同的聊天话题，而且能互相分享怀孕的心情和过来人的经验。如此一来，便增加了让自己心情放松的方式和空间。

减压方式3：适度运动很重要

您可曾有过本来打算假日外出运动，最后却赖床到下午的经历呢？其实，到郊外或公园散步，对孕妈妈和腹中宝宝的健康有很大的帮助。孕妈妈若能保持适度运动，如每天利用10分钟散步，则能帮助孕妈妈在生产时更加顺利。此外，利用休假时，和先生到郊外踏青或喝杯下午茶，不仅能转变自己的心情，也能趁机和先生好好甜蜜一下。

减压方式4：先生是重要的支持者

孕妈妈因为怀孕体形的改变，无法像怀孕前穿上漂亮的衣服，打扮得漂漂亮亮的，这时候先生可别把太太当成黄脸婆，孕妈妈最需要丈夫给予无限的热情和鼓励。

减压方式5：饮食减压法

建议工作压力过大的孕妈妈多补充能够安定神经的食物，让自己的心情好起来。

适当补充蛋白质或B族维生素，如B_1、B_2、B_6、B_{12}、烟酸、泛酸、叶酸等，都能起到稳定神经、消除疲劳、增强体力的作用。

现代人饮食精致化的结果不是常腹泻就是常便秘，因此建议多吃高纤维的蔬菜、水果，可退火、缓解症状，并可补充维生素C。

孕妈咪应多喝牛奶，每天早晨饮用一杯鲜奶，除可预防骨质疏松外，鲜乳中所含的镁、钙等矿物质还可帮助稳定情绪。

减压方式6：让身体动起来

要缓解压力，怎能少得了运动呢？呼吸、吐纳、瑜伽、快走等，对消除或缓解身心压力、恢复自主神经系统平衡都有不错的帮助。

有氧运动可不是随便晃两下就好，一定得流汗才行。例如夫妻可一起打乒乓球，不仅可减压，增加呼吸量，使内分泌平衡，增强肌肉耐力，还可增进夫妻默契。千万不要拿没时间当借口，尤其是职场孕妈妈更需要多多运动。

哪里酸、哪里痛，就运动哪里。举例来说，颈部酸就做颈部运动，转一转、捏一捏，减压效果也相当好。

7　不可小视的孕期禁忌

从农业社会开始，长辈们常说，要注意怀孕禁忌。这些禁忌流传至今，从现代科学的角度来看，是否仍有存在意义呢？

(1)孕妈妈不可以将手举高过肩，否则容易流产？

孕妈妈由于体形改变，重心比较不稳，因此应尽量避免拿高处的东西。最好能将家中常用的物品放置在与孕妈妈肩膀同高的地方，以免发生重心不稳跌倒的意外。

⑵不可以拍孕妈妈肩膀?

早些年代，由于怕孕妈妈受到惊吓，导致流产，因此有不可拍孕妈妈肩膀的说法。怀孕期间，孕妈妈的情绪容易紧张、烦躁，医学报告指出，孕妈妈紧张时所分泌出的肾上腺素会让胎儿动得比较厉害。

⑶家有孕妈妈，不能随便整修房子，也不能搬家?

从现代的科学角度来讲，不管是搬家还是房屋装修，都会付出更多的劳动力及心力，而且需要搬动重物，对重心不稳的孕妈妈来说，发生意外的几率也相对提高。

⑷晒衣服造成流产?

孕妈妈由于体形改变，加上怀孕晚期肚子明显隆起，重心改变，自然有许多行动上的限制，如不适合高抬手臂晒衣服、踮脚尖取东西、拿太重的物品等。

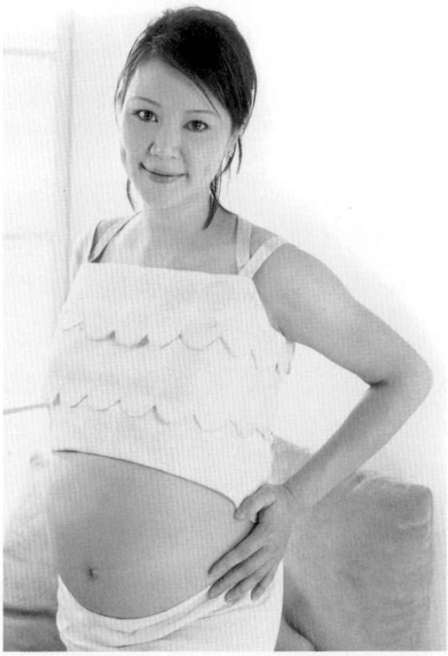

⑸孕妈咪可以开车吗?

孕妈咪能不能开车?从生理的角度来讲，怀孕不是病，是一种自然生理状态，如果身体状况许可的话，就可以开车。不过怀孕属于特殊的生理期，有些事情还是需要注意的。

新手司机对交通规则和车辆操作都很生疏，处理突发情况更是缺乏经验，这样会造成精神的高度紧张。过度紧张对腹中的胎儿非常不利，所以刚学会开车的孕妈妈最好不要开车。

现在开车上班的孕妈妈实在太多了，不过，即使是驾驶经验丰富的孕妈咪，开车时也要注意平稳操作。加速、转弯和制动时，都要保证车辆的平稳性。这时候，要把腹中的胎儿当成元首级乘客对待，既能保证自己和胎儿不会发生激烈的摇摆和晃动，又能避免事故的发生。

❶ 绝不赌气：女性车主通常比较温柔，不过当遭到其他车辆“欺负”时，难免也会生气。但是，孕妇一定要以大局为重，千万不要与他人一般见识，否则，不仅气坏自己、影响胎儿，如果控制不住情绪，那么还将会带来更严重的后果。

❷ 舒适乘坐：孕妇的座椅椅面要调成前高后低的状态，靠背也要向后略微倾斜，这样在制动时孕妇就不会滑落。为防止开车疲劳，孕妇可以穿舒适的平跟鞋，地上铺一块柔软的脚垫，同时准备舒适的靠垫放在腰部。再播放一些柔和的音乐，在缓解疲劳的同时，还能充当胎教的素材。

❸ 适当活动：孕妈咪开车的时间不宜过长，最好不要超过一小时。因为开车时需要耗费相当大的精神，维持同一坐姿太久，容易造成腰部酸痛，从而对孕妈妈及胎儿健康

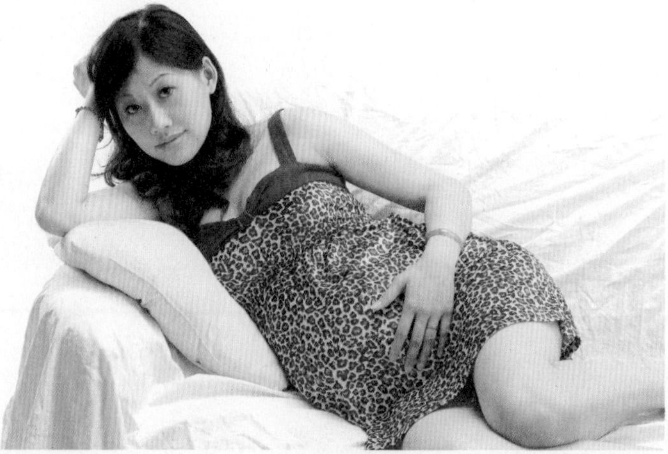

电子音乐等，会使胎儿兴奋、紧张、不舒服。医生建议最好能选择更接近自然的音乐，旋律最好非常轻柔。

⑺孕妈咪在怀孕期间可以减肥吗？

怀孕期间是不适宜减肥的，因为如果孕妈咪用节食的方式来减重，就有可能使胎儿无法得到均衡的营养，此外，妈妈抵抗力不佳，容易感冒，会间接影响宝宝的健康。最好的方式是在孕前就把体重控制在理想标准内。怀孕期间，体重超重的妈妈要特别注意饮食调整，减少摄入高热量、高脂肪的食物，多吃蔬菜水果，以避免体重增加太快。一旦体重过重，很容易引发高血压、妊娠期糖尿病等并发症，建议妈妈询问专业的营养师，而不要用不安全的方式来减肥。

造成不良影响。要避免胎儿长期处于震动状态，也要避免准妈妈下肢发生水肿，这些都会影响将来的分娩。因此，每过一段时间要适当下车活动一下，以保持良好的血液循环。通讯要保持畅通，带上手机并保持电量充足，遇到任何情况都可以及时求助。

怀孕超过五个月，此时的孕妇腹部急剧膨胀，为了避免隆起的腹部撞上仪表板或方向盘，最好不要再开车了。如果此时发生碰撞事故，哪怕是轻微的，损伤都会比平时严重。另外，当胎儿长到一定程度，将会压迫孕妇的坐骨神经，孕妇的腿部有时会出现抽筋现象，所以准妈妈应该权衡一下是否适合驾车。当身体不适或者预产期临近时，绝对不要驾车，以免途中突遇紧急分娩或发生流产或早产。因此，对于怀孕晚期肚子明显隆起的孕妈妈们，医生建议改搭大众交通工具或由家人接送比较安全。

⑹孕妈妈长期待在嘈杂的环境中，或听嘈杂的音乐，将来宝宝会爱哭？

研究报告指出，音乐的确能刺激宝宝脑部发展，不过律动性太强的音乐，譬如摇滚乐、

⑻孕妈咪在孕期需要多活动吗？

怀孕期间，孕妈咪如果没有进行适度的活动，就会使新陈代谢变差，体力下降，使热量无法消耗而发胖。专家表示，孕期进行适当的运动或活动，可以增加妈妈的心肺功能以及肌肉耐力，对胎儿和妈妈都有益。

只要没有特殊的疾病，孕妈咪最好每天都安排适合自己的运动，例如散步、体操等。若条件许可，则可找专门的孕妇教练协助，进行游泳、瑜伽、舞蹈等较有变化的运动项目。

⑼孕妈咪在怀孕期间可以过多地工作吗？

孕妈咪在怀孕期间如果过多地工作，使

自己过于劳累的话，在怀孕早期就可能造成出血、流产等症状，怀孕中晚期则可能会发生胎儿体重太轻、早产、母亲身体不适等问题。

如果孕妈咪觉得身体不舒服，肚子有紧紧的感觉，就应尽快卧床休息。若已经出现出血或子宫明显收缩，则应立即就医。

(10)孕妈妈可以碰烟酒吗?

烟酒是孕妈咪的大忌。如果孕妈咪吸入过量的香烟，就会造成婴儿出生体重过轻、早产、胎死腹中等，过量的酒精会使胎儿生长迟滞、中枢神经发生异常、外表畸形等，因此，孕妇一定要戒除抽烟或喝酒的习惯，即使是二手烟，孕妈咪也要注意避免。

(11)孕妈咪可以熬夜吗?

熬夜会使人抵抗力下降、体力不佳、皮肤变差，孕妈咪应避免熬夜，保证身体健康，才能孕育健康的宝贝。

如果准妈咪生活规律，腹中的宝宝自然就跟随妈妈的身体状况而有良好的作息，出生后也不会出现作息紊乱。

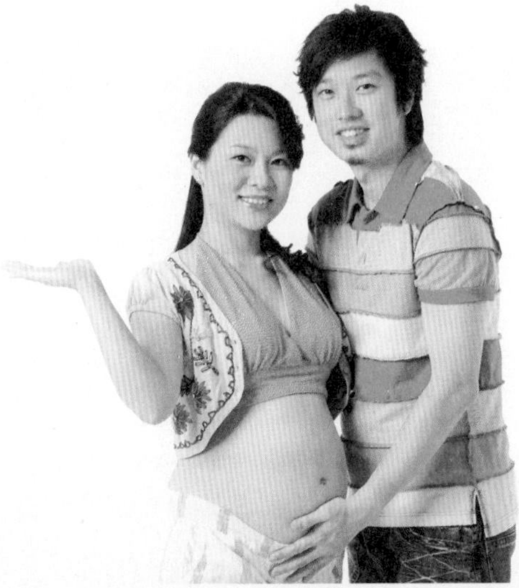

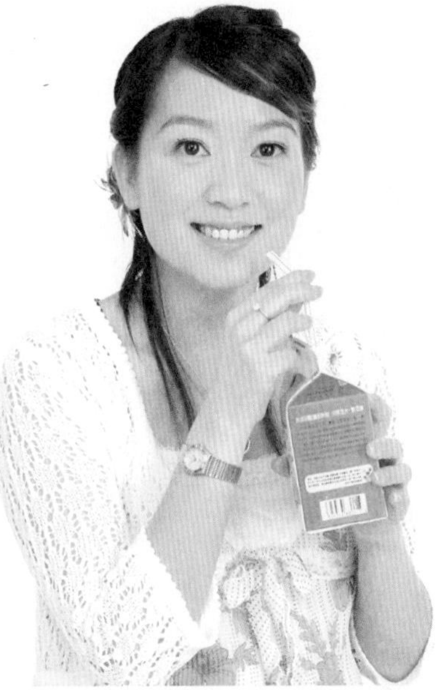

孕妈咪应保持睡眠充足、不熬夜、饮食均衡等好习惯，这样才能避免失眠、头痛等孕期困扰。

(12)夏天孕妈咪可以使用空调吗?

炎热的夏天酷热难耐，即使不外出，电扇摇出来的热风也会使本身就十分怕热的孕妈咪十分烦躁。那么孕妈咪是否也能享受空调带来的舒适呢? 答案是肯定的。适宜的室温有利于孕妈咪休息、睡眠和增进食欲，也有利于宝宝健康地生长发育。不过孕妈咪也要注意保温，不要贪图凉快，空调机的冷空气不能直接对着孕妈咪吹，室温不宜降得太低，以免孕妈咪走出空调室时骤冷骤热，引起气管突然收缩扩张。室内外温差一般以不超过 5℃为宜。

另外，注意不要 24 小时都开着空调。上午室温不太高时可以开启门窗，通通风，交换室内外空气，使室内空气保持新鲜；睡午觉和夜间开空调的话，也要温度适宜。

（三）孕妈咪养颜经

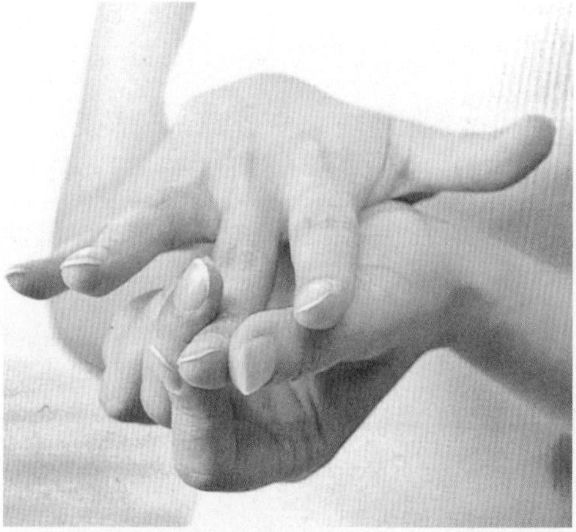

怀孕是件令人欣喜的事，但是面对身体一连串变化，尤其是因妊娠引起的皮肤问题，准妈妈会烦恼不已，“怎么办？我真的变丑了吗？”其实孕妇也有美丽的权利，但需要掌握要诀，即正确的饮食与皮肤保养。记住，越早实行效果越好哦！

1 孕妈咪手部肌肤护理

很多孕妇容易忽略手部的保养，其实准妈妈应趁着孩子未出世前，保养出一双柔软的手，不但可给予宝宝最舒服的触感，还能让自己远离手部粗糙、龟裂，甚至富贵手的烦恼。

保养与按摩：

★随时让双手处于润泽、不干涩的状态。

★每次洗手后必擦护手霜。

★特别按摩指尖的部位，直到油脂被吸收。

⑴基础护理

护手霜＋护手操：手部按摩促进营养吸收。

❶ 护手霜

护手霜是最基本的护手必备品，属于基础秘籍。可以根据不同的工作性质和活动空间，选择不同功效的护手霜。

❷ 护手操

不管选择哪一类型的护手霜，孕妈妈如果想要让皮肤更好的话，就应该进行手部按摩，同时有意识地练习手部美容操，这样不仅可以加速血液循环和新陈代谢，而且能够促进手部皮肤对营养成分的吸收。

手部按摩法：将护手霜均匀涂于手背，用手指以螺旋状在手背循环打圈按摩，并针对手指关节进行拉伸按摩，用拇指按摩手背骨骼肌理，直至手部发热，护手霜完全被皮肤吸收。

手部美容操：可以模拟空中弹钢琴或空中打字活动手指关节，或十指相对挤压做手部压伸，以便加速手部血液循环。

⑵中级护理

护手膜：可以从日常食物中寻找好原料。除了进行护手霜的基础护理，定期做手部护手膜也非常关键。打开冰箱便会发现很多日常食物都是 DIY 手膜的好原料。

❶ 燕麦片手膜

作用：去除手部粗糙角质。

做法：取适量燕麦片，用温水浸泡 3 小时左右，加入少许蜂蜜，搅成糊状后将其敷于手部，15 分钟后一边清洗，一边揉搓按摩，可去除角质，令手部肌肤光滑。

❷ 香蕉酸奶手膜

作用：美白保湿，增强手部弹性。

做法：一根香蕉，一杯无糖酸奶，香蕉捣烂后倒入酸奶，并加入少许甘油制成糊状，涂抹手背及手指，敷约 15 分钟后用温水冲净。

❸ 白萝卜蜂蜜手膜

作用：深度保湿滋润，改善手部肤色。

做法：白萝卜洗净榨汁后加入蜂蜜，再加入少量珍珠粉（或普通面粉）调匀，仔细涂于手部及指甲周边，20 分钟后洗净。

⑶高级护理

沙龙护手：借助科技手段养护纤纤玉手。

护手进入高级阶段，就要到美容院接受一次专业级手部护理，由美容师为孕妈咪的手进行彻底清洁和深度保养。

2 孕妈咪身体肌肤护理

怀孕期间身体肌肤的保养也很重要，孕妈咪应比平常更注重不同类型肌肤的保养重点，同时多按摩平常较少运动的部位。

保养重点：属于油性肌肤的孕妈咪要每天彻底清洁身体。洗后可不擦保养乳液。

属于干性肌肤的孕妈咪要每隔一天用中性肥皂或沐浴乳清洁身体，另一天可以仅用中性肥皂清洗易出汗部位（如腋下、关节、阴部），其他部位用清水冲洗即可。洗后宜擦保养乳液滋润肌肤。

保养通则：洗澡水温不宜超过 40℃。不要用力搓洗，肥皂要冲干净。宜选用中性肥皂或沐浴乳，不含香料更好。勿用生理清洁液清洗阴道。

适度按摩：淋浴时，用莲蓬头划圈按摩身体各部位。干性肌肤者于洗后用乳液按摩全身。

下面我们介绍皮肤一天的生理过程，根据皮肤自身的新陈代谢周期来设计护肤的最佳方案。

6：00–8：00

当我们从睡梦中苏醒，身体内的大部分细胞也开始了一天的代谢。最好以富含矿物质及保湿因子的温和洗面产品清洁为主，不宜做复杂的保养，洁面后涂抹常规的亮颜美白日霜和防晒隔离霜即可。

8：00–12：00

这是一天中人体代谢最旺盛的时段，皮肤的活力也会达到顶峰，此时最适合解决肌肤的问题，如涂抹色素皙白霜、妊娠纹防护液、妊娠纹修复液、肌肤弹性修复液等。准妈妈对肌肤进行细致的呵护，可减少生育带来的后顾之忧。

12：00–15：00

午饭后血压及荷尔蒙分泌降低，肌肤对营养物质吸收较弱，此时最好午睡一小时，让身体和皮肤都得到充分休息。

15：00–17：00

这段时间皮肤血流量增加，微循环改善，皮肤对营养物质的吸收能力达到顶峰，有条件的话，可以用香味淡雅的肌肤养分滋补液来给全身加个营养餐，会让准妈妈的身心感到无比愉悦。

19：00–21：00

此时皮肤的免疫力下降，身体浮肿最厉害，可以使用专门为孕产期女性设计的安全温和的沐浴洁肤产品洗净铅华，然后涂上为肌肤补充营养的晚霜、眼霜，再用舒缓调理按摩油给浮肿的四肢做按摩，能有效缓解由于妊娠所造成的四肢浮肿，促进血液循环，消除准妈妈的紧张情绪和身体疲劳。

23：00-5：00

这段时间细胞生长和修复最为旺盛，是最佳的美容睡眠时间。然而，妊娠期激素变化加速了肌肤老化过程，阻止了夜间的再生，从而使肌肤失去原有的光泽，肤色变得黯淡，所以，请您尽早使用专门为孕产期女性设计的护肤产品，以减轻妊娠给肌肤带来的终生伤害。

3 孕妈咪脸部肌肤护理

由于激素的改变，使绝大多数孕妇皮肤出现了两极分化：不是变得比较油，就是变得比较干。不论是油脂分泌旺盛，还是分泌过少，孕妇都应注意清洁保养与保湿工作。由于孕妇肌肤容易过敏，原则上并不建议孕妇使用多而复杂的保养品或化妆品，只要选择几种基本的产品即可。

⑴油性皮肤

特点：洗完脸没多久就开始出油，上妆没多久妆就花了。易长面疱、粉刺。

保养重点：

★彻底做好清洁工作，避免油脂过度堆积而引发面疱、粉刺。

★勤洗脸，早、中、晚、睡前各一次。

★使用清爽型的油性皮肤专用清洁乳去除脸上的彩妆。

★洗脸时，要用中性洗面皂或洗面乳，轻轻洗去污垢，着重清洁易出油部位，但不可用力搓揉，眼睛四周稍微带过即可，勿让泡沫停留在脸上的时间超过1分钟，用温冷水冲洗干净。

⑵干性皮肤

特点：常觉得干涩，容易脱皮。

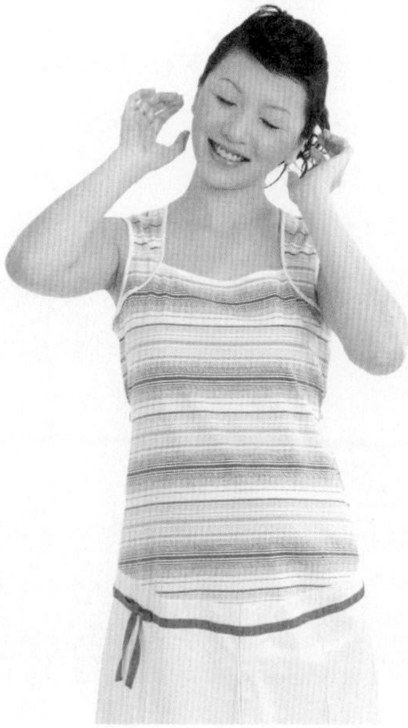

保养重点：

★注重保湿与滋润，适度保持肌肤的水分与油分，避免皮肤因过度干燥而敏感脆弱。

★少洗脸，起床、睡前各1次。

★使用滋润型的干性皮肤专用清洁保养品。

4 粉刺的解决方法

原因：由于激素的改变，有些妇女怀孕后皮脂分泌比以前旺盛，使皮肤变油，易长青春痘与粉刺，尤其在情绪不佳、压力过大、睡眠不足时，更容易发生。

饮食建议：少吃刺激性食物，包括胡椒、辣椒、咖啡、茶、可乐等。避免煎、炸的烹调方式。少吃热性食物，如桂圆、荔枝等。避免吃易导致长痘痘的食物。

保养重点：如果只是局部几颗痘痘或粉刺，就可使用中性肥皂，勤洗脸，以减少脸部油脂，一天洗5～6次也无妨。如果是全面性地长或长得很多，就应请教医师，因为这可能不是单纯的皮肤问题，而是内分泌失调引起的疾病，可能须靠药物治疗（医师处方）。可使用去角质与清洁面膜清洁脸部，每周一次。若要使用保养乳液或乳霜，则应使用水溶性或特别清爽型，在洗过脸后抹薄薄的一层即可。

5 皮肤变敏感的解决方法

原因：皮肤较薄，对化妆保养品、天气变化较敏感，容易发红，甚至发痒（敏感性肌肤）。

饮食建议：孕前就会引起过敏的食物，怀孕之后应避免食用。不要吃不新鲜的食物。

保养重点：一天至多洗两次脸，洗脸时忌用力搓揉。少化妆。使用具有镇静、抗过敏功效的清洁保养品，例如：用美容专用燕麦加清水洗脸，或用丝瓜水代替化妆品，均可减少皮肤过敏的几率。

6 眼袋、黑眼圈的解决方法

原因：眼袋是由于水分潴留引起的浮肿，黑眼圈是由于眼睛周围血液循环不良、怀孕时色素活动力增强所致。

饮食建议：少吃刺激性食物，包括咖啡、茶、可乐等。少吃醋、酱油等调味料。

保养重点：睡眠充足。把握按摩的机会，在洗脸、洗澡时，睡前、醒后脸部清洁保养时，都是按摩的好时机。多按摩可帮助血流畅通不瘀积。由于眼部周围皮肤较薄，因此按摩时不宜太用力，使用的按摩乳液也不宜太多；可使用眼胶或眼霜按摩，也可以使用少量脸部乳液。

7 色素沉淀的解决方法

原因：怀孕时由于激素的改变，使黑色素活动力增强，易在皮肤上造成沉色反应，在眼圈、脖子、腋下、乳头与乳晕、腹部、腹股沟等处，都会比平常变得更黑，甚至长出黑斑，或原来的黑斑、雀斑变得更明显。一般产后大多会恢复。

饮食建议：少吃刺激性食物，包括咖啡、茶、可乐等，少吃醋、酱油等调味料，少吃肉类与油脂。

可服用孕妇专用维生素，最好请医师针对孕妇个别体质开处方。多喝牛奶和蜂蜜（过胖或糖尿病孕妇则不宜加蜂蜜）。多吃富含维生素 C 的蔬果，多吃富含 B 族维生素的食物（例如糙米），多吃高纤维食品，摄取足量的叶酸。由于黑色素须先经过氧化才会沉淀，而维生素 C 正具有抗氧化功能，多摄入维生素 C 可降低黑色素沉淀的机会。

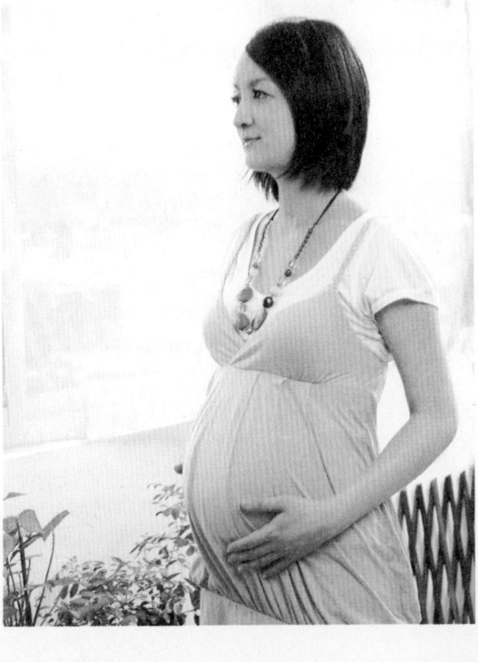

保养重点：由于黑斑等色素沉淀属于怀孕的自然现象，一般多会在产后自行消退，因此不建议使用退斑膏来寻求立即改善。由于紫外线会使色素沉淀加深，因此尽量不在早上 10 点至下午 2 点暴晒于太阳光之下，应做好防晒措施（例如擦防晒油，外出带伞、帽子等防晒用具），使用低防晒系数的防晒保养品即可，例如系数 8 或 15。

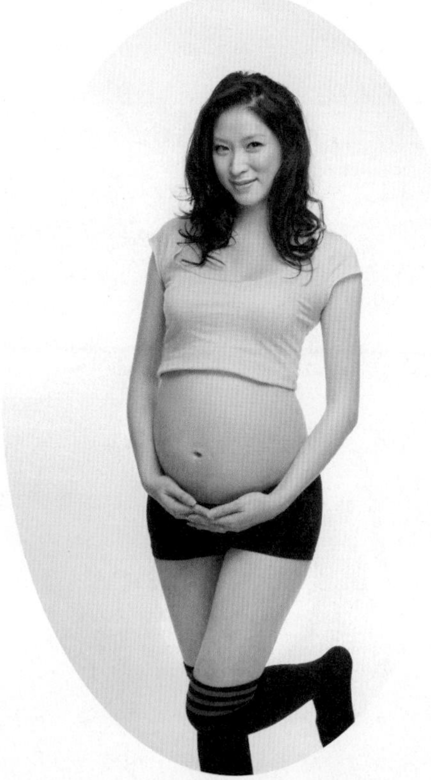

8 妊娠纹的解决方法

原因：怀孕时皮肤组织突然被过分撑开，使皮肤的胶原蛋白弹性纤维断裂，因而导致妊娠纹。妊娠纹常出现在乳房下缘、腹部、大腿等处，产后妊娠纹的皮肤纹路颜色多半会变淡，但却不会完全消失。

保养重点：在怀孕初期妊娠纹未出现前，每天至少按摩一次。

按摩方法：用妊娠霜、身体乳液、婴儿油、甘油或绵羊油等，按摩妊娠纹容易出现的部位。按摩前先摩擦双手生热，再进行按摩，效果会更好，感觉会更舒服；如果用冰冷的手按摩腹部，就可能导致子宫收缩。轻微按摩即可，腹部按摩以肚脐为中心划圈，胸部则由内往外方式按摩乳房下缘，大腿则由下往上按摩。不需要按摩到乳液被皮肤完全吸收，可留些油脂在身上（尤其是腹部，以免过度刺激子宫）。

饮食建议：少吃高热量的食物，控制体重。体重增加得越快，就越容易产生妊娠纹。

9 痒疹的解决方法

原因：因胎儿与母体的免疫系统不协调，造成母亲皮肤发痒的过敏现象，尤其是冬天皮肤干燥、皮肤摩擦闷热、妊娠纹处更易出现，通常产后就会得以改善。

饮食建议：孕前就会引起过敏的食物，怀孕之后应避免食用。不要食用不新鲜的食物。

保养重点：最忌讳用力抓痒，因为用力抓会破皮、红肿，甚至在皮肤上留下一块块难看的疤痕。对于轻微的痒疹，可以用温水冲洗来降低痒的程度，也可通过擦含有薄荷成分的清凉药膏或冰过的保湿性乳液来止痒。使用具镇静、抗过敏功效的清洁保养品，如用美容专用燕麦加清水洗脸、用天然丝瓜水代替化妆水、使用含芦荟成分的保养品等，均可减少皮肤过敏的机会。如果皮肤痒到会妨碍日常生活且难以忍受的程度，就可能是患了某种疾病，应尽快就医诊治。

10 孕妈咪生理性皮肤变化及改善方法

孕期常见生理性皮肤变化及改善方法

<table>
<tr><th>皮肤变化</th><th>表现症状</th><th>好发部位</th><th>发生原因</th><th>改善方法</th></tr>
<tr><td>色素沉着</td><td>皮肤某部分颜色变深</td><td>乳晕、会阴部、腹部中央、腋下、大腿内侧</td><td rowspan="2">1.激素改变使色素活动力增强，在皮肤上造成沉色反应
2.晒太阳会加重沉淀</td><td rowspan="2">1.一般于产后会自行消退
2.做好防晒措施，如擦防晒霜、撑伞、戴帽等</td></tr>
<tr><td>孕斑(肝斑)</td><td>一整片褐色的斑</td><td>脸部，尤其是原本长痣或雀斑的位置</td></tr>
<tr><td>毛发生长变密</td><td>头发变多</td><td>头发</td><td>怀孕时几乎所有的头发毛囊都处于生长期(平常是70%为生长期，30%为休止期)，且不易掉发</td><td>产后一个月会大量掉发，这是因为大部分毛囊会进入休止期的缘故，产后3个月毛囊运作会渐趋正常，约1年后完全恢复</td></tr>
<tr><td>妊娠纹</td><td>深红色的凹陷萎缩纹</td><td>腹部、背部、臀部、大腿外侧，90%的孕妇都会发生</td><td>皮肤快速扩张，将弹性纤维撑断</td><td>1.从怀孕初期开始持续用乳霜按摩，或可减轻症状
2.产后颜色会随时间渐转淡成白色，但不会完全消退
3.产后可用染料激光或维生素A酸药膏加速淡化的速度，但仍无法完全去除</td></tr>
<tr><td>小肉瘤</td><td>肤色或咖啡色小块息肉(0.5厘米以下)</td><td>胸前、腋下、脖子</td><td>体重快速增加</td><td>不会自行消退，可靠手术去除</td></tr>
<tr><td>蜘蛛痣</td><td>中间红红的一点，呈蜘蛛脚状向外延伸</td><td>脸颊、胸口</td><td rowspan="3">受激素影响，血管容易充血及增生，其中肝功能不好的人也会出现蜘蛛痣</td><td rowspan="3">1.产后会改善，但通常不会完全消退
2.产后可以进行激光治疗</td></tr>
<tr><td>手掌发红</td><td>手掌血管明显</td><td>手掌</td></tr>
<tr><td>血管瘤变大</td><td>血管扩张突出</td><td>原本长血管瘤的位置</td></tr>
<tr><td>牙龈出血</td><td>尤其在刷牙时牙龈特别容易出血</td><td>口腔</td><td>孕激素含量增高及口腔供血量增加所致</td><td>产后会改善</td></tr>
<tr><td>下肢静脉瘤</td><td>下肢静脉扩张，向外鼓出</td><td>腿部</td><td>1.腹压增加
2.血管充血并增生</td><td>产后会改善但不会完全消退，可手术治疗</td></tr>
<tr><td>长青春痘</td><td>长痘痘</td><td>脸部</td><td>激素改变促使皮脂分泌旺盛</td><td>1.产后会恢复
2.怀孕期间可以靠多洗脸来改善</td></tr>
<tr><td>皮肤变细或变粗</td><td>皮肤变得细腻或粗糙</td><td>全身</td><td>激素分泌改变，每胎状况不同</td><td>产后会有所改善</td></tr>
</table>

11 孕期可能发生的皮肤病变及改善方法

孕期可能发生的皮肤病变及改善方法

	表现症状	发生原因	不良影响	改善方法
妊娠多形性痒疹	在妊娠纹处出现一粒粒丘疹或斑块，类似荨麻疹，会痒	1.体重增加太快，皮肤迅速被撑大的结果 2.胎儿较大或多胞胎较易发生 3.多发生在怀孕晚期(36周以后) 4.有76%的孕妇发生在头胎，且第一胎发生过者，第二胎通常不会再发生	无	1.产后会消失 2.孕期可涂乳液改善、或请医师开类固醇药膏 3.以上方法无效才考虑短期口服类固醇止痒 4.抓过后留下的色素沉淀或伤痕可用果酸或杜鹃花酸改善(须由医师执行)，待其自行消退可能需较长时间
妊娠皮痒症	全身性瘙痒，皮肤上没有明显症状，但合并有易累、恶心、厌食等现象，有时会并发黄疸(皮肤发黄)	与体质有密切关系	1.胎儿容易早产或体重不足 2.母亲产后出血	1.产后会消失 2.孕期可试着用乳液改善 3.口服抗组织胺可有很好的止痒效果 4.抓过后留下的色素沉淀或伤痕可用果酸或杜鹃花酸改善(须由医师执行)
妊娠性疱疹	多在四肢、头部和颜面出现皮疹，既而出现疱疹，常伴有烧灼感或瘙痒	1.身体免疫引起的疾病(即体质之故)，出现于怀孕任何时期或产后，有些人于产后更厉害 2.避孕药造成体内激素的改变也会引起 3.下次怀孕可能会再发生	胎儿死亡率较高	1.会随时间慢慢改善 2.涂抹类固醇药膏或口服、注射类固醇
妊娠性痒疹	无法归类于上述三种的发痒症状，也会合并其他症状，有点类似毛囊炎(毛囊处有一粒小凸起)	与体质有关	无	1.产后会改善 2.可口服抗组织胺或类固醇治疗
妊娠性化脓性干癣	皮肤上出现红色斑块，上面附有许多小脓疱(不具传染性)，黏膜(如口腔内壁、眼睛)与指甲也会受到侵犯，同时合并发热、发冷、恶心、呕吐、腹泻、低血钙等症状	1.与体质有关 2.下次怀孕可能会再发生	1.孕妇本身可能致命 2.胎儿死亡率和不正常的机会高	1.产后会自然痊愈 2.可服用类固醇治疗

注： 妇女在怀孕期间不宜使用含有A酸成分的青春痘治疗药膏、退斑膏、妊娠霜等保养品，因为已有实验证实，口服A酸易导致畸胎。大面积涂抹A酸或高浓度果酸药膏、乳霜，所含成分会由皮肤渗入血管内，进而影响胎儿健康。

（四）孕妈咪体重管理方案

1 孕期体重管理总原则

怀孕期间，胎儿生长发育所需要的营养素皆来自母体，因此孕期营养的供给，一方面是为维持孕妇本身的正常需要，另一方面可满足胎儿的发育需求，且为日后生产与哺乳做准备。

胎儿营养素的摄取，是由母体内血液经过脐带输送，而母亲血液中的营养素含量，直接由进食的食物决定。所以，我们需要关注的不仅是妈妈的体重有没有增加，还有胎儿是否正常成长。

胎儿长大、羊水增多、胎盘增大、子宫增大、乳房增重、血液及组织液增多、母体脂肪增加，这些都是孕妇体重增加的原因。孕妇体重的正常增加，是营养状况良好的重要指标。

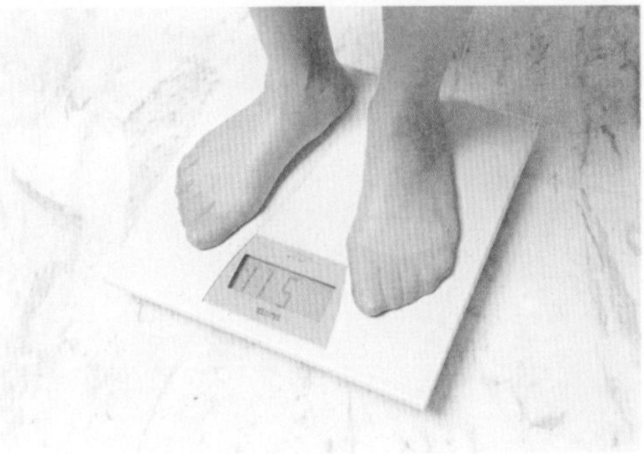

⑴孕期理想增重标准

怀孕期间，孕妇总体重增加以 10 ~ 14 千克较为理想，而孕前体重偏低的准妈妈，孕期体重可以多增加一点；反之，孕前体重偏高者则应有所节制了。

总而言之，准妈妈体重的增加应该是渐进式的，最初三个月平均为 1 ~ 2 千克，怀孕中后期大约每周增加 0.5 千克。

⑵孕妇超重的危害

现代人营养的摄取较以前改善许多，也比较注重孕期照顾，孕妇相应体重增加会比较多。再加上许多女性在怀孕前为了保持好身材常会节食，怀孕后胃口大开，尽情满足口腹之欲，体重增加 20 千克以上是非常普遍的现象。

另一个造成孕妇体重过重的原因，是母体内水分蓄积太多。这样容易引起一些妊娠期合并症，如妊娠期高血压疾病（主要症状为高血压、水肿、蛋白尿等）、妊娠期糖尿病（可能导致巨婴症，增加难产的几率，而且婴儿出生时因血糖突然降低，容易造成生命危险）。

若孕妇发生妊娠期高血压疾病，医师则会要求孕妇卧床休息，避免血压再升高，并摄取高蛋白质食物。

如果孕妇本身是肥胖体质或家族有糖尿病史，就要小心妊娠期糖尿病的发生。在治疗妊娠期糖尿病的过程中，仍以饮食控制为最优先考虑，这是最不容易伤害到胎儿的方法。

⑶肥胖孕妇的体重管理方法

一般建议肥胖孕妇在怀孕期间不宜减重，但是根据国外的临床实验结果，证实只要每天摄取的热量不低于 600 千卡，就不会影响胎儿的正常发育。需要控制体重的肥胖准妈妈，每日热量摄取不低于 1000 千卡是较为恰当且安全的，建议以均衡营养的方式进行，并密切配合医师定期做产检，随时注意胎儿的生长情况，所要掌握的原则是，母体体重不要增加太多，要保证胎儿能正常生长发育即可。

(4)孕期增重很少的孕妇的体重管理方法

怀孕期间体重增加很少的孕妈妈，不宜在怀孕末期急速增加体重。重要的是，将您的情况与医师、营养师共同讨论，拟出一套最适合您个人的体重管理计划。

2 有效管理体重的饮食策略

孕妈妈要从饮食上控制体重，首先必须知道体重增加与营养摄取的关系，如蛋白质、糖类、脂肪三大营养素是提供热量的主要来源。

肥胖准妈妈须注意食物中的高热量陷阱,如奶油蛋糕等。苗条准妈妈则较无此限制，但仍以均衡营养为饮食原则。

孕妇应摄取均衡的饮食，将营养平均分配于一日三餐中，所需营养素包括以下几种：

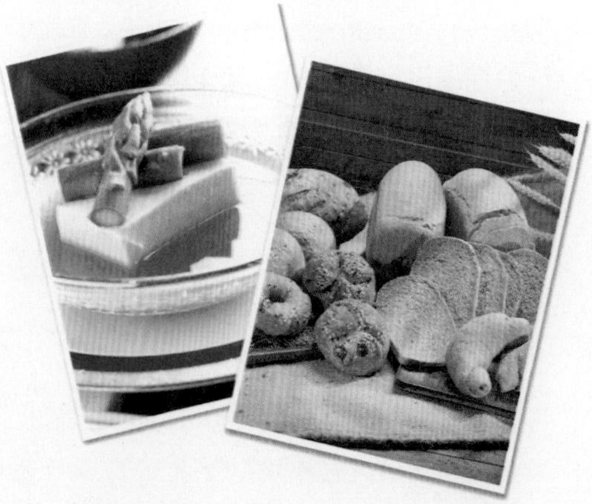

(1)蛋白质

一般妇女平时每日所需蛋白质约 60 克，怀孕早期每日应增加 10 克，怀孕晚期则应增加 20 克；其中半数以上应来自高生理价值的动物性蛋白质，如蛋、牛奶、肉类、鱼类等；植物性蛋白质方面可增加豆浆、豆腐等黄豆制品的摄取。

(2)热量

一般妇女平时每日所需热量为 1800 ~ 2000 千卡，怀孕早期每日应增加 150 千卡（2 片吐司、1 杯牛奶、几片苏打饼干），怀孕晚期则应增加 300 千卡。如果孕妈妈在怀孕早期有恶心、呕吐的现象，就应避免摄取油腻食物，热量来源最好以糖类为主。

(3)钙质

怀孕期间，孕妈妈应摄取足够的钙质，每日约 1100 毫克，以满足胎儿生长和母体的需要。钙质含量较高的食物有牛奶、小鱼干、黄豆制品等。

(4)维生素

怀孕期间，准妈妈对维生素的需要量皆应增加，维生素 C 含量较高的食物有猕猴桃、柑橘类、木瓜等。

维生素 A 含量较高的食物有深绿色及深黄色的蔬菜、水果等。

(5)铁质

一般妇女每天需要 15 毫克的铁质，怀孕中期至分娩，每日应增加摄取 20 ~ 50 毫克的铁质（可由铁剂补充），以弥补怀孕及分娩时的失血。铁质含量较高的食物有蛋黄、肝、肉类（牛、猪、鸡、鱼）等。

(6)纤维质及水分

孕妇应摄取适量的纤维质及水分，以防止便秘，富含纤维质的食物包括青菜、竹笋等蔬菜，以及梨、苹果等水果。

3 一般妇女与怀孕妇女每日饮食摄取量

食物类别	平常期	怀孕期	哺乳期	备 注
奶蛋豆鱼肉类	5份	7份	7～8份	每一份的量为：一两肉、一两鱼、一个鸡蛋、一块豆腐、一杯牛奶
五谷根茎类	3～6碗	3～6碗	3～7碗	以全米或全麦的五谷主食为最佳选择
油脂类	3汤匙	3～4汤匙	3～4汤匙	每日所需的油脂大多已用于炒菜中，植物油比动物油适宜
蔬菜类	3碟	3～4碟	3～4碟	每碟三两，每天至少二碟深色蔬菜
水果类	2个	3～4个	3～5个	以富含维生素C的水果为主，如橙子、猕猴桃、橘子、葡萄、柚子等

4 有益孕妈咪健康的推荐食谱

萝卜糕

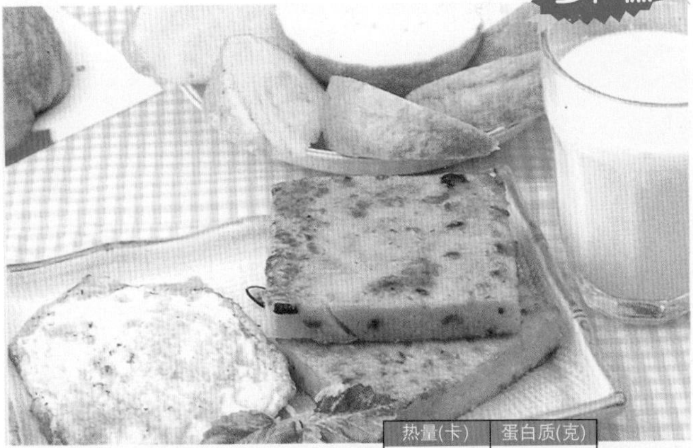

热量(卡)	蛋白质(克)
390	18
脂肪(克)	糖类(克)
8	60

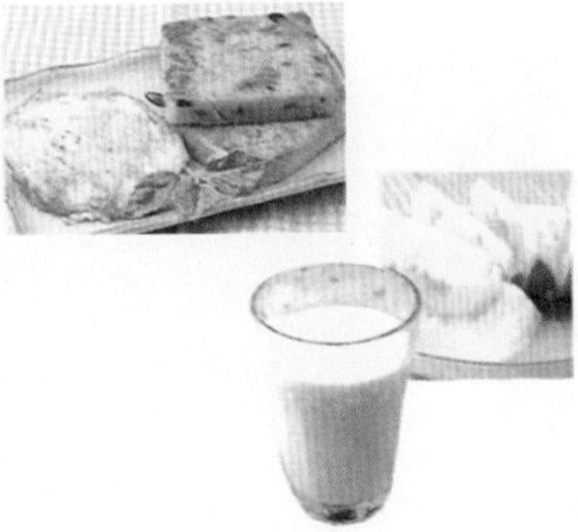

萝卜糕2块，荷包蛋1个，
低脂牛奶1杯（240毫升）
橘子1/2个

水饺

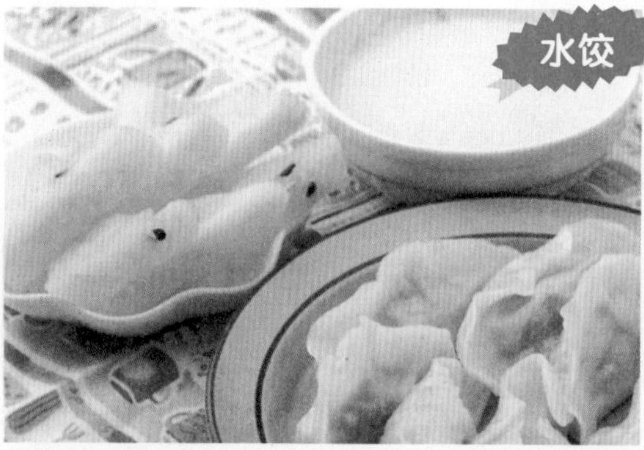

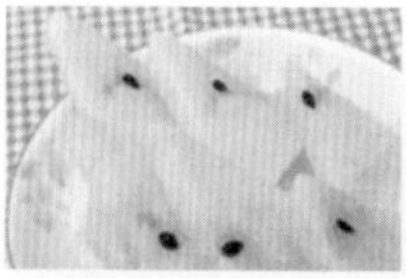

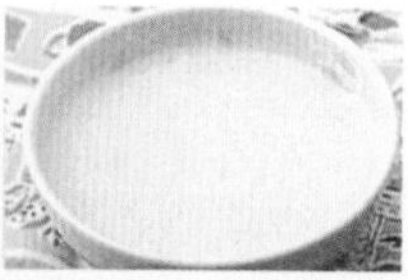

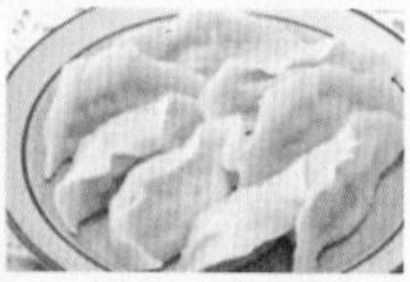

水饺8个，
豆浆1碗（240毫升），
西瓜1小盘。

热量(卡)	蛋白质(克)
485	19
脂肪(克)	糖类(克)
19	57

汉堡

材料：汉堡面包1个，
绞肉2汤匙，
洋葱、小黄瓜、番茄各适量。

做法：绞肉略微调味后，起油锅煎至熟，连同洋葱、小黄瓜、蕃茄夹入汉堡面包中。

全脂牛奶1杯（240毫升），
橙子1个。

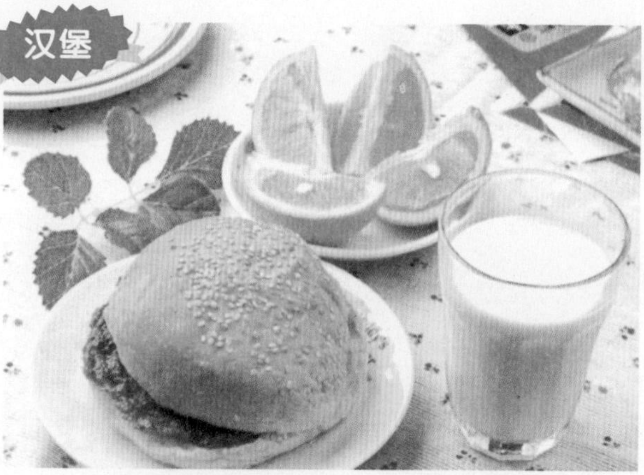

热量(卡)	蛋白质(克)
425	19
脂肪(克)	糖类(克)
16	42

瘦肉咸粥

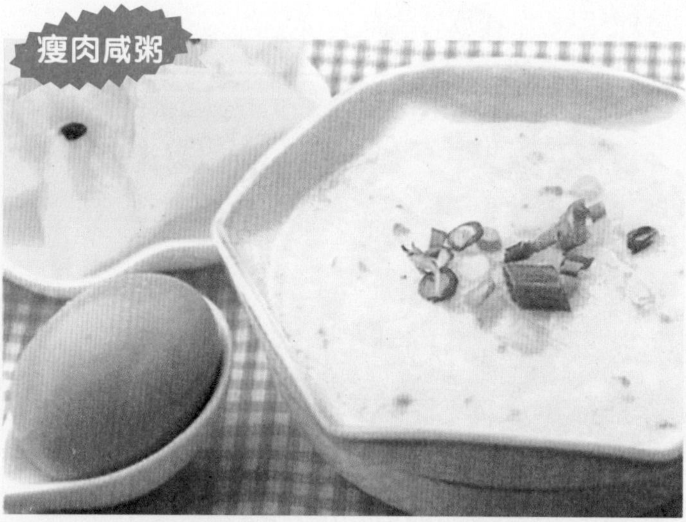

材料：白稀饭1碗，
绞肉2汤匙。

做法：稀饭加热后加入绞肉，煮至肉熟后再调味，最后淋上葱花即成。

卤蛋1个，
西瓜1小盘。

热量(卡)	蛋白质(克)
330	18
脂肪(克)	糖类(克)
8	45

肉羹面

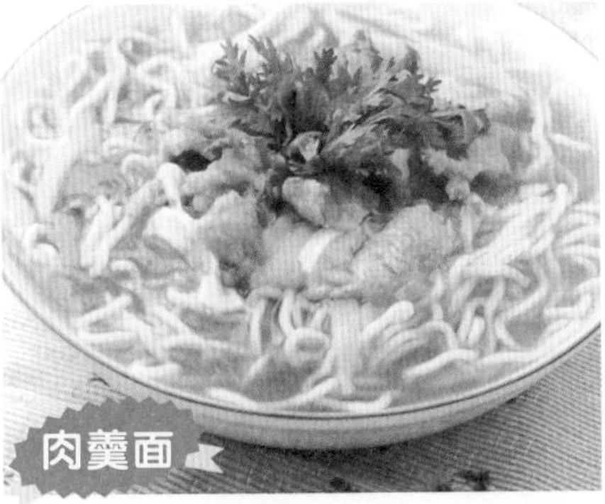

热量(卡)	蛋白质(克)
350	20
脂肪(克)	糖类(克)
7	50

材料：面条1碗，
绞肉少许，
蛋液1/2个，
香菇丝、笋丝、胡萝卜丝各适量，
少许水，
淀粉1茶匙。

做法：1.锅中倒入两碗水煮开，放入肉羹、香菇丝、胡萝卜丝煮至熟。
2.加醋、味精、盐调味后，再倒入蛋液，倒入水淀粉，煮至浓稠状。
3.面条煮熟，放入碗中，再倒入煮好的肉羹汤即成。

榨菜肉丝面

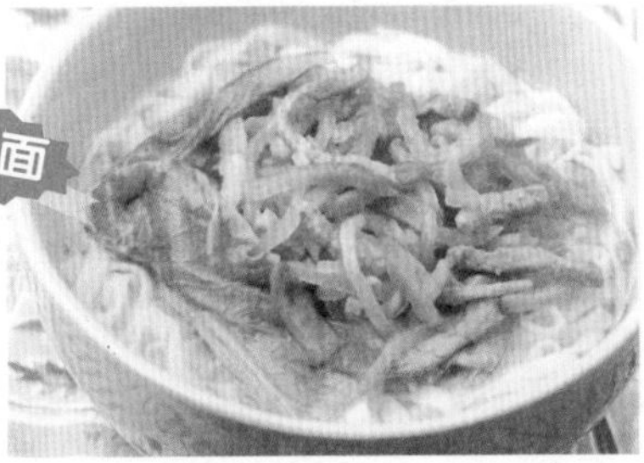

热量(卡)	蛋白质(克)
350	20
脂肪(克)	糖类(克)
7	50

材料：面条1团，
榨菜丝，
1汤匙肉丝，
2汤匙油，
1茶匙大骨汤，
小白菜适量。

做法：1.起油锅，先将榨菜丝爆香，加入肉丝，炒熟后起锅。
2.将面条煮熟，加入小白菜，煮至熟软后捞起。
3.加入大骨汤，再放入榨菜肉丝即成。

意大利汤面

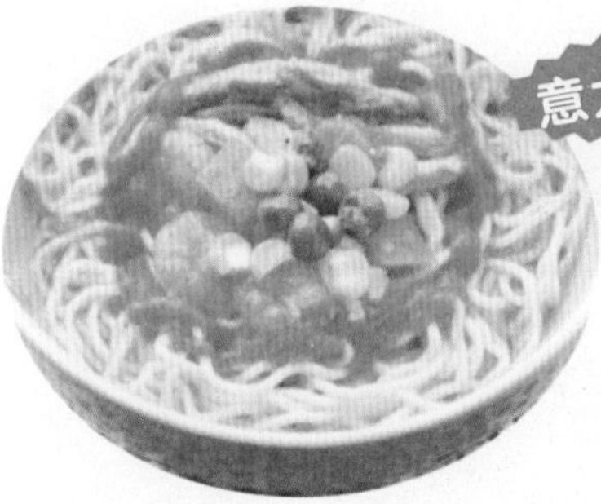

热量(卡)	蛋白质(克)
435	22
脂肪(克)	糖类(克)
11	45

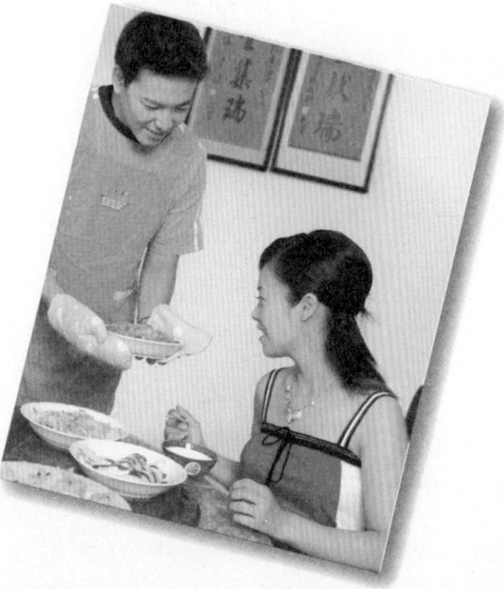

材料：意大利面60克，
虾仁35克，
肉丝2汤匙，
青豆、玉米粒50克，
胡萝卜丁适量，
油1汤匙，
大骨汤1茶匙。

做法：1.意大利面煮熟备用。
2.起油锅，先炒肉丝，再加入青豆、玉米粒、胡萝卜丁拌炒至熟。
3.虾仁用热水烫熟。
4.意大利面倒入碗中，铺上炒好的配料及虾仁，再倒入大骨汤即成。

（五）做"性福"的孕妈咪——享受孕期完美性生活

怀孕期间可以有性生活吗？要特别注意哪些事情？如果准妈妈在孕期间性欲变强，可以提高做爱的频率吗？性行为会造成流产或早产吗？肚子里的宝宝知道我们在做爱吗？哪些姿势可以做，哪些姿势不可为？一连串的疑问盘旋在许多孕妇的脑海里，想问医师又不知如何启齿。其实孕期间的性爱并没有想象中那样复杂，只要双方愉快、舒服，身体又能负荷，过程温馨，就可以放心去做，当然还是有些事情须特别注意，下面就让我们一同来探讨这个话题。

1 影响孕妇性欲的原因

过去性学家曾推论，激素分泌越多，性欲就越高昂，换言之，妇女在怀孕时的性欲应比平时来得强烈。但是根据调查，同样在荷尔蒙分泌的高峰即排卵期，女性性爱的欲望并不比平常来得强烈，因此实际上激素的多寡对性欲的强弱并不具有绝对的影响力。其实怀孕妇女的性欲主要受到身体状况和环境等个人因素的影响。

⑴性欲减弱的原因

★孕妇有孕吐、水肿等不适，或被怀孕引发的疾病等困扰。

★觉得孕期的性事是不道德而肮脏的，会影响胎儿。

★准爸爸只顾办自己的事，不懂温柔体贴，令准妈妈更加紧张或对自己没自信。

⑵性欲增强的原因

★准妈妈的身体处在较好的状态。

★觉得孕期是享受性爱的好时机（不用担心受孕的问题）。

★准爸爸懂得营造气氛，会考虑准妈妈的感受，而处在幸福之中的准妈妈，也会因激素更加协调而倍感舒服。

★阴部较易充血、润泽，比以往更易达到高潮。

⑶准妈妈在孕期的性欲会有阶段性的改变

★妊娠早期

据统计，怀孕前三个月约有70%的准妈妈会出现孕吐等害喜的不适，所以即使激素有相当程度增加，也会因身体不适而使性趣减弱。

★妊娠中期

当妊娠进入4～7个月，准妈妈的身体

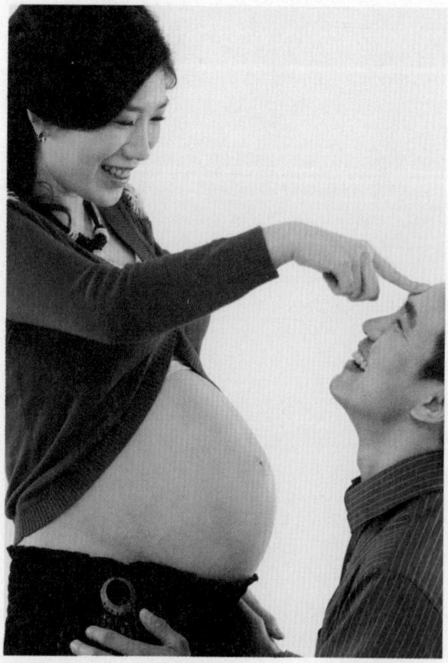

可以说是处于最舒服的状态，此时阴道最易充血，也比较润泽，比起以往能够更快达到高潮，因此性欲通常会处在高峰的状态。

★妊娠晚期

怀孕最后3个月，随着胎儿的迅速成长，准妈妈的肚子也越来越大，行动更加不便，关节、筋骨等不适也随之加剧，有些孕妇会因此而表现得较无性趣。

专家提示

哪些孕妈咪不能承受孕期性爱

原则上，只要身心舒服，也不属于流产或早产的体质，在妊娠中期可适度进行性爱。但如果您出现以下的状况，就应另当别论：

(1) 属于流产或早产体质者和患某些疾病者应事先请教医师激情的程度

习惯性流产、早期出血、前置胎盘、子宫闭锁不全等都属于流产或早产体质。

此外，怀孕前就有心脏病或气喘病的准妈妈，为避免在性爱过程中发病，最好先请教医师能做到何种程度。

另外，赫尔辛基大学的一项实验证实，孕妇若患有阴道炎，高次数的性爱则会使细菌侵入体内，引起羊膜炎，进而造成流产。所以罹患阴道炎的准妈妈切记先就医治疗，在痊愈之前最好暂时清心寡欲。

(2) 行房后出现下列症状者应立即就医

❶ 阴道出血：可能是因为子宫颈受猛烈撞击而出血，也可能是阴道或子宫颈的息肉因摩擦而破皮，前者比较严重，后者则不太严重，但因当事人无法自行判定，都应尽快就医诊治。

❷ 肚子极痛：有两种可能，一为胎盘早期剥离，二为子宫破裂（常发生在多胞胎或经产妇等子宫较薄的孕妇身上）。

❸ 破水：任何原因导致的破水若未及时处理，都会对胎儿造成危险。

2 如何让性生活更安全愉快

怀孕时的性爱要怎么进行，该讲究哪些事，在技术上有无禁忌？这都是许多准爸爸、准妈妈想知道的。原则上只要顺其自然、两厢情悦、轻松愉快就好，细节简列如下：

(1)做好卫生工作

性爱时良好的卫生习惯是对对方的一种尊重，事前事后稍微冲洗一下（但我们不建议准妈妈使用阴道冲洗液），都会给对方较舒服的感觉。

(2)适时使用保险套

曾有人担心精液中的前列腺素会刺激子宫收缩，而主张孕期使用保险套，这样还可以杜绝可能的传染病，以免影响母体与胎儿的健康。一般保险套上的润滑剂对母体与胎儿均无不良影响，但是含有杀精剂的保险套的影响尚无定论。

(3)姿势首重轻巧

孕期间的性爱在哪个阶段应采取哪些姿势，哪些姿势有害绝对不宜，其实都有点言过其实，也把大家弄得紧张兮兮。

原则上除了直接压迫腹部的姿势以外，没有一种姿势可被认定绝对对孕妇有害。所谓较好的姿势，应是彼此最熟悉、最有安全感、最好变换的姿势，而且让准妈妈感到越轻巧、越省力越好。太奇怪的姿势和会加重孕妇身体负荷的姿势都应避免。

此外，在妊娠 30 周以后，由于子宫会压迫到静脉，孕妇平躺易使脑部充血，下肢血液回流也会变差，因此建议怀孕晚期最好多采用女方在上的姿势，不仅可在性爱的过程中以准妈妈为主导，还可训练骨盆底肌肉，对生产也有所帮助。

(4)情趣用品适度无妨

理论上，怀孕期间使用情趣用品并不会造成不良后果，只要双方喜欢，又不会造成不舒服就无妨，但是仍有以下两点建议：

★情趣用品可当做性爱的“点心”使用，旨在增加新鲜感，但不宜“喧宾夺主”。

★情趣用品颜色不宜太鲜艳，花样不宜太奇怪，材质要适当，以免引起过敏或疼痛。

(5)口交、手指代劳也可以

这两种性爱方式都不会对胎儿造成影响，但应注意卫生，如事前冲洗阴部、洗手、不留长指甲等。曾经有一案例是男方对女方阴部吹气，造成女方气栓塞而死亡（因空气进入血管内，并循着血液到达细微的脑血管，导致血流阻塞）。

(6)不建议孕妇自慰

有些孕妇的性欲较为强烈，会在和准爸爸的性爱之余通过自慰满足。由于摩擦阴蒂达到高潮所造成的子宫收缩较强烈，容易造成流产，因此不建议孕妇自慰。

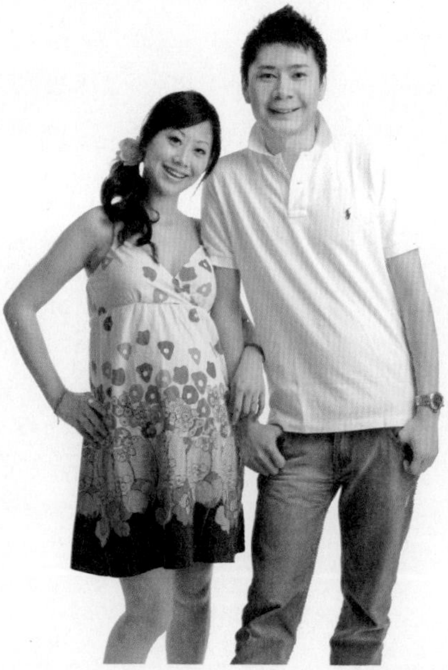

3 专家给准妈妈准爸爸的建议

性爱是两个人的事，双方的心理状态都应有所调适，才能在孕期拥有愉快的性生活。

(1)给准妈妈的建议

★放松心情

放松是幸福美满的第一步，只有放松，副交感神经才会发挥作用，舒适愉悦的感觉才能出现。反之，如果以如临大敌般的紧张心情面对怀孕期间的性爱，或者处于被强迫的状态，交感神经就会居于被支配状态，使肌肉收缩紧绷，性爱的快感就会大打折扣。

★对自己有自信

有些孕妇因为身材臃肿而对自己没有信心，或觉得失去吸引力而对性爱唯唯诺诺。其实只要准爸爸真的爱准妈妈，身材就不会是做爱的原动力，何况这是为孕育爱的结晶所做的改变。别忘了，爱的包容力是很大的。若觉得身材对视觉有点影响，则可关上灯进行。

★别不好意思

孕妇主动表示想进行或不想进行性爱，或表达性爱舒适与否，这都是很正常的。想要就该告诉身边朝夕相处的男人，不想要就说明原因，怎样舒服或不舒服也应让他明白。如果你对此有所顾忌，就可能表示你们应重新检视彼此间的关系。

★别害怕高潮

高潮会引起子宫收缩，导致胎儿心跳加快，但只要放轻松，平静地休息，那种肚子紧绷的感觉一下子就会过去，胎儿的心跳也会恢复正常，一般不会造成负面影响。

★鼓励另一半

有些准爸爸的道德责任感较重，担心行房会对准妈妈或胎儿造成不良影响。此时，准妈妈就要给准爸爸做思想工作了。

(2)给准爸爸的建议

★体谅另一半处于非常时期

怀孕的妇女情绪上比平常敏感而纤细，甚至在性爱的喜好上都与以往有所不同，例如敏感的部位有所不同等。此时准爸爸应细心观察，体贴另一半的感受。在准妈妈身体不适时不予勉强，在准妈妈想要欢愉时，全力配合。

★营造气氛，用心布局

准爸爸在怀孕期间的性爱中扮演的角色比往常更为重要。这是因为怀有身孕的准妈妈对腹中的胎儿多少都会有某种程度的道德使命感，会对性爱这件事有所犹豫或保留，甚至会因为身体的不适而使情绪变得很糟，或者担心身材不够美妙，或者会担忧另一半是否会在此段时间拈花惹草。

准妈妈的种种顾忌与忧心会在步往性爱的路途上设下多重障碍。此时准爸爸应用心营造气氛，以化解准妈妈的“心防”，引导准妈妈放松心情，渐入情境。至于怎么设计性前戏，当然视个人状况而定，但在此仅提出三个建议：

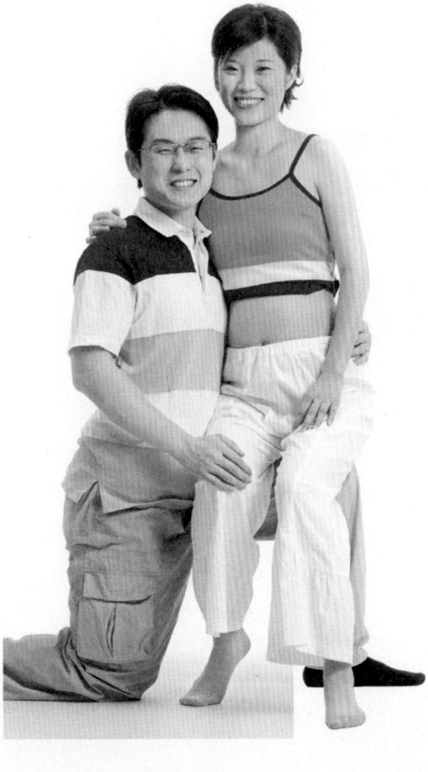

A. 用感情铺垫。

B. 博取同情。

C. 念首情诗给她听。

★进行时温柔体贴

准爸爸应注意准妈妈突出的腹部，绝对不可从正上方施予压力。准妈妈身体的关节、韧带与肌肉也因激素的改变而变得松弛，一不小心就容易拉伤，准爸爸在变换姿势时切记不宜太快、太粗鲁，总之温柔至上。

★常把“这样好吗？”挂在嘴边

一个称职的准爸爸会在行事的过程中轻声细语地问道：“这样好吗？这样舒服吗？”也就是在爱抚、姿势、深入的程度、摩擦的力道、进行的时间等方面，都应尊重准妈妈的感受，要让准妈妈感到舒服而非折磨。

★别忘了事后抱抱

办完事后，在准妈妈让收缩的子宫休息一下时，别忘了拥抱一番，为这次的性爱划下美丽的惊叹号。

总之，怀孕期间，夫妻二人应营造有品味的性爱，把性爱当成一种生活艺术，不必讲究是否持久或频率，了解自己的需求，并将自己的感觉告诉对方，在意对方的感受与双方的默契，旨在达到两人共同的满足。祝愿每位准妈妈、准爸爸都能有幸福美满的孕期性生活。

4 走出孕期性生活的认识误区

怀孕期间的性生活最令夫妻双方感到尴尬的，就是全程好似有个“第三者”在监视，真担心“做多了、做夸张了、呻吟声”会对其造成负面的影响。果真如此吗？让我们来看看有哪些想法是一直根深蒂固地存在我们的脑海。

误区一：胎儿知道我们在做爱，且孕期性爱是不良的胎教。

胎儿真的知道爸爸妈妈在做爱吗？目前还没有此类的实验能够证实，不过基本上认为胎儿不会明白这回事。其实如果怀孕期间的每一次性爱，夫妻双方都能感受到欢愉和舒服，那么肚子里的宝宝也会沉浸在温馨而幸福的感受之中，这样也不失为良好的胎教。

误区二：孕期性爱会影响到胎儿的容貌。

老一辈所说的“性爱次数太多会影响胎儿的容貌”准吗？这只是传说而已。现代科学认为，如果性爱的过程都是美美的，宝宝的容颜也可能变美哦！

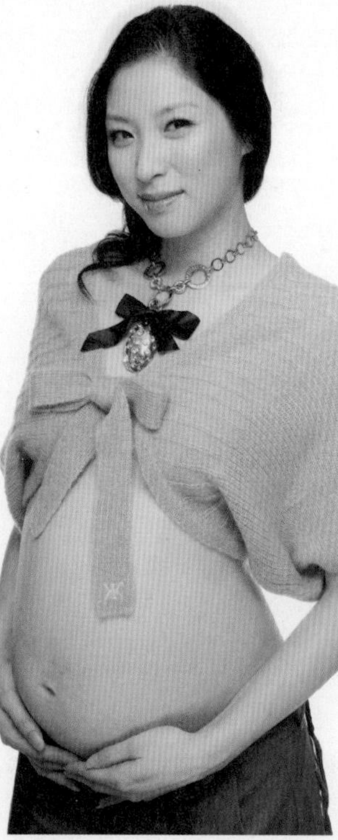

（六）孕妈咪运动计划

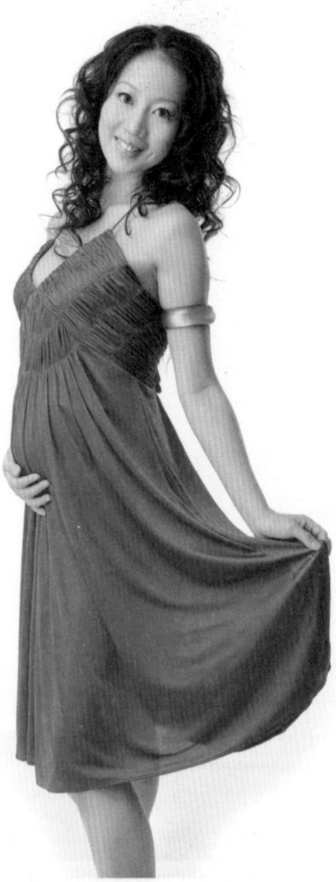

1 孕期运动好处多

⑴改善头晕、疲倦与易喘的情况

运动可增强心肺功能，促进血液循环，加快身体代谢，改善孕期因为心肺功能不佳产生的头晕、疲倦或易喘等现象。另外，运动能提高肌肉的摄氧能力，这表示肌肉的效能较高，那么相应也会减轻心脏的负担。

⑵改善水肿和静脉曲张的情况

如果孕妇血液循环良好，就可以缓解下肢静脉回流不佳造成的水肿现象。由于静脉本身没有帮助血液回流的机制，必须依靠肌肉的力量把血液往上输送，因此运动可以改善下肢静脉血液回流不佳等现象，能够预防水肿与静脉曲张的发生。

⑶缓解肠胃不适，改善便秘状况

怀孕时在激素的作用下，孕妈妈的肠胃蠕动会减慢，容易出现便秘，而便秘状况也会加重痔疮症状。运动可以促进肠胃蠕动，改善便秘状况。

⑷避免腰酸背痛、关节损伤

怀孕时母体会分泌某种激素，使孕妈妈全身的韧带变得松弛，这样生产时骨盆才能够扩张。当韧带变松以后，孕妈妈若是姿势不良，在活动的过程中则很容易损伤关节。如果能够通过运动锻炼肌肉，让肌肉有效支撑骨头，就能避免关节损伤。

⑸改善失眠、心情烦躁等情况

运动时，大脑会释放脑内啡肽，这种物质能使人的心情愉快；同样，运动也能适度减轻身心压力，解除心情烦躁现象，帮助孕妈妈有个好睡眠；运动还能控制体内脂肪的增加，有效预防妊娠纹。孕妇不宜减肥，不过，在运动时会消耗热能，燃烧体内脂肪，避免孕妈妈体重增加过多，从而预防妊娠纹产生。因为如果孕妇体内脂肪快速增加，就很容易产生妊娠纹。不过，千万不可因此运动过度，以免胎儿无法获得成长所需的营养。

⑹控制妊娠期糖尿病

运动时，身体对血糖的利用率会有所提高，刺激胰岛素分泌，可降低妊娠期糖尿病的发生率，对患有妊娠期糖尿病的孕妇具有控制血糖的功效。

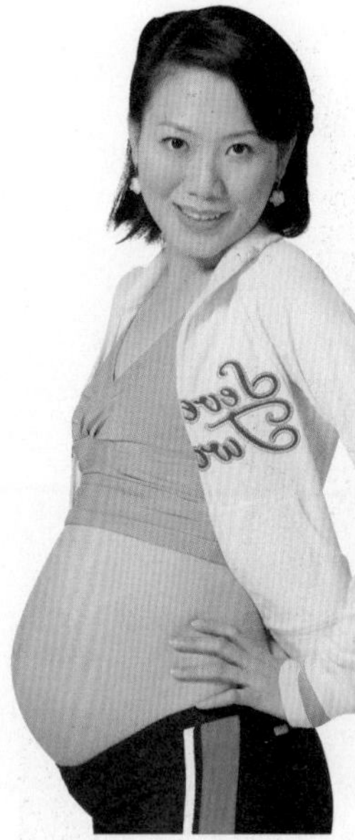

(7)了解自己的身体

怀孕时，孕妈妈的身体变化很大，有些孕妈妈甚至会对自己的身体感到陌生。孕妇在孕期要多做运动，例如简单的有氧运动与轻度瑜伽，可以帮助孕妈妈更加了解自己的身体，进而掌控身体，增加顺产的信心。

(8)生产时自然产几率高、产程较短

孕期多运动可增加自然产的几率，减少不必要的剖宫产。运动能使孕妈妈的心肺功能好、体力好，不易疲倦，肌肉有力量，耐痛度提高，还能让孕妈妈熟悉如何调整呼吸，能使产程较为顺利，并且缩短产程。研究显示，有运动习惯的女性有 65% 平均只花 4 个小时就生出宝宝。

(9)胎儿成长养分充足，胎儿窘迫几率降低

孕期运动可让孕妈妈的血液循环顺畅，新陈代谢功能良好，进而使胎盘功能健全，能输送充足的氧气给宝宝，胎儿代谢废物的速度也较快，甚至可减少发生胎儿宫内窘迫的几率。胎儿宫内窘迫指的是胎儿心跳不正常，发生缺氧现象，此现象在怀孕 28 周后就有可能发生。

(10)胎儿体内脂肪较少

有运动习惯的妈妈肚里的宝宝活动力也会较好。依据经验，爱运动的孕妈妈生的宝宝不易出现体重过重现象，通常体重不超过 3500 克。

2 孕妈咪各个时期的运动建议

虽然孕妈妈可从事温和运动，但是不同的怀孕阶段可从事的运动还是稍微有些差异。针对不同时期的状况，建议孕妈咪采取以下不同的运动类型：

(1)12周以前

12 周以前属于怀孕的危险期，在没有出血的前提下，孕妈妈从事的运动类型必须是最温和的，最保守的运动就是散步。孕妈妈可就自己的体能状况与主治医生讨论，不必整日卧床。

曾经有一名舞蹈老师进行产检，遵照了医生的建议之后，这位老师在怀孕期间仍旧照常教人跳舞，直至顺利生下宝宝，所教的舞蹈种类众多，有传统民俗舞蹈，也有外国舞蹈，如佛朗明哥舞。这位孕妇在孕期间没有任何不适，所以，平时从事运动相关行业的孕妈妈不必太担心。

(2)第12~28周

满 12 周之后，就进入了怀孕的稳定期，可视个人体能与原有的运动习惯进行强度稍高的运动，但仍应从事温和、低冲击的运动，或

无重力运动，如游泳、骑固定式脚踏车、快走、爬较低缓的山、有氧舞蹈、水中有氧运动、轻度瑜伽等。若仍然担心胎儿安全，则可从20周再开始进行这些运动。孕妈妈四个月后，尽量不要做背部仰卧运动，这样会压迫背部血管，影响传送给胎儿的血液流量。

(3)第28~36周

孕妈妈再过几个月就要临盆，为了安全起见，可以适当降低原有的运动量。尽管目前的研究文献指出，在没有不舒服的情形下，孕妈妈仍可游泳至生产为止，但为求安全起见，建议36周后停止游泳。原因在于36周后随时可能临盆，也容易发生子宫收缩现象，同时，若在游泳时落红或破水，则可能引起感染。

(4)第36周至分娩

自36周以后，孕妈妈可以开始爬楼梯，并且进行一些有助顺产的功能性运动，例如训练大腿与骨盆腔的肌肉。爬楼梯能利用地心引力让宝宝的头部向下，让胎头较容易下降，并且帮助子宫颈张开，也让大腿两侧的肌肉较有力量。

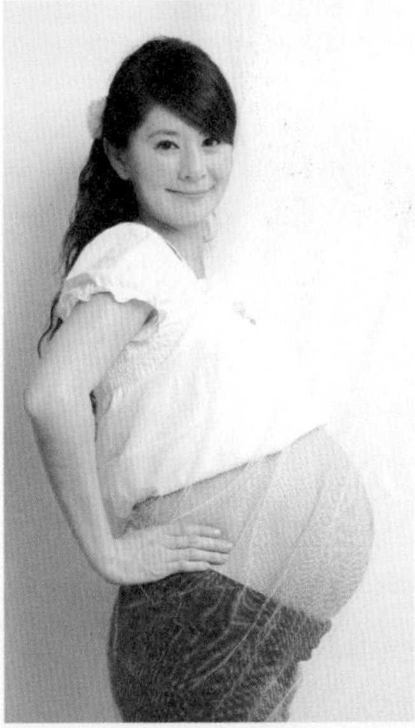

不过孕妈妈尽量不要在36周之前勤爬楼梯，因为可能会导致早产。

3 孕妈咪运动守则

有早产迹象、阴道出血、前置胎盘、心脏疾病等状况的孕妈妈必须禁止运动，等问题获得适当解决或处理后，再从事轻度的运动。此外，孕妈妈还应该注意以下几点：

(1)热身、缓和运动不可少

热身是指伸展操或其他温暖身体的运动，这些运动可让肌肉变得较柔软、不易拉伤。如果是单纯走路，那么刚开始走路时要慢一些，等到走了10分钟后，再加快脚步，这样也可起到热身的作用。

缓和运动的重要性在于运动后再伸展肌肉，使之放松，同时帮助身体在运动过程中将产生的废物如乳酸等顺利代谢掉，让心肺恢复较平静的状态，否则的话，肌肉容易酸痛。每运动15~20分钟稍做休息。

(2)饭后一小时再运动

肚子饿时不要进行运动，因为在血糖过低的状态下运动，血糖会降得更低，容易发生意外。若必须运动，则应先吃一点东西充饥，饭后1小时之后再进行运动。

(3)睡前一小时内不要进行有氧运动

因为运动完身体的血液循环加快，同时也会分泌脑内啡，使精神比较亢奋，在这样的情形下可能难以入眠。不过如果是简单的体操或柔软运动等针对特定肌肉部位进行的运动，就不在此限。

(4)每天运动30~60分钟

每个人的体能不同，运动的时间长短也有差别，一般每天运动30~60分钟，就有顺产的效果。

静态工作性质者，例如长时间坐在办公桌前的上班族、电脑操作员等，每天可早晚各进行半小时左右的运动。

(5)运动环境要安全、不易滑倒

避免在闷热环境运动，因为闷热环境会使孕妈妈的心脏负荷过大。到公共场合运动时，记得告诉其他人自己是孕妇。在健身房或其他场地运动时，可让教练指导孕妈妈选择合适的运动。如果发生任何状况，就可以及时处理。

(6)衣物舒适

别忘了运动时穿上宽松、舒适、吸汗的衣服，以及运动鞋、袜子等。

(7)准备支撑身体的工具

如果进行水中运动，就应该要有浮力棒或其他可支撑身体的工具，较为安全。

(8)补充水分

在运动前和运动过程中都应适度补充水分。

(9)适度增加食物热量

假使每天都能规律地做运动，孕妈妈可以增加摄取 36~72 焦耳的热量。

总之，孕妈妈应当在怀孕前就养成运动的习惯，这样不仅使体能处于良好状态，而且怀孕中期可进行的运动类型也较多，不会只局限于走路、散步，身体也能够进一步从运动中获得帮助，还能够减少孕期不适，生产也会变得顺利，产后恢复也快，带孩子也不怕没体力。

4 孕妈咪游泳注意事项

(1)孕妈咪游泳的优点

在炎热的夏季，游泳对于孕妈妈来说是不错的选择。除了具备一般运动的好处之外，游泳还具有下列优点：

★水中的压力有助于减轻孕妇的水肿，水压可将血管外的水分引至血管内，有助于利尿和减轻水肿。

★在所有的运动项目中，游泳不会使孕妇的心跳频率及呼吸频率增加太多，不会过多增加身体负荷。

★由于怀孕时期体重的增加、姿势的改变，孕妈妈膝盖较易疼痛，通过游泳时水的浮力，可缓解膝盖承受的体重压力，并能达到运动的目的。

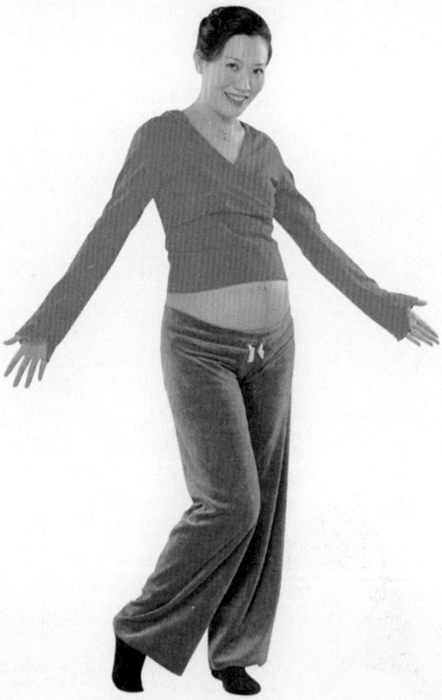

★在炎夏中，游泳可使身体散热，保护胎儿。

★除了游泳之外，在水中走路、踏步或抬脚，都具有运动的效果，现在也发展出水中有氧运动。由于水中阻力的缘故，虽然只是在水中走路，却能得到比在地面上更大的运动量，也就是说，同样长短的运动时间，在水中的运动量会比在地面的运动量更大。

例如，在水中走 25 米的运动量相当于在地面上走 200 米的运动量。

⑵孕妈咪游泳注意事项

在水中运动，孕妈咪必须遵守以下几点原则，才能保证安全。

★大于 20 周以后下水最安全。原则上怀孕满 12 周以后即可游泳，但保守来看，应在 20 周以后再下水游泳，因为此时子宫状态较稳定，不易造成子宫收缩。

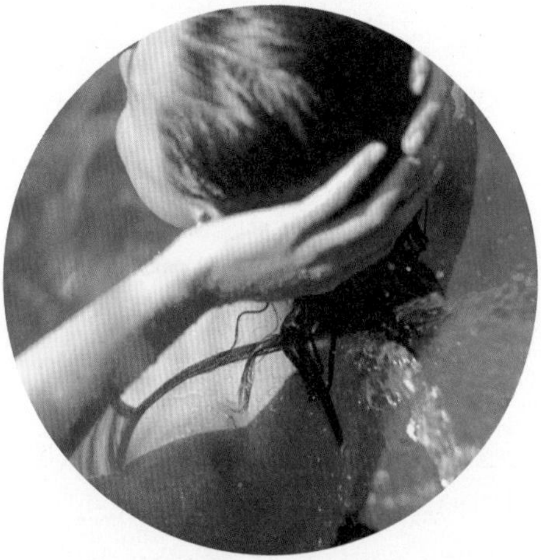

★避免上下震动。在水中虽有浮力，但仍要避免做上下震动的运动。

★水温需在 28~30℃之间。低于 28℃的水温易造成子宫不稳定而产生收缩，高于 30℃的水温容易使孕妇感到气喘。游泳时间勿超过 1 小时。

★下水前冲洗会阴。孕妈妈怀孕期间的阴道分泌物较多，所以在下水前不要忘记冲洗会阴部。

★游完泳后尽快擦干身体，这样才不会着凉感冒。

★游泳时最好有人陪伴，准爸爸是最佳人选，一方面保证安全，另一方面也可增加夫妻间的感情。

★注意环境安全。要留意游泳池的质量管控、安全设施，注意避免滑倒。

★有早期破水、呼吸困难、心悸、阴道出血、头痛、头晕、恶心、呕吐、下腹疼痛、全身无力、腰酸背痛、子宫收缩等症状的妈妈，不适合下水游泳。

★医生还提醒妈妈，不是所有与水相关的活动都适合做，孕妈妈应避免泡温泉、SPA，也不能潜水，因水压过大，容易对胎儿造成伤害。

★在下水之前，孕妈妈应就自己的身体状况与主治医生讨论，须征得医生的同意，一旦发现异常，就应立即停止游泳。

5 孕妈咪可以爬山吗

爬山类似走路，但是因为山有坡度，孕妈妈应选择坡度较平缓的山来爬。爬山的时候，每 15~20 分钟休息一下，不要一口气连续爬一两个小时。如果爬陡度较高的山，不仅膝盖的负荷大，而且身体也可能吃不消。在爬山之前，应先了解山的陡度，以及中途是否有可以休息的地方。

假使要爬的山坡较陡，则可以准备一只拐杖，以便减轻膝盖的负荷。另外，不要进入太偏远的深山，以免发生状况时延误就医时间。

6 孕妈咪练瑜伽注意事项

瑜伽是一种伸展运动，但与一般的伸展体操比较起来，瑜伽伸展的程度更大，练瑜伽可让身体具有良好的柔软度。如果孕妈妈身体的柔软度比较好，关节的活动度大，在运动时就不易受伤。另外，在伸展身体的过程中，由于肌肉必须停留在伸展的状态，因此也可锻炼肌肉的耐力。不过，别以为做瑜伽就很轻松，肌肉伸展度大时，瑜伽也是很激烈的。孕妈妈只能做轻度瑜伽。

不建议怀孕前未学过瑜伽的妈妈在孕期学习瑜伽。若要从事瑜伽运动，则可利用瑜伽砖或瑜伽带来辅助，这样可降低运动的强度。孕妇适合做的伸展操重点在于锻炼背部与大腿部的肌肉群，一是锻炼这些肌肉有助于支撑肚子，二是有利于生产。

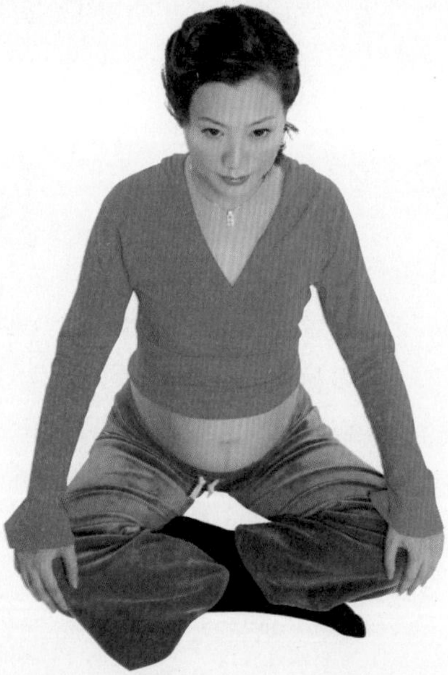

7 孕妈咪爬楼梯注意事项

爬楼梯虽是常见的活动，但仍需注意某些运动守则。在爬楼梯的时候，膝盖需负荷全身重量，所以要采取多次少量的方式。例如一次可爬 2~3 层楼，在一天之中可以多爬几次，一次最多不要超过五层楼。不少人一下子就爬十层楼以上，这样对膝盖反而会有不良影响。

另外，下楼时膝盖的负荷量会比上楼大，建议可搭电梯下楼。如需走下楼，可扶住楼梯把手，稍微减轻身体的力量。另外，千万别穿高跟鞋爬楼梯，因为这样会使膝盖的负荷量更大，平底鞋是最好的选择。

8 孕妈咪运动易喘怎么办

⑴易喘原因

怀孕时孕妈咪身体的血液量增加了45%~50%，血液浓度大增，携氧量也跟着提升，使每分钟的呼吸次数比平常多。此时如果体重增加过多（尤其是这些体重都增加在母亲身上时），就会加重心脏的负担，会造成气喘。

⑵改善方法

若确定非心脏方面的疾病所引起（表现症状为严重缺氧、嘴唇发黑）的运动气喘，单纯是因为过胖，准妈妈则应从节制饮食、控制体重增加的速度着手，即少吃淀粉类（碳水化合物）与高热量食物（如冰激凌、蛋糕），增加蛋白质的摄取，尽量使整个孕程的体重增加控制在 20 千克以内。

（七）困扰孕妈咪的不适症及应对策略

1 腹痛

⑴孕期正常腹痛的原因

孕妈妈的肚子为什么会痛？会不会影响到腹中胎儿的健康？应该怎样应对呢？正常的孕期腹痛与以下几种因素有关：

❶ 激素的改变

怀孕后孕激素会增高，胃肠蠕动变慢，有可能使孕妈妈肠胃不适、腹胀、便秘、腹痛等。

❷ 子宫结构的改变

子宫增大使得腹压增加，同时当它扩张时会拉扯到周围支撑子宫的韧带，造成腹痛。另外，子宫增大时还会顶到胃部，再加上食道与胃部的括约肌松弛，造成胃液回流，会有胸口灼热疼痛症状，躺下时尤其明显，因此导致胃部恶心。

❸ 软骨组织松弛

为了迎接生产，骨盆腔会变得比较松，这些软骨组织变松时，耻骨或背部都会痛。

❹ 子宫收缩

当孕妈妈即将临盆时，子宫收缩会使孕妈妈产生阵痛，当子宫收缩的次数越频繁，孕妈妈的阵痛就会越强烈。

(2)孕期正常腹痛的症状

一般而言，怀孕早期就会有肠胃不适的现象，随着孕程的进展，当软骨组织变松时，

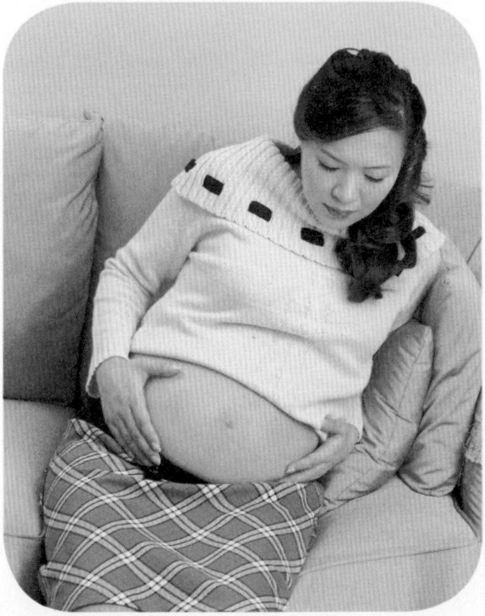

下腹也会略感疼痛。随着子宫体积的增大，痛楚就会越来越明显。怀孕早期，腹痛一般表现为一阵一阵地痛，痛的感觉较不明显，一直到要生产时，子宫强烈收缩，才会有明显的痛楚。

在怀孕期间，正常的腹痛不会太激烈，孕妈妈可能会隐隐作痛，基本上这种痛是较为温和的，如果发生十分尖锐而令人难以忍受的疼痛，就可能是不正常的现象，孕妈妈必须尽早就医。

(3)孕期非正常腹痛

❶ 宫外孕

绝大多数的宫外孕是受精卵着床在输卵管，当输卵管被发育的受精卵撑大时，会有破裂且大量出血的危险，甚至有生命危险。因此，宫外孕的孕妈妈下腹部，也就是输卵管的位置会有尖锐的疼痛，阴道也常会出血。通常在验尿确认怀孕之后，医生会在 6~7 周时进行超声波检查，以确认胚胎是否在宫内着床，在未确认之前，都要怀疑是否有宫外孕的可能。输卵管曾经有感染，或曾发生宫外孕者，输卵管有可能不通畅，卡住受精卵，从而导致宫外孕。

❷ 流产

如果孕妈妈在 20 周以前排出胚胎，且胎儿的体重小于 500 克，胎儿没有存活的可能，就称为流产。流产时的腹痛类似经痛，有子宫收缩、腹胀的感觉，同时合并出血。当孕妈妈发生出血、腹痛的情形时，就属于不正常现象，通常在流产之前会出现这种状况，但并非最后都会演变成流产。这些无法顺利发育而流掉的胚胎，约有六成是不健康的，其余四成则可能是由于孕妈妈本身的染色体有问题，或是分泌的孕激素不够等原因。

医生也表示，这是一种自然选择的现象。如果硬要留住不好的胚胎，反而无益，假使不幸发生了流产，孕妈妈也不要太过伤心。

❸ 早产

怀孕 28 足周至 37 足周之间终止妊娠者称为早产。早产代表生产提早发生，因此会有子宫收缩与阵痛情形。在孕期中，偶发性的子宫收缩均属正常，例如一天 3~5 次，但如果孕妈妈在妊娠 38 周以前出现了规则且越来越密集的持续阵痛，例如，从每 20 分钟就痛一次，演变成每 10 分钟痛一次，且阵痛发生次数越来越频繁，强度越来越大，就可能是早产迹象，有时候也可能合并有破水现象。

当孕妈妈前一胎曾发生早产，或怀孕期间动过手术，35 岁以上或 20 岁以下怀孕，或两胎相隔过近，或有产科疾病如妊娠期高血压疾病或前置胎盘，或工作压力过大等，都有可能早产。

❹ 胎盘早剥

胎盘早剥是指胎儿娩出前胎盘与子宫剥离，胎儿无法从胎盘中得到足够的血液，导致胎儿贫血、失血过多而死亡。同时，子宫也会因胎盘剥离而开始收缩，所以孕妈妈会有强烈的腹痛现象，有时也会出现阴道出血。

一般来说，有高血压、抽烟、多胞胎和子宫肌瘤的孕妇容易发生胎盘早剥现象。

2 腰酸背痛

怀孕期间，由于子宫变大，体重增加，孕妈妈的腹部与腰部要承受较大的压力，容易发生腰酸背痛，这种现象有时候还可能延续到产后。

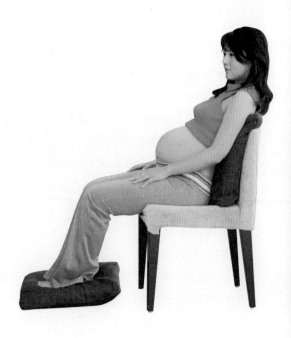

⑴腰酸背痛的原因

孕妈妈之所以腰酸背痛，主要是由于肚子日益增大，造成骨盆前倾，使腰椎的弧度变大，当腰椎曲线前倾，就容易造成腰酸背痛。另一方面，在怀孕最后阶段，孕妈妈全身的韧带（韧带好比是两块骨头间的贴片，其功能在于让关节稳定）变得较为松弛，原本的目的是为了生产时骨盆可以扩张，但当韧带变松弛时，孕妈妈若是姿势不良，则容易损伤关节，从而出现腰酸背痛的症状。

⑵缓解腰酸背痛的方法

孕妈妈虽然容易出现腰酸背痛的现象，但这是可以预防与缓解的。除了使用托腹带以外（36 周以后尽量不要再使用托腹带，因为这样会延缓子宫颈变薄、变软的时间），孕妈妈还可以采取以下措施：

❶ 勿久坐久站

应避免久坐或久站的情形，只要坐或站了一段时间，就应该变换姿势。

❷ 保持正确的站姿

正确的站姿是：眼睛平视，抬头挺胸，肩膀后缩、放松，双手自然放下，收起小腹，将脊椎挺起，双脚平踩地面，膝盖朝正前方，保持重心平稳。

❸ 保持正确的坐姿

正确的坐姿是：坐椅高度应与体形成正比，先坐正坐直，再轻轻弯曲腰部，使背部形成半后倾姿势，同时在背部与头颈部放置小枕头，脚下可垫小板凳。

❹ 适度锻炼肌肉

适度地锻炼腰、腹、背部等部位的肌肉，有助于预防和缓解腰酸背痛现象。

(3)缓解腰酸背痛的体操

针对孕妈妈的腰酸背痛现象，下面设计了几招简易且有效缓解不适的体操，妈妈们赶快动动您的身体吧！

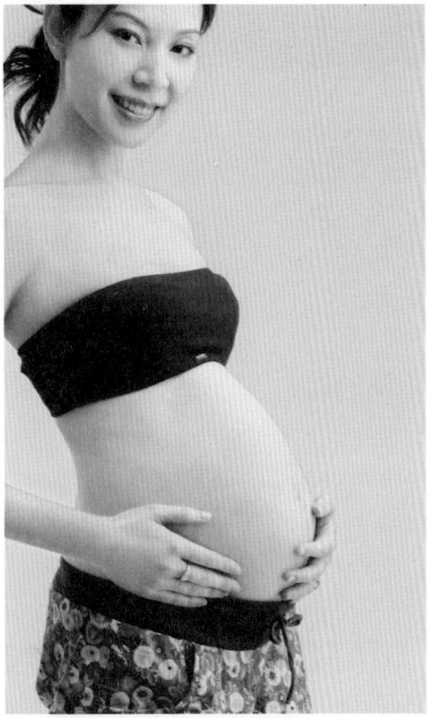

1 收缩核心肌群和骨盆底肌群

预备动作：四肢着地，上半身的肩、肘、腕位于同一直线，下半身的髋关节应在膝盖骨的正上方。双手与肩同宽，双脚与臀部同宽，背部平行于地面，头、颈放松。

动作一：吸气时放松，吐气时收缩肚子，并且提肛夹臀。

动作二：收缩肚子，维持手、脚四点着地，身体平行前移与后移，感受到肚子收缩得更加紧实。

效果：这个动作可以帮助孕妈妈稳定骨盆底肌群。切记不要直接趴在地板上做。

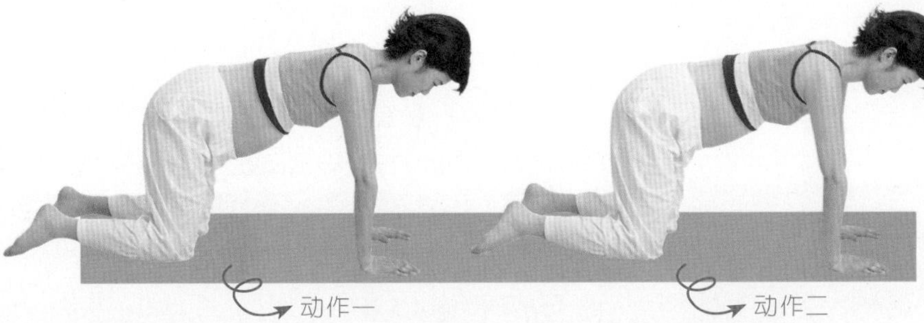

专家提示

什么是核心肌群？

核心肌群指位于人体躯干中央、负责保护脊椎的肌肉群，即腰、腹、背部的肌肉群。

效果：训练人体的天然铁衣，也就是腰、腹、背部肌肉群，达到稳定支撑脊椎的效果。

提肛、夹臀、收小腹是做每个动作的基本原则，做时应自然地进行，无须刻意用力。另外，每项运动可重复进行6~8次，孕妈妈也可视个人时间、体能等进行，不必硬性要求重复的次数。

2 骨盆与腹部运动

⑴骨盆运动

预备动作：坐在抗力球上，双脚与肩膀同宽，平稳地踩在地面上，双手置于身体两侧。

动作一：保持腰部不动，头、颈、背保持一条直线，往前往后运动骨盆。

动作二：保持腰部不动，骨盆按顺时针做360度旋转。

效果：控制骨盆与腰的位置，适度地活动骨盆，可以舒缓腰与骨盆因站立过久引起的肌肉韧带紧绷，以保持关节适当的活动度，避免关节酸痛。

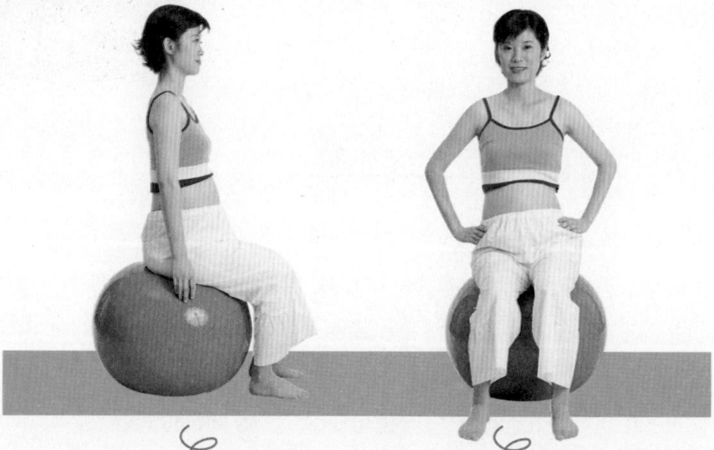

动作一　动作二

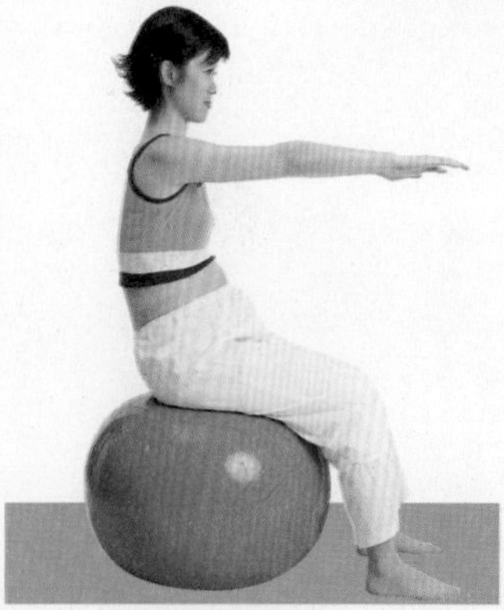

⑵C字型运动

预备动作：坐在抗力球上，双脚与肩膀同宽，平稳地踩在地面上，双手打开，与肩同宽，并向前伸直。

动作：收缩小腹，将肚脐往内吸（不必过度用力），让脊椎延伸，使背部呈现C字型圆弧状。

效果：可锻炼腹肌。

3 蹲的运动

预备动作：双脚打开且宽于肩，抬头挺胸，肩膀后缩、放松，双手自然放下。

动作：双手往前直伸，在上半身保持直立的情形下，往下蹲，此时背腹部会有被拉紧的感觉。蹲之前必须收腹，提臀、肛，以稳定重心。膝盖弯曲时不要超过脚尖，以免加重膝盖负担。双手也可放在腰上。

效果：训练核心肌群 + 骨盆 + 大腿 + 臀部，这个动作非常适合孕妈妈，不仅可预防腰酸背痛，还可加强腿、臀的力量，有助产之效。

已有背痛现象的妈妈，或想从较轻松的动作开始进行的话，可在墙壁与背部之间加上抗力球进行此动作，会比较轻松。

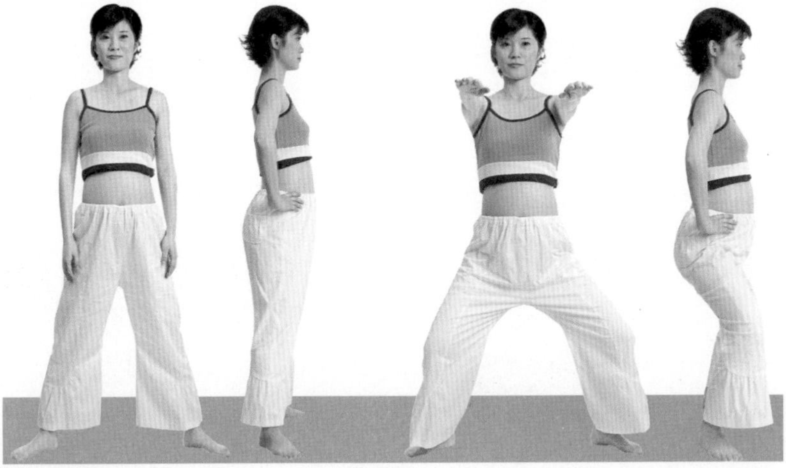

4 侧躺抬腿操

(1)抬腿

预备动作：身体侧躺，贴地的一条腿弯曲，另一条腿伸直，头靠在下方手臂上，位于上方的手臂扶地，以保持平衡，收腹，身体不往前或往后倒。

动作一：抬腿，脚趾头往前伸，抬起的角度不需太高，否则无法稳定腰部。

动作二：收腹，慢慢将腿放下，回到预备动作。

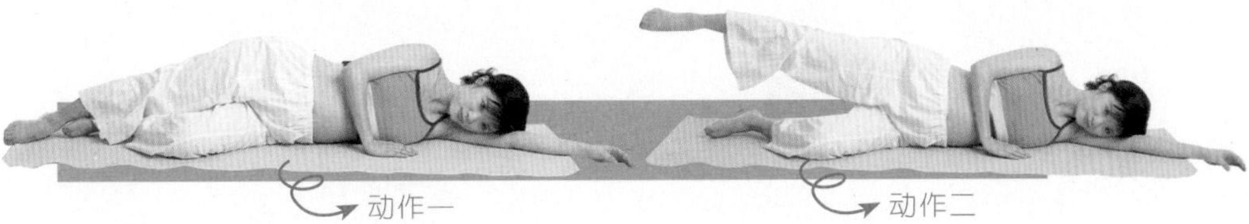

(2)侧踢

预备动作：同上。

动作一：将上方的脚往前伸，再向后侧踢。

动作二：收腹，慢慢将腿放下，回到预备动作。

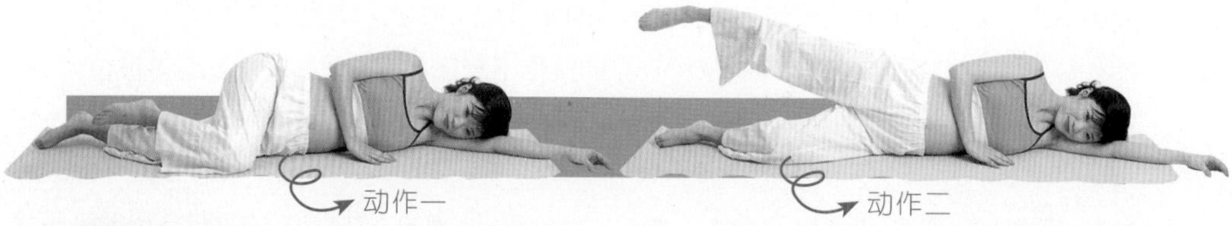

(3)空中画圈

预备动作：同上。

动作一：将脚抬起，并在空中画圆圈旋转。

动作二：收腹，慢慢将脚放下，回到预备动作。

效果：可训练臀部、腿部肌肉，提升骨盆稳定度。

进阶动作一：当妈妈练习到一定程度时，或是原本腿部肌力较好的妈妈，下方的腿可不必弯曲，而是采取双腿平放往前伸的方式进行上述动作。

进阶动作二：将下方的手臂手肘撑起放在地垫上做上述动作。手臂肌力较好的妈妈可采取这个姿势做上述动作。

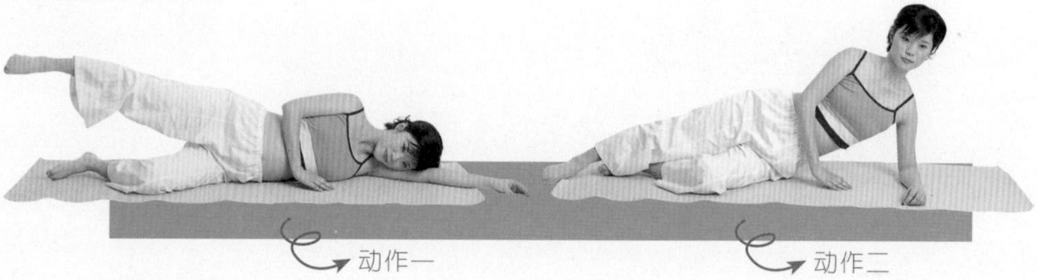

5 上背部运动

预备动作：四肢着地，上半身的肩、肘、腕保持一条直线，下半身的髋关节应在膝盖的正上方。双手与肩同宽，双脚与臀部同宽，背部与地面平行，头、颈放松，同时收腹。

动作：手肘往后，双手慢慢往下压。下压程度不必太大，应在妈妈能够承受的范围内，之后可慢慢加大往下弯的程度，直到脸部几乎碰到地面为止。

效果：锻炼及伸展上背与肩膀。

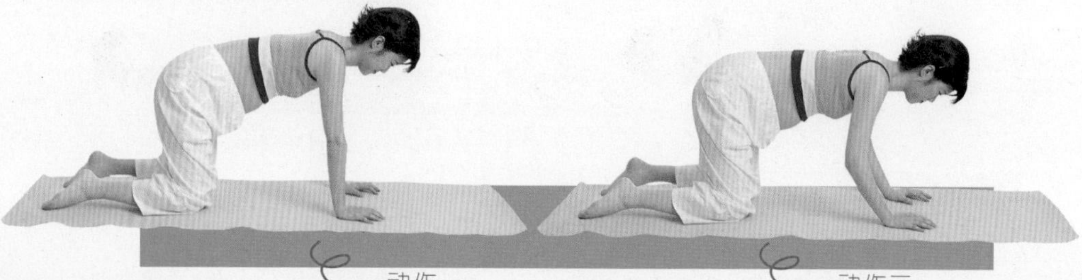

3 抽筋

抽筋最常见的原因是缺钙，由于宝宝生长发育时会从母体吸收大量的钙质以供应生长所需，孕妈妈如果没有摄取足够的钙质，就容易出现抽筋的情况。其实只要营养均衡，平时多喝牛奶，多吃豆制品等，就足以保证母体对钙质的需求。以下介绍饮食、穴位按摩与芳香疗法等三种改善抽筋的措施：

⑴饮食

怀孕期间容易抽筋多是由于缺乏钙质，因此只要补充足量的钙质，便可减少抽筋的发生。建议准妈妈适量摄取豆腐、小鱼干、牛奶等富含钙质的食品，只要维持均衡的饮食，即可从日常饮食中获取身体所需的钙质。有抽筋情形的孕妈妈可利用芍药 10 克、甘草 10 克、水 100 毫升，熬成 60 毫升，去渣后饮用，可减少抽筋的发生。

⑵穴位按摩

由膝盖后方的委中穴向下沿着足三里穴按压至足跟，或由膝盖下方外侧的阳陵泉穴往下顺向按摩至脚踝内侧，一方面可以促进血液循环，另一方面可以缓解紧张的肌肉，减少抽筋的发生。

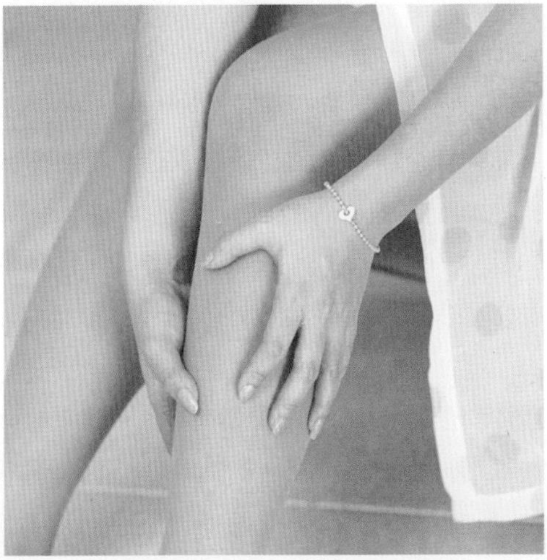

⑶芳香疗法

准妈妈可采用足浴的方式来让双足放松，水位在脚踝上方 15 厘米左右，并可添加葡萄籽精油或葡萄柚精油，以缓解腿部肌肉的紧张状态，还可促进血液循环。

专家提示

孕妈咪疲劳或不舒服时，可以按摩吗?

当孕妈妈感到腰背疲劳时，可以按摩腰部的脊椎骨两旁；当下肢疲劳时，可以按摩小腿；孕妈妈头痛时，可以帮她按摩整个头部及太阳穴。不建议按摩孕妈妈的肩膀，因为刺激肩膀的穴位可能使子宫收缩，容易导致流产；不过如果肩膀酸痛，轻轻按揉肩膀及肩胛骨附近的肌肉是无妨的。

4 静脉曲张

⑴静脉曲张的发生原因

静脉曲张是因为血管长期承受过大的压力而变粗，静脉中的瓣膜无法有效关闭起来，将血液往上输送，造成血液逆流且沉积于下肢。孕妈妈在怀孕时期面临以下几种状况，容易产生静脉曲张：

❶ 腹压增加：膨大的子宫使腹压增加，腹压增加会使腿部的血液回流困难，因为身体上方的压力大，会使腿部的血液无法顺利回流上去。

❷ 激素的改变：激素的改变使血管容易扩张，因此，血管里有机会聚积较多的血液。

❸ 便秘：有些孕妈妈会有肠胃蠕动不顺而致便秘的状况，而便秘时直肠被撑大，也会导致腹压上升。

❹ 其他原因：导致静脉曲张的其他常见原因还包括持续长时间久站或久坐、穿紧身衣或高跟鞋，或进行过于剧烈的运动，如马拉松。穿高跟鞋会使脚跟无法着地走路，无法帮助血液回流。过度剧烈的运动也会使腹压变大。

(2)静脉曲张的症状

初期脚踝内侧或腿部会出现紫色的小血管，状似蜘蛛，严重的话，腿部会有浮肿现象。不过，腿部未出现浮肿或紫色血管并不代表就没有静脉曲张，因为有些较肥胖的人血管藏在脂肪下，不容易看出。有效确认的方式通常是通过血管超音波找出静脉曲张的部位，然后予以治疗。

另外，静脉曲张是由于腿部的血液循环不佳，无法顺利地往上回流到心脏，因此腿部容易有酸麻、胀痛的感觉，即便只是走了一小段路，也会有这样的感觉，通常不舒服的感觉在晚上最明显，而睡觉时，受地心引力影响减弱，症状会稍微减轻，但到了第二天又会开始发生同样的状况。

静脉曲张还会影响腿部皮肤外观，这是因为腿部血液循环不良，代谢物累积过多，会使组织缺氧，一旦缺氧就会导致皮肤色素沉淀现象，甚至溃疡。在夏天，血管肿胀情形尤其会加重，一般人以为腿部血液循环不良可泡热水改善，但对静脉曲张的人来说，泡热水只会使病症更严重，且泡热水后皮肤较干燥，还可能因为发痒抓皮肤而挠破血管。

(3)静脉曲张的改善措施

❶ 保持愉快心情

在走路的过程中，脚尖与脚跟接触地面，会有一个收缩与舒张的过程，这个过程会帮助血液回流。如果无法多走路，就可模仿走路的方式，翘脚尖，拉脚跟，也有帮助血液回流的效果。

❷ 避免久坐与久站、穿高跟鞋与剧烈运动

孕妈妈应避免久坐与久站、双腿交叉翘二郎腿、穿高跟鞋或过紧衣物，还应避免腹部需要持续用力的剧烈运动，如举重、马拉松等。另外一个保养秘方就是多抬腿，帮助小腿血液回流。

❸ 穿弹性袜

虽然一般的丝袜就有帮助血液回流的效果，但效果有限，仅可作为预防静脉曲张使用。如果已经有静脉曲张现象，就必须穿着以毫米汞柱 (mmHg) 为压力单位的弹性袜。

这种以毫米汞柱 (mmHg) 为压力单位的袜子所产生的压力是渐进式的，它能在脚踝处提供较大的弹性压力，并在小腿、膝盖，还有大腿部分递减，例如在脚踝处的压力为20(100%)，依次递减为14(70%)，再变成8(40%)。这样一来，在走路时，小腿肌肉收缩，而弹性袜产生的反作用力可将血液有效送回心脏，整个腿部也会很舒适，不会让腿部有太过紧绷的情形。

对于想要预防静脉曲张的妈妈而言，选择脚踝压力为15~20mmHg的小腿袜即可。如果已经出现静脉曲张，或症状已经很严重，就应去医院诊治，通常必须穿着长筒弹性袜。

有一些孕妈妈在生产完之后，静脉曲张的现象就会消失，如果在六个星期之后症状仍存在，就需考虑就医治疗。在生产完之后马上治疗并不恰当，由于生产后属于高血液凝固期，容易发生血液栓塞现象。

目前治疗的方式可分为两种，对于症状较轻微，只有表层微血管浮出的妈妈，可使用新式泡沫硬化剂或体外镭射去除；对于大静脉瓣膜关闭功能不佳的妈妈，则可以通过镭射加热的方式来治疗。

（八）孕期异常

1 孕期出血

⑴怀孕早期的出血

怀孕早期的出血，主要是指在怀孕初期3个月发生的出血，常见的原因是先兆流产。除了生理性的胚胎着床出血外，怀孕早期有出血都可视为流产征兆。

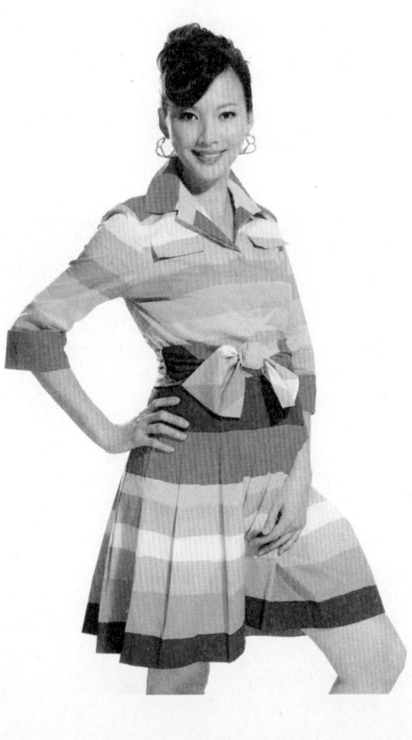

大部分的妇产科医生会利用超声波检查确认胚胎的位置。若确定着床是在子宫内，而且胚胎囊完整，应该还没有真正流产，此时会请孕妇多休息，密切随访。有时一些辅助性的安胎药物，像天然黄体素也会有所帮助，经过服药后，大多数孕妇会转危为安。

如果出血量逐渐增加且伴有子宫收缩、排出胚胎组织，就属于真正的流产，此时已经无法保住胎儿。医生会检查胚胎组织是否完全排出，若子宫腔内已经没有残余的胚胎组织和胎盘，医生则会用子宫收缩剂减少子宫出血，再请孕妇多休息，准备下一次怀孕。若没有排干净组织，则会造成长期不规则出血。若症状持续太久，则可考虑接受子宫内刮除手术，以彻底解决。

流产常因胚胎未继续发育、萎缩卵、胎死腹中或染色体异常引起，很多时候是找不出原因的。若连续3次以上发生流产，则称为习惯性流产，有可能是免疫系统失调所致，需另外安排抽血检验免疫因子，并进行其他检查。

⑵怀孕晚期的出血

怀孕晚期（一般指怀孕28周以后）出血的原因一般是前置胎盘、胎盘早期剥离或子宫破裂。

前置胎盘：前置胎盘是指胎盘挡在胎儿的先露部（胎儿身体离子宫颈最近的地方，一般是胎头）和子宫颈中间，这样在生产时胎儿无法娩出，而且胎盘受到挤压时会流血，这样的孕妇常在产前或生产阵痛时大出血。前置胎盘常常通过超声波检查出来，因此定期产检是非常重要的。

胎盘早期剥离：胎盘早期剥离是指胎盘在胎儿尚未出生前就已经从子宫内壁脱落。

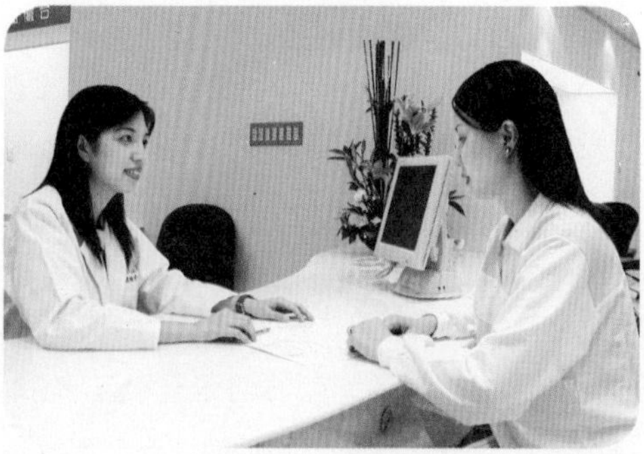

孕妇一般除了腹部会剧烈疼痛以外，同时伴有大量出血。这种状况是非常危险的，必须尽快行剖宫产，以挽救孕妇和胎儿的生命。现已知妊娠期高血压疾病或子痫、高龄产妇、抽烟、饮酒和多胎次生产都是胎盘早期剥离的危险因素，因此应避免这些危险因素，并定期产检。

子宫破裂：待产时若子宫收缩太强或频率太高，造成子宫破裂，则会有大量出血，还会导致孕妇休克，必须立刻手术抢救胎儿并止血。子宫破裂很少发生，但也不容易预防，只能靠生产中严密监护。若不幸发生，则应正确诊断并及早处理，以保母子平安。

(3)引起孕期出血的其他因素

许多其他的因素也会造成孕期出血，如凝血功能失调、阴道外伤、静脉破裂、子宫颈疾病等。

凝血功能失调：必须先纠治凝血功能失调的潜在原因，有时需配合输液或凝血因子治疗。

静脉曲张破裂或阴道外伤：如果出血量不是很多，就可以靠局部压迫止血，并密切追踪观察，大量出血则需手术缝合。

子宫颈疾病：包括炎症、息肉及肿瘤等，在出血时可请妇产科医生内诊来判断。

炎症：可施行局部治疗，例如抗菌塞剂或电烧，也可口服抗生素治疗（需选用安全的抗生素或塞剂）。

息肉：若是小的子宫颈息肉，则可进行压迫止血或电烧；若息肉过大或持续出血，则应进行息肉摘除。

肿瘤：这是比较麻烦的，子宫颈癌常引发大量且不易停止的出血，处理上常需根据癌症的分期，并根据怀孕的周数进行判断。一般而言，若为良性的子宫颈上皮内肿瘤、原位癌症和显微侵犯癌，则可以等胎儿发育成熟再处理。但较后期、侵犯性强的癌症，若延误处理，则会危及孕妇的生命，应尽快手术。若是早期怀孕，除低度恶性的肿瘤可以等到足月生产以外，医生大多会建议手术切除肿瘤，同时终止妊娠。当孕程已到较大周数，胎儿已有存活能力时，手术切除与生产可同时进行。基本上，还是需要由有经验的专科医生经过谨慎评估后，再决定处理的方式和时机。因此最好的方式是定期接受子宫颈抹片检查，及早发现，及早治疗，以免影响母亲及胎儿的安全。

(4)预防孕期出血的措施

孕期出血是许多准妈妈担心的问题。其实只要经过适当的处理，情况就能转危为安，可以维持到足月再生产，绝大多数的胎儿是不会受到影响的。定期产检能够评估母亲和胎儿状况，并预先发现一些潜在的问题，并及早预防和处理，因此产检是非常重要的。

若有出血现象，则应尽快就医检查，针对病因及时治疗，切勿道听途说，胡乱服药或接受非正式的医疗，否则延误就医时机，将会影响母亲和胎儿的安危。成功的怀孕在于孕妇、配偶、医护人员的共同参与，三方通力合作，方可顺利地迎接新生命到来。

2 需要卧床安胎的情况

卧床休息意味着您必须减少活动，或者必须整天躺在床上，后者即所谓的绝对卧床休息。对于容易发生早产或流产现象的人，医生通常会嘱咐卧床休息，以避免子宫及胎儿的重量直接对子宫颈造成压迫和引发子宫收缩；同时，卧床休息可以减少能量的消耗，增加静脉回流，使心脏输出血液量增加，改善子宫内的血液循环，进而改善胎儿的养分及氧气供应，尤其对改善胎儿宫内生长受限相当有帮助。怀孕期间，医生常常会鼓励孕妇左侧卧躺，以改善静脉回流，减少头晕、虚弱无力的现象，也有助于胎儿的生长发育。可见卧床安胎是临床上常被鼓励的事情。

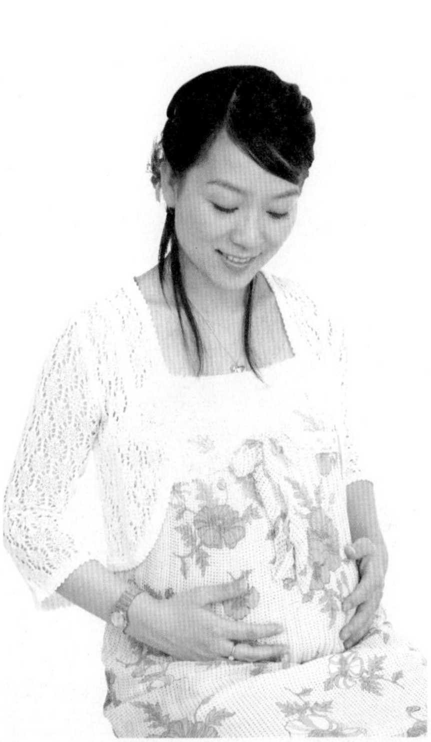

(1)需要卧床安胎的情况

❶ 怀孕早期出血

怀孕早期出血一般常见于先兆流产，只要稍事休息即可，卧床休息并不需要受到太大的限制，除非有其他的合并症，否则并不需要长期卧床休息。

❷ 前置胎盘

前置胎盘常常导致怀孕中后期无痛出血，而且出血大多没有预警而且量多。为避免延误急救的时机，没有出血的时候，应尽可能在家休息，避免无端的意外，如撞击、跌倒和性行为等。一旦出现出血状况，医生会嘱咐要绝对卧床休息，甚至要一直住院到生产为止。因为一旦发生出血，常常会反复性出血，甚至造成胎儿窘迫现象，增加临床处理上的困难和复杂度，所以卧床休息是避免这些困扰的有效措施。

❸ 子宫颈闭锁不全

子宫颈闭锁不全常发生在怀孕中期以后，因子宫颈承受不了增大子宫的压力，从而发生流产或早产。当及早发现，经过手术缝合之后，一般尚可从事一些简单的工作，日常生活起居上不至于受太大的限制，但须避免提重物，以免增加腹部的压力。如果未经手术缝合，子宫颈因为无法承受子宫及胎儿的重量，就可能引起早产或流产，而且一旦子宫颈口已经自行扩张到3厘米以上，或羊膜囊已经突出于阴道内，会增加手术的难度，从而使成功率下降，就有必要绝对卧床休息，一直到生产为止。

❹ 先兆子痫

先兆子痫常发生于怀孕中后期。孕妈妈需要让身心尽量保持平和，以避免刺激造成血压上升，甚至引发颅内出血（俗称中风）、抽搐或癫痫。除了卧床休息之外，还要避免过强的光线和噪音的刺激。无论是外来或内在的刺激都会引发高血压，且先兆子痫的胎儿一般会发育得比较小，即所谓的宫内生长受限，此时卧床休息对胎儿成长有相当好的效果。由于这类病人会随着怀孕周数增加而使病情恶化，必须等生产完、胎儿娩出子宫后，才有痊愈的机会，因此，产妇常常无法马上出院，必须在医院卧床休息至血压恢复正常后才可出院。

❺ 早期破水

由于胎儿尚未足月，出生之后可能会因肺脏尚未成熟，产生呼吸窘迫而造成缺氧，因此处理的目标就是避免引起早产，而避免引起早产的方法就是卧床休息和控制感染。

卧床休息虽然对减少羊水流出没有特别的帮助，但可减少因不当的活动压迫脐带，甚至发生脐带脱垂的危险，所以应尽量卧床休息，直到生产时机成熟，以便减少对脐带的压迫，并且维持脐带适当的胎儿供氧能力。

❻ 胎儿宫内生长受限

有时很难找到胎儿宫内生长受限的原因，孕妇的饮食和生活也都正常，此时医生可能会建议孕妇停止工作，请假在家卧床休息养胎，甚至连家务也不要做，完全放松，减少热量的消耗，增加胎盘的血流，对胎儿生长常常有意想不到的效果。

(2)卧床安胎要多久

卧床休息必须视状况而定，有些人需要卧床休息直至生产为止，有些人只要数日或数周。不同状况的安胎对策如下：

❶ 症状轻微

如果症状轻微，只要稍事休息即可，如有偶发的头晕、心悸、下腹痛或小腹闷坠，大多是被撑大的子宫压迫下腔静脉引起静脉回流不足所致，只要卧床休息，减少压迫症状，即可使症状清除，并无危险。

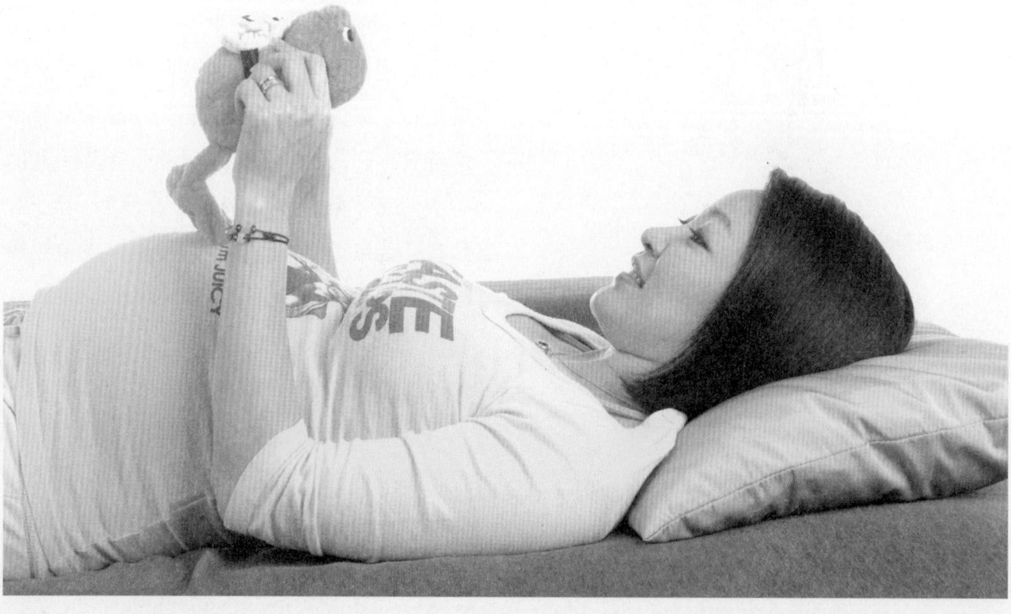

❷ 有流产或早产可能

如果有流产或早产可能，就应休息数天或数周，直至症状消失为止，如先兆性流产、早发性宫缩（即早产）等。若有出血症状，则需休息至出血停止；若出现子宫收缩，则应休息至子宫收缩受控制为止，平日尚可从事一些简单的工作，对日常生活的影响不大。

❸ 症状严重

如果症状严重，就要休息至生产为止，常见的有前置胎盘、未经手术的子宫颈闭锁不全、先兆子痫、早期破水、胎儿宫内生长受限等。

(3)当孕妈咪出现下列症状时应立即就医

★出现宫缩，每 10 分钟痛一次，持续 6 次以上。

★发热。

★出血，无论量多量少，可能为前置胎盘、胎盘早期剥离、流产或早产等。

★严重头痛、腹痛、呕吐、血压高、视力模糊、不明原因淤血、黄疸（眼睛、皮肤）等，都可能是子痫的症状。

(4)哪些现象可能是生产的预兆

如果孕妈妈宫缩的频率为每 10 分钟痛一次，持续 6 次以上，虽然不一定马上就要生产，但却是生产的信号；破水、出血也是产兆，应马上就医。因此，孕妈妈在家中待产时，先生要多注意孕妇是否有出血、持续宫缩、发热、严重头痛等不适症状，若有则应马上就医。

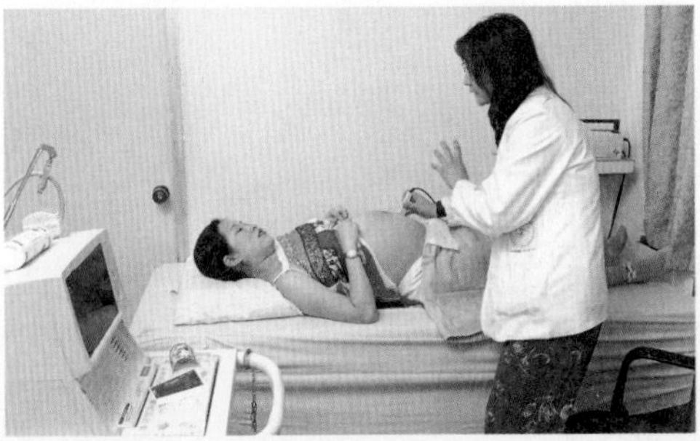

3 早期破水

有些妇女的子宫颈容易松弛，特别是曾经生过小宝贝的妈妈或曾在怀孕四五个月有流产史者，发生率比较高。如果子宫颈有松弛现象，到怀孕五六个月时，孕妇没有感觉腹痛，羊膜却破裂了，羊水流出来，这就是早期破水。

为预防羊水提早流出，孕妇在妊娠期间最好进行手术，从阴道用线将子宫颈绑紧，并维持至足月再松绑，以便顺利生产。

（九）双胞胎孕妈咪孕产期须知

为何会怀双胞胎? 何为巨婴宝宝? 胎位不正怎么办? 妊娠中遇到这些问题怎么办? 如何面临哪些状况? 应该特别注意哪些事项？一定要剖宫产吗？下面带您了解双胞胎妈妈的怀孕与生产须知。

1 双胞胎的成因

当得知自己怀的是双胞胎时，许多准妈妈都会问：“这是同卵还是异卵双胞胎？”一般情况下，异卵双胞胎的比例约占 2/3，但是在不同的社会环境下，可能会有不同的比例。

排除掉人工生殖造成的双胞胎，如果在同一个排卵周期排了两个卵子，而且都受孕着床，就形成了异卵双胞胎。如果是单一受精卵着床，但在胚胎发育早期分裂成两个独立的胚胎，就属于同卵双胞胎。

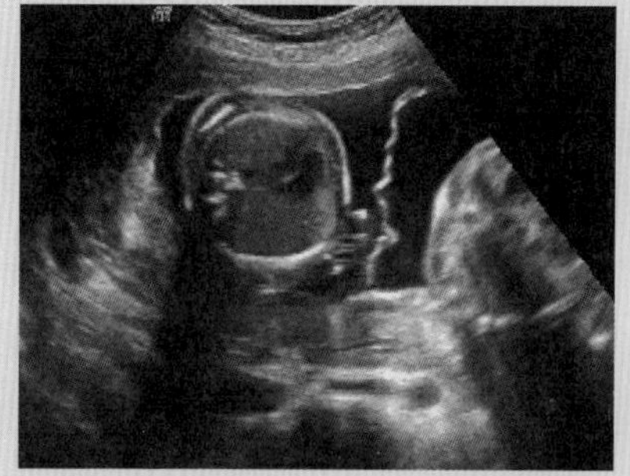

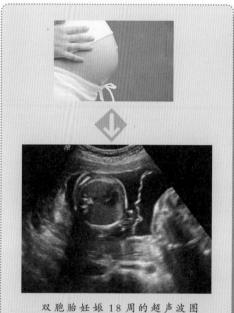

双胞胎妊娠18周的超声波图

左侧为胎儿心脏部位横切面，右侧为腹部横切面，两个胎儿中间由羊膜隔开在两个羊膜腔。

2 怀双胞胎的风险

怀了双胞胎之后，准妈妈要知道，这属于高危妊娠。不论是对孕妈妈还是胎儿，都会比一般的单胞胎怀孕有更高的危险性，需要特别注意。双胞胎妊娠具有以下危险性：

⑴早产

双胞胎妊娠会明显增加早产的几率，因此整个怀孕过程都应随时注意子宫收缩的情形。

⑵前置胎盘

双胞胎妊娠会增加前置胎盘发生的机会，大大增加产前及产后大出血的可能性。

⑶羊水过多

羊水过多是双胞胎妊娠常见的并发症。

⑷胎盘早期剥离

由于子宫被过度撑大，除了容易造成早产以外，还容易发生胎盘早期剥离，对孕妇及胎儿都有很大的危险。

⑸妊娠期高血压疾病

怀双胞胎的孕妈妈容易患妊娠期高血压疾病，发生的时间通常也会比单胞胎妊娠早，也较严重。

3 双胞胎妊娠注意事项

由于双胞胎妊娠存在一定的危险性，因此当确定为双胞胎后,应该特别注意以下事项:

⑴营养的摄取

在目前的社会环境中，怀孕时营养补充多半不是不足，而是不均衡。怀双胞胎时孕妈妈应加强营养的均衡摄取。

❶ 热量：每天应比单胞胎怀孕再增加摄入1255千焦耳。

❷ 铁：每天补充60~100毫克。

❸ 叶酸：每天补充1毫克。

❹ 蛋白质、矿物质（尤其是钙）、维生素的摄取：都应增加摄入。

⑵注意早产现象

多量血压，必要时增加产检的次数。

⑶胎儿评估

双胞胎孕妈妈本身应密切注意胎动，目前通用的超声波检查只有在20周时进行一次，这对双胞胎妊娠是不够的。

双胞胎易发生胎儿输血综合征，指的是一个胎儿的血液会通过胎盘血管流向另一胎儿，造成两个胎儿的大小差异越来越大，若未及时介入处置（如血管烧灼或及早生产），则会造成胎死腹中。

⑷生产方式的选择

在面临生产方式的选择时，首先要确定胎位，同时考虑胎次，以及两个胎儿的大小。

❶ 如果第一个胎儿（靠近子宫颈口）的胎位正常，第二个胎儿体重并没有比第一个胎儿大很多，就可以选择自然生产。

❷ 如果第一个胎儿胎位不正，多半就采取剖宫产。

❸ 双胞胎生产方式的选择，牵涉的因素很多，包括医院设备、医生接生的经验、胎儿大小、胎位、胎次及孕妇的个别状况等，在临近生产前，孕妇应就整体状况与您的接生医生讨论，才能选择出最适合您的生产方式。

总体来说，双胞胎孕妈妈从怀孕初期就应该注意营养的补充，随时注意是否有早产现象，胎动是否正常，根据每次产检的结果加强孕期保健，选择合适的生产方式。虽然说双胞胎妊娠属于高危妊娠，但如果能因此多用心留意，那么也可以让母亲及胎儿都得到最好的结果。

（十）巨婴宝宝怎么生

1 巨婴的定义

医学上对巨婴的定义并不是很一致，一般认为出生体重超过4000克的婴儿就可以称为巨婴，但也有一些机构组织存在不同的标准，例如美国妇产科学院就定在4500克以上。Boulet等人提出一个分级系统：第一级为胎儿体重为4000~4499克，第二级为4500~4999克，第三级为超过5000克。

根据吉尼斯世界纪录的记载，世界上体重最重的新生儿是1955年在意大利出生的一名婴儿，当时他的体重是12240克。

2 胎儿为何会长成巨婴

可能形成巨婴的危险因子包括以下内容：

⑴孕妈妈患有糖尿病

这是因为母体血糖过高，导致胎儿血糖同时过高，刺激胎儿胰岛素分泌过多，从而加速胎儿成长。

⑵爸妈都长得很高壮

肥胖的孕妈妈容易生下巨婴，尤其怀孕前体重指数(BMI)超过30者［注：BMI=体重（千克）÷身高^2（平方米）］。

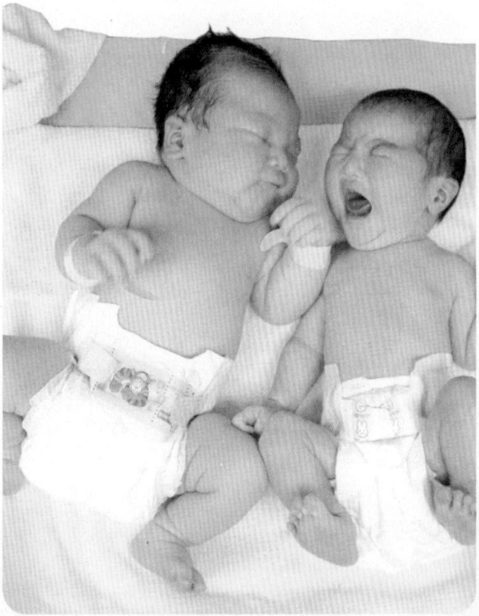

(3)种族因子

西班牙裔的孕妇容易生巨婴。

(4)先天遗传因素

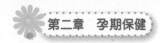

先天遗传因素包括 Weaver、Sotos 和 Beckwith-Wiedemann 综合征。

(5)其他因素

怀孕期体重增加过多、怀男宝宝、过期生产、高龄产妇、前胎生过 4000 克以上的婴儿、多胎次等都可能形成巨婴。

3 如何诊断巨婴

要诊断胎儿是否为巨婴是很困难的，目前依然没有很好的方法在产前正确地预测出胎儿的体重，一定要等出生后称了体重才知道是不是巨婴。临床上主要有以下三种评估的方法：

(1)孕妈妈的评估

生过巨婴的妈妈，下一胎怀巨婴的危险性增加。

(2)临床的评估

孕妈妈肚子触诊和测量宫底高度。

(3)超声波的测量

通过超声波检查可以估计胎儿体重，但并非完全准确，当胎儿体重约为 4000 克时，超声波的误差可以高达 15%~20%。测量胎儿腹围是一个很好的方式，根据研究，生产前两周内若胎儿腹围大于 35 厘米，则可预测有 93% 的可能是体重超过 4000 克的巨婴。其他超声波测量方法包括测量胎儿软组织、脸颊厚度等。

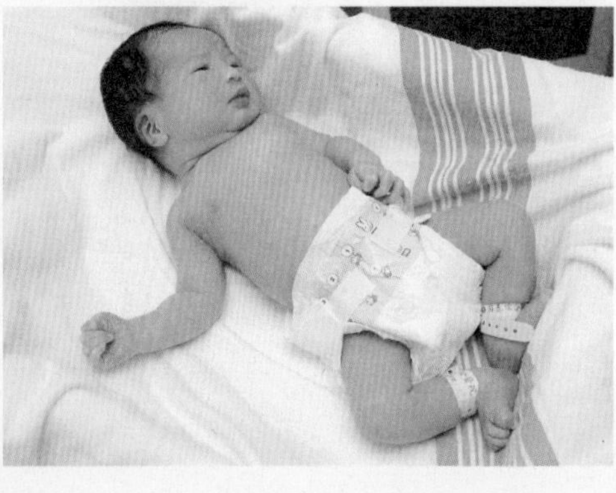

4 巨婴对孕妈咪的不良影响

每当某位产妇产下了巨婴时，往往都是媒体医疗新闻的焦点，也会让不少人羡慕，认为能生个胖娃娃真是好福气。您是否也认为新生儿出生时体重越重，就代表宝宝发育得越好、越健康、越值得称许呢？事实上，绝非如此。巨婴对孕妈咪存在以下不良影响：

(1)怀巨婴的难产几率较高

怀有巨婴的孕妈咪在生产时胎儿受产道的挤压在所难免，肩位难产更是挥之不去的梦魇。专家指出，胎儿体重过重容易造成生产的伤害(占 3%~7%)，包括肩位难产(9.2%~24%)、臂神经丛损伤(1%~4%)、死亡(0.4%)等。

妊娠期糖尿病孕妈妈生下的巨婴易患低血糖、血小板过多、电解质不正常、黄疸、高胆红素血症、呼吸窘迫综合征等。一般要尽快经口喂食，而且必须频繁监控巨婴的血糖值。若经口喂食后血糖值仍然偏低，则应立刻注射葡萄糖点滴。

(2)怀巨婴生产时创伤多

怀巨婴的孕妈妈会因产程延迟而遭受更多的痛苦，同时增加产道的挤压创伤，使剖宫产的可能性增加，产后还可能因子宫肌肉收缩无力而导致产妇大出血。

⑶巨婴怎么生

巨婴怎么生才好？若胎儿过大，则会增加生产过程的困难度、伤害与危险性，剖宫生产的机会也增高。有人建议糖尿病孕妇所怀胎儿体重估计超过4000克或4250克时，非糖尿病孕妇所怀胎儿体重估计超过4500克时，就应采取剖宫生产。

由于超音波无法精准计算胎儿体重，因此多数的医生都会让孕妈妈试行阴道生产，不过肩难产、臂神经丛受伤的可能性就会在生产过程中出现。

提早引产巨婴并不能改善结果，而且有增加剖宫产的可能性。产科医生应熟悉处理肩难产的各种方法，除非必要，否则不要使用器械性阴道生产（例如产钳、真空吸引），宁可改用剖宫生产。

5 如何预防巨婴

⑴孕妈妈必须按时进行孕检

为预防生出巨婴，孕妈咪应通过超声波检查持续追踪胎儿体重。在怀孕24~28周时做妊娠糖尿病筛检，确定患有妊娠期糖尿病的孕妈妈，建议先进行饮食控制，同时进行规律运动。

营养师会提供正确的饮食控制方式，在不影响胎儿生长的情况下，指导孕妈妈控制热量的摄取，尤其淀粉类和甜食的摄取比例必须降低，如果血糖控制不好，就需住院接受胰岛素注射。

⑵要合理控制体重

整个怀孕过程体重增加以12~13千克为宜（依怀孕前胖瘦不同，胖者增加7千克，瘦者增加18千克都算合理），且20周前以增加1~3千克为限，28周后再以每星期0.4千克的幅度增加。

产科医生会提醒准妈妈，新生儿的体重比赛是没有意义的，只要是在正常体重范围内就可以了。换言之，较胖的宝宝不见得一路领先，较瘦的宝宝也不见得一路落后，而且体重和智商也并非正相关。巨婴的发生率并不高，4000克以上的发生率为5.3%，4500克以上的发生率为0.4%，但随之而来的产科伤害与危险性却很高，因此控制胎儿体重是孕妈妈与医生共同的责任。

孕妈妈一定要摄取均衡的营养，将体重控制在合理范围，戒除不良生活习惯，做好产前检查，避免生下巨婴或低体重婴儿。

（十一）胎位不正别慌张

1 什么是胎位不正

胎位是指胎儿在母体子宫最接近子宫颈的部位。在怀孕初期，因为羊水很多，胎儿在子宫内动来动去，姿势和位置都会改变，此时并没有固定胎位。

怀孕约7个月时，子宫渐渐成为长椭圆形，这时候胎儿的位置才慢慢固定下来，通常胎头较重，朝下接近子宫颈的位置，脚部向上，处于活动空间较大的子宫底部，这种头下脚上的姿势是头先露的正常胎位。胎位既是最接近子宫颈的部位，也是胎儿出生时最先露出的部位。

除了头骨先露的头位是正常的胎位以外，其他如先露部是胎儿的臀部、肩膀或手的横位以及颜面位和额位，都属于胎位不正的情形。

根据统计，正常的头胎位约占 95.7%，臀位约占 3.5%，横位约占 0.4%，颜面位和额位各约占 0.2%。

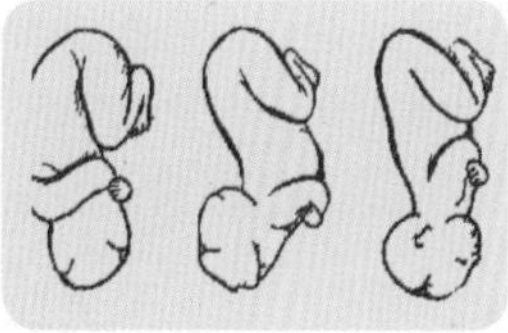
头位、颜面位和额位

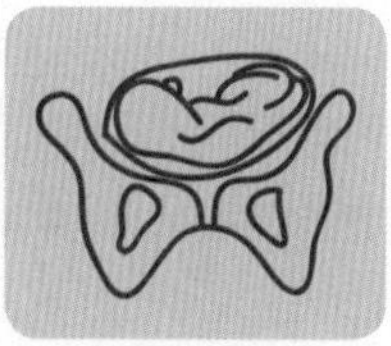
横位

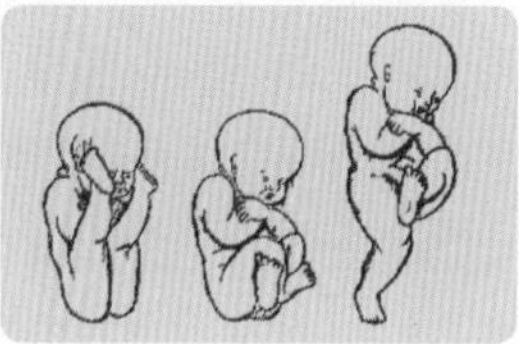
直腿臀位、弯腿臀位和单脚臀位

2 胎位不正的原因

胎位不正的原因，除了可能是孕妈妈骨盆腔太小、胎头无法进入以外，胎盘着床太低或脐带太短也可能让胎头不易下降。有些生过孩子的经产妇腹肌松弛，到了 9 个月时，胎位都可能还无法固定下来。此外，如果孕妈妈患有子宫肌瘤、子宫肌腺瘤、子宫畸形等情况，胎位不正的几率就会增加。

3 胎位不正的危险

在胎位不正的情况下，产妇生产时依不同的胎位情况，就可能产生以下几种不同的并发症：

⑴头位

若存在枕骨横位或枕骨后位的情形，胎儿的头部则可能无法顺利通过骨盆，因此胎儿可能面临拉伤或窒息死亡的危险，母亲则可能发生产道裂伤及产程延长的情形。

⑵臀位

自然生产时，臀位可能导致胎儿肩膀娩出后，胎头仍然卡在阴道内，从而引发胎儿脑内损伤、缺氧，甚至窒息而亡，还要慎防产前脐带脱垂的情形。

⑶横位

如果胎儿处于横位，自然生产时就要谨防产前脐带脱垂的情形。

⑷颜面位和额位

如果胎儿处于颜面位或额位，生产过程就会较长，因此产道受伤、难产和胎儿窘迫的危险性也较大。

4 胎位不正的检查方法

在怀孕 20 周左右，孕妈妈可以做一次超声波检查，这个检查的目的主要是观察胎儿的器官是否发育正常，同时也可以了解胎位的情形。通常在此时期，约有 1/3 的孕妈妈会出现胎位不正的情形，而大多数孕妈妈在得知胎位不正后，都会担心是否引发危险和难产。

事实上，即使在此时存在胎位不正的情形，也不必过度惊慌。根据医学上的统计，当怀孕 8 个月时，胎儿头部较重，会呈头下脚上的姿势，此时胎儿不正的比例已下降到 10%，等到足月生产时，胎儿不正的比例仅有 5% 左右。

在怀孕后期，检查胎位主要靠腹部触诊，通常胎头较为圆且硬，当子宫松软时，通过腹部检查可以得知胎儿头部、臀部、背部和胎儿手脚的位置。但有时由于臀部较硬，也可能误诊，因此可以通过超声波检查来了解胎儿靠近子宫颈口的部位。此时如果存在胎位不正的情形，医生就应先提出建议和看法，和孕妈妈商量如何处理。

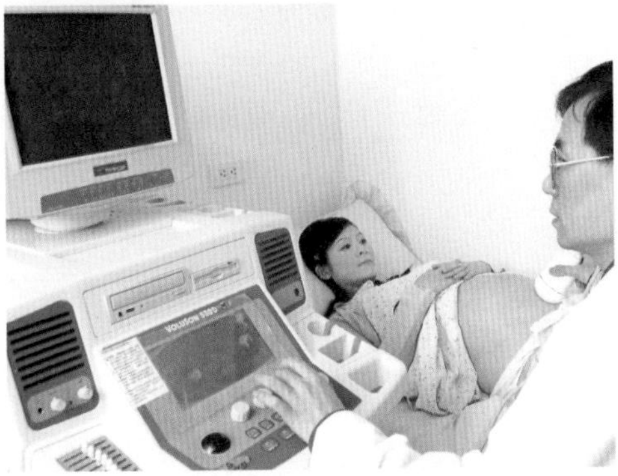

⑷颜面位

颜面位大多是在生产前子宫颈口开了 2~3 厘米时通过内诊才被察觉，胎儿头部向上仰起，枕骨贴靠近背部。对经产妇而言，即使是颜面位，只要产程进展顺利，也可能自然生产，但若产程拖得过久，则要进行剖宫产。

⑸额位

额位也是在生产前子宫颈口开了 2~3 厘米时通过内诊才被察觉，头部部分向上仰起，枕骨前端的额部成了先露部。额位一定要转成颜面位或头位才能自然生产，如果子宫颈口开全 1 小时仍持续停留在额位姿势没有改变，就应当立即进行剖宫产。

5 胎位不正时如何分娩

胎位不正的孕妈妈最关心的是要怎么生产才安全。

⑴臀位

在胎位不正的情况中，臀位占 80% 以上，如果产妇的胎儿大小正常，且前胎曾经自然生产，就可以考虑自然生产。但若是第一次生产，则要考虑在怀孕 38 周时剖宫产。

⑵横位

如果接近子宫颈口的先露部是肩膀或手，接近产期时一有阵痛，就应当立即到医院检查。横位的情形是不可能自然产的，一定要剖宫产才安全。

⑶头位

若存在枕骨横位或枕骨后位的情形，则可以等到生产前子宫颈开全、胎头下降时，再由医生将胎头转成正常的枕骨前位，使其顺利自然生产。

6 如何让胎位转正

⑴胸膝卧位

在怀孕 7 个月时，可以通过胸膝卧位的姿势来让胎位转正，但这种姿势对孕妈妈来说其实不太舒服，加上在这个时期胎位不正的比例约达 1/4，因此到了怀孕 32 周时，如果仍然有胎位不正的情形，再来做胸膝卧位的姿势矫正也不迟。

不过对于这种方法，也有许多医生持保留态度。一是大腹便便的孕妈妈做起来很不舒服，二是效果并不显著，虽然可以胎位转正，但脐带却绕到颈部，从而导致早产或并发症的情形，实在是得不偿失。

胸膝卧位的做法是：首先产妇双膝跪在软垫上，脸和肩膀贴在垫上，胸部渐渐向膝部靠近，然后将臀部抬高，起初先维持这样的姿势约 2 分钟，待习惯后逐渐增加到 10 分钟。

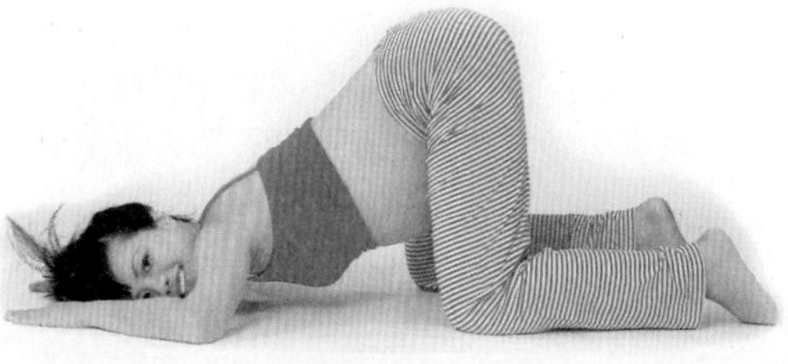

胸膝卧位

(2)胎位外转术

在某些臀位或横位的情况下，如果孕妈妈子宫未曾动过手术，有人就会考虑于第一胎怀孕 32 周、第二胎怀孕 34 周时施行胎位外转术，不过这种手术也可能引起胎盘早期剥离、脐带绕颈、子宫收缩或破裂的危险，除非孕妈妈坚持，否则并不建议这样做。

7 妇产科医生对胎位不正的建议

胎位不正的胎儿死亡率比正常头胎位胎儿高出一倍以上，但只要孕妈妈定期产检，和自己的妇产科医生密切配合良好，还是可以平安顺利生产的。

首先，若是在怀孕 26 周前发现胎位不正的情形，先别太紧张，要留意是否有其他因胎儿、子宫和胎盘的问题而造成胎位不正的情形，如果一切都正常，就可以安心静待胎儿自然转正。

在怀孕 7~8 个月时，可以考虑通过膝胸卧位的姿势来让胎位转正，但若不舒服也无需勉强。

32 周起，每两星期检查一次胎位是否转正。到了 36 周，如果胎位依然不正，就应和医生讨论，在考虑母亲和胎儿安全的前提下选择最适合的生产方式。

只要事前做好详细的检查及评估，即使胎位不正，也可通过自然产、产钳辅助生产或剖宫产等方式顺利产下健康的宝宝。

（十二）忧郁孕妈咪心理咨询课

1 密切关注产前忧郁症

产前忧郁症分为两种情形，一种是在怀孕后才表现出忧郁；另一种是在怀孕前就有忧郁症病史，怀孕后又复发。产前一直到生产这段时间的忧郁表现几率较少，除非因为某些生理因素造成，例如已知胎儿有问题，或怀孕期间很不顺利（例如罹患妊娠期高血压疾病或妊娠期糖尿病等）；若是心理因素，例如意外怀孕或未婚怀孕、欠缺另一半支持的孕妈妈，出现产前忧郁症的机会就比较大。

对于怀孕前就患有忧郁症的孕妈妈，最好在怀孕前和医生讨论，先暂停用药，观察一段时间，若未发作则无大碍。万一 1~2 个月后忧郁症又复发，偏偏在此时已怀孕，就要密切观察病情的起伏变化。

2 产前忧郁症的表现

(1)情绪低落

孕产妇对迎接新生命的来临应该是高兴、喜悦的，如果常莫名流泪，表现很沮丧，就要特别留意。

(2)吃睡状况不佳

除非严重害喜，否则孕妈妈都会为胎儿的健康而努力进食。如果孕妈妈不仅食欲变差，而且对其他事物也缺乏兴趣，如不想参加妈妈教室、提不起劲练习拉梅兹呼吸法等，睡不着，睡眠质量差，就可能是忧郁症作祟。

(3)非典型忧郁表现

有少数非典型忧郁表现很容易被忽略，这类患者无论饭量还是睡眠时间都明显增加，感觉不到即将当妈妈的喜悦，对任何事物都提不起劲头，只好以吃来抒发情绪，或觉得无聊只好睡觉。要当心，这也是产前忧郁症的表现。

3 产前忧郁症的病因

产前忧郁症的表现比较多样化，可能由于其他妊娠疾病而引起，也可能因焦虑导致。焦虑是产前忧郁症的主要原因，孕妈妈常担心生产不顺利，可能会大出血，这种负面念头若一直存在，且是不由自主的，则可能和本身的人格特质有关。这类孕妈妈原本就比较敏感，缺乏自信，总是在意别人对她的看法。若怀孕前就有忧郁性格，甚至年轻时就受忧郁症困扰，怀孕后则会加重忧郁程度。

通常怀第一胎的忧郁机会比第二胎高，多与初产妇缺乏经验、容易焦虑有关。不过，初产妇因焦虑而求助医生的意愿却较经产妇高，经产妇可能会认为生产后就能改善，事实上产前忧郁症状会一直持续到产后。根据统计，产前有忧郁症，得产后忧郁症的机会比一般产妇多出五成。

4 产前忧郁的危害

(1)产前忧郁会影响顺产

产前忧郁症会影响生产过程，如果孕妇一直处于情绪起伏或焦虑状态，就可能造成早期宫缩，从而导致早产。此外，孕妇食欲差、睡不好会影响生理状态，进一步会影响胎儿的成长。如果一直未做处置，除了容易发生早产外，宝宝出生后体重容易偏低，发展可能较为迟缓，甚至有心智发展滞后的问题。因此，建议有忧郁症的女性在怀孕前就做好准备，即使不吃药，也必须定期回诊。

如果到了怀孕后期，忧郁症仍未控制好，产妇无法用心分娩，就可能影响生产的过程，所以必要时应采取剖宫生产。

(2)产前忧郁会影响孩子心智发展

产前忧郁症是否会影响孩子将来的个性？孩子个性的发展与父母原本个性的关系很大，忧郁症主要影响孩子的心智发展，例如孩子缺乏安全感、容易有分离或陌生焦虑，也可能影响到智能表现，如学习意愿偏低。也有研究指出，产前忧郁症妈妈生下的孩子多动，注意力较难集中。

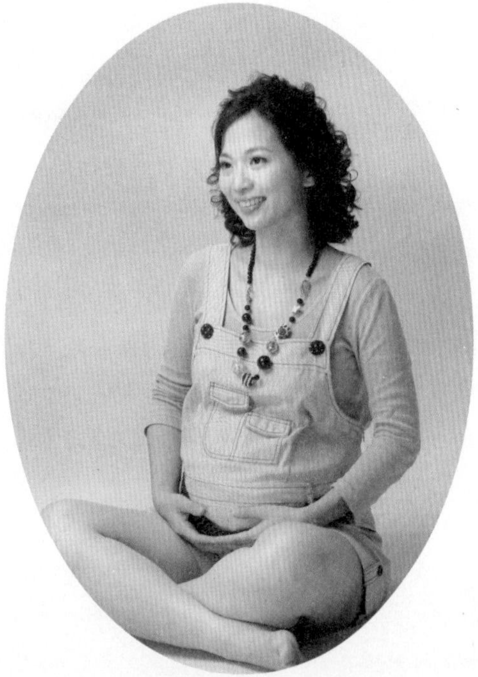

5 如何预防与治疗产前忧郁症

⑴解决生理和心理问题

尽可能避免在怀孕前 3 个月服用忧郁症药物，因为此阶段胎儿神经正在发育，受药物影响的机会较大，除非孕妈妈症状严重到有自杀倾向，才会考虑由药物控制，否则治疗手段多以心理治疗、家族治疗或住院为主，进行缓和医疗处理。怀孕第 4 个月进入安全的阶段后，才可以使用药物。

治疗产前忧郁症时，应该先去除生理因素，例如由妇产科医生设法治疗疾病；若属心理问题，则先找出原因，观察是否属于人格特质或周围缺少支持系统，必要时医生会邀请准爸爸或主要照顾者安排家族会谈，以利于治疗。

⑵提高孕妈妈进食意愿

孕妈妈因产前忧郁造成食欲不振时，家人应多给予鼓励，告诉孕妈妈“一人吃不见得可以两人补，但是一人不吃绝对是两人都不补”，并设法排除孕妈妈烦闷、困扰的情境因素，使其转移注意力，将焦点放在她自己可掌控的部分，例如谈谈对孩子的计划与期待，或自己的兴趣、爱好等。如果仍无起色，就可能要采取半强迫手段，以医生的权威，用命令的口吻对患者做出要求，并请家属监督。临床也曾有厌食倾向的孕妈妈，在许多方法都无法奏效时，为了孕妈妈和胎儿着想，最后只能以强迫灌食或打针方式给予必要的营养补充。

孕期因忧郁症影响食欲时，建议除了补充孕妈妈专用维生素和矿物质制剂外，最重要的还是提高孕妈妈进食的意愿。

⑶家人可从孕妈妈最喜爱的食物着手

家人可选择密度高、热量高的食物，烹调成混合型食物。

家人可为孕妈妈选择营养价值高的食物，包括肉、鱼、蛋、奶类等食物，面食可适当减少。由于孕妈妈胃口不同于一般人，所以没有特定哪一些食物或药膳对提高食欲会有帮助，只能循序渐进地给予协助。其实除非症状特别严重，一般孕妈妈都会为胎儿着想而进食。如果严重到需要住院治疗，通常也会伴随其他症状（如低血糖），此时仍以经口喂食设法给予食物补充，实在没办法时，才会采取鼻胃管灌食。

⑷准爸爸应多分忧解劳

在治疗过程中，另一半扮演的角色相当重要，除非忧郁是因准爸爸引起，否则准爸爸应该多做些分忧解劳的工作，多花些心思协助太太，或倾听太太的心声。有一些准爸爸总抱怨自己比太太忧郁，其实孕妈妈激素改变造成的忧郁绝对是男人无法想像的。

准爸爸的陪伴当然很重要，不过因为某些原因无法陪伴时，孕妈妈应将期待做些修正，找一个替代角色，或参与活动，勿将所有期待全放在准爸爸身上。

属于怀孕前存在的忧郁症应该在计划怀孕时进行处理，包括药物调整或尝试停药，但要定期回诊。对于怀孕后产生的忧郁症，应该尽量减少孕妈妈的压力，改变负面的想法和错误的期待，或加强抗压能力，同时提醒孕妈妈“你已经尽力了”，尽可能降低其敏感度，转移其注意力，以降低忧郁症对妈妈和胎儿的影响。

三、孕期营养

（一）孕期营养饮食原则

1 孕妈咪孕期饮食原则

从不到 0.001 毫克重的受精卵发育成约 3500 克重的胎儿，孕期十个月胎儿所需要的营养全部来自孕妇。因此，孕妇要保证均衡饮食，以保证胎儿的适宜体重，食物品种要多样化，尽可能食用天然食品，少食高盐、高糖及刺激性食物，特别是一些高糖水果也不要多吃，进食量最好不要增加太多，可以多吃些副食品。

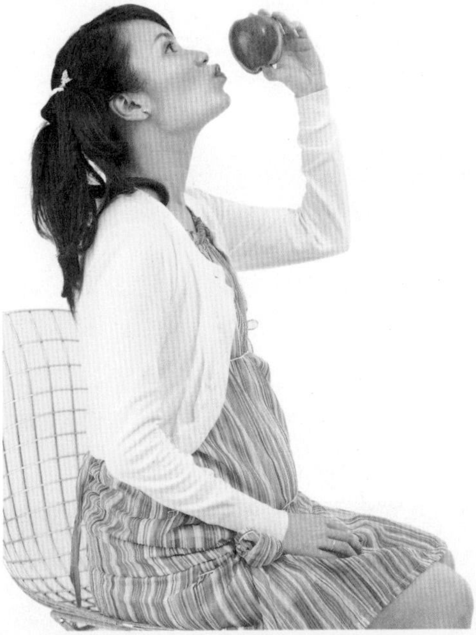

孕妇营养应丰富全面，摄取的食物应包括以下几类：

★多吃蛋白质含量丰富的食品，如瘦肉、肝脏、鸡肉、鱼肉、虾、奶、蛋、大豆及豆制品等，蛋白质的每日摄入量应保证 80~100 克。

★保证摄入充足的碳水化合物，这类食品包括五谷、土豆、白薯、玉米等。

★保证摄入适量的脂肪，植物性脂肪更适应孕妇食用，如豆油、菜油、花生油和橄榄油等。

★适量增加矿物质的摄取，如钙、铁、锌、铜、锰、镁等，其中钙和铁非常重要。富含钙质的食物包括牛奶、蛋黄、大豆和蔬菜等。

★补充维生素，多吃蔬菜和水果。最好食用新鲜的蔬菜，干菜、腌菜和煮得过烂的蔬菜，维生素大多已被破坏。

★尽量少食刺激性食物，如辣椒、浓茶、咖啡等，不宜多吃过咸、过甜及过于油腻的食物，绝对禁止饮酒吸烟。

★少食多餐，以免胃太空或太饱。孕妇不必拘泥于一日三餐的固定模式，有胃口时就吃。

2 孕妈咪孕期营养要全面

⑴蔬菜水果类

富含维生素 A、C 的深绿色蔬菜、水果，可帮助调节人体生理功能。蔬菜中的纤维质可以促进肠胃蠕动，帮助排便，预防或改善孕期便秘。因此，在怀孕初期，孕妈咪蔬菜的摄取量每日宜增加到三份（约等于三小碟），水果增加到两份（一份约拳头般大小或一小饭碗的量）。

⑵五谷根茎类

淀粉类食物，如米饭、面食等，其作用是维持身体基本功能运作以及产生热量。孕期一天宜摄取 3~4 份，其中一份相当于两碗稀粥、一碗干饭、一碗面条或 5 片苏打饼干的量。

⑶奶类

孕妇每天牛奶最佳摄取量为两杯。牛奶中含有的钙质及蛋白质皆有助于胎儿发育，孕妈咪可以交替食用牛奶、酸奶、奶酪等乳制品，保证饮食多样化。

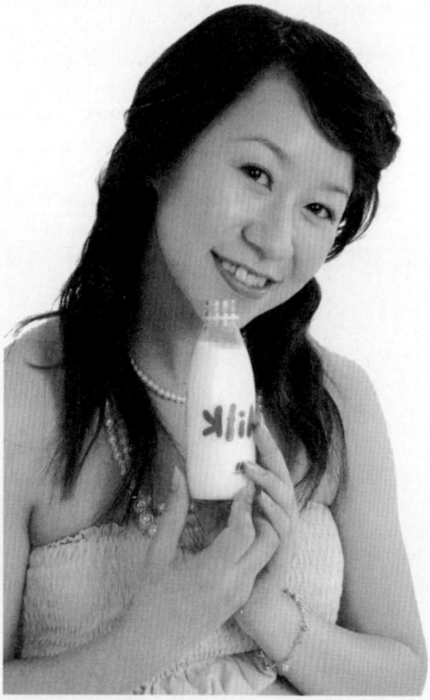

⑷鱼、肉、蛋、豆类

怀孕初期，建议孕妇每天肉、鱼、蛋、豆类食物摄取量增加至 4 份。以重约 30 克的肉类为一份的量计算，一个鸡蛋、一块豆腐，也相当于一份的量。在怀孕中后期，孕妈咪每天要多摄取 300 千卡热量，也就是相当于多吃一份肉、鱼、蛋、豆类食物。另外，牛奶除了能提供丰富的蛋白质和维生素 B_2 外，还可提供丰富的钙质，有助于胎儿骨骼的成长。孕妈咪若是不喜欢或不能喝牛奶，则可以用海鲜替代，如小鱼干、蛤蜊、牡蛎等，并请教医生。

⑸油脂类

在油脂类的摄取方面，孕妇每日的建议摄取量为约 3 汤匙（40 毫升）。烹煮时，应以市面上一般卖的纯植物油为主，不建议多吃动物性油脂，以免胆固醇过高，增加心血管负担。

⑹复合维生素

可以在市面上购买到孕妇专用的复合维生素。但是，复合维生素只能当做正餐以外的营养补给品，绝对不可代替正常饮食。

3 孕妈咪孕期如何正确补充营养素

孕期如何正确补充营养素，需要注意以下几点：

★不需要进食更多的主食，而应当增加副食品的种类和数量，尤其要注意摄入足够的蛋白质和钙质。

★饮食结构搭配要多样化，避免偏食，以求全面摄入营养素。要做到因人、因时、因地合理安排膳食。

★如果孕妈咪常吃精加工类粮食，如大米、白面等，就应当多补充 B 族维生素，适当添加杂粮和粗粮。

★夏天蔬菜供应充足，可多吃些新鲜蔬菜；秋季水果多时，可多吃些新鲜水果。

★地处缺碘内陆地区的孕妈妈，要补充一些含碘多的海产品。

★平时不习惯吃肉、蛋、乳类等高蛋白质食物的孕妈咪，在怀孕期间可多吃些豆类和豆制品，以补充蛋白质的不足。

★身材高大、劳动量和活动量大的女性，以及平时进食量过少的女性，在孕期应适当多吃，补充足够营养。

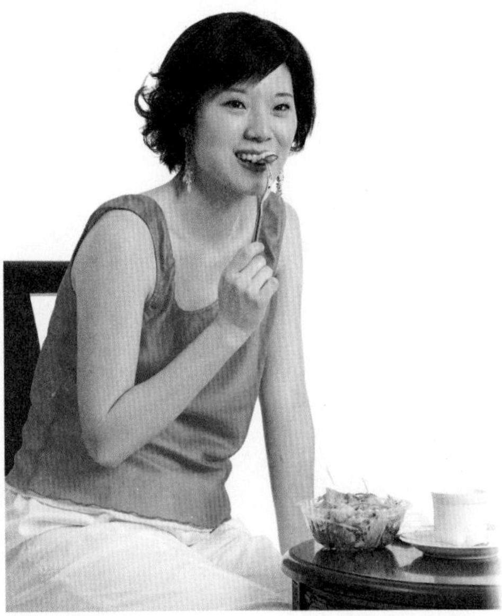

专家提示

孕期营养摄取应重质不重量

怀孕早期（1~3 个月），孕妈咪体重增加以 1~2 千克为宜。怀孕中期（4~7 个月），体重增加的范围为 4~5 千克。怀孕晚期（8~10 个月），是母体血液量增加最快的阶段，也是胎儿成长最快的时候，孕妈妈的体重需要再增加 4~5 千克。

建议有怀孕计划的女性，可以在怀孕之前三个月针对体质所需，开始进行饮食调整。孕妈妈每天最好能均衡摄取六大类营养素（蛋白质、脂肪、糖类、维生素、矿物质和水），保证食物品种多样化，才能摄取足够的营养素。

总之，孕期调理饮食应把握中庸之道，尽量避免暴饮暴食。例如知道某种食物对胎儿发育有帮助，就拼命多吃，如此一来，反而会造成孕妈妈的健康负担。

4 孕妈咪要吃得有营养而不发胖

在孕期 280 天当中，怎么吃才能让孕妈妈和胎儿都能营养均衡、更健康呢?

⑴做好孕期体重管理

现代人的营养状况较以前改善许多，也比较注重孕期照顾，孕妈咪的体重就会扶摇直上，再加上许多女性平时为了保持好身材而经常节食，怀孕之后，如同解禁一般暴饮暴食，最后体重增加 20 千克以上，是很普遍的现象。

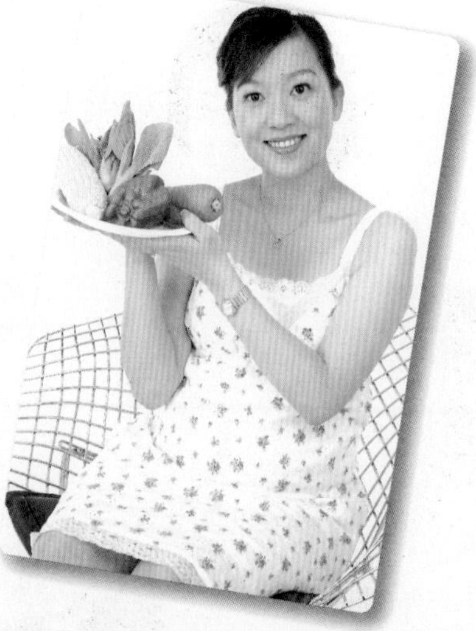

因此，保持合理的体重增长，做好孕期体重管理，对孕妈妈和胎儿来说，都是一件很重要的事。

(2)孕期体重应增加多少

胎儿的营养供给主要来自母亲，孕妈妈为了适应哺乳及妊娠生理变化，孕期需增加体重 10~12 千克。

一般来说，理想的孕期增重范围是：怀孕第 1~3 个月增重 2 千克，第 4~7 个月增加 4~5 千克，第 8~10 个月增加 4~5 千克，总共增重 10~12 千克。对于担心产后瘦身不容易的妈妈，应将体重尽量控制在理想增重范围内，将来进行产后塑身时，也不至于太辛苦。

需要控制体重的孕妈妈，每日热量摄取以不低于 1000 千卡较为恰当，建议以均衡营养的方式进行，并且密切配合医生定期做产检，随时注意胎儿的生长情况。

孕期增重的原则是，妈妈的体重不要增加太多，而胎儿能正常生长。最好能与妇产科医生和营养师讨论，根据孕妇本身的健康状态，和妇产科医生、营养师共同拟出一套最适合自己的体重管理计划。

(3)孕期如何吃得健康不发胖

体重是判断母体健康状况、影响胎儿生长发育及怀孕结果的重要参考指标，虽说孕期实在很不容易精确控制体重增加，但是，如果母体过胖，那么不仅会使生产难度增加，而且会增加产后减重的负担。上班族孕妈妈通常容易摄取过多高热量的食物，最好能选择现煮的面食或饭食。吃自助餐的时候，夹上层的菜也能沥掉多余的油脂。

孕期吃太多高热量、高油脂的食物，加上缺乏运动，是孕妈妈肥胖的主要原因。因此，吃得热量适中、营养充足，加上足够的运动量，才能给予宝宝完整的营养，同时避免自己产后塑身太辛苦。

5 过瘦孕妈咪如何补充营养

(1)三餐不可少，中间要加2~3次点心

过瘦孕妈咪应保证三餐营养均衡，食物品种及颜色多样化，如高丽菜，可加胡萝卜、菇类和黑木耳一起炒，比单炒更有营养。三餐之间要加 2~3 次点心，点心要选择高蛋白及高营养素的食物，如酸奶、三明治、卤蛋、豆浆、馄饨、水果等。

(2)营养素浓缩

过瘦孕妈咪在日常饮食中可将营养素浓缩，例如原本两片面包的早餐，再夹 1 片吉士，或抹上花生酱，再加 1 杯牛奶；蒸蛋的材料用牛奶代替水；生菜色拉中加入肉或蛋，还可以加入坚果。

(3)用水果或果汁代替甜饮料

孕妈咪可以用水果或果汁来代替甜饮料，可增加维生素 C 或 β－胡萝卜素等抗氧化剂的吸收。

⑷适度的运动

过瘦孕妈咪可适度进行不会撞击到腹部的运动，如走路、游泳等，适度运动可以增加食量。

⑸适量摄入优质的油脂

适量的油脂可以增加食物的美味及香味，刺激食欲，增加热量。

⑹用浓汤代替清汤或白开水

在熬排骨汤、鱼骨汤或鸡汤时，过瘦孕妈咪可以用浓汤代替清汤或白开水，这样可以增加热量及营养素的摄取。

⑺少骨、少刺、多肉

过瘦孕妈咪可以用少骨、少刺、多肉的食物代替多骨费时的食物，例如用鸡腿肉块代替鸡翅、鸡脚等。

⑻生活作息的调整与饮食的搭配

夜间活动者不易买到适合的食物，只好吃饼干等零食（低营养素）来果腹，这是营养摄取的一大禁忌。过瘦孕妈咪应坚持正常作息，白天取食容易，种类也多，易达到均衡饮食的目标。

⑼戒掉会影响胎儿发育的习惯

影响胎儿发育的习惯包括抽烟、喝酒、喝咖啡等。

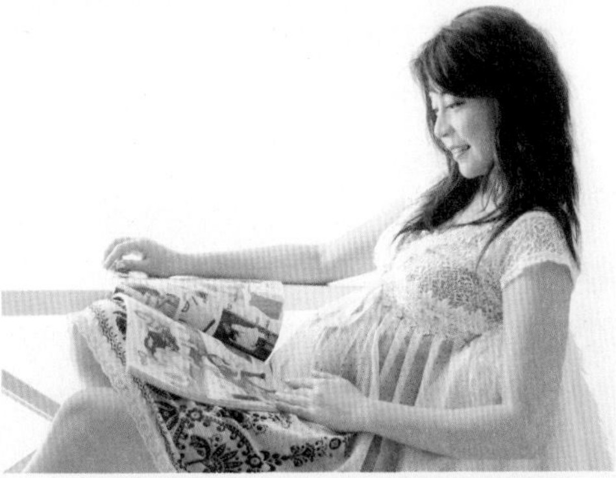

⑽减轻压力

神经质体质或压力超过负荷，常是孕期体重增加较少的原因，应将压力降到最低，有助于增加体重。

⑾先吃固体食物再喝汤

过瘦孕妈咪可先吃固体食物再喝汤，以免喝了汤之后就吃不下其他食物了。

⑿布置舒适愉快的用餐环境

愉悦的心情可提升食欲，并且促进营养吸收。

6 素食孕妈咪饮食原则

从流行病学角度来看，由于素食的关系，素食者罹患心血管疾病、2 型糖尿病、乳癌、直肠癌、胆囊疾病的几率比一般肉食者低很多。根据食物的分类，素食可分为蛋奶素（吃植物来源食物、蛋及奶制品）、蛋素（吃植物来源物质及蛋）、奶素（吃植物来源食物及奶制品）、全素（只吃植物来源食物）、去红肉素（吃植物来源食物、蛋、奶制品、鸡、鱼等，唯独不吃红肉动物食物）等。由于素食者在饮食上的限制，容易导致营养不均衡。

⑴素食的优点

素食者由于不吃肉，因此摄取的胆固醇及饱和脂肪酸较肉食者少，可降低心血管疾病及高血压的发病率。

素食者一般都进食大量蔬菜，摄取较多钾、抗氧化营养素、维生素、植物醇、植物性化合物、纤维质等，同时摄取较少热量，可降低癌症发病率。

素食者多采取健康的生活方式，较少抽烟、喝酒，经常运动，可降低代谢疾病的发病率。

(2)素食的缺点

全素食者如果没有摄取大量且足够的蔬果、谷类、豆类，就容易造成营养不良或营养失衡。

蛋奶素食者虽营养佳，但若选用大量全脂奶制品或大量油脂及高热量食物，如棕榈油、氢化油、椰子油等油炸食品，则仍易罹患心血管疾病。

蛋素食者由于不喝牛奶，钙质及维生素D可能摄入不足，需通过其他食物及晒太阳来获取。

素食者由于不吃肉，仅从植物性食物中摄入铁质，这样吸收率较低，因此饮食中必须搭配大量维生素C，以提高铁质吸收率。

长期吃全素会导致维生素B_{12}缺乏症，容易引起贫血；而维生素B_{12}存在于动物性肉类、鸡蛋及乳制品中，所以蛋奶素食者不太容易缺乏维生素B_{12}。

(3)注重蛋白质食物的搭配与摄入量

素食孕妈咪应特别注意餐点中各式蛋白质的搭配。一般来说，动物性食物富含人体必需氨基酸，被人体摄入后，很容易被身体吸收利用，故称为高生理价值的蛋白质。而植物性食物，如黄豆制品、毛豆、五谷根茎类、蔬菜等，含有较少人体必需氨基酸，所以被人体摄入后，较不容易被身体吸收利用，故称低生理价值的蛋白质。

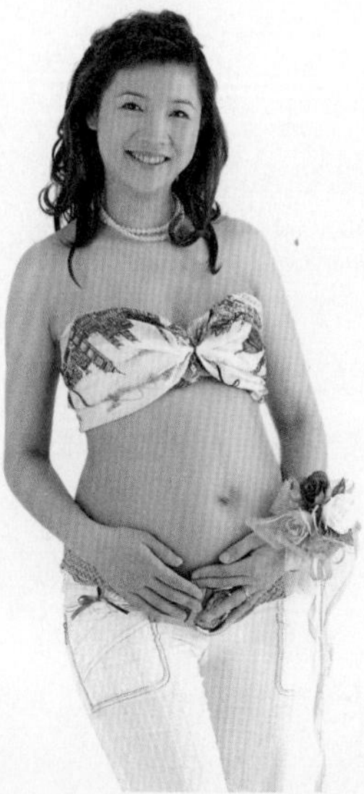

如果将不同食物中的氨基酸用取长补短的方式组合，就可提高蛋白质吸收率，如荚豆类富含离氨酸，含较少硫氨酸；五谷类、玉米、坚果类及种子富含硫氨酸，含较少离氨酸；此时搭配豆子炒三丁（青豆仁、玉米粒、胡萝卜），就可提高蛋白质吸收率。另外像四季豆切丁炒饭、吐司涂花生酱、米饭配豆腐等，都是很好的组合。

依照孕期健康建议，怀孕中期每日需增加摄取20克蛋白质，要想达到这个量，可以按素食类型搭配每天的食物：

蛋奶素食者：蛋1个，奶2~3杯，坚果及种子1~2汤匙，水果2~3份，叶菜3~4盘，荚豆及豆子1~2碗，五谷杂粮饭2~3碗，黄豆制品2~3份（4~6尖汤匙）。

全素食者：坚果及种子1~2汤匙，水果2~3份，叶菜4~5盘，荚豆及豆子2~3碗，黄豆制品5~6份(10~12尖汤匙)，五谷杂粮饭3~4碗。

(4)注重钙质的摄取

蛋奶素食者虽喝牛奶，可摄入较多钙质，但仍无法满足身体需要，应在日常食物搭配选择上多费心思。例如蛋奶素食孕妈咪可多吃富含钙质的豆腐，同时搭配绿叶蔬菜，因为绿叶蔬菜富含维生素C，这样才可提高人体对钙质的吸收率。如果孕妈妈小腿会抽筋，就应补充钙片。建议孕妈妈每天应摄取

1000 毫克的钙，最高剂量不要超过 2500 毫克。

(5)注意铁质的摄取

素食者的铁质来源为黄豆及蔬菜，为了提高人体对铁的吸收率，需要同时摄入维生素 C，所以最好饭后马上吃水果。不过仅仅从食物中摄入铁是不够的，可以在怀孕期间，尤其是孕晚期补充铁剂。建议孕妈妈在怀孕早、中期每天应摄取 10 毫克铁，孕晚期摄取 40 毫克铁。

(6)注重维生素B_{12}的获取

维生素 B_{12} 多存在于动物性食品中，蛋奶素食者可通过吃蛋黄来摄取；全素食者除了从发酵制成的味噌酱中摄入外，还需要服用维生素补充剂。

(7)注重维生素D的获取

蛋奶素食者可从牛奶（有加强维生素 D 的奶粉）中获取维生素 D，全素食者则通过晒太阳可获得。

素食烹调窍门：为了减少食物中的维生素流失，烹调蔬菜时不宜加水烹煮，应大火急炒。

(8)注重锌的摄取

牛肉、猪肉、羊肉、生蚝及肝脏均含丰富的锌，锌的植物性来源为荚豆、花生、花生酱等。全素食者容易缺锌，孕期更容易缺乏，可通过服用矿物质补充剂来补足。

总之，素食孕妈咪对食物的限制越严格，营养素摄取就越容易不足，为保证充足营养，食物搭配就很重要。准备怀孕的素食女性或已怀孕的素食准妈妈，不妨放宽食物种类，尽量多喝牛奶，多吃鸡蛋，越均衡的饮食对胎儿的成长越有益处。

素食孕妈咪易缺乏的营养素及可代替的食物

容易缺乏的营养素	可代替的食物
蛋白质	各种豆制食品、蛋、小麦、燕麦、核桃、发菜
维生素B_2	奶类和奶制品是最佳来源，此外还有花生、香蕉、全麦、黄豆、绿叶蔬菜等
维生素B_{12}	维生素B_{12}只存在于动物性食品中，不吃蛋奶的素食妈妈可能会缺乏维生素B_{12}。一般蛋奶素食的妈妈可以从蛋、奶类、紫菜中获取
钙	奶类是素食者最佳的钙质来源，不吃奶类食品的孕妈妈可以多吃绿叶蔬菜、豆类制品或芝麻
铁	干果类（葡萄干、红枣等）、豆类（黄豆、红豆）、深绿色蔬菜（菠菜、青菜）
锌	谷类、菇类、大豆、南瓜
热量	坚果类（花生、腰果）、干果类食物

7 孕妈咪一日三餐注意事项

为了保证母体摄取充足的营养，生出一个健康的婴儿，提醒孕妈咪注意下列事项：

★孕妇需要足够的营养，来保证胎儿的生长，因此孕妇的进食量要比平时增加10% ~ 20%。

★如有早孕反应，容易恶心、呕吐，可少量多餐，饮食宜清淡，易消化，可吃些酸枣、橘子等酸味水果，不宜吃腌菜等食物。

★孕期血容量会猛增至30%，需要更多的铁来制造红血球，需要量是平时的3~4倍，应多吃瘦肉、禽、鱼等动物性食物，每周吃2~3次猪肝，必要时可服用铁剂，以免贫血，但不宜饮茶。

★增加含钙乳制品的摄入，多晒太阳，还可服用钙片。

★每天要进食500~700克蔬菜，以补充孕妇所需要的维生素，中餐、晚餐后吃一份水果。

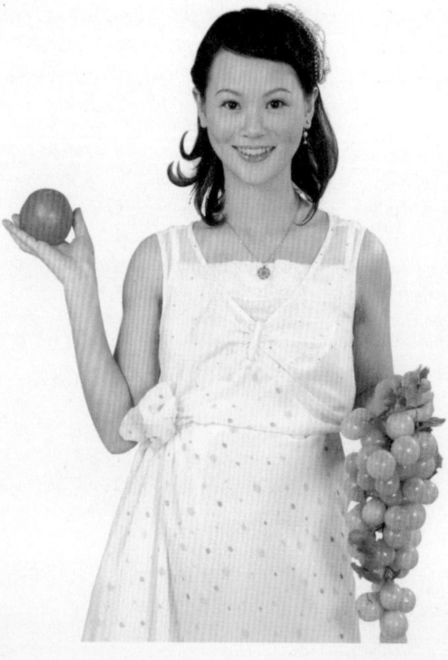

★控制食盐用量。尤其下肢浮肿的孕妇应注意菜不要太咸，多吃一些利尿的食物。

★孕妈咪应摄入足量的优质蛋白质。蛋白质是人体重要的营养素，参与构成胎儿的组织和器官，调节重要生理功能，增强母体的抵抗力，保证胎儿大脑发育，因此应从饮食中增加肉、蛋、奶、豆类食物的摄入，保证优质蛋白质的供给。

★注意合理的营养搭配，平衡膳食。孕妇的饮食应富含各种营养素，营养合理搭配，既无不足，又不会过剩。营养不良会导致胎儿生长受限或流产，营养过剩可能导致胎儿巨大及各种并发症，造成难产。孕妈咪应注意饮食的多样化，做到粗细搭配，荤素搭配，既不偏食，又不挑食。

8 孕早期所需营养素

为何人们都一直强调怀孕期间各类营养素的重要性，而且每一种营养素都不能缺乏？原因很简单，它们都是相互影响的，彼此间相辅相成。

⑴热量

热量的主要来源是淀粉类食品，1克淀粉提供4千卡热量，既经济又实惠，容易获得且美味可口。孕妇摄取的热能一定要充足，只有摄取足够的热能，才能避免消耗蛋白质。

⑵蛋白质

蛋白质的主要来源包括鱼（海鲜类）、肉（家禽、家畜）、蛋、豆（所有豆类制品）、奶类等，1克蛋白质提供4千卡热量。普通人摄入蛋白质是用来修补体内组织，而孕妈妈摄入蛋白质是为了保证胎儿、胎盘、子宫、乳房的

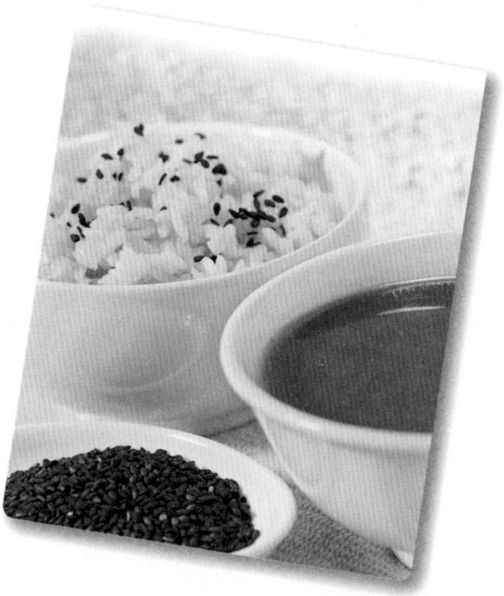

发育，以及满足母体血液容积量增加所需的营养。

孕期摄取的蛋白质原本是用来供给胎儿发育成长的，如果热量摄取不足的话，蛋白质就将被转化为热能，为身体所用，这将会影响胎儿发育。在实验调查中，蛋白质缺乏地区所生下的婴儿体重普遍较轻，成长发育过程更为迟缓。

摄入充足的蛋白质还有助于防治贫血。怀孕以后血液量会一直增加，胎儿营养素的运输及废物的排出，都需通过血液来输送。因此，总热能及蛋白质的充足摄取，对胎儿的生长发育极为重要。

(3)铁质

为了预防贫血，除了要摄取足够的蛋白质外，还要摄入充足的铁质。在怀孕早期如果贫血或担心贫血，那么最好通过食物来补充铁质，因为孕妈咪服用铁剂容易引起恶心，所以不建议服用铁剂。动物肝脏是很好的造血食物，如果有些人因为肝脏有腥味而不爱吃，就可用酒来消除其腥味，或与其他肉类一同烹煮，或做成卤味，也可以与味道比较重的青菜一起炒，如芹菜、洋葱、姜、葱、胡萝卜等。

富含铁的食物：猪血、鸭血、瘦肉、深绿色蔬菜、蛋等。

(4)镁

骨骼的形成不仅需要钙，还需要镁、磷。镁是钙和维生素 C 代谢时的必需物质，可以预防体内组织及血管壁上钙质附着。

富含镁的食物：各种干果类、深绿色蔬菜、玉米、葡萄柚、苹果等。

(5)维生素D

孕妈妈只要适当沐浴阳光，即可获得足够的维生素 D。

(6)钙

怀孕早期不需要特别增加钙质（在怀孕晚期才需要增加），只要平时正常摄取含钙食物就好。如果出现抽筋现象或钙质缺乏，非要补充钙片不可，那么最好选择纯粹的磷酸钙，因为钙片通常会含有其他维生素或矿物质成分，为了避免其他营养素摄取过量，应向医生或营养师咨询较为安全。

(7)碘

怀孕期间若严重缺碘，则容易引起胎儿痴呆症，幸好目前食用盐中大都添加碘，缺碘的可能性较低，但不能因为这样而忽略对碘的摄取。

富含碘的食物：海藻、海带、鱼类等。

(8)维生素E

维生素 E 具有抗氧化作用，可以延缓细胞老化，缓和疲劳，预防流产。孕期只要注意哪些食物中富含维生素E，并且多吃这些食物，就能保证足够的摄取量，不需要额外补充。

富含维生素E的食物：油脂、绿色蔬菜、高丽菜芽、花椰菜等。

(9)维生素B_1

维生素B_1可称为精神上的维生素，因为可以稳定情绪，同时对肌肉、心脏活动、神经组织都有益处。怀孕早期的孕妈妈容易情绪波动，时而精神亢奋，时而情绪低落，应注意多摄取富含维生素B_1的食物。孕妈咪若有害喜现象，则可补充B族维生素。虽说B族维生素是水溶性物质，但一定要注意剂量，毕竟多吃无益。

富含维生素B_1的食物：酵母粉、麦片、花生、牛肉、牛奶、所有蔬果等。

(10)叶酸

当细胞进行有丝分裂时，一定要有足够的叶酸，否则容易影响正常细胞的分化与成长，尤其容易影响胎儿神经管发育。怀孕期间，由于体内红细胞的制造（尤其是母体）及胎儿核糖核酸的需求量大增，当母体缺乏叶酸时，容易造成胎盘早期剥离、自然流产、先兆子痫。叶酸缺乏也是导致孕妈妈巨幼红细胞贫血的主要原因。

富含叶酸的食物：动物肝脏、瘦肉、蛋、深绿色蔬菜、胡萝卜、南瓜、香蕉、菠萝、全谷类、豆类等。

无论是平时还是怀孕期间，只要不偏食，不挑食，即使在难熬的害喜阶段，身体所需要的营养素也不会严重缺乏。

在此恭喜准妈妈，您腹中的宝宝正在快速地发育成胎儿，再过不久就会有胎动的感觉了，那可是一种幸福的体验哦!

9 孕早期害喜时怎么吃

(1)害喜症状轻微时怎么吃

轻微的恶心、呕吐、食欲不振等肠胃反应，即俗称的害喜。若孕妈咪此时无法摄取足够的营养，则可能使体重减轻。如何缓和这种状况呢?

孕妈咪如果出现晨吐现象（早上起床后非得吐一吐才舒服的情形），就可在起床前吃些淀粉类食物，来缓解恶心感，如饼干、吐司、甜味包子、馒头或糖果等。

轻微害喜的孕妈咪一天中可吃些水分含量较少的水果，如番石榴、苹果、香蕉、木瓜等。

孕妈咪应避免食用油腻及油炸食物、调味料过重的食物、含大量咖啡因的饮料（浓茶、浓咖啡）或特殊及重口味的蔬菜水果，以免使害喜状况更加严重。凡是会让自己不舒服的食物就要尽量避免食用。

孕妈咪应少量多餐，在两餐之间食用液体（流质）食物。

通常空腹时恶心、呕吐的感觉会更明显，所以孕妈妈在家中或办公室可以准备一些简单方便的食物，以减少恶心、呕吐的情况。

(2)害喜症状严重时怎么吃

孕妈咪如果出现恶性或严重的恶心呕吐，就该找医生来帮忙了。严重时甚至要住院观察，避免电解质和热能的损耗，要注射点滴或灌食来提供水分、养分、电解质和热能。

如果孕妈咪可以进食，就应减慢进食速度，最好选择高糖、低油的食物，如果酱吐司、饼干、麦片、糖果、低脂牛奶或调味奶、清汤等。

一般空腹时恶心、呕吐症状比较严重，建议每隔两小时就吃一点东西。由于固态食

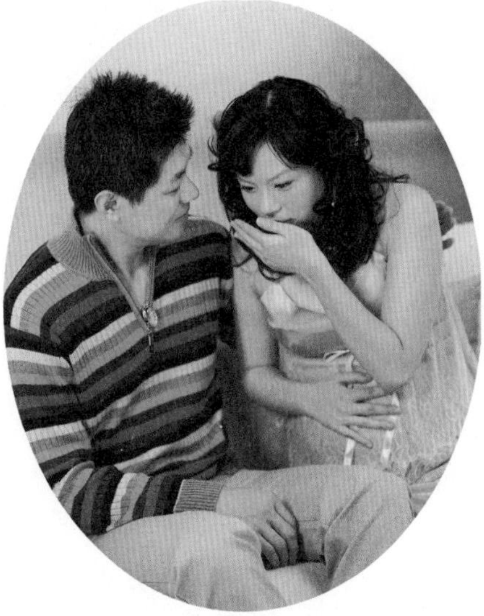

物比液态食物在胃中停留时间长，可以延缓胃排空的时间，因此，建议多吃些固态食物。

孕妈咪应小口喝水、饮料或汤，建议每次以不超过 150 毫升为宜。

虽然液态食物容易刺激胃酸分泌，但为了避免身体缺水或脱水，孕妈咪莫忽视水分的补充。

⑶清淡多变的食物有助缓解孕早期不适

当孕妈咪在孕早期食欲不振，食物摄取不足时，不仅孕妈咪自己会担心，而且准爸爸或周围的亲朋好友也会为之紧张，就会为准妈妈提供许多的营养补品，原则上一人吃两人补固然很好，但是不要补充过量，以免影响胎儿的发育。其实，只要家人多费点心力，为孕妈妈准备一些清淡多变的食物，就可缓解孕早期的不适。如果孕妈妈实在食欲不佳，就不必勉强进食，一段时间之后，孕妈妈会逐渐恢复食欲，体重也会随之增加。

10 孕中期需增加的营养素

怀孕中期是指妊娠 12~24 周（3~6 个月），此期又称为生命的律动期。因为宝宝就要开始与我们有互动了。宝宝会出现吸吮动作，会伸展躯体，开始和我们“说话”了。

孕妈妈在此期间体重将增加 5~6 千克，所以必须增加总热量的摄取，每日平均增加 300 千卡的热能，每周就可以增加 0.5 千克的体重，以保证母体组织、胎儿成长和胎盘发育；因为代谢增加，为了节省蛋白质的消耗，满足母体与胎儿发育的需要，所以热量的增加摄入是很有必要的。

进入怀孕中期，孕妈咪孕吐的情况会逐渐消失，食欲也会慢慢增加，充分摄取足够的营养，是为了满足母体与胎儿发育的需要。

建议怀孕中期除了应增加热量摄入以外，还需增加摄入蛋白质、镁、碘、硒、维生素 C、B 族维生素、维生素 D、维生素 E 等营养素。

⑴蛋白质

为了使胎儿正常发育，预防孕妈妈贫血，必须摄取足量的铁质及钙质，而蛋白质更是不可缺乏。如果蛋白质摄取不够，就易引起全身性水肿（浮肿），这是代谢不完全的缘故。

富含蛋白质的食物：鱼、肉、蛋、豆、奶类都富含优质蛋白质。

⑵镁

镁是构成牙齿与骨骼的成分，还参与糖类代谢，是一种能量代谢因子，与钠、钾、钙共同维持心脏功能、肌肉细胞与神经系统的正常运作。胎儿的成长，如骨骼发育、胎动及毛发生成等，都需要足够的镁来参与作用。

富含镁的食物：干果类、深绿色和黄色蔬果等。

(3)碘

碘是合成甲状腺激素的主要成分，也是维持机体正常生长发育、增进肌肉神经代谢率、调节细胞氧化作用的重要成分。为保证胎儿生长过程中头发、指甲、皮肤、牙齿发育的完整性，碘的摄取是不可忽略的。

富含碘的食物：含碘食盐、海带、紫菜、鱼类（海鱼）等。

(4)硒

硒是营养素中的微量元素，具有抗氧化、抗癌、增强免疫力的功能。此外，硒还具有一个重大功能，就是抗不孕，因为睾丸及前列腺是储存大量硒的地方。硒的功能与维生素E相辅相成，它能提高维生素E的抗氧化机能，可共同消除人体细胞内过氧化物质及自由基，保护体内细胞与核酸的完整性和正常功能。硒是一个隐形保护者，怀孕期间更需要摄取足够的硒，才能在免疫功能上发挥最大作用，不能因为硒是微量元素就忽略它的存在。

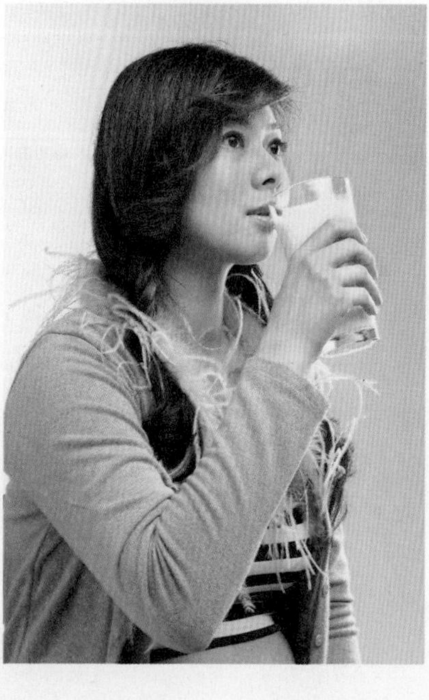

富含硒的食物：洋葱、西红柿、花椰菜、小麦胚芽、小麦麸皮等。

(5)维生素C

维生素C可促进胶原形成，是构成细胞间质的成分，还可增加细胞间排列的紧密性，参与体内的氧化还原反应，以及维持体内结缔组织、骨骼、牙齿的生长。在怀孕期间，维生素C还有助于将叶酸变成活化型，促进对铁质的吸收。

富含维生素C的食物：新鲜蔬菜水果。

(6)B族维生素

怀孕中期，要增加摄入的B族维生素有维生素B_1、B_2、B_6、B_{12}、叶酸等，这些都是构成辅酶的重要成分。

由于B族维生素属于水溶性物质，而且无法由身体自行制造或合成，必须通过食物来获得，因此孕妈咪应选择多样化的食物，来保证B族维生素的充足摄入。下面来介绍一下B族维生素的功能。

❶ 维生素B_1：

维生素B_1参与能量代谢反应，能够维持心脏及神经系统功能，保证正常的食欲。维生素B_1严重缺乏时，容易引起脚气病。由于维生素B_1易受温度影响，因此，要尽量缩短烹煮时间，才能避免食物中维生素B_1的流失。

富含维生素B_1的食物：糙米、全谷类、坚果类、豆类、猪肉、内脏、新鲜蔬果等。

❷ 维生素B_2

维生素B_2与能量代谢反应有关，还可以维持皮肤、指甲、头发的健康，增进视力，

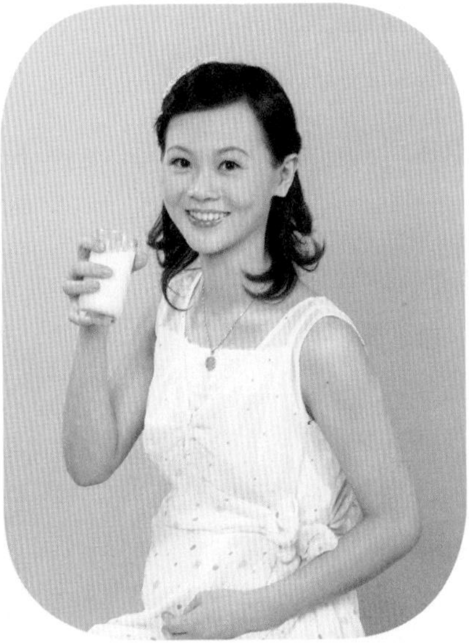

缓解眼睛疲劳。如果怀孕期间孕妈妈因为身体不适或疲劳，而采用看电视或阅读书籍的方式来舒缓自己，那么别忘了补充富含维生素 B_2 的食物。

富含维生素 B_2 的食物：酵母粉、谷类、绿色蔬菜、牛奶、蛋等。

❸ 维生素 B_6

维生素 B_6 参与氨基酸（蛋白质的基本组成物质）代谢，能够促进红细胞中紫质的形成，维持红细胞的正常大小，体内抗体形成、维持神经系统的健康也需要维生素 B_6。怀孕中期，有些妈妈会出现脚抽筋的现象，一般认为是缺乏钙质所致，但是当维生素 B_6 缺乏时也会导致肌肉抽搐和手脚抽筋，因此摄入足量的维生素 B_6 可以舒缓夜间及清晨的手脚抽筋情形。有时眼皮抽动也是由于维生素 B_6 缺乏造成的。

富含维生素 B_6 的食物：未经加工的谷类、鱼、肉类、水果、干果类、蔬菜等，只要餐餐都能吃到多种食物，就不用担心营养缺乏的情况发生。

❹ 维生素 B_{12}

维生素 B_{12} 可预防贫血，对红细胞的形成及再生有重要作用。如果孕妈咪维生素 B_{12} 摄取不足甚至严重缺乏，就容易引起恶性贫血，还会阻碍脑细胞形成。如果孕妈咪长期缺乏维生素 B_{12}，就会对身体健康构成威胁。

富含维生素 B_{12} 的食物：肝脏或腰子（每周补充一次）、牛肉、猪肉、蛋、牛奶、乳制品等。

❺ 叶酸

叶酸与细胞分裂有密切关系，当叶酸摄取或储存不足时，会导致下列情况：

★无法合成嘌呤和嘧啶，胎儿染色体就无法完全形成，从而造成宫内生长受限。

★在制造红细胞的过程中，红细胞若因为染色体量与质不足，则无法进行正常的分裂，从而导致巨幼红细胞性贫血。

★怀孕期间，孕妈妈如果蔬菜、水果摄入不足或饮食不均衡，就容易缺乏叶酸，从而成为巨幼红细胞性贫血症的高危险群，在怀孕 0~6 周还会造成胎儿神经管缺损。如果孕妈妈怀孕中期缺乏叶酸，就容易导致早产或出生婴儿体重过轻。

富含叶酸的食物：肝脏、蛋、酵母粉、深绿色蔬菜、豆类、柳橙、香蕉等。

(7)维生素D

缺乏钙易导致骨质疏松，缺乏维生素 D 则易患佝偻病和严重蛀牙。俗话说，生一个小孩掉一颗牙，这不完全是因为钙质缺乏，如果维生素 D 摄入不足，怀孕期间牙齿防御能力降低，再加上口腔清洁卫生不良，就容易导致蛀牙。维生素 D 的摄取很简单，在阳光不刺眼的情况下，到户外晒一晒太阳，就可以在体内生成维生素 D。孕妈咪平时可以做些轻松的运动，如到公园、郊外走路、散步，同时享受日光浴，就可以轻松获得足够的维生素D。

富含维生素D的食物：鱼肝油、体型较大的鱼类、沙丁鱼、牛奶及乳制品等。

(8)维生素E

维生素E属于脂溶性维生素，是很好的抗氧化物质，可增加皮肤弹性，延迟皮肤老化，增强红细胞壁的弹力。

富含维生素E的食物：肝脏、鱼肉、鸡肉、蛋黄、鱼油、油脂、蔬菜、干果类、全谷类等。

11 孕晚期饮食原则

进入怀孕晚期，与宝宝见面的时间越来越近了！由于孕妈妈的体重会以每周增加约500克的速度直线上升，因此应当养成不偏食的习惯，并坚持适当的运动，为顺利生产做准备。孕晚期孕妈咪摄取的营养素与孕中期的量基本相同，但铁质应多摄取些。孕晚期的饮食应遵循以下原则：

(1)少量多餐，多吃营养价值高的食物

怀孕晚期，子宫上升压迫胃部，容易造成孕妈咪胃部不适，食欲下降，应避免吃油腻及油炸食物。另外，孕妈咪用餐时要保持心情愉快，气氛轻松，有助于提高食欲。随着胎儿的生长发育，孕妈咪进食时会感到不容易吞咽，建议少食多餐，吃些营养价值高和容易消化的食物，如瘦肉类、海鲜类、奶类、蛋类、豆腐等。

昂贵的食物并不代表营养价值就高。只有均衡适量地选择当季食物，才能摄取到足够的营养素。

(2)补充铁质

铁质是红细胞中血红蛋白的重要成分，怀孕晚期，由于全身血液循环量增加，为避免在生产时大量失血，孕妈妈要储备足够的铁质。此外，补充铁质也可预防缺铁性贫血，保证胎儿正常发育。

含铁质丰富的食物：肝脏、红肉、深绿色青菜。

增加铁质吸收率的方法：与含维生素C食物一同食用。

会影响铁质吸收的食物：含茶碱、咖啡因及单宁酸的食物（如茶品、咖啡、可乐等）会影响铁质的吸收，要避免与含铁食物或铁剂一起食用。

(3)补充钙质

在营养良好的状况下，胎儿对钙质的需求并不会对孕妈妈造成负面影响。如果孕妈妈平时对钙质摄取不足，孕期就要选择含钙丰富的食物，必要时可补充钙片。

钙与铁两者的吸收会相互竞争，所以含铁食物和含钙食物最好分开吃，尤其是铁剂与钙片。

(4)补充蛋白质

孕妈咪需要摄取充足的蛋白质，来维持自身组织代谢，保证乳腺发育，弥补分娩时血液的流失，也可防止全身性水肿。胎儿也需要蛋白质来构建组织，所以孕晚期蛋白质的摄入量一定要增加。孕妈妈每天要增加摄入10克蛋白质，如1杯牛奶+30克肉类或蛋、半碗饭+1个蛋、1份豆制品+1盘青菜等。

(5)不要摄取过多盐分

为了预防妊娠期高血压疾病，孕妈咪不

宜摄取太多含盐分高的食物，如腌渍品、加工食品、罐头制品等。烹调时，应选择新鲜食物，少放盐，口味宜清淡。

⑹摄取适量水分

饮用过多水分，是造成全身性浮肿的原因之一。我们一天所需的水分摄取量可参考食物摄取热量千卡数，摄取1卡热量就要摄取1毫升水分。也可以计算前一天的尿液量，再加500毫升就是应摄取的水量。若有水肿情形发生，则可将水分摄取量减至与尿液等量；若已减少水分摄取量，但仍无法消除水肿情况，则要请医生查明水肿原因，或询问营养师，并调整饮食。

⑺增加胃酸分泌

如果孕妈咪情绪不稳定、焦虑或摄取油腻食物，就会影响胃酸的分泌。蛋白质的消化吸收和铁质吸收均需要胃酸的帮助，倘若胃酸分泌不足，就会影响营养素的吸收。可以利用以下食材促进胃酸分泌：

★**香辛料：**花椒、肉桂、熏衣草、九层塔。

★**水果入菜：**菠萝、番茄、柠檬、橘子、酸梅。

★**调味料：**白醋、乌醋、糖醋酱、酸辣酱。

★酸味强的食物。

⑻适量摄取奶类

奶类是钙质与维生素D的最佳食物来源，若每天能摄取2~3杯牛奶或2~3份乳制品，钙质、B族维生素的摄入量则可以达到建议量。目前奶制品中都会添加维生素D，所以不用担心会有维生素D缺乏现象。

营养美味的乳制品包括西式浓汤、巧克力饮品、吉士、奶酪、酸奶，以及西式烧烤等，也可制成各式各样的水果牛奶，如木瓜牛奶、菠萝牛奶、香蕉牛奶、苹果牛奶等，风味口感都不错。

如果铁及钙质摄取量低于健康建议量，将有10%左右的孕妈妈会发生贫血，因此必须认真对待。

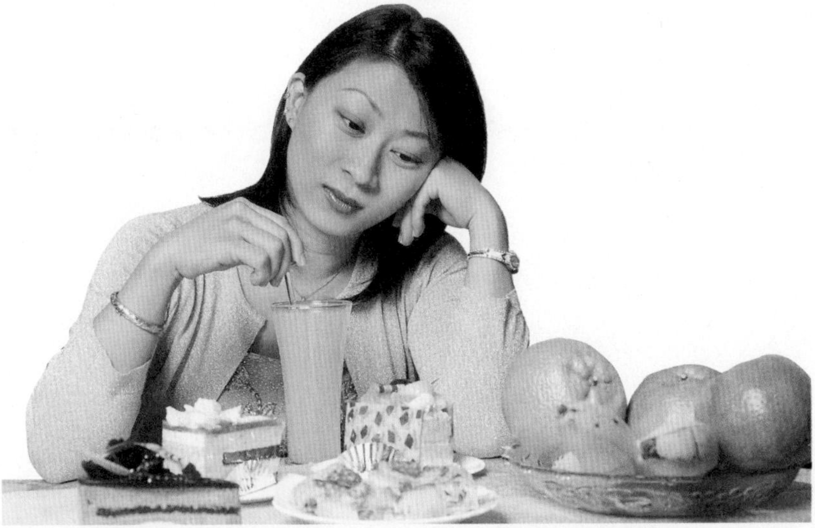

孕晚期重要营养素的食物来源	
蛋白质	各式肉类、鱼类、黄豆及其制品、蛋类、奶类
维生素 A	全脂奶、奶酪、鱼肝油、深黄色蔬菜水果
维生素 D	添加维生素 D 的乳品、蛋黄、皮肤经阳光照射而生成
维生素 E	肝脏、蛋黄、干果、植物性油脂、全谷类、蔬菜
维生素 C	各类水果如柑橘、猕猴桃、番茄、番石榴等，新鲜蔬菜
维生素 B_1	肝脏、奶类、猪肉、全谷类、糙米、黄豆及其制品、干果
维生素 B_2	奶类、全谷类、酵母、绿色蔬菜、奶类
维生素 B_6	全谷类、鱼类、肉类、水果、干果、蔬菜
维生素 B_{12}	肉类、肝脏、鱼类、奶类、蛋、酵母粉
烟碱酸	肉类、鱼类、全谷类、核果、黄豆及其制品
叶酸	深绿色蔬菜、肝脏、瘦肉、黄豆及其制品
铁	猪血、鸭血、瘦肉、肝脏、腰子、蛋黄、深绿色蔬菜、奶类、海藻、贝类、牡蛎、虾米
钙	奶类、小鱼干、虾米、豆制品、黄绿色蔬菜、芥蓝菜、坚果类、花生、豆类（黄豆、绿豆、黑豆、红豆）
镁	全谷类、坚果、奶类、绿色蔬菜
锌	蛋、牡蛎、海鲜类、全谷类
碘	含碘食盐、海藻、海带、鱼类、贝类、洋葱

12 孕期饮食胎教

女性在怀孕前及怀孕期间的营养状况，会深深影响到自身和胎儿的健康。根据美国母亲食品营养委员会的建议，怀孕期间固然应注意均衡营养，但是怀孕前的营养状态也应受到重视。所以，想要孕育优质宝宝，必须从怀孕前就开始调养身体，再加上怀孕期摄取均衡营养，才能为您的宝宝打下健康的基础。

人体在营养供给充足的情况下，常常会将剩余的营养储存在体内，以备不时之需。对准备怀孕的女性而言，这种营养的储存具有更重要的意义，因为在怀孕初期如果发生任何干扰饮食的情形，胎儿就可以利用母体储存的营养暂时满足生长发育的需要，而不致于损及母体或自身的健康。目前医学研究已经证实，怀孕前营养失调，将可能影响胎儿发育。

人类从食物中获得能量，大多数食物都由六种基本营养素组合而成：蛋白质、碳水化合物、脂肪、维生素、矿物质和水分。

孕妇比一般妇女需要摄取更多的营养，除了满足胎儿发育的需要外，还要为胎儿提供一个理想的生长环境，同时满足母体准备哺乳的需要。虽然怀孕期间须摄取均衡营养，但每个阶段胎儿的器官系统发育都有不同的变化，若缺乏该阶段所需的营养素，则将可能对胎儿发育造成不良影响（见下页表）。

孕妈咪要养成良好的饮食习惯，应注意营养均衡，切忌偏食，多多选择天然食物，尽量少吃加工食品。每日食物应多种多样，食物的种类越多，营养就越完整。

关于孕期营养补充，在产科门诊常见准妈妈询问是否要服用维生素制剂。现代人普遍习惯服用维生素制剂来补充营养、增强体力，然而维生素并不是百益无一害，对准妈妈而言，在选择使用时，务必谨慎阅读说明书或请教专家。

研究报告指出，维生素服用过量可能会危害胎儿。需要特别注意的是，如果孕妇摄取维生素 A 过量（超过 1 万单位），就可能导致胎儿唇颚裂、先天性心脏病、中枢神经系统异常等先天性异常。目前市售的许多复合维生素所含的维生素 A 剂量都过高，准妈妈在选择时务必谨慎。

另外，医学研究报告已经证实，叶酸可预防胎儿神经管缺损。准备怀孕或已经怀孕的妇女，除了应注意多摄取富含叶酸的食物，最好每日再服用 0.4 毫克的叶酸制剂，特别是在受孕后第 18 ~ 20 天神经管形成的重要时期。除非是神经管缺损高危险孕妇才需要每日补充叶酸 4 毫克。

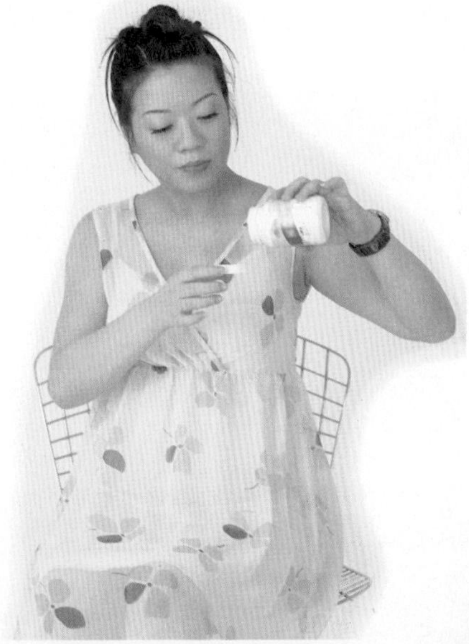

胎儿器官系统发育与所需营养素			
胎儿生长周数	器官系统发育	所需营养素	食物来源
2~3	血液循环出现，甲状腺组织、肾脏、眼睛、耳朵开始发育	均衡饮食	奶、鱼、蛋、红色蔬菜、肝、内脏、蛋黄、牛奶、黄绿色蔬菜
4	四肢开始发育，脑部、脊髓、口腔、消化道开始形成	钙、铁、铜、维生素 A	脂肪、奶、鱼、蛋、红绿色蔬菜
5	脑神经出现，肌肉中的神经开始分布，骨架形成	脂肪、蛋白质、钙、维生素 D	肝、蛋、牛奶、乳酪、鱼、鱼肝油、黄绿色蔬菜
6	肌肉发育，口、鼻腔发展，气管、支气管出现，肝脏开始制造红血球	镁、钙、磷、铜、铁、维生素 D、维生素 A	胚芽米、麦芽、米糠、肝、豆、酵母、动物内脏、牛奶、蛋黄、乳酪、黄绿色蔬菜、胡萝卜
7	胃发育完成，视神经形成，性器官分化出来	维生素 B_1、维生素 B_2、维生素 A	奶、肉、蛋、鱼、豆、黄绿色蔬菜
8	指头、唇部形成，耳朵发育完成	蛋白质、钙、硫、维生素 A	肝、蛋、乳酪、奶、鱼、黄绿色蔬菜、红色蔬菜
10	膀胱、手指甲、脚趾甲形成	维生素 A、蛋白质、钙	肝、奶、蛋黄、乳酪、黄绿色蔬菜
12	肺部出现雏形，甲状腺分泌荷尔蒙	维生素 A	奶、鱼、蛋、红绿色蔬菜、豆、海产、骨质食物
16	中央门牙长出，毛发出现	钙、氟、蛋白质、硫	肝、蛋、奶、乳酪、黄绿色蔬菜、鱼
24	眼睛发育完成	蛋白质、维生素 A	鱼、肉、奶、蛋、绿叶蔬菜、糙米
28	神经系统开始调节身体功能	钙、钾、钠、氯、维生素 D、烟碱酸	鱼、肉、奶、蛋、马铃薯、米饭、面条、脂肪、玉米
36	皮脂腺活动旺盛	蛋白质、脂肪、糖	肝、内脏、蛋黄、牛奶、绿叶蔬菜、豆类
40	分娩时将失血	铁	瘦肉、肝、蛋黄、绿叶蔬菜

（二）孕期营养素

1 提升免疫力的七大营养物质

由于孕期的生理改变，孕妇身体的抵抗力降低，体能耐受力也有所下降。该如何提升孕妈妈的免疫力，以维护孕妈妈和胎儿的健康呢？正确的饮食可以帮上大忙。

在我们所处的环境中，孕妈妈需留意外来的毒素，如吸入二手烟、空气污染等。孕妈妈还不宜饮酒，以免影响胎儿正常发育。

建议孕妈妈每天至少要摄取5~7份蔬果，蔬果中含有松烯、酚类、硫醇、木质、果寡糖、多种维生素和矿物质等，除了提升免疫力外，还可维护肠道完整，使身体更健康。下面介绍这七种能够提升免疫力的营养物质。

⑴松烯

松烯为植物化学物中最大的一类，拥有很强的抗氧化能力，它含有600多种天然类胡萝卜素，如α-胡萝卜素、β-胡萝卜素、β-玉米黄素、番茄红素、黄体素、玉米黄素等，它们具有黄色、红色、橙色的色素。

❶ 类胡萝卜素：类胡萝卜素的食物来源包括杏子、木瓜、地瓜、芒果、玉米、南瓜、胡萝卜、番茄、巴西李、橘子、葡萄柚、菠菜、番茄酱等。

❷ 番茄红素：番茄红素是指番茄中所含的胡萝卜素，破坏自由基的能力为β-胡萝卜素的两倍。研究发现，食用番茄及其制品可降低前列腺癌、肺癌及胃癌的发病率。

❸ 类柠檬素：类柠檬素是松烯的一种，它可诱导启动肝内祛毒酵素系统，将致癌物水解后排出体外。类柠檬素主要存在于枸橼酸水果中，如葡萄柚、柑橘等。

⑵酚类

酚类存在于植物体内，保护植物免于被氧化的伤害，具有抗氧化能力，它含有800种香黄素，可清除自由基，保护细胞膜脂肪酸免于被氧化，可预防慢性病，具有蓝色、蓝红色、紫色的色素。酚类包括以下物质：

❶ 花青素：花青素主要存在于蓝莓、樱桃、葡萄、蔓越莓、红醋栗等水果中。

❷ 四烃黄酮醇：四烃黄酮醇主要存在于苹果、洋葱中。它可降低缺血性心脏病和2型糖尿病的发病率。

❸ 异黄酮：异黄酮主要存在于黄豆、黄豆制品、荚豆类中。它可以增加血管弹性，保护低密度脂肪酸免于被氧化，可以降低心血管疾病的发病率。

❹ 植物雌激素或植物醇：植物雌激素主要存在于黄豆制品中，属于抗氧化剂、癌原阻断剂和肿瘤抑制剂，可预防相关癌症，可提高前列腺癌患者的存活率。

⑶硫醇

硫醇是一种含硫的植物化学物质，会将癌原及异物的毒素去掉，主要存在于十字花科蔬菜中，如青花菜、芥蓝、圆白菜、孢子甘蓝（甘蓝菜芽）等。

有机硫化合物的食物来源：青葱、洋葱、蒜等。含硫化物丙烯酯可促进肝脏制造祛毒酵素，抑制细胞突变，增加巨嗜菌细胞及T淋巴细胞的活性，抵抗入侵病原。

⑷木质

植物的木质可以被肠道细菌转化为哺乳动物的木质，因而具有抗核分裂、抗氧化的生物特性，它也是一种植物雌激素（植物醇），可干扰体内性激素的分泌，降低乳腺癌的发病率。

木质的食物来源：亚麻子、麦麸、裸麦、荞麦、燕麦等，其中以亚麻子所含的木质最多，是其他一般植物性食品含量的75~800倍。

(5)果寡糖

食物中的纤维质及果寡糖可为肠道中的有益菌群提供营养，并且抑制有害菌群的过度生长，以便形成平衡的肠道生态，并且维持肠道的完整性，使养分吸收及废物排除正常，还可刺激体内免疫系统。

果寡糖的食物来源：蜂蜜、洋葱、牛蒡、芦笋、香蕉、枫糖、燕麦、裸麦、青葱等。

(6)维生素C、维生素E及β-胡萝卜素

维生素E及β-胡萝卜素的主要任务是保护细胞膜免于被过氧化。维生素C与各类氧化酶一起合作，可以防止自由基破坏细胞。这些维生素广泛存在于各类蔬果中。

(7)多种矿物质

体内各种抗氧化酵素含有多种矿物质，如硅、锌、铜、锰、铁等。硅为抗氧化酵素麸胱苷肽过氧化酶的成分；铁为触酶的成分；锌、锰及铜为过氧化酶的成分。它们各自在体内或细胞的特定位置分解过氧化物，使其不会变成自由基。

硅的食物来源：海产品、腰子、肝脏、蛋、五谷类、种子类等。

锌的食物来源：红色肉、牛奶及其制品等。

铜的食物来源：肝脏、腰子、海产品、坚果、种子类、全谷类等。

锰的食物来源：全谷类、坚果、蔬菜、水果等。

铁的食物来源：家禽家畜肉、鱼、绿叶菜、荚豆类、全谷类等。

专家提示

孕妈咪需要摄取抗氧化酵素的食品吗?

市面上有多种抗氧化酵素的健康食品在销售，孕妈咪应该吃吗？不赞成的理由有以下四点：

★太多的抗氧化剂会损害身体原本的抵抗能力，反而对细胞造成伤害。

★含抗氧化剂的酵素主要成分是蛋白质，摄入体内后，在消化道被分解为氨基酸后，才能被吸收，此时的酵素已失去原来的特性，无法到细胞内行使保卫的作用。

★虽然科学已证实这些营养素在抗氧化过程中所扮演的角色，但到目前为止，还很难去界定要达到最高抗氧化作用所需各营养素最适合的量，况且需求量会因环境、健康状况、基因的不同而不同，个体差异很大。

★各个营养素之间有密切交互关系，例如维生素C为活化维生素E所必需，维生素E可保护并节省β-胡萝卜素，也可预防硅的缺乏，所以在衡量摄入量时，必须全方位考虑。

2 科学补钙

孕妈咪在怀孕期间需要摄取足够的钙质，但应适量补充，食物是钙质的最佳来源。

钙质的食物来源包括大豆、豆类、绿色蔬菜、花生、坚果类（核桃、南瓜籽、向日葵子）、小鱼干、沙丁鱼、鲑鱼、牛奶及奶制品等。

(1)钙质对人体的重要性

★人体内含量最多的矿物质为钙质，其功能是维持强健的骨骼和健康的牙齿。

★钙能使心肌正常收缩，使心脏有规律地跳动。

★体内钙质的吸收还需要充足的维生素D来配合，因此，适当的户外日照在怀孕期间不可缺少。

★钙与磷：钙与磷就像双胞胎形影不离，能共同创造健康牙齿和骨骼组织，体内所储存的钙磷比例为2：1（血液中则为1：1）。

★钙与镁：可以保持心脏及血管的健康。

(2)孕期补钙要适量

在妇科门诊最常听到孕妈妈诉说，“我怕胎儿钙质不够，为了补充钙质，所以喝很多牛奶。”“我会抽筋，所以想多喝一点牛奶。”“为了补充钙质，除了一天喝3次牛奶外，还补充钙片及复合维生素。”其实，胎儿的牙齿早在8周时就开始形成，骨骼在子宫内第二周就开始钙化，由于胎儿骨骼及牙齿发育需要大量的钙质，因此怀孕期间孕妈咪需要摄取更多的钙质。门诊也曾遇到怀孕妈妈摄取很多钙质，仍然出现脚抽筋的情形，所以正确的补充钙质是很重要的。

孕期对钙质的摄取量应该高于平时，所以最好每天摄入1000毫克，孕早、中、晚期不需要额外补充。有一些孕妈妈仍会担心，这样真的够吗？其实怀孕期间孕妈妈身体对钙质的吸收比正常情况有效，以便应付胎儿的大量需求，只要摄取富含钙质的食物，就可以达到钙的需要量。

孕期、哺乳期的每日饮食建议

五谷根茎类	2.5~5 碗
豌豆蛋鱼肉类	2~4 份
水果类	2~3 个
蔬菜类	3~5 碟
奶类	1~3 杯

(3)高钙菜肴轻松做

喜欢喝牛奶的人每天喝2~3杯牛奶，就可以摄取514~771毫克的钙质，或每天摄取2~4份的肉类，再选择一份五香豆干或传统豆腐，就接近建议量（1000毫克）了。

不爱喝牛奶的孕妈咪可以选择高钙菜肴，下面提供几道高钙菜谱，让您可以轻轻松松做出高钙菜肴：

★低脂高汤：大骨熬煮高汤，加些许醋，促进钙质游离，冷却后，捞去浮油。

★牛奶蒸蛋：该菜富含钙质与维生素D。

★香酥小鱼：鱼骨钙质含量高，连骨一起吃才能为钙加分。

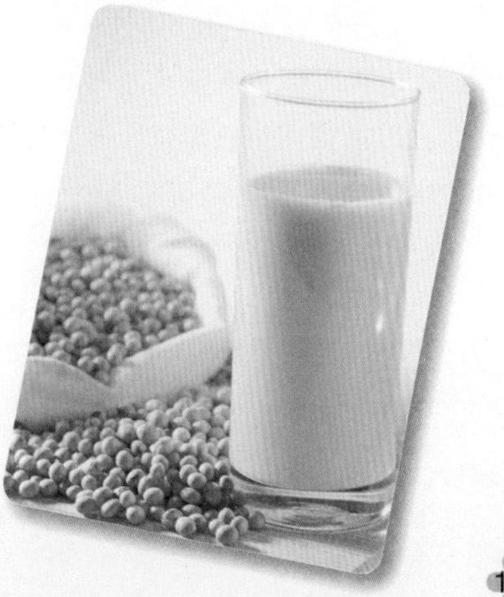

★开阳白菜、开阳胡瓜：多用小虾米、金勾虾。

★苋菜吻仔鱼羹：用高钙吻仔鱼入菜。

★发菜羹、蚝油芥蓝、炒地瓜叶、九层塔煎蛋：使用高钙深绿色蔬菜。

★豆渣饼、红烧豆腐：黄豆制品菜肴，钙质一级棒。

★中药类：枸杞、红枣、黑枣的钙含量较高，养生又固本。

(4)保证钙质吸收不流失

❶ 促进钙质吸收的因素

孕妈咪除了需要多吃钙质含量高的食物以外，还需要了解能促进钙质吸收的因素。

★维生素 D：维生素 D 可以促进钙质吸收，所以适度地晒一晒太阳很有必要。

★乳糖：乳糖也可以促进钙质吸收，这就是为什么牛奶是最佳钙质来源的原因了。

★钙磷平衡：钙磷平衡非常重要，并非一味补充钙就可以，最佳的钙磷比为 1 ∶ 1，当过多的钙导致钙磷不平衡时，反而会造成抽筋的现象。

❷ 造成钙质流失的因素

有些饮食习惯会造成钙质流失，怀孕的准妈妈要注意以下问题：

★磷：碳酸饮料中的磷会被快速吸收，刺激副甲状腺激素的释放，使钙由骨骼中释放，而且过量的磷会影响小肠对钙的吸收，所以不宜过量饮用茶或咖啡，喜欢喝汽水、咖啡、茶的孕妈妈最好改喝果汁或白开水。

★过多摄入蛋白质：摄入蛋白质过多也会造成钙质流失，所以并不是肉类吃得越多越好。

★仅通过蔬菜摄取钙质是不够的：如果准妈妈只吃含钙量较高的蔬菜，而不爱吃肉

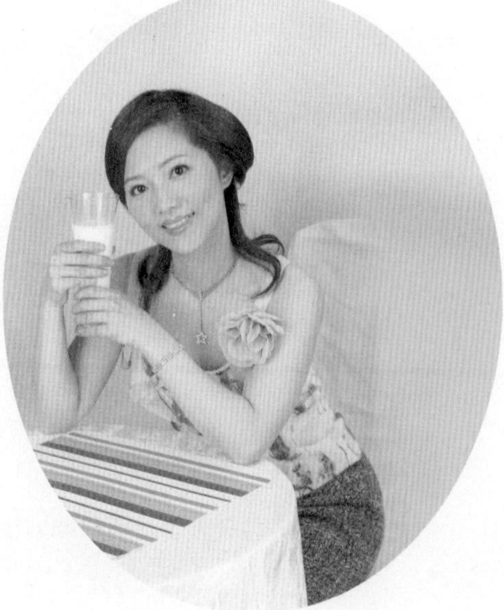

或豆制品，只想通过蔬菜提供钙质，这是不可行的。这是因为蔬菜含有植酸和植物纤维，会干扰钙质吸收，导致人体对蔬菜中的钙质吸收率较差，所以孕妈咪均衡饮食最重要。

(5)如何选择钙片

很多人会问，应该如何选择钙片呢？

★先计算钙片的剂量，应符合膳食营养素参考摄取量。

★钙片中钙的含量，是由与钙结合的化合物的重量而定，如碳酸钙约含 40% 的钙、葡萄糖酸钙含 9% 的钙。

★市售钙片主要分为天然钙片与合成钙片两种，至于哪种钙片吸收率较佳，目前仍有争议。有些钙片会混合其他维生素和矿物质，但钙片中若含有铁质，则会降低钙的吸收率；含维生素 D 的补充剂，需注意维生素 D 的含量，高剂量会造成中毒。

★一些由骨粉、牡蛎壳等构成的天然钙补充剂，需考虑其原料来源，若有重金属污染，长期服用则会造成健康伤害。

★另外，有些人会使用含钙的制酸剂来作为钙的来源，如果使用错误，例如服用含镁与铝的钙片，那么反而会增加钙的排泄。过多的制酸剂还会造成其他肠胃问题。所以，食物才是最佳的钙质来源。从食物中摄取的不只是单一营养素，而是多种必需营养素。

3 聪明补铁

目前，铁质缺乏的主要群体为女性和老年人。针对女性而言，最大的生理消耗就是月经期间的血液流失，所以建议成年女性每日应补充 15 毫克的铁质，当到了怀孕晚期和产后哺乳期，每日还需再增加 30 毫克的铁质摄取量，除了补充自身流失量之外，还要满足孕妇血液与红细胞增加、胎盘及胎儿发育与哺喂宝宝所需，可见铁质对女性身体的重要性。

⑴铁对人体的重要性

❶ 制造血红素

成年人体内铁的总含量为 2~4 克，铁是红细胞中血红素的主要成分之一，红细胞可以携带氧气供身体组织使用，所以一旦铁质不够，就容易造成血红素生成不足，使身体含氧量下降，从而产生疲劳的感觉，有人还会出现抵抗力下降、记忆力衰退等症状。

❷ 参与身体的能量代谢及氧化还原反应

铁除了影响氧气的输送与利用之外，还参与身体的能量代谢及多种氧化还原反应，所以如果体内的铁量不足，肌肉的效力就会下降，经常会觉得肌肉酸痛，同时还会影响体内细胞的合成反应。

❸ 与胎儿的健康和智能有关

孕妈妈若铁质摄取不足，出现早产、新生儿体重偏低的几率则会增加，严重时还会影响宝宝的智力、语言与运动发展。另外研究发现，缺铁还会增加铅中毒的危险。

⑵通过合理饮食来补铁

铁质的食物来源包括肝脏、肾脏（腰子）、鲜蛤、牡蛎、瘦肉、蛋黄、干桃子、干果类、豆类、芦笋、麦片等。

❶ 均衡饮食

孕妈咪要摄取多种食物，不偏食，才能保证铁的平均摄取量。

❷ 避免和钙质同时摄取

建议孕妈妈每天应补充奶类 1~2 份，奶类属于高钙食物，会抑制铁的吸收，喝奶时间最好和高铁质的食物摄取时间错开，可以分别提高钙与铁的吸收率，所以选择奶类制品时建议不要选择高铁高钙奶制品。

❸ 一天 1 份红瘦肉类

红肉类富含血铁质，肠胃吸收利用率也比较高，每天摄取一份（约 50 克重）红瘦肉不但可以补充铁质，而且不用担心脂肪过量摄入。

❹ 餐后吃一份水果

维生素 C 是铁的好朋友，所以餐后进食一份富含维生素 C 的水果，可以大大提高铁的吸收率。富含维生素 C 的水果有番石榴、猕猴桃、柠檬、小西红柿、柑橘类等，而且富含纤维素，可以促进肠胃蠕动。

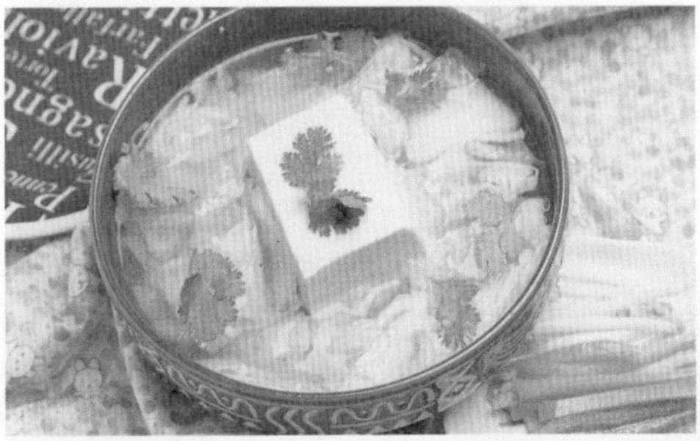

❺ 增加全谷类及豆类摄取

提高全谷类和豆类的摄取频率与摄取量，并配合烹调，可以弥补其铁利用率低的缺点。虽然黄豆的植酸含量高，但其加工过程可以去除绝大多数的植酸，反而有助于铁的吸收。所以黄豆发酵产品，如豆豉、酱油等，以及用葡萄糖酸凝固成的盒装豆腐，都具有较高的铁吸收率。

❻ 多摄取深绿色蔬菜

蔬菜中虽然含有草酸、植酸等阻碍铁质吸收的成分，但是如果在烹调前先把蔬菜用沸水氽烫后再炒，或加柠檬汁凉拌，就能提高铁的吸收率。

❼ 减少咖啡与茶的摄取

咖啡与茶中所含的单宁酸会抑制铁在肠道的吸收，如果非要饮用，那么最好在饭后两小时再喝。

❽ 适当补充铁剂

孕妈妈必要时可以向医师或营养师咨询，合理服用铁补充剂。

⑶哪些因素会影响铁的吸收

❶ 肠道健康状况与人体需求量

肠道中吸收铁的部位主要是十二指肠与空肠前段（紧接于胃之后的就是十二指肠与空肠），当肠道的健康状况欠佳时，会影响对铁的吸收。此外，人体对于铁的吸收效率会根据体内的储存量与摄取量而进行调节，如果体内铁储存量多，肠道对铁的吸收率就会下降。

❷ 饮食因素

影响铁质吸收的饮食因素主要是铁质的化学形式及其吸收率。营养学家根据化学形式的不同，把铁质分为血铁质与非血铁质两种。

★**血铁质**：血铁质主要存在于动物性食品中，吸收率不受其他食物影响，但会受到身体铁储存量的调节，平均吸收率约为25%，是非血铁质的3倍。当长时间高温烹调时，会使血铁质分解成非血铁质。

★**非血铁质**：非血铁质存在于各种植物性食品中，其吸收率会受到其他食物成分的影响，因而比血铁质的吸收率低。尽管如此，我们仍然可以通过增加摄取量与利用饮食搭配技巧，来提高铁的吸收率。

❸ 帮助铁质吸收因子

★**维生素C**：维生素C可以有效提高非血铁质的吸收率。

★**禽、畜、鱼等肉类**：肉类含有的肌肉蛋白质在消化后分解的产物，能提高非血铁质的溶解度，从而促进非血铁质的吸收，肉类本身含有的血铁质也具有良好的吸收率。

★**酸性物质**：在酸性环境中有助于非血铁质的吸收，如柠檬酸、苹果酸等。

❹ 抑制铁质吸收因子

★**植酸、草酸**：植酸、草酸存在于植物中，会和铁结合，从而影响铁的吸收率。

★**单宁酸、多酚类**：单宁酸、多酚类对铁的吸收有明显抑制作用。

★**钙质**：饮食中同时存在大量钙质时，会使铁的吸收率下降。

4 不可或缺的叶酸

⑴什么是叶酸

叶酸之所以得名，是因为它最早是从菠菜叶中分离出来的。叶酸是一种水溶性维生素，常被称为造血维生素或维生素B_9，其基本功能是扮演碳的供应源。叶酸在体内以辅酶的形态存在，会与维生素 B_{12} 合作，参与体内细胞分裂时核酸的合成，与维生素 B_6 共同参与氨基酸的新陈代谢。

成人每天的叶酸需要量为 200 微克。想要怀孕的女性在怀孕前每天最好摄取 400 微克，怀孕期间每天应摄取 800 微克，哺乳妈妈应保证每天 300~400 微克的摄取量。

(2)孕妈咪缺乏叶酸的危害

❶ 对孕妇的影响

如果孕妈咪在怀孕期间缺乏叶酸或叶酸摄取不足，母体就会出现贫血、倦怠、脸色苍白、晕眩、情绪低落、皮肤灰褐色素沉淀、呼吸急促等症状，同时还会导致胎盘自动剥落、自发性流产、早产、生产困难等。

❷ 对胎儿的影响

孕妈妈若缺乏叶酸，胎儿则容易出现夭折、体重过轻、宫内生长受限、神经管畸形、子痫或巨幼红细胞贫血等情形。神经管畸形是一种非常严重的胎儿发育异常，神经管是胎儿中枢神经系统的前身，在胎儿期会分化为脑和脊髓。怀孕初期若因某种原因使神经管无法正常闭合，则会造成脑部和脊髓发育的缺陷，如脊椎裂、无脑、脑组织突出等疾病。受到影响的胎儿会发生脑损害、残障，甚至死亡。

脊椎畸型的婴儿在适当的治疗下，能长大成人，但需要腿部支架、拐杖或其他装置协助行走，在学习上也可能出现失能现象，其中还有三成会出现不同程度的智障。妇女在准备怀孕时或在怀孕初期，每天若能服用 400 微克的叶酸，则可有效防止胎儿神经管畸形的发生。

(3)如何补充叶酸

许多食物都含有叶酸，许多维生素与矿物质制剂中也都添加了叶酸。叶酸广泛存在于植物中，例如绿色蔬菜含有丰富的叶酸。此外，动物的内脏、啤酒酵母、豆类食品（如扁豆、豆荚）、柑橘类水果（如柳橙、橘子、柠檬、葡萄柚）等食物的叶酸含量也很丰富。

另外，富含叶酸的食品还包括鲑鱼、鲔鱼、牛肝、麦芽、菠菜、鸡肉、牡蛎、全麦、大麦、米糠、小麦胚芽、小麦粉、糙米、香菜、猪肉、芦笋、牛肉、牛奶、奶酪、羊肉、胡萝卜、香菇、蛋、青豆、花椰菜、甜菜、西红柿等。

专家提示

叶酸补充注意事项

蔬菜中的叶酸会随着储存及烹调时间的延长而逐渐流失，因此应选择新鲜的蔬菜，减少烹调的时间，并估计好菜量，以免吃剩菜。

药物和酒精会影响叶酸的吸收。人体对叶酸的吸收很容易受到酒精和药物的干扰及影响，如制酸剂胃药、阿司匹林、雌性激素、口服避孕药、降胆固醇药、抗癫痫药、磺胺类药物。酒精是叶酸的最大杀手，它会降低人体对叶酸的吸收，并且增加叶酸的损耗。许多叶酸性营养不良的人都有酗酒的恶习。

5 合理补充维生素B_6

⑴维生素B_6对人体的重要性

维生素 B_6 主要参与蛋白质代谢，摄取的蛋白质越多，对维生素 B_6 的需求量也就越大。孕妈妈每天对维生素 B_6 摄取量比非孕期应增加 0.4~0.6 毫克，建议孕期维生素 B_6 每天摄取量为 1.9 毫克。

临床上，大量服用（每天三次，每次 25 毫克）维生素 B_6 可用来治疗妊娠剧吐症，效果不错，或许与维生素 B_6 参与神经传导物质的化学反应有关，但是否因此而缓解剧吐症状，至今尚不清楚。如果孕妈咪服用如此高剂量的维生素 B_6，就应监测是否有中毒症状出现。

⑵维生素B_6的食物来源

★动物性来源：鸡、鱼、猪、内脏（肾、肝）等，而牛肉、牛奶中的维生素 B_6 含量相对较少。

★植物性来源：全麦制品、糙米、黄豆、燕麦、花生、胡桃、蛋、酿酒酵母、哈密瓜、香瓜、香蕉、甘蓝、菠菜等。

★一根香蕉可提供维生素 B_6 每日建议量的 33%；120 克的鸡肉（约 1 只中型棒棒腿）或鱼肉、猪肉（约手掌大小）可提供维生素 B_6 每日建议量的 25%。

6 坚持补充维生素C

⑴维生素C对人体的重要性

怀孕期间，孕妈咪每天应多摄入维生素 C10 毫克。虽然尚无报告指出有关维生素 C 缺乏与生产之间的关系，但有少数研究表明，维生素 C 的缺乏会造成早期破水及先兆子痫。

维生素 C 是合成胶原的必要成分，如果没有维生素 C，胶原就无法合成，就会出现坏血病、伤口愈合不佳、伤口愈合后再度裂开、骨头及关节疼痛、骨折、微血管破裂等问题。

另外，维生素 C 还参与其他重要物质的合成，如神经传导物质、甲状腺激素、类固醇激素、胆酸、副肉精（为脂肪酸代谢必需的物质，是一种类似维生素的因子）及 DNA 等。

当身体接受手术或受伤时，需要维生素 C 合成刺激肾上腺皮质激素分泌的物质，以便促进伤口恢复。维生素 C 还参与免疫系统抗发炎反应和体内去毒功能。

在同一餐同时摄取富含维生素 C 及铁质的食物，可让小肠对铁质的吸收率大为提升。维生素 C 除了具有抗氧化作用外，还能使维生素 E 再活化，具有抗老化、抗血管粥样硬化、抗癌等功能。

⑵谨防反弹性坏血症

怀孕期间，孕妈咪常会大量摄取维生素 C，如果突然中止摄取，就容易发生坏血症（伤口愈合不全，骨头、软骨、牙齿较差，牙龈肿胀出血、肌肉萎缩、皮肤症状等）。要想预防坏血症，就要逐渐停服维生素 C，让身体渐渐调整适应。因此，建议孕妈妈在怀孕期间适度摄取水果，坐月子期间，仍要摄取足量富含维生素 C 的水果（如番石榴、猕猴桃、柳橙、木瓜、哈密瓜等），以防坏血症。

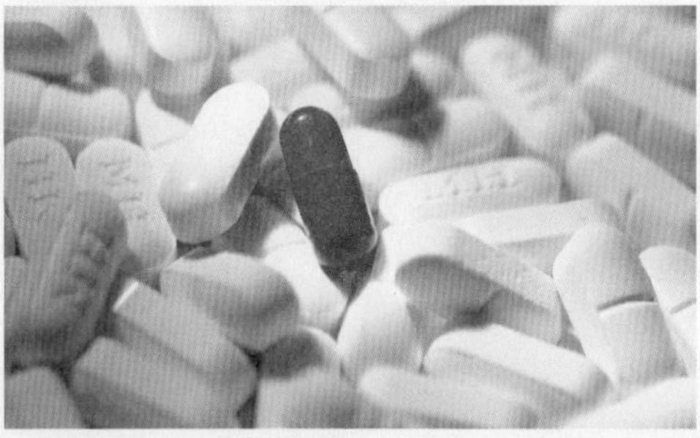

7 适量摄取维生素A

由于烹调与加工（加热）并不会影响到维生素A的吸收，因此人们出现维生素A缺乏的情形不多见。如果孕妈咪每日服用维生素A的剂量超过10000IU（国际单位），那么反而可能增加神经管畸形的几率，所以慎防补充过度。建议孕妇每日摄取量为1650~1980IU。

类胡萝卜素吸收后在体内可转变成维生素A，它存在于植物性食物中，如胡萝卜、木瓜、柑橘、西红柿等深黄红色及深绿色蔬菜等。当摄入类胡萝卜素过多时，身体会自动调整降低吸收率，转换成维生素A的量就会减少，不会造成中毒现象。因此孕妈妈在补充维生素A制剂时，最好选用只含类胡萝卜素的制剂。

由于维生素A及类胡萝卜素均为脂溶性维生素，如果与油脂一起烹调食入，其吸收率远比单独的类胡萝卜素高，例如蛋炒胡萝卜比胡萝卜汁的类胡萝卜素吸收率高。

8 适量摄取维生素D

(1)维生素D对人体的重要性

怀孕期间，维生素D之所以特别重要，是因为它能促进母体肠道对钙的吸收，当母体缺乏维生素D时，容易导致新生儿低钙血症及牙本质发育不全，骨头钙化也将受影响。如果母体摄取过量维生素D，就容易导致新生儿高钙血症。新生儿的血钙浓度过低或过高，都容易造成血液中的酸碱度失衡，使健康和生命受到威胁。

(2)如何补充维生素D

★足够的日晒可以让皮肤合成维生素D。但阳光易被雾、灰尘、玻璃、衣服所阻隔，玻璃帷幕的办公室、雾气笼罩的清晨及包得紧紧的衣服，都使我们得不到充分的日晒，这样便无法获得足够的维生素D。

★维生素D最好的食物来源为肝脏、肥鱼、奶油、蛋黄及强化维生素D的奶粉等。

★孕妈妈及哺乳妈妈每日维生素D的需要量为10微克（约等于400国际单位）。维生素中最易引起中毒的就是维生素D，只要超过建议量的4~5倍，就会引起毒性。如果只是通过日晒或食物而获得维生素D，就不易出现中毒现象。

★补充维生素D片剂以一天不超过400国际单位为宜。

9 适量摄取维生素E

(1)维生素E对人体的重要性

维生素E是一种抗氧化剂，能保护细胞膜上的脂肪酸不被空气氧化破坏，同时可保持身体细胞（如红细胞、神经细胞、免疫细胞等）的完整性，免于被重金属、汞、铅、毒物及臭氧所破坏。维生素C的存在会强化维生素E的抗氧化功能。

人体对维生素E的需求会因为怀孕而增加，但临床上少有维生素E缺乏者。建议孕妈妈每日维生素E摄取量为14~15毫克，不得超过800~1000毫克。

(2)哪些食物含维生素E

★植物油，如黄豆油、玉米油、葵花子油、蔬菜油等。

★强化维生素E的谷物。

★橄榄油、椰子油及花生油所含维生素 E 的量并不多。

★动物油脂中维生素 E 的含量最少。

10 适量摄取维生素K

维生素 K 能够促进血液凝固和骨骼发育。建议孕妈妈每日维生素 K 摄取量为 90 毫克，正常均衡的饮食应可提供足量的维生素 K。正常人的肠道细菌制造维生素 K，但刚出生的新生儿肠道没有细菌制造维生素 K，因为怕新生儿有出血现象，血液无法凝固会发生危险，所以新生儿需施打维生素 K 针剂。

专家提示

避免维生素流失的秘诀

食物中所含维生素的多寡，会随着贮存时间、与光线或空气的接触、加工、强化、精制程度及烹调方法而产生量的变化。为避免食物中维生素的流失，应尽量选用新鲜的食物，少吃剩菜，讲究食物的烹饪方法。同时，吃药也会干扰维生素的吸收，要多加注意。

11 孕期各种营养素参考摄取量与安全限量

膳食营养参考摄取量

营养素	维生素A	维生素D	维生素E	维生素K	维生素C	维生素B_6	叶酸	烟碱酸	钙	锌	镁	铁	磷	碘
单位 / 孕期	微克 μg	毫克 mg	毫克 mg	微克 μg	毫克 mg	毫克 mg	微克 μg	毫克 mg	毫克 mg	毫克 mg	毫克 mg	毫克 mg	毫克 mg	毫克 mg
孕早期	500	5	14	302	110	1.9	600	12~13	800	15	350	10~15	800	200
孕中期	500	5	14	302	110	1.9	600	14~15	800	15	350	10~15	800	200
孕晚期	500	5	14	302	110	1.9	600	14~15	800	15	350	40	800	200
哺乳期	500	5	14	303	110	1.9	500	16~17	800	18	350	40	800	200

各类营养素上限摄取量

营养素	维生素A	维生素D	维生素E	维生素K	维生素C	维生素B_6	叶酸	烟碱酸	钙	锌	镁	铁	磷	碘
单位 / 孕期	微克 μg	毫克 mg	毫克 mg	微克 μg	毫克 mg	毫克 mg	微克 μg	毫克 mg	毫克 mg	毫克 mg	毫克 mg	毫克 mg	毫克 mg	毫克 mg
怀孕及哺乳期	3000	50	50	350	2000	80	1000	35	2500	100	700	40	4000	1000

（三）孕期饮食禁忌

1 哪些食物孕妈咪不能吃

⑴忌食滑利食物

★薏苡仁：薏苡仁是民间四神汤常用的配料，其性质滑利，能兴奋子宫肌肉，促使子宫收缩，易诱发流产。

★马齿苋：马齿苋是药菜兼用食物，性寒凉滑利，也能兴奋子宫，促使子宫收缩，造成流产。

★杏仁：杏仁性滑，有滑胎作用，对孕妇不利，而且杏仁含有氢氰酸，孕妈妈不宜进食。

⑵忌食部分中药

一般人都以为中药温和，可以随便服用，殊不知有很多中药，孕妈妈千万不可以乱服，如红花、三棱、莪术、薏苡仁、山楂、仙茅、苏木、蛇虫、水蛭等。

孕妈咪也不宜服用鹿茸、鹿角胶、胎盘、胡桃肉等温补助阳之品，若病情需要，则应在医生指导下谨慎服用。

⑶忌食易引起过敏的食物

属于过敏体质的孕妈妈，若发生食物过敏，则有可能影响胎儿生长发育，导致胎儿畸形或罹患遗传病，常见的有哮喘、荨麻疹、癫痫等。因此孕妈妈应注意以下事项：

★以前吃了就会发生过敏的食物，怀孕期间就应禁食。

★异性蛋白食物，如动物肝脏、肾、蛋类、奶类等，应煮熟才吃。

★不吃容易引起过敏的食物，如不新鲜的鱼、花枝、乌贼、虾、蟹、贝壳类、核果类等。

⑷忌食可能导致流产的食物

❶ 山楂

孕妈妈多半喜食酸味食物，酸味食物能增加胃液分泌，促进食欲，消除恶心呕吐，但酸食不宜食用过多，尤其是不宜吃山楂，吃山楂过多会引起子宫收缩，严重时会导致流产。

❷ 螃蟹

螃蟹性寒凉，能活血祛瘀，有明显的堕胎作用。

❸ 鳖

鳖又称甲鱼，性味咸寒，活血、散瘀、软坚的效果很好，也有堕胎之弊，尤其鳖甲（即其壳）的堕胎作用更强。

❹ 桂圆

桂圆属甘温大热之物，孕妈妈食后易生内热，容易引起流产。

⑸忌食辛辣刺激和过咸饮食

孕妈咪忌食辣椒、胡椒等辛热刺激食物，火锅及沙茶也要少吃，因为容易上火。调味

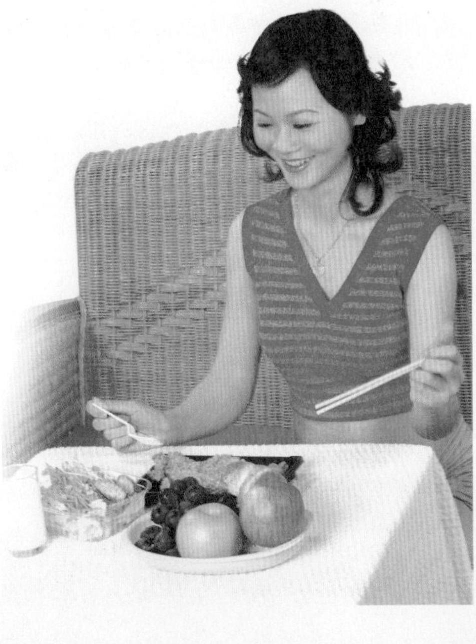

太咸易引起浮肿，因为孕妈妈易患高血压及下肢水肿，所以进食不宜过咸。

⑹忌喝浓茶、可乐与咖啡

❶ 浓茶

孕妈咪应忌喝浓茶，浓茶会使孕妈妈兴奋过度，心跳加快，血压升高，造成失眠及便秘。浓茶含较多单宁酸，会妨碍孕妈妈对铁质的吸收，易导致缺铁性贫血。

❷ 汽水

汽水含有磷酸盐，会与体内铁质产生化学反应，大量饮用会降低血液中的含铁量。此外，汽水中的碳酸不但会影响孕妈妈自身对钙质和铁质的吸收，还会造成胎儿缺钙、缺铁。

❸ 可乐与咖啡

可乐和咖啡都含有咖啡因成分，刺激性较大，可能对胎儿的中枢神经系统造成损害，影响胎儿智力发育。因此，孕妈妈不宜大量喝汽水及可乐，更不能代替水来解渴。

⑺忌食霉变食品

研究表明，在妊娠2~3个月，受精卵着床发育，胚体细胞正处于高度增殖、分化阶段，若受霉菌毒素的侵害，则可使染色体断裂或畸变，有的停止发育，发生死胎、流产；有的发生遗传性疾病或胎儿畸形，如先天性心脏病、先天性弱智等。另一方面，胎儿由于各器官发育不完善，特别是肝、肾的功能十分低弱，霉菌毒素都会对胎儿产生毒性作用，影响正常发育。

⑻产前忌食影响凝血功能的食物

❶ 人参与黄芪

人参、黄芪属温热性质的中药，若在自然产前单独服用人参或黄芪，则有可能因为补气提升的效果而造成产程迟滞，甚至阵痛暂停的现象。若在剖宫产前单独服用人参或黄芪，则有可能因为气血循环过于旺盛而造成产程大量出血。因此，生产前一周要停止服用人参与黄芪。

❷ 银杏

银杏又称白果，具有促进血液循环、抗凝血的功能，是心血管及脑部疾病的良药，同样在孕期不可过量服用，以免流产。生产前一周也要停止服用，以免影响生产时的凝血功能。

❸ 鱼油

怀孕36周后要暂停服用鱼油，以免影响生产时及产后的凝血功能。

2 哪些食物孕妈咪不能多吃

孕妇补充营养是必要的。但是，如果盲目吃喝，胡乱进补，不仅会损害母体健康，而且会影响胎儿发育，甚至导致畸胎。为了优生优育，在日常饮食中，应注意以下八点：

⑴不宜多吃肉

孕妇由于肠道吸收脂肪的功能增强，血脂水平相应升高，体内脂肪的积贮也多。怀孕期间能量消耗较多，糖的贮备减少，若吃太多肉，则对分解脂肪不利，常因氧化不足产生酮体，使酮血症倾向增加，孕妇会出现尿中酮体、严重脱水、唇红、头昏、恶心、呕吐等症状。

⑵不宜多吃蛋

蛋类食品富含蛋白质、磷脂等营养素，孕妇如果吃太多蛋，摄入蛋白质过多，在体内就可产生大量硫化氢、组织胺等有害物质，容易出现腹胀、食欲减退、头晕、疲倦等现象。同时，高蛋白饮食可导致胆固醇升高，加重肾脏负担，不利于孕期保健。

⑶不宜多补钙

营养学家认为，孕妇若补钙过量，胎儿则可能得高钙血症，出世后患儿会因囟门太早关闭，颚骨变宽而突出，鼻梁前倾，主动脉窄缩，不利小儿健美。一般来说，从日常鱼肉蛋食品中摄取钙就足够了。

⑷不宜多吃酸性食品

孕妇在妊娠早期会出现择食、食欲不振、恶心、呕吐等早孕现象，不少孕妇喜欢酸性饮食，以减轻和预防孕吐反应。德国学者研究发现，妊娠早期的胎儿体液酸度低，母体摄入的酸性药物或其他酸性物质容易大量聚积于胎儿组织中，影响胚胎细胞的正常分裂增殖与生长发育，并易诱发遗传物质突变，导致胎儿畸形。

⑸不宜多吃糖

孕妇由于生理性变化，会变得疲倦、懒

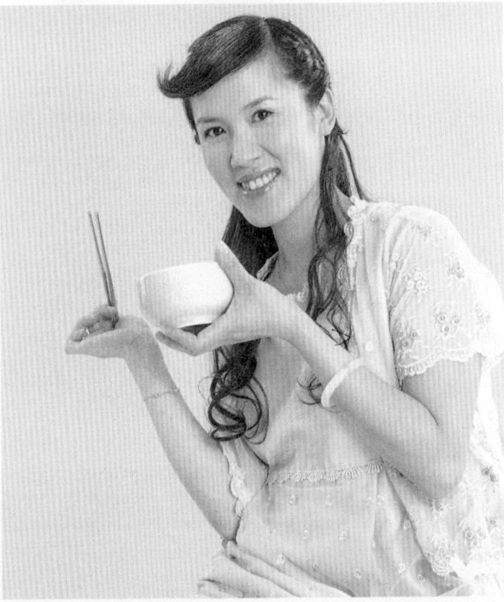

动、爱躺卧。如果经常采取高糖饮食以振奋精神，就会产生诸多不利。血糖偏高的孕妇生出体重过重胎儿的可能性、胎儿先天畸形的发生率、出现妊娠期高血压疾病的机会或需剖宫产的机会，是血糖偏低孕妇的数倍。

⑹不宜多服食补品

孕妇由于周身血流量明显增加，心脏负担加重，子宫颈、阴道壁和输卵管等部位的血管也处于扩张、充血状态，加上孕妇内分泌功能旺盛，分泌的醛固醇增加，容易发生水肿、妊娠期高血压疾病等病症。再者，孕妇胃肠道功能减弱，会出现食欲不振、胃胀和便秘等现象。在这种情况下，孕妇盲目服食鹿茸、桂圆、胡桃肉等温热性补品，易致阴虚阳亢，加剧孕吐、水肿、高血压、便秘等症状，甚至会发生流产或死胎等。

3　孕妈咪应少吃的食物

⑴柿子

柿子属寒性，有收敛作用，且不易消化。所以脾胃虚寒者，或是感冒急性期、消化不良的人要少吃。此外，孕妈妈在产后需排恶露，不宜食用柿子。

⑵杏仁及杏仁茶

因杏仁含有氢氨酸，吃太多会导致中毒，孕妇要少摄取。

⑶黑木耳和青木瓜

黑木耳和青木瓜具有很好的活血作用，对心脏病、动脉栓塞的患者相当有益，也具化瘀效果，因此，建议孕妇不要一次吃很多，这样才不会产生副作用。

⑷羊奶和肉桂

中医认为，羊奶和肉桂的性味燥热，孕妇吃多了，会造成胎动不安。如果准妈妈体内燥热，胎儿就会受到影响，宝宝出生后的皮肤也会比较差。

⑸玉米须

玉米须会增强母体免疫作用，导致母体排斥胚胎，影响着床。

⑹味素

味素能够穿透胎盘，会影响胎儿的正常发育。

⑺红豆和猪肝

一般人认为红豆和猪肝可补血，但因其具有破血作用，孕妈咪还是少吃为妙。

⑻海带

海带最好适量摄取，孕妇若吃得太多，则会影响胎儿的甲状腺发育。

⑼竹笋

竹笋破肝气，孕妇要少吃。

⑽韭菜

韭菜含挥发油，具有兴奋子宫、促进子宫收缩的作用，孕妇不宜多吃韭菜。

专家提示

孕期不宜多吃甜食

孕妇吃甜食过量会使血糖浓度升高。无论是糖尿病合并妊娠，还是妊娠期糖尿病，都容易继发各种感染。如果血糖浓度持续升高，就会导致胎儿巨大，出生体重可达4000克，甚至更多，容易并发难产、滞产、死产、产后出血及感染。

甜食除糖类外，还包括蛋糕、水果派、饼干、果酱、加糖的起泡饮料、加糖的水果汁、巧克力、冰激凌等，这些食品只含糖，其他营养成分并不多，吃了以后还容易发胖。孕妇在怀孕晚期应尽量避免食用这类食品，以免体重上升过快，增加分娩的难度。

甜食中的蔗糖经胃肠道消化分解后，可使体内血糖浓度增加。吃甜食越多，血液中葡萄糖浓度就越高。血糖超过正常值时，会对身体产生以下不良的影响：

★促进金黄色葡萄球菌等化脓性细菌的生长繁殖，从而诱发疥疮或痈肿，一旦病菌侵入毛囊底部，又成为菌血症的根源，严重威胁胎儿生存的内环境。

★血糖高的孕妇容易性情暴躁，还易发生脚气病。

★当糖在身体内分解产热时，会产生大量的丙酮酸、乳酸等酸性代谢废物，使血液从正常的弱碱性变成酸性，并且形成酸性体质。这种体质是导致胎儿畸形与围产期婴儿早夭的原因之一。

★严格控制孕妇血糖也是预防后代患糖尿病的关键。

研究表明，孕妇每日食糖量应控制在50克以内为宜。

4 孕妈咪不宜吃的八种食物

怀孕给准妈妈带来了很多喜悦，同时也给准妈妈提出了新的要求。在饮食方面，准妈妈需要特别注意。有些食物即使是你的最爱，也要暂时疏远它，因为它可能会对你的宝宝极其不利。那么，孕妈咪应该疏远哪些食物呢?

(1)山楂

山楂酸甜可口，开胃助消化，一向是备受女性青睐的小食品，特别是在怀孕早期，孕妈咪更喜欢随身携带一些，因此在这一时期会吃大量山楂。

医学专家指出，山楂虽好，但孕妇不宜多吃，其中所含的一些成分会刺激子宫肌肉兴奋，从而引起子宫收缩，导致流产。尤其是那些曾经发生过自然流产、习惯性流产以及有先兆流产征兆的孕妇，在这一时期更要少吃山楂，以免引起不测。

(2)酸菜

尽管人们都在说腌制品亚硝酸盐有致癌作用，可酸白菜、酸萝卜还是以其特殊的风味成为很多女性钟情的食品，特别是一些孕早期的孕妇，对它更是青睐有加。这是因为酸菜类食物能够帮孕妈咪提起消失的胃口，吃进去一些东西。

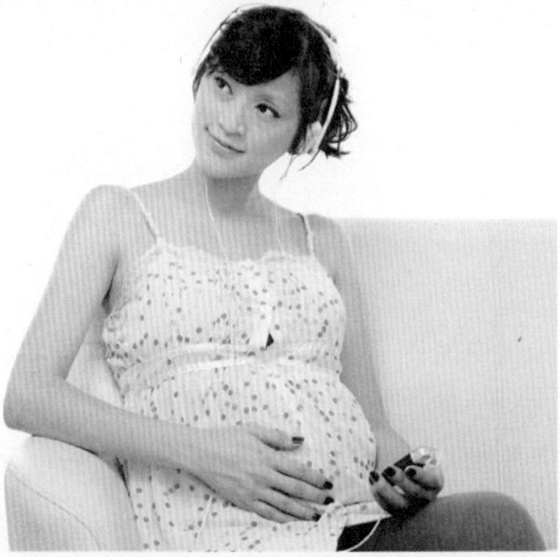

孕妈咪不宜多吃腌制品，只能用其调剂一下口味。且不说酸菜类食物的营养在腌制过程中几乎完全被破坏掉，已经失去了蔬菜原有的营养价值，更为严重的是，其中所含的致癌物质亚硝酸盐不仅会使孕妈妈患上癌症，同时还会影响胎儿的正常生长发育。因此，孕期尤其是孕早期不宜过多进食酸菜类食物。

(3)菠菜

说起孕妇应少吃菠菜，人们可能有些诧异，菠菜富含铁质，可以补血，又富含维生素 C 等多种营养，孕期本应该多吃，为什么要少吃呢?

研究表明，菠菜里虽然含有铁，但含量并不高，同时却含有大量的草酸。草酸是钙和锌的天敌，它会影响钙、锌在肠道的吸收。钙和锌是人体不可缺少的矿物质，如果被草酸大量破坏，就会使孕妇体内缺钙缺锌。钙缺乏会影响胎儿的骨骼和牙齿发育；锌缺乏会使孕妇食欲不振，无法为胎儿提供丰富的营养，从而影响胎儿的正常生长发育。

(4)油条

油条吃起来很可口，也是人们经常摆上桌的早餐食物。不过，一旦怀孕了，还是应少吃油条。

医学研究表明，油条在制作时需要加入一定量的明矾。一般来说，吃两根油条就会使你摄取 3 克左右的明矾。要知道，明矾里面含有铝，而高浓度的铝对人的大脑有很大的损害作用。如果经常吃油条，明矾就会在身体里蓄积，天长日久，体内会积累高浓度的铝。当铝通过胎盘进入胎儿体内时，便会影响胎儿的大脑发育，增加智力低下儿的发生率。

(5)方便食品

方便食品吃起来既方便又有滋味，即使怀了孕，很多孕妇依然喜欢吃。

医学专家指出，孕妇不宜多吃方便食品，这类食品的脂肪含量很少。经常以这些食品为主食，会使孕妇的体内缺乏必需脂肪酸，而必需脂肪酸是胎儿大脑发育需要的重要营养成分。另外，孕早期要形成良好的胎盘及丰富的血管，也特别需要脂肪酸，这样才能保证胎儿的营养需求。

(6)冷食

怀孕期间很多孕妇血热气盛，总觉得身上很燥热，特别是在炎热的夏天，于是她们随意吃冷食、喝冷饮，殊不知这样对自身健康和胎儿发育都有害处。

医学专家指出，孕妈咪过多摄取冷食会伤及脾胃，使营养吸收受到影响，无法保证自身和胎儿的营养需求。太多的冷刺激还会使孕妈咪口腔、咽喉、气管等部位的抵抗力下降，诱发上呼吸道感染。另外，冷食刺激还会引起胎儿躁动不安。因此，孕期一定要节制冷食。

(7)海带

海带性味咸寒，能化痰瘀、软坚、散结，孕妈妈不宜多食。

(8)黑木耳

黑木耳有活血化瘀的作用，孕妈妈也应少食，当然若少量食用，则一般体质尚能接受。

5 孕期不宜食用含汞鱼类

食物中的汞会被肠胃吸收，堆积在脑部，如果汞摄入过多，对成人来说，容易造成视力障碍、肌肉无力、动作不协调、感觉及听力丧失、关节痛、智能低下、全身麻痹，严重时会导致死亡；对胎儿来说，容易伤害大脑细胞和神经系统，造成畸形或智能不足。研究指出，孕妈咪每日汞的摄入量勿超过8μg，一周吃2～3次深海鱼，每次不要吃太多。

6 孕妈咪不宜吃热性香料

香料属调味品，人们在日常生活中经常食用。八角、茴香、小茴香、花椒、胡椒、桂皮、五香粉、辣椒粉等都属于热性香料，孕妈咪如果常食用这些热性香料，会对健康不利。

女性在怀孕期间，体温相应增高，肠道也较干燥，而香料性大热，具有刺激性，很容易消耗肠道水分，使胃肠腺体分泌减少，造成肠道干燥、便秘或粪石梗阻。肠道发生秘结后，孕妈咪必然用力屏气解便，这样就会引起腹压增大，压迫子宫内的胎儿，易造成胎动不安、羊水早破、自然流产、早产等不良后果。

7 孕妈咪轻松避开食物添加剂

市面上有很多便利易得的零食食品，但是其中有些零食对人体健康不利，比如含有大量的防腐剂或添加了其他合成物、高盐、高脂等。下面提供几项要点，教孕妇避开含有防腐剂的食品。

(1)水果：小心路边削好久放的

水果能提供大量的维生素与矿物质，并含有天然的膳食纤维，绝对是自然又唾手可得的健康食物。

(2) 豆奶、牛奶、低脂芝士、酸奶：注意保鲜期限

此类食品能提供足量优质的钙质、蛋白质与维生素D，可以促进胎儿牙齿、骨骼的发育。

(3)葡萄干：开封后要存放冰箱

葡萄干含有膳食纤维、铁质、蛋白质。

(4)坚果类：注意要完全咬碎再吞下

坚果类食物有杏仁、核桃、瓜子、松子、花生等，提供多元化不饱和脂肪酸。

据研究，一个健康的大脑有60%是由脂肪酸组成，所以坚果类是健脑益智的营养食品。

(5)自制色拉：热量的控制很重要

色拉材料可选择菠菜、胡萝卜、番茄、芹菜、小黄瓜、南瓜、葡萄干、坚果、素鸡、菜豆等食材，可蘸酸奶来食用，营养又健康。

(6)无糖燕麦片或其他全谷类、全麦面包、饼干：选用有信誉的商品

谷类食物可提供碳水化合物、维生素和膳食纤维。

8 过敏体质孕妈咪要忌吃海鲜

胎儿是否属于过敏体质，跟遗传有绝对关系。如果夫妻双方本身就属于过敏体质，譬如对带壳海鲜（虾子、螃蟹）过敏，

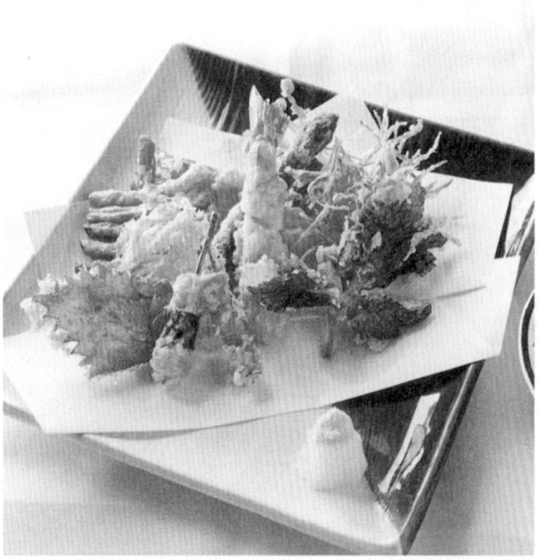

那么，胎儿有将近八成的几率属于过敏体质。

为什么医师会建议属于过敏体质的孕妈咪要少吃海鲜呢？因为对于本身已属过敏体质的父母，假使孕期少吃海鲜或减少接触过敏原，可以减缓胎儿出生后，引发过敏的时机。

也就是说，即使爸妈都属于过敏体质（譬如异位性皮肤炎），在怀孕期间，孕妈咪如果少吃海鲜，或减少接触过敏原，将来胎儿出生后，即便宝宝属于异位性皮肤炎的体质，也可以减轻过敏的症状。

孕期应避免易引发过敏的饮食

属于过敏体质的孕妈咪应多加留意孕期饮食，应避免食用奇异果、芒果、草莓、香瓜、西瓜等易引起过敏的水果，或减少这些食物的摄取量。另外，花草茶如薄荷、熏衣草茶、玫瑰茶等，或当归、黄芪、决明子、红花等中药可能引起子宫收缩，在选择与食用时应格外注意。

9　提防水果中的陷阱

⑴水果虽好，但热量高

水果的好处大家都知道，它可以养颜美容，补充维生素，促进肠胃蠕动，改善孕期便秘的情况，更是生津止渴、补充水分的圣品，好处多得说也说不完。但是大家往往忽略了一个很重要的事实，那就是水果也含有热量，而且热量还相当高。

下页表格列出了各种水果所含的热量。表中的1份水果就含热量60千卡，略少于1/4碗白饭（约70千卡，一般我们吃饭是添到约3/4碗，大约是210千卡）。1/10个菠萝就是1份，小玉兰瓜也是一样，也就是说，1个菠萝或小玉兰瓜的热量相当于3碗白饭的热量；1个芒果就相当于4份，1个芒果所含热量比1碗白饭还多；香蕉则是半根相当于1份；葡萄约13颗就相当于1份。其他水果所含热量请大家自行对照参考。

各种水果的热量分析　每份含糖15克，热量60千卡

食物名称	购买量（克）	可食量（克）	分量（个）	备注 直径×高（厘米）
香瓜	185	130		
红柿（6个/500克）	75	70	3/4	
浸柿（硬）（4个/500克）	100	90	2/5	
红毛丹	145	75		
柿干（11个/500克）	35	30	2/3	
黑枣	20	20	4	
李子（14个/500克）	155	145	4	
石榴（1.5个/500克）	150	90	1/3	
苹果（4个/500克）	125	110	4/5	
葡萄	125	100	13	
红枣	25	20	9	
葡萄柚（1.5个/500克）	170	140	2/5	
杨桃（2个/500克）	190	180	2/3	
百香果（8个/500克）	130	60	1.5	
樱桃	85	80	9	

冬梨（2.75 个 /500 克）	155	130	2/5	
桶柑	150	115		
山竹（6.75 个 /500 克）	440	90	5	
荔枝（27 个 /500 克）	110	90	5	
枇杷	190	125		
榴莲	35			
仙桃	75	50		
香蕉（3.3 根 /500 克）	75	55	1/2	（小）
椰子	475	75		
龙眼	130	80		
水蜜桃（4 个 /500 克）	145	135	1	（小）
红柚（1000 克 / 个）	280	160	1/5	
龙眼干	90	35		
芒果（1 个 /500 克）	150	100	1/4	9.2×7.0
菠萝（2.2 千克 / 个）	205	125	1/10	
橙子（4 个 /500 克）	170	130	1	（大）
猕猴桃（6 个 /500 克）	125	110	1.25	
柠檬（3.3 个 /500 克）	280	190	1.5	
凤眼果	60	35		
红西瓜（10 千克 / 个）	300	180	1 片	1/4 个，切 8 片
番石榴（泰国）（1.6 个 /500 克）	180	140	1/2	
草莓（32 个 /500 克）	170	160	9	
木瓜（1 个 /500 克）	275	200	1/6	
鸭梨（1.25 个 /500 克）	135	95	1/4	
黄西瓜（10.5 千克 / 个）	335	210	1/10	19×19
绿枣（11 个 /500 克）	145		3	
桃子	250	220	2/5	

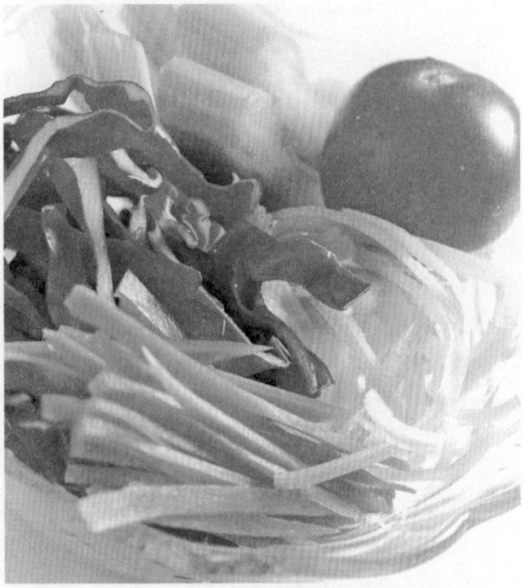

(2)水果中的陷阱

除了含有热量之外，食用水果还有许多的陷阱存在，下面为您一一道来。

❶ 因为好所以狂吃

大家都认为水果是好东西，因此完全没有戒心，有时甚至还会刻意去多吃。事实上，水果的确是非常好的食物，但是要知道，任何一种食物，不管它的本质再好，一定都要适可而止，若进食过量，则未蒙其利，反受其害。

❷ 吃进多少难计算

针对某些水果，人们很容易判断进食多少和所含热量，如苹果、梨、番石榴等，都是一个一个的，一次大概会吃一个或半个，很容易算出吃进多少热量。但有一些水果却很难算出吃了多少，如芒果、菠萝、西瓜等，吃的时候常是切成小块，用叉子叉着吃，很少有人会精确计算自己吃了几块。又如葡萄、荔枝、龙眼这种小颗水果，很少有人会数自己到底吃了几颗。再加上全家人在一起，大家餐后边聊天边吃水果，心情愉快，往往吃了非常多也不自知。

更糟糕的是，上述这些水果都是属于糖分和热量含量都非常高的水果，很容易造成热量摄取过多。

❸ 糖分高，易导致肥胖

水果的热量绝大部分都来自于糖类，水果几乎不含有脂肪和蛋白质。人体在运用能量上有一个很重要的特性，那就是在需要时会优先使用糖类，除非不够才会去燃烧脂肪或分解蛋白质。

网球名将张德培每次打到中场的时候都要吃一点香蕉，这是一个经典的画面；大家运动时要喝运动饮料，也是这个道理。没有人打球打到一半的时候，会拿鸡腿出来啃。也就是说，当您活动量大，或要从事体力劳动的时候，多摄取一些糖类就无妨，甚至还是必需的；但是当活动量少，糖类摄取过多的时候，人体就会把它转化成糖原或脂肪来储存，无法变成蛋白质，也不可能自己排出体外，反映在一般人身上就是造成肥胖，但

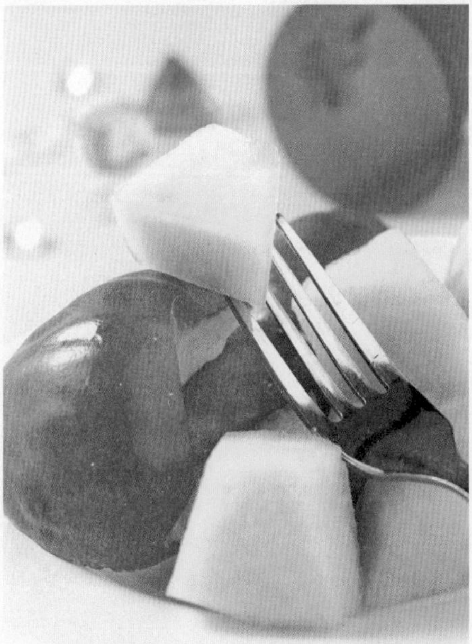

在孕妈妈身上，问题就更复杂了，孕妈妈本身除了体重过重、可能出现妊娠期高血压疾病、妊娠期糖尿病等并发症之外，还有可能因为皮下脂肪增加过多，而在生产的时候造成软组织难产。

(3)水果怎么吃才健康

孕妈咪要想避免由于认识不清、食用过量水果而造成身体的负担，只要把握以下几个原则就可以了：

❶ 控制水果的摄入量

想吃、该吃多少水果，可以先将水果用特定的容器装好，如果是一人一份，就不容易吃太多，也容易计算热量。

❷ 改为餐前吃水果

若是怕吃水果热量摄取过多，则可改成在餐前吃水果。如果发觉餐前水果吃多了，米饭就可以少吃一点。另外，如果希望大量摄取水果，就可选择热量较低的水果，首选水果是西红柿，在摄取量的方面几乎没有限制。

❸ 管住嘴，迈开腿

管住嘴，迈开腿，这是最重要的，不只适用于孕妈妈，适用于任何一个人。

★午睡时间不宜太久，最多不要超过一个小时，如果午睡睡很久，中餐就要大大减量，不只是水果，整个午餐的热量摄取都要减少才行。

★晚饭后要活动，不要立刻窝着，最好是能与家人一同到附近的公园或校园散散步，既能保持健康，又能培养家人感情。

★宵夜浅尝辄止，千万别吃太多，以免热量摄取过多而影响睡眠质量。

以上这些都能做到的话，相信您一定能在孕期保持健康。

（四）孕期营养饮食推荐食谱

菜品

1 彩椒炖猪蹄

材料、调味料：

土豆1个，黄、红椒各1个，洋葱1个，月桂叶两片，猪膝3块，番茄两个，盐1小匙，番茄酱1大匙。

做法：

❶ 土豆削去外皮，切块。洋葱剥去外皮，切小块。

❷ 红、黄椒切半去子，切块。番茄切块。

❸ 将❶、❷加猪蹄、调味料和两碗水炖，用大火烧开后转小火炖 25 分钟。

功效解析：

开胃助食，补充体能， 促进造血功能。

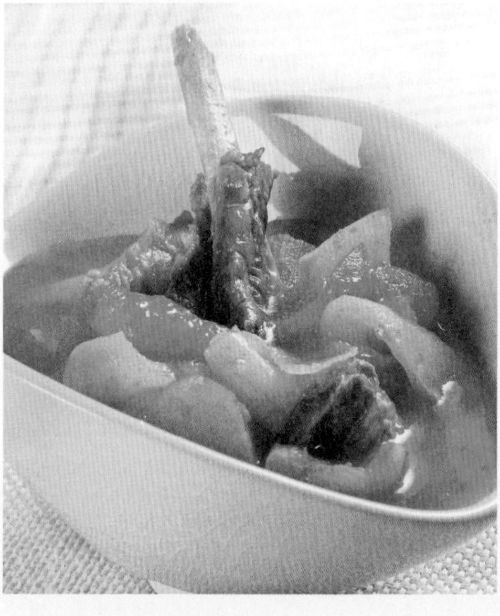

2 百合炒虾仁

材料、调味料：

百合1个，虾仁300克，红椒1/8个，盐1小匙，油适量。

做法：

❶ 百合剥瓣、洗净。红椒洗净切小片。

❷ 虾仁剔去肠泥，用刀背划开。

❸ 油锅烧热，加入❷炒，再入❶及调味料，加两小匙水炒，待虾仁熟即成。

功效解析：

安神清心，助好眠，孕期促进睡眠。

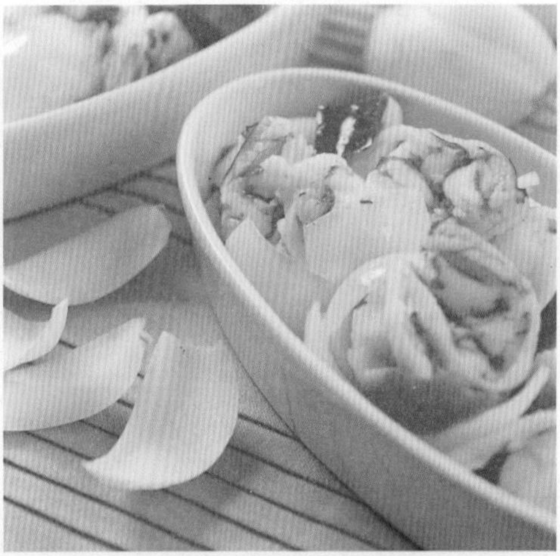

3 葱头西红柿炖肉

材料、调味料：

葱头1个，西红柿1个，梅花肉300克，西红柿酱两大匙，盐1小匙。

做法：

❶ 葱头切半，剥去外膜，洗净切块状。

❷ 西红柿洗净去蒂，切块状。

❸ 将❶、❷加梅花肉、调味料及两碗水同煮，用大火烧开后转小火煮约25分钟即成。

功效解析：

预防感冒，提升免疫力。

4 红糟鸡汤

材料、调味料：

红糟1大匙，鸡腿1只，姜1段，糖1小匙，盐两小匙，油适量。

做法：

❶ 鸡腿洗净切块，老姜洗净切片。

❷ 油锅烧热，入姜片爆香。

❸ 续入红糟，用小火炒，再入鸡腿块炒，至微焦，加入3碗水煮，用大火烧开后转小火煮约15分钟，加调味料炒匀即成。

功效解析：

补虚，去白带，红润肌肤。

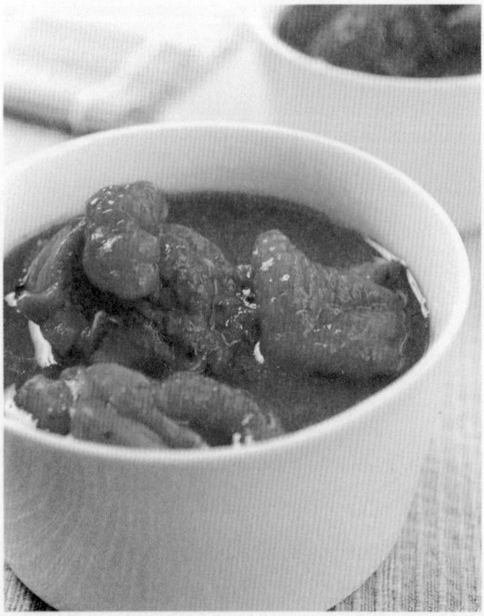

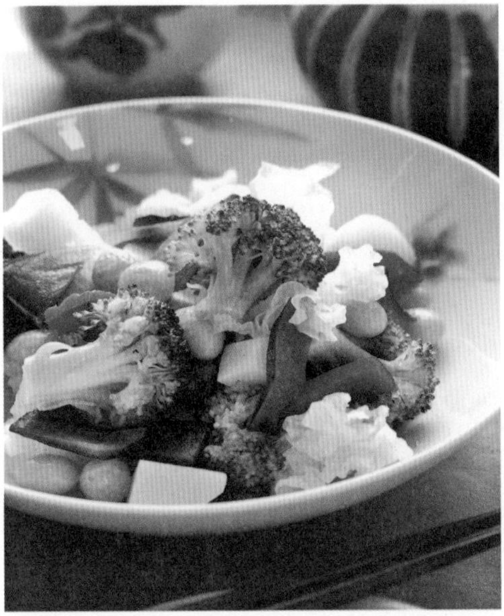

5 山药时蔬

材料、调味料：

山药1段，香菇两朵，胡萝卜1小根，白果10粒，西蓝花1朵，盐两小匙。

做法：

❶ 山药削去外皮洗净，切成薄片。香菇去蒂洗净，切成薄片。

❷ 胡萝卜削去外皮洗净，切成薄片。西蓝花切成小块，要充分清洗干净。

❸ 等锅中水沸之后，加入❶、❷烹煮，待香菇熟软后，将所有食材捞出沥干，放入碗中，再撒上少许盐即成。

功效解析：

滋补五脏，促进新陈代谢。

6 芦笋烤肉卷

材料、调味料：

里脊肉100克，绿芦笋50克，鸿禧菇20克，胡萝卜30克，韭菜适量，烤肉酱1大匙，黑胡椒粒适量。

做法：

❶ 里脊肉洗净，切成0.5厘米厚的肉片，将肉片拍松（若没有拍肉槌可直接使用刀背，但需小心使用）。

❷ 烤肉酱用半碗冷开水调匀，当腌酱用。

❸ 将拍松的肉片放入调好的烤肉酱中腌30分钟。

❹ 将胡萝卜洗净，削去外皮，切成长10厘米的细条状。绿芦笋及鸿禧菇洗净，也切成长10厘米的条。韭菜洗净备用。

❺ 将腌好的肉片平铺，将胡萝卜、绿芦笋及鸿禧菇放在中央后，卷成蛋卷状，再用韭菜绑紧固定形状。

❻ 烤箱预热10分钟后，放入肉卷，用200℃烤15分钟即成。

功效解析：

富含蛋白质，改善孕期便秘。

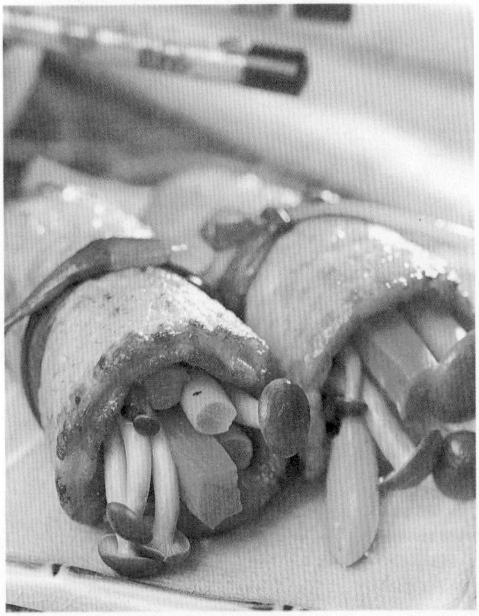

7 彩椒炒牛肉

材料、调味料：

牛肉片70克，甜红椒30克，甜黄椒30克，青椒两克，油1小匙，蛋白1大匙，盐适量。

做法：

❶ 将甜红椒、甜黄椒及青椒洗净，去子，切成片状备用。

❷ 牛肉片清洗干净，沥干水分，加入蛋白腌一下。

❸ 油倒入锅中烧热，放入牛肉片略炒一下。

❹ 加入甜红椒、甜黄椒和青椒，一同拌炒至熟。

❺ 用盐调味即可食用。

功效解析：

补充体力，改善贫血，促进铁质吸收。

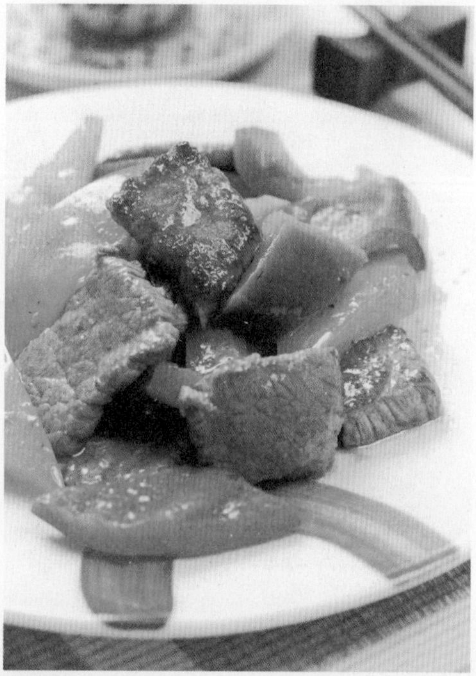

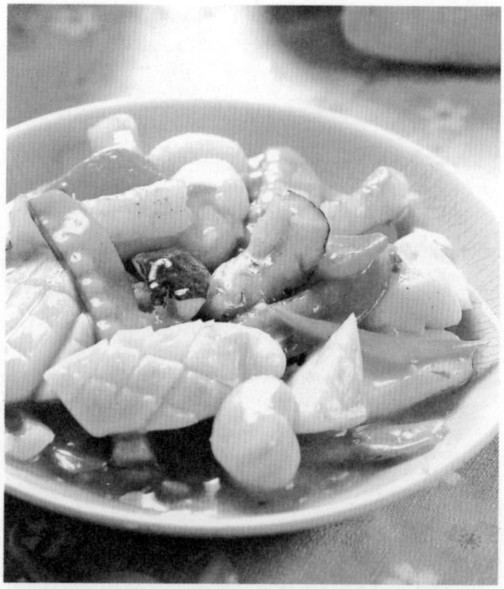

8 烩三鲜

材料、调味料：

海参100克，花枝100克，生干贝4~5粒，荷兰豆40克，胡萝卜15克，姜5克，青葱10克，油10克(两茶匙)，淀粉适量。

做法：

❶ 海参洗净，对半切开，去肠泥切块，入滚水中氽烫，捞起备用。

❷ 花枝洗净，切花后再切块，与海参、干贝一起放入一个大碗中，再放入作料中腌20 分钟。

❸ 荷兰豆洗净，胡萝卜去皮洗净切片，两者放入滚水中氽烫至熟后冲冷水备用。

❹ 姜、葱洗净切末。

❺ 锅中倒两茶匙油，烧热后爆香葱、姜，放入海参、花枝、生干贝及腌汁，快炒 2~3 分钟，加入荷兰豆及胡萝卜，再加入淀粉水勾芡即成。

功效解析：

补充孕妈咪所需的锌和蛋白质。

9 双菇烩芙蓉

材料、调味料：

鸡蛋豆腐150克，生鲜香菇20克，草菇20克，竹笋20克，胡萝卜20克，青豆仁15克，油5克，酱油1茶匙，砂糖1/2茶匙，太白粉1茶匙。

做法：

❶ 将香菇、草菇洗净后切片。胡萝卜、竹笋洗净去皮后切片。

❷ 将豆腐切成五等份，将水分沥干，蘸上太白粉，放入中温油锅中煎，至表皮呈金黄色后取出。

❸ 换上干净的锅，放入约350毫升水煮开，加入香菇、草菇、笋片、胡萝卜、青豆仁煮熟，放入酱油、砂糖拌匀调味，用太白粉勾芡起锅。

❹ 将勾芡后的食材淋到豆腐上，即可食用。

功效解析：

补充孕妈咪身体所需的蛋白质。

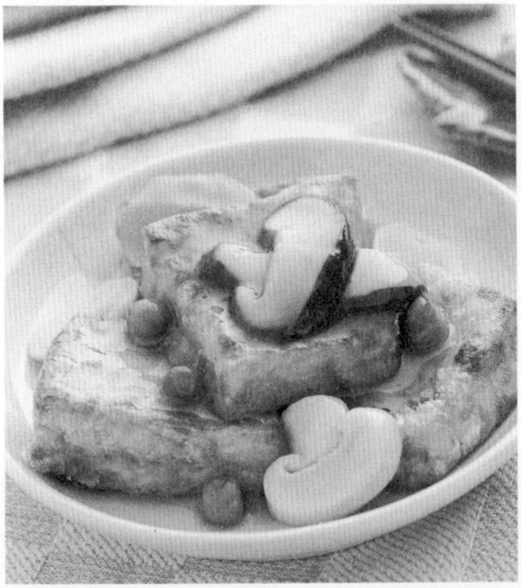

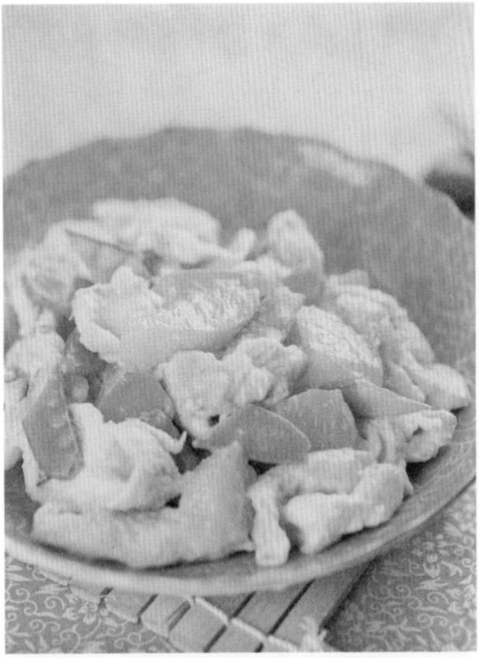

10 柳橙鸡片

材料、调味料：

鸡胸肉300克，柳橙1个，豌豆仁30克，胡萝卜30克，蛋清30克，太白粉5克，盐2克，葱两根，色拉油300克。

做法：

❶ 鸡胸肉去皮去骨，切片，入铁盆，加入盐、蛋清拌匀，后入太白粉搅拌备用。

❷ 葱切末备用，胡萝卜切小丁备用，柳橙去皮切大块备用。

❸ 加油入锅，烧至三成热时，入鸡片滑开，略熟后捞起，倒去油。

❹ 原锅入葱炒香，续入胡萝卜、豌豆仁、柳橙块炒1分钟，再倒入鸡片拌匀装盘。

功效解析：

抗氧化，补虚。

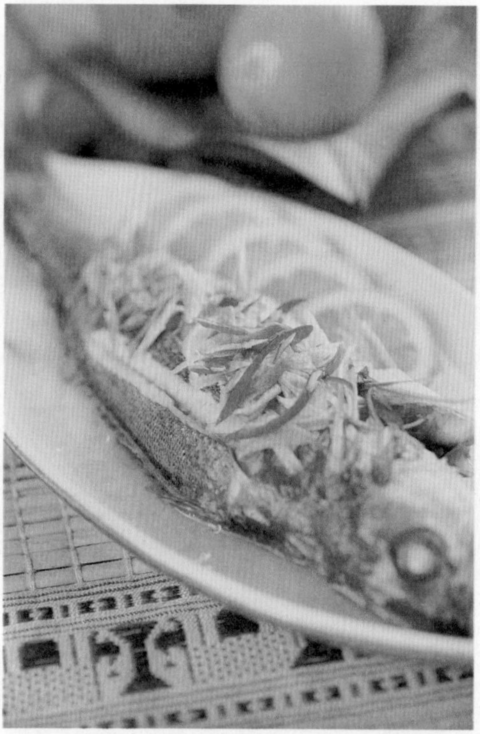

11 黄柠檬蒸鱼

材料、调味料：

鲈鱼1条（约600克），黄柠檬两个，红椒1个，葱两根，姜10克，酱油30克，破布子30克，酒2克，色拉油50克。

做法：

❶ 鲈鱼处理好，洗净备用。黄柠檬一个榨汁，另一个切片备用。红椒去子、去内膜，切丝备用。葱、姜切丝备用。

❷ 鲈鱼加上黄柠檬片、酱油、破布子、酒，入蒸笼蒸15分钟取出，鲈鱼上放红椒丝、葱丝、姜丝。

❸ 油入锅烧热，淋在鲈鱼上即成。

功效解析：

健脾补气，益肾安胎。

12 红糟肉

材料、调味料：

里脊肉300克，红糟100克，味霖5克，地瓜粉100克，色拉油600克，黄柠檬1个，水30克，西红柿酱10克，糖10克，淀粉3克。

做法：

❶ 里脊肉切厚片，用刀背拍打一下，入铁盆，再入红糟、味霖拌匀腌3小时，再裹上地瓜粉备用。

❷ 黄柠檬榨汁备用。

❸ 油入锅，烧至五分热时，入❶材料炸熟，捞起沥干油后排盘。

❹ 将黄柠檬汁、水、西红柿酱、糖一起煮开，再入淀粉勾芡，即为蘸酱，与红糟肉搭配食用。

功效解析：

预防贫血，调理脾胃。

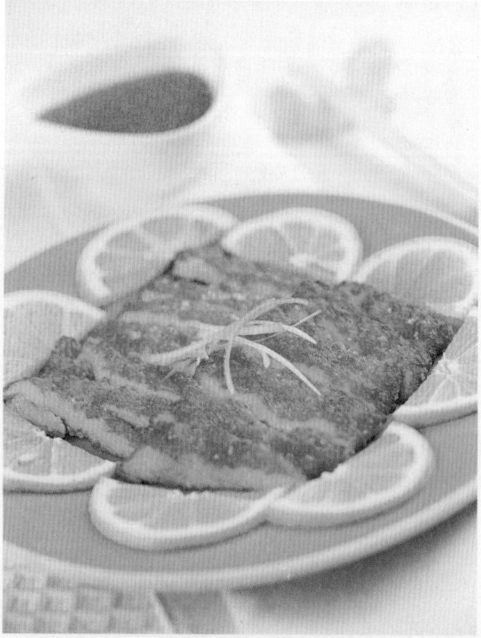

13 酱爆肉片

材料、调味料：

肉片100克，葱花适量，甜面酱1汤匙，油1茶匙。

做法：

❶ 肉片加少许淀粉搅拌一下，再氽烫至略熟。

❷ 起油锅，先炒香葱花，加入甜面酱及水调开，倒入肉片焖熟即成。

功效解析：

补肾养血，滋阴润燥。

14 芹菜炒香肠

材料、调味料：

香肠25克，芹菜、香菇丝各适量，油1茶匙。

做法：

❶ 芹菜洗净，香菇泡软。

❷ 起油锅，将芹菜先略炒软，再加入香菇丝及香肠，炒热调味即成。

功效解析：

利尿消肿，养血补虚。

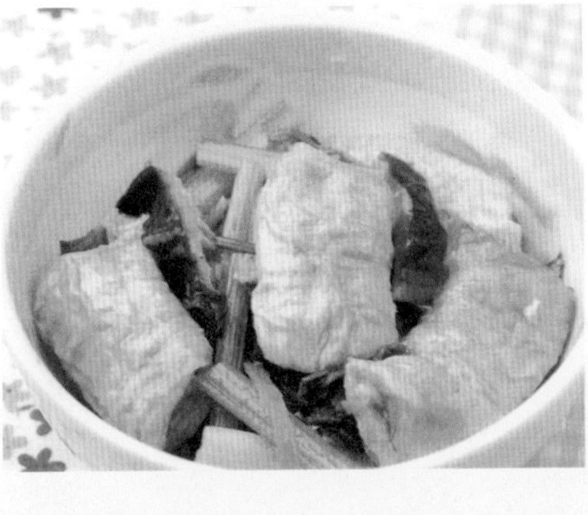

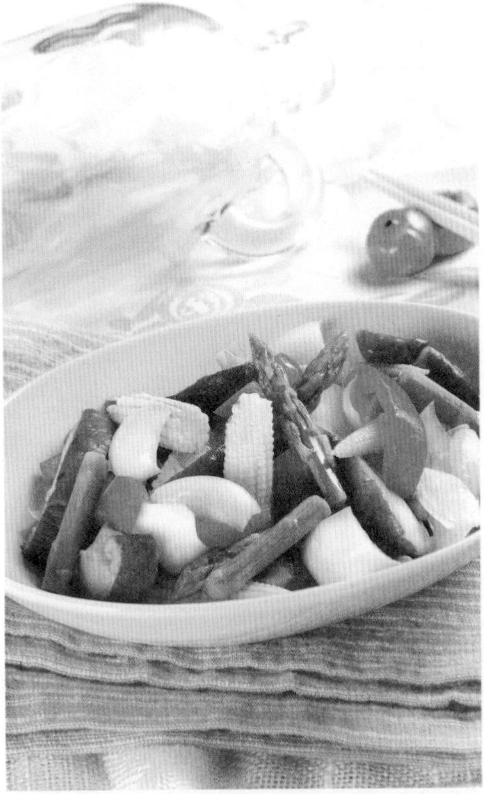

15 火炒五色蔬

材料、调味料：

玉米笋4根，百合1个，芦笋数条，红椒半个，香菇两朵，盐1小匙，油适量。

做法：

❶ 玉米笋洗净切片，百合洗净剥瓣，芦笋洗净切段，红椒去子切条状，香菇去蒂切条。

❷ 油锅烧热，放入材料❶，用大火炒，加盐，待熟即成。

功效解析：

滋养五脏，调和孕妈妈心情。

16 卤柳叶鱼

材料、调味料：

柳叶鱼250克，酱油两大匙，料酒1碗，糖两大匙。

做法：

将鱼和调味料加两碗水煮，用大火烧开后转小火煮约 15 分钟，待汁收干即成。

功效解析：

补充钙质，预防齿摇，补钙固齿。

17 腰片炒韭黄

材料、调味料：

腰子1只，韭黄100克，盐1小勺，油适量。

做法：

❶ 腰子剖半，去血水，十字形切花、切片，先后入热水和冷水中浸泡。

❷ 韭黄去梗、须，洗净切段。

❸ 油锅烧热后入❶，用大火炒，续入❷炒匀，加入盐调味即成。

功效解析：

治腰酸痛，强身健体。

18 中药炖排骨

材料、调味料：

尾冬骨1只，何首乌15克，熟地25克，黄芪15克，川芎10克，党参15克，红枣10粒，枸杞15克，料酒两大匙，盐1小匙。

做法：

❶ 尾冬骨入热水中汆烫，捞出洗净。

❷ 把药材及骨块加 6 碗水煮，用大火烧开后转小火煮约 25 分钟，加调味料即成。

功效解析：

滋补气血，补充体力。

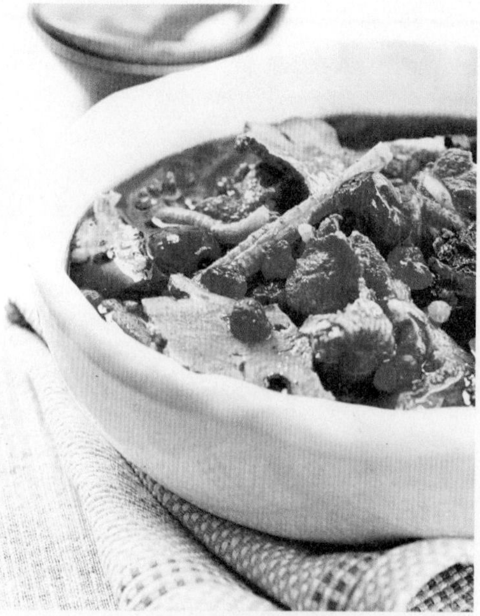

19 豌豆仁炒鱼丁

材料、调味料：

豌豆仁200克，鳕鱼200克，红椒1/8个，盐两小匙，油适量。

做法：

❶ 鳕鱼去皮、骨，切丁。

❷ 豌豆仁洗净，红椒洗净切丁。

❸ 油锅烧热入豌豆仁炒，续入鳕鱼丁、红椒丁、盐一起炒，等到鱼丁熟即成。

功效解析：

补益胃气，通利小便。

20 豆芽炒三丝

材料、调味料：

黄豆芽100克，黑木耳两朵，红椒1/2个，盐1/2小匙，酱油1大匙。

做法：

1. 黄豆芽洗净沥干。
2. 黑木耳、红椒洗净，切细丝。
3. 起油锅，加入1、2快炒，加两匙水及调味料炒匀，再转小火，盖锅盖焖煮约5分钟，待豆芽煮软即成。

功效解析：

补充纤维素，促进肠胃蠕动，去宿便。

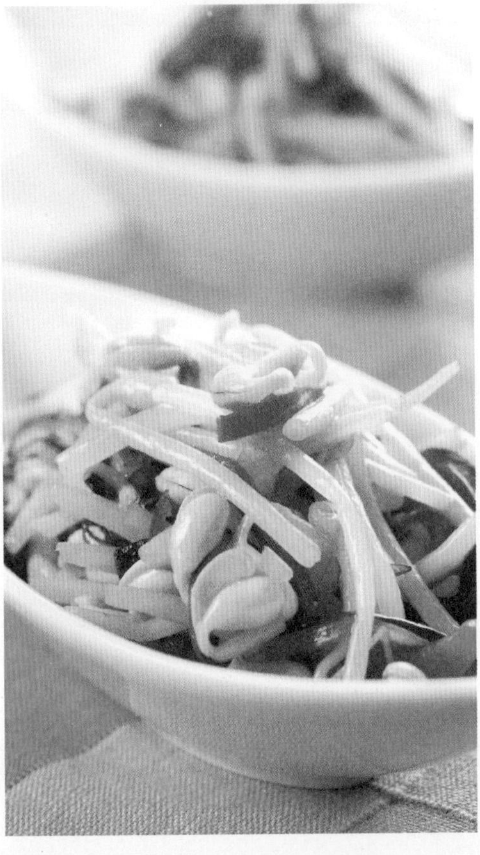

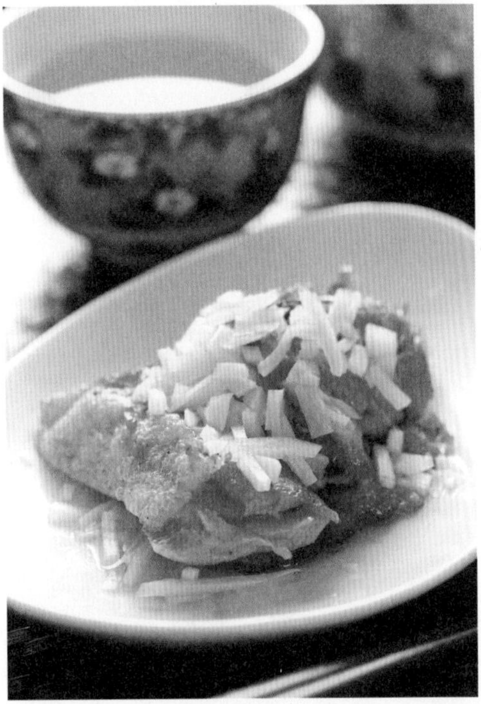

21 香煎鲑鱼洋葱

材料、调味料：

鲑鱼300克，洋葱1/2颗，盐1小匙，胡椒粉1/2小匙，酱油1大匙，油适量。

做法：

1. 鲑鱼洗净，切成薄片，再撒上盐、胡椒粉。
2. 洋葱去皮洗净，切细丝。
3. 待油锅热后，放入鲑鱼，煎至双面微焦，先盛盘放置一旁。
4. 将洋葱丝放入油锅炒至熟软，盖在鲑鱼片上，再淋上些许酱油即可食用。

功效解析：

增强体力，提高抵抗力。

22 豆豉牡蛎

材料、调味料：

豆豉两小匙，牡蛎250克，青葱1根，酱油1大匙，糖1/2小匙，油适量。

做法：

❶ 将牡蛎放入清水中清洗，挑去杂质，沥干。

❷ 青葱洗净去头须，切成葱花。

❸ 待油锅热后，加入豆豉翻炒，再放入牡蛎和调味料烹煮，等牡蛎入味后，撒上葱花炒匀即可食用。

注：牡蛎俗称海蛎子，西方人喜爱生食，我国南方习惯于加鸡蛋、青菜炒后即为著名小吃海蛎煎。

功效解析：

滋补腰肾，防治腰酸膝软。

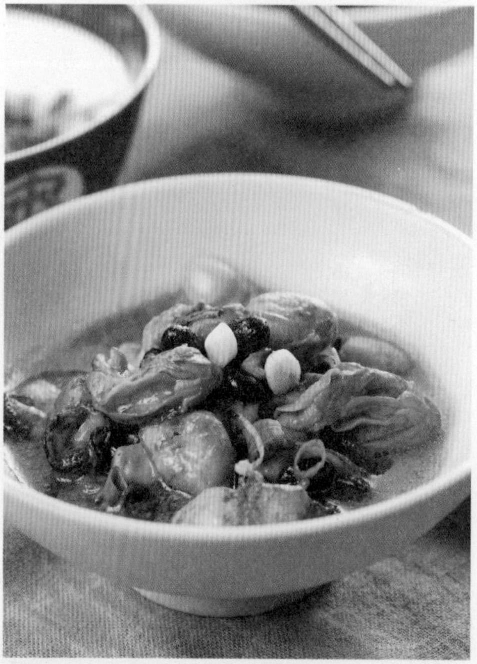

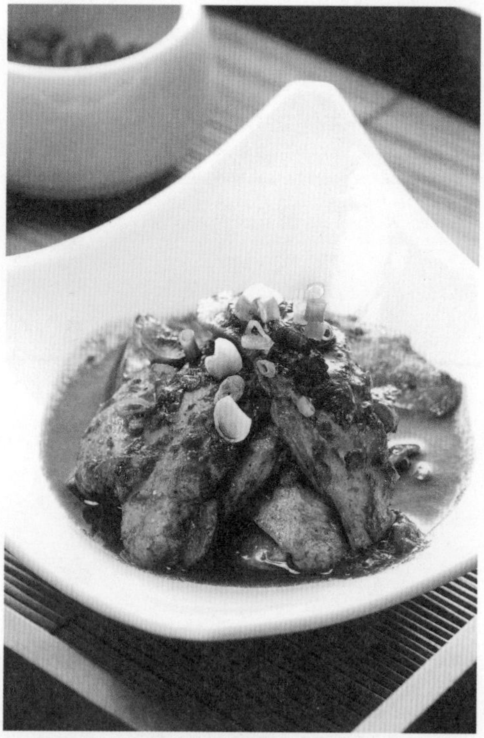

23 红糟鱼片

材料、调味料：

嫩姜1小块，红糟两大匙，石斑鱼片300克，酱油1大匙，糖1小匙，油适量。

做法：

❶ 嫩姜洗净，切成碎末。石斑鱼洗净，切成薄片。

❷ 待油锅热后，加入姜末和红糟，用小火慢慢炒香。

❸ 加入鱼片、调味料及水两小匙煮滚后，再用微火炖煮 5 分钟，让鱼片入味，即可装盘。

功效解析：

滋补气血，增强免疫力。

24 豆苗炒牛肉

材料、调味料：

豆苗150克，牛肉片100克，姜适量，油1大匙，酱油1／2汤匙，糖1／2茶匙，太白粉少许。

做法：

❶ 豆苗洗净，切成约5厘米长的段备用。

❷ 牛肉用太白粉及酱油拌匀备用。

❸ 油倒入锅中，先将牛肉炒熟，沥干油待用。

❹ 再取少量的油，将牛肉片、姜片、豆苗及调味料加入，炒拌均匀即成。

功效解析：

牛肉能提供丰富的蛋白质及铁质，可改善孕期贫血；豆苗含有丰富的纤维素，可改善孕期便秘。

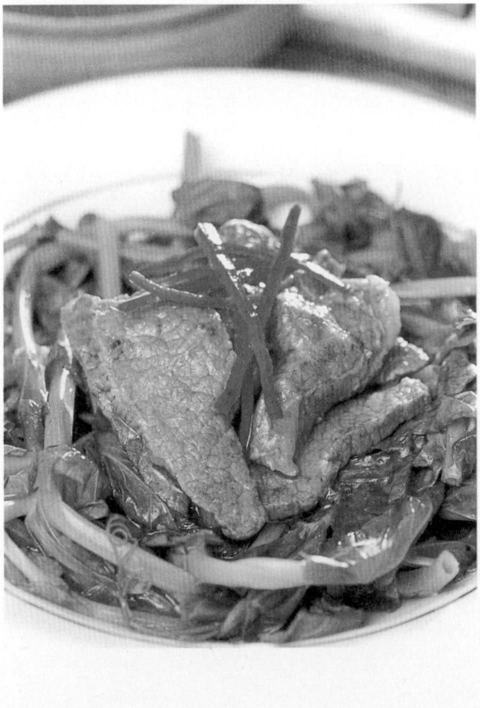

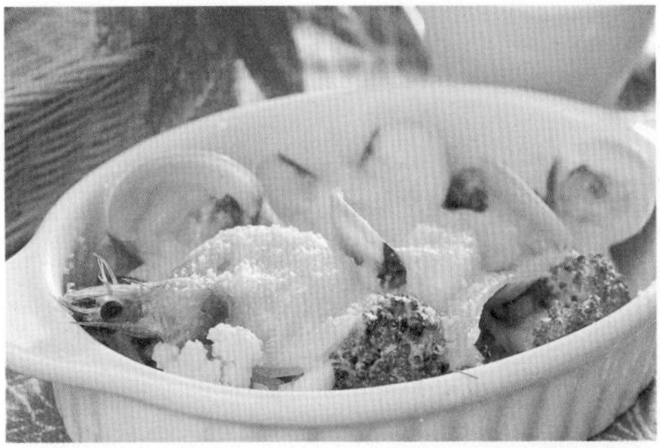

25 烤海鲜

材料、调味料：

花枝50克，草虾50克，蛤蜊30克，西蓝花50克，菜花30克，洋葱50克，洋菇20克，意式乳酪酱50克，奶酪丝30克，橄榄油1大匙，蒜头两片，白酒10克，水30克，全脂牛奶25毫升。

做法：

❶ 洋菇洗净，切成片状。西蓝花、菜花洗净，切成小朵状。洋葱去皮，切成丁备用。蒜头去皮，切成细末。

❷ 橄榄油入锅烧热，投入蒜头末爆香至呈金黄色。

❸ 放入洋菇、西蓝花及菜花拌炒均匀。

❹ 将草虾、花枝丁放入炒熟，最后放入蛤蜊拌匀。

❺ 烤箱先预热10分钟。

❻ 将炒好的海鲜平铺在1~2厘米深的瓷盘内。

❼ 将意式奶酪酱、全脂鲜乳混合均匀后，淋在海鲜料理的表面，再铺上一层奶酪丝。

❽ 移入烤箱，用250℃烤10~12分钟，表面呈金黄色即成。

功效解析：

补充钙质，强化骨骼，补充优良蛋白质。

26 双菇炒豆干

材料、调味料：

五香豆干40克，甜豌豆10克，美白菇20克，柳松菇30克，胡萝卜30克，油1小匙，盐适量。

做法：

❶ 将美白菇和柳松菇洗净，切去蒂头，将水分沥干。

❷ 甜豌豆摘去硬梗，清洗干净。胡萝卜洗净后削去外皮，再切成片状。

❸ 豆干洗净，切成片状备用。

❹ 将油倒入锅中烧热，放入豆干略煎一下。

❺ 加入甜豌豆、胡萝卜及少量水一同拌炒，再加入美白菇和柳松菇炒至熟。

❻ 加盐调味即可食用。

功效解析：

改善孕期便秘和贫血。

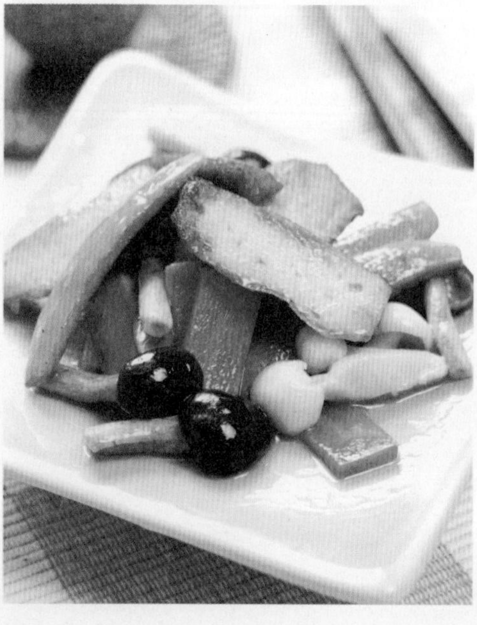

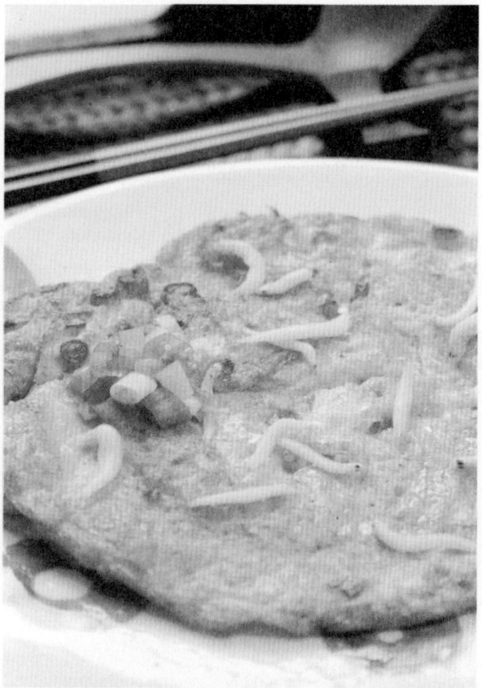

27 吻仔鱼煎蛋

材料、调味料：

鸡蛋两个，吻仔鱼20克，葱1根，油两小匙，鸡精粉适量。

做法：

❶ 葱洗净，切成葱花备用。

❷ 将吻仔鱼清洗干净，把水分沥干。鸡蛋打成蛋液。

❸ 将吻仔鱼和葱花放入蛋液中，加入鸡精粉搅拌均匀。

❹ 将油倒入锅中烧热，放入搅拌好的蛋液煎熟即成。

功效解析：

促进胎儿成长及骨骼发育，维护正常的造血机能。

28 泰式酸味肉片

材料、调味料：

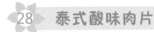

后腿肉50克，葱头40克，小番茄25克，香菜少许，白醋1小匙，糖5克，盐适量。

做法：

① 后腿肉切成薄片，放入热水中烫熟，捞出待冷备用。

② 葱头洗净，剥去外皮，切丝，加入少许白醋及盐，略抓一下。

③ 小西红柿洗净，摘去蒂头，切成小圆片。香菜洗净切段。

④ 将白醋及糖混合搅拌至糖完全溶化，做成酸甜酱汁。

⑤ 将肉片、葱头及小西红柿片加入少许盐拌匀。

⑥ 撒上香菜，再淋上酸甜酱汁即成。

功效解析：

补充蛋白质，促进钙质吸收。

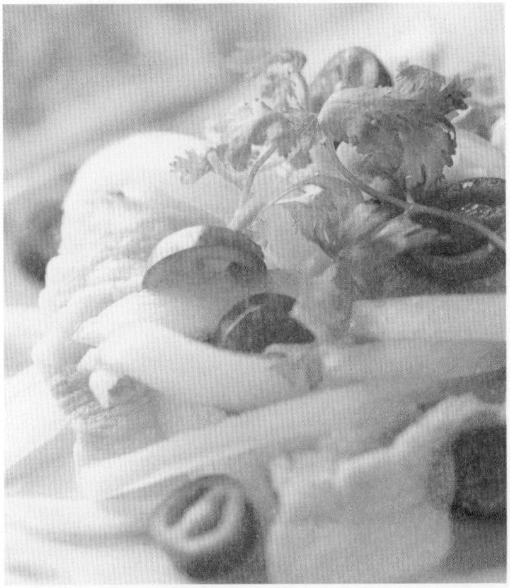

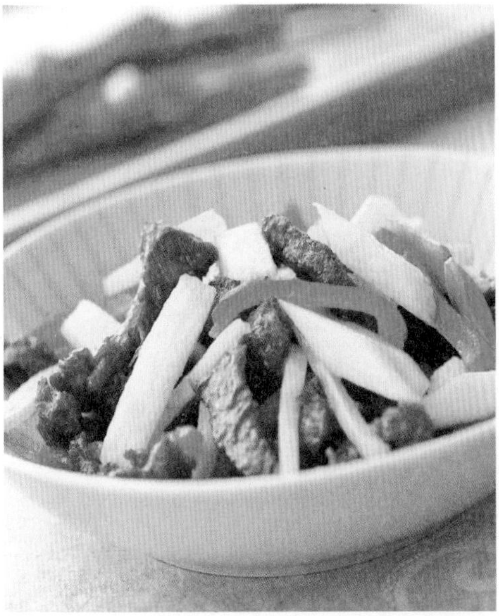

29 山药牛柳

材料、调味料：

嫩牛肉100克，鲜山药100克，双色甜椒各30克，大蒜1个，蛋白液两小匙，玉米粉两小匙，盐少许，油少许，酒1小匙，蚝油两小匙，味精1小匙。

做法：

① 上述食材洗净，嫩牛肉、鲜山药和甜椒分别切成条状。大蒜切片，备用。

② 在容器内混合嫩牛肉、蛋白液、盐、玉米粉，静置约 10 分钟，使其入味。

③ 热锅后，倒入油，炒香大蒜，放入牛肉拌炒至半熟。

④ 用酒、蚝油、味精调味后，拌炒均匀，再加入甜椒和鲜山药炒约 1 分钟即成。

功效解析：

健补脾胃，改善贫血，促进胎儿发育。

30 豆腐煲

材料、调味料：

百页豆腐80克，鲜香菇60克，番茄40克，玉米笋20克，青江菜80克，素高汤适量。

做法：

❶ 百页豆腐洗净，切成片状。

❷ 鲜香菇、青江菜洗净备用。番茄洗净，切去蒂头，再切成块状。

❸ 将素高汤放入沙锅中煮沸，加入所有材料炖煮至熟即成。

功效解析：

补充孕妈咪所需的蛋白质。

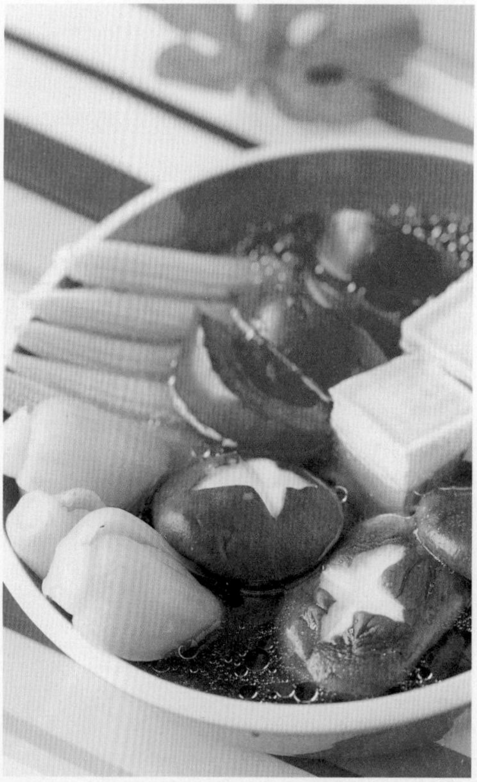

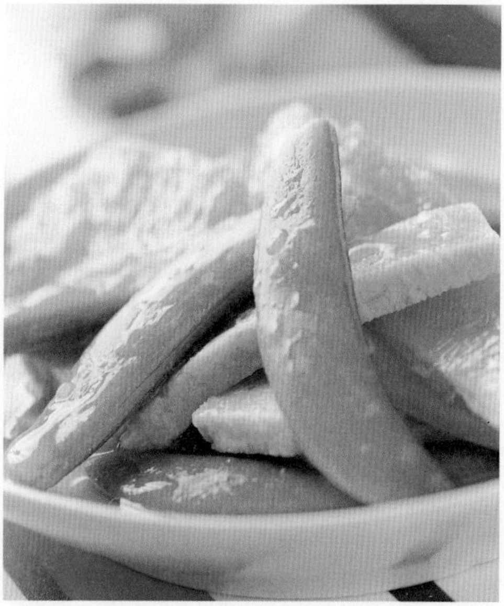

31 橙汁素蜜腿

材料、调味料：

素火腿50克，豌豆荚30克，胡萝卜25克，香吉士40克，油5克，糖5克，柳橙汁30毫升。

做法：

❶ 将素火腿切成长条状备用。

❷ 豌豆荚洗净，摘去硬梗。胡萝卜削皮后，切成长条状。

❸ 香吉士削去外皮，再切成块状。

❹ 油倒入锅中烧热，倒入素火腿、豌豆荚及胡萝卜炒熟。

❺ 放入香吉士拌炒均匀。

❻ 柳橙汁加糖搅拌均匀，淋在锅中再拌炒一下即可起锅。

功效解析：

补充维生素C，增进食欲，减少孕期恶心。

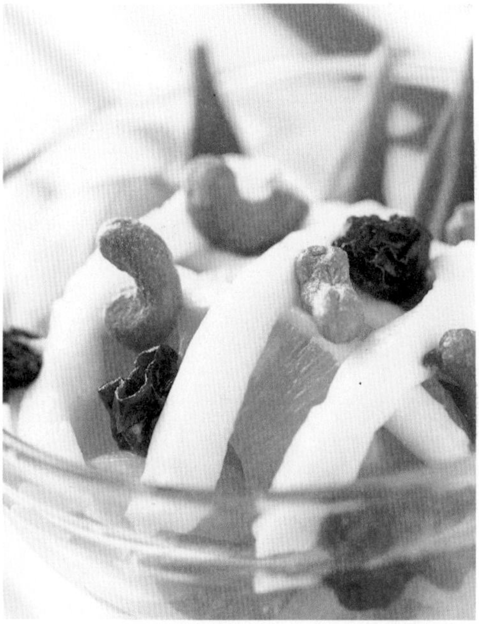

32 开胃素色拉

材料、调味料：

秋葵70克，菠萝60克，苹果40克，腰果10克，葡萄干5克，素色拉酱10克。

做法：

❶ 秋葵洗净，放入热水煮熟，捞出后需马上浸入凉开水，以防变色。

❷ 菠萝削去外皮，切成丁状。苹果削去蒂头及果核，切成丁状备用。

❸ 将秋葵、菠萝及苹果放入碗中，淋上素色拉酱。

❹ 依个人喜好撒上腰果及葡萄干即成。

功效解析：

补充孕妈咪所需的维生素 E、纤维素及钙质。

33 丝丝如意

材料、调味料：

干丝50克，胡萝卜10克，芹菜10克，干香菇1克(两朵)，油5克，盐1/4茶匙。

做法：

❶ 芹菜洗净去叶，切成段。

❷ 胡萝卜洗净切丝。

❸ 香菇洗净，泡热水约 10 分钟后切丝。

❹ 将所有食材放入油锅炒熟，加入食盐调味，即可食用。

功效解析：

富含蛋白质，增强孕妈咪的免疫力。

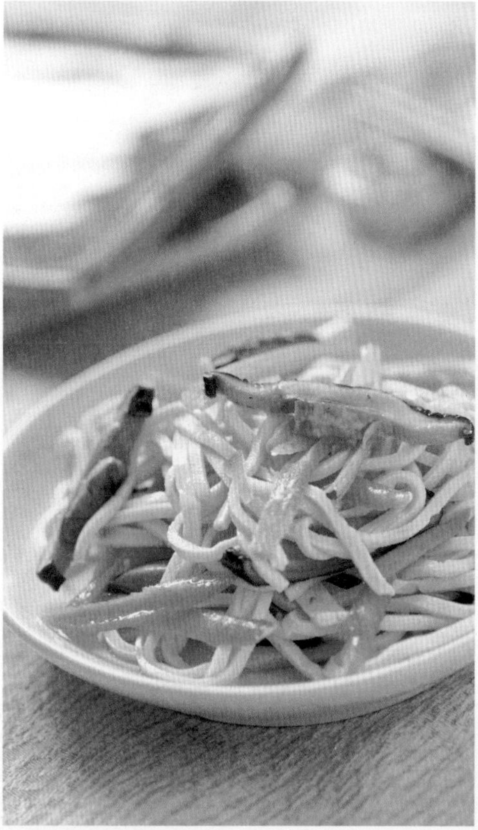

34 家常豆腐

材料、调味料：

盒装水豆腐半盒(约150克)，葱10克，酱油1小匙，糖1小匙，油1匙，水50毫升。

做法：

❶ 葱洗净，切成段。

❷ 水豆腐切成5片，放入油锅内干煎，待表面呈金黄色后取出。

❸ 将葱段放入油锅中爆香，加入酱油、糖、水，再将豆腐放入锅内拌炒均匀即成。

功效解析：

提供孕妈咪身体所需的蛋白质和维生素。

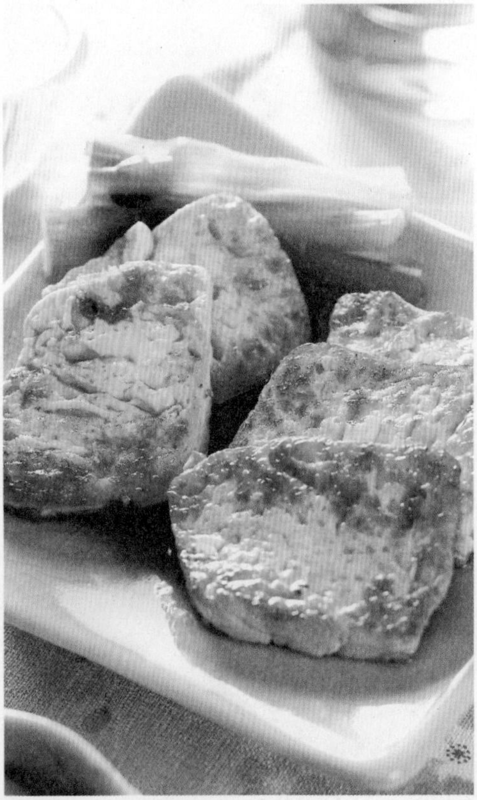

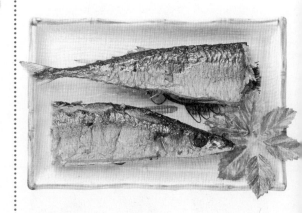

35 烤秋刀鱼

材料、调味料：

秋刀鱼半条，盐少许。

做法：

秋刀鱼洗净后，用少许盐腌过，放入烤箱中烤至熟。

功效解析：

富含蛋白质，减缓人体衰老。

36 炒胡萝卜洋葱片

材料、调味料：

洋葱、胡萝卜各50克，油1茶匙。

做法：

❶ 将洋葱、胡萝卜分别切片。

❷ 起油锅，倒入洋葱片及胡萝卜片略炒，加水焖至熟软即成。

功效解析：

健脾消食，行气化滞。

37 凉拌豇豆

材料、调味料：

豇豆80克，胡萝卜丝少许，盐、白醋各适量。

做法：

❶ 豇豆洗净，切成小段。

❷ 烧开半锅水，放入豇豆和胡萝卜丝，煮至熟即可捞出，冲冷水放凉。

❸ 加入盐及白醋调味拌匀即成。

功效解析：

理中益气，健脾和胃。

38 香菇鸡

材料、调味料：

白条鸡1只（剁成大块），干香菇100克，盐、酱油各适量。

做法：

❶ 鸡块洗净，用热水略烫去血丝。

❷ 香菇泡软使用。

❸ 将鸡块、香菇放入锅中，加水、盐、酱油煮至肉熟即成。

功效解析：

补虚养身，通乳。

39 柳橙拌时蔬佐橙汁

材料、调味料：

柳橙两个，红卷生菜50克，黄卷生菜50克，小豆苗菜30克，西芹50克，洋葱丝50克，紫苏叶5片，特级橄榄油50毫升，蜂蜜少许，盐适量，黑胡椒适量，太白粉适量。

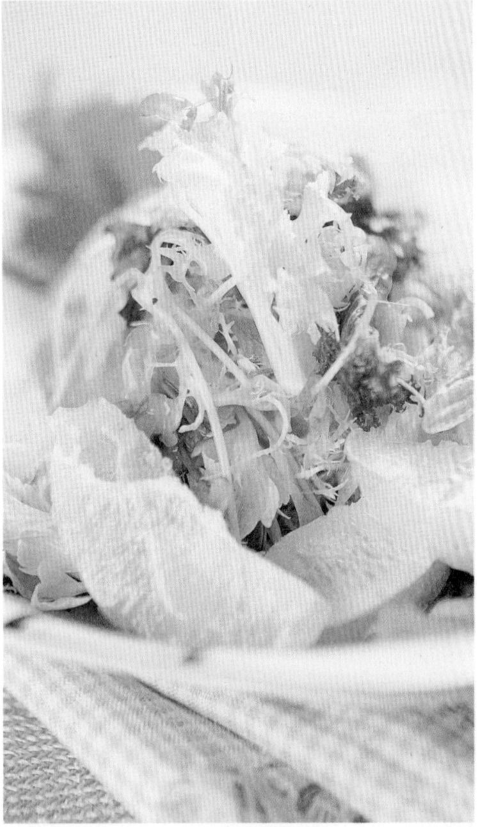

做法：

❶ 将一个柳橙去皮，果肉切块备用。另一个柳橙榨汁备用。时蔬洗净处理好备用。

❷ 将太白粉倒入柳橙汁中，勾芡成浓稠状，加入特级橄榄油、蜂蜜、盐、黑胡椒拌匀。

❸ 将红卷生菜、黄卷生菜、洋葱丝、小豆苗菜、西芹、柳橙果肉整齐地铺于盘中，淋上酱汁即成。

功效解析：

增强人体免疫力，抗氧化。

汤品

1 竹笋海菜汤

材料、调味料：

绿竹笋1只，海菜1大匙，盐两小匙。

做法：

① 绿竹笋剥去硬皮，削去粗皮，洗净切薄片。

② 锅中入4碗水，入竹笋先煮，用大火烧开后转小火煮约5分钟，续入海菜和匀，加盐调味即成。

功效解析：

清肠胃，通宿便，促进肠胃蠕动。

2 大蒜鱼片汤

材料、调味料：

大蒜3个，鱼片300克，葱1根，盐1小匙。

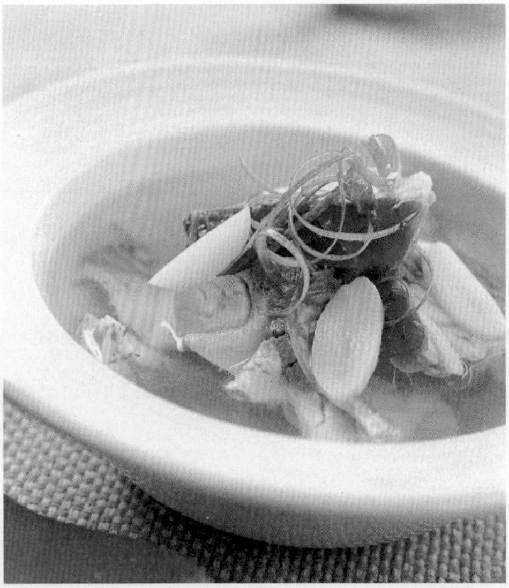

做法：

① 大蒜剥去外膜，洗净切薄片。葱洗净，切细丝。

② 锅中加4碗水，入蒜片先煮，滚后再入鱼片煮，待水滚加盐和葱丝即成。

功效解析：

增强体力，振奋精神，孕期健身提神。

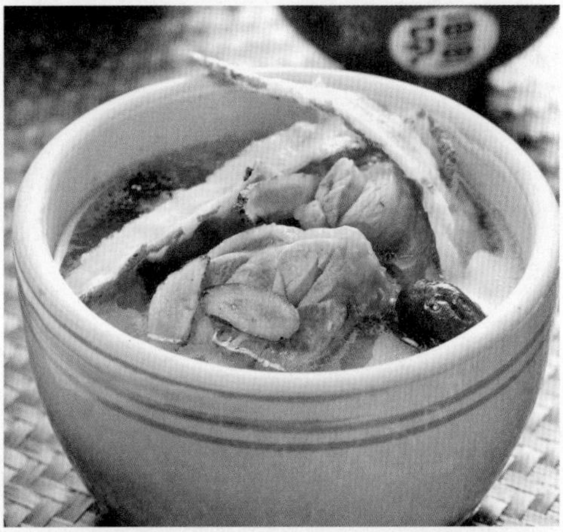

3 归芪枣鸡汤

材料、调味料：

当归15克，黄芪100克，红枣5颗，鸡腿1只，盐两小勺，料理米酒1大匙。

做法：

① 将鸡腿切块洗净，先用热水汆烫，捞起后沥干。

② 药材用清水快速冲净。

③ 将①、②加入6碗水熬汤，用大火煮开后再转小火煮20分钟，加入调味料即成。

功效解析：

调理气血，补养子宫。

4 苹果木耳鸡汤

材料、调味料：

苹果1个，白木耳5朵，鸡腿1只，盐两小匙。

做法：

1 苹果削去外皮，去核洗净，切成块状。

2 白木耳放入水中泡软，去蒂，切成小块。

3 鸡腿切块，洗净，放入热水中汆烫去血水，捞出沥干。

4 鸡腿加入1、2，入 4 碗水，用大火煮开后，转小火慢炖 25 分钟，加盐调味，即可食用。

功效解析：

润肺养肤，去除皮肤暗沉。

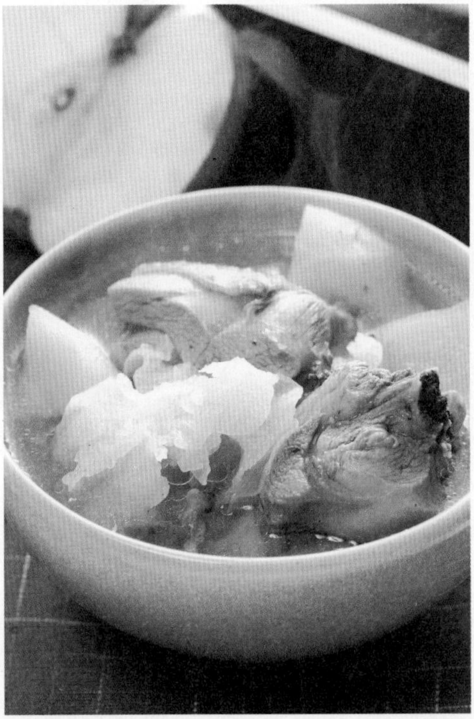

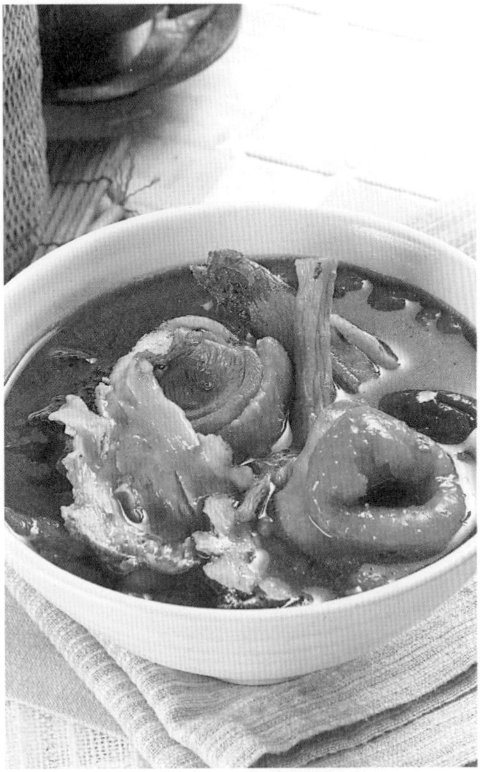

5 十全大补鸡汤

材料、调味料：

当归10克，熟地15克，炒芍10克，川芎5克，黄芪15克，党参15克，白术10克，茯苓10克，甘草5克，桂枝5克，鸡腿1只，盐1小匙，料酒两大匙。

做法：

1 将上述药材用清水冲洗干净，沥干。

2 鸡腿洗净，用热水汆烫。

3 将1、2加 6 碗水煮，用大火煮开后转小火煮约 25 分钟，加调味料和匀即成。

功效解析：

保暖，增强体力，预防手脚冰冷。

6 五色蔬菜汤

材料、调味料：

鲜香菇两个，西蓝花100克，菜花100克，西红柿1个，红葱两个，红甜椒1/2个，胡萝卜50克，鲜奶油100毫升，奶油30克，面粉1大匙，高汤500毫升，盐少许。

做法：

① 上述材料洗净，红葱切细末，其他蔬菜切成适当大小，备用。

② 鲜奶油用 100 毫升热开水混匀备用。

③ 热锅后，加入奶油、红葱末和面粉炒香，加入鲜奶油，煮至面糊融化后起锅。

④ 另取汤锅，放入高汤和所有蔬菜，煮约 10 分钟，加入面糊拌匀，续煮约 5 分钟后，加入少许盐调味即成。

功效解析：

补充钙质、蛋白质、维生素和膳食纤维，预防贫血，安定神经。

7 红豆紫米甜汤

材料、调味料：

红豆30克，紫糯米50克，糖适量。

做法：

① 将红豆及紫糯米分别洗净，用清水浸泡至软（约需泡 1 夜）。

② 将红豆和紫米加两碗水先用大火煮开约 10 分钟后，再用小火煮 1 小时，至红豆和紫糯米完全熟透，再加入糖调味即可。

功效解析：

改善孕期贫血及孕期虚冷的状况。

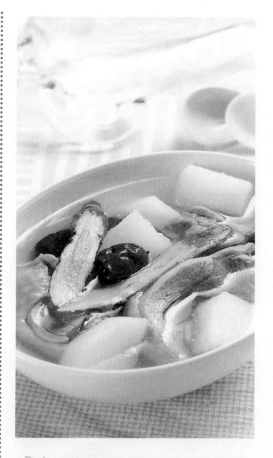

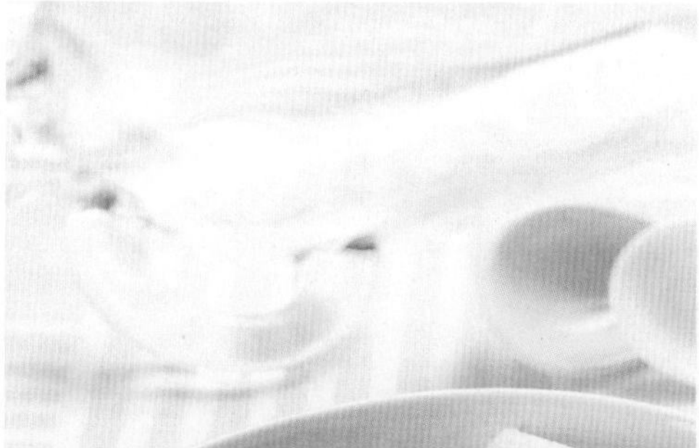

8 黄芪山药鸡汤

材料、调味料：

黄芪15克，山药1段，鸡腿1只，枣10颗，盐两小匙。

做法：

① 山药削皮，切块。鸡腿洗净，入热水氽烫，沥干。

② 将黄芪、红枣用清水冲净。

③ 将①、②加 6 碗水煮，用大火煮开后转小火煮约 25 分钟，加盐调味即成。

功效解析：

润肺止咳，提升免疫力。

9 大补汤

材料、调味料：

当归15克，熟地5克，炒芍5克，川芎2.5克，党参10克，白术10克，茯苓10克，甘草5克，黄芪10克，桂枝10克，鸡腿1只，盐两小匙，料理米酒两大匙。

做法：

① 鸡腿洗净，切成小块，放入热水中氽烫，沥干水分备用。

② 药材用清水快速冲洗干净。

③ 将①、②一起放入锅中，加入5碗水炖煮，用大火烧开后再转小火炖煮25分钟。

④ 去掉药渣，加入调味料即成。

功效解析：

大补元气，强壮体质。

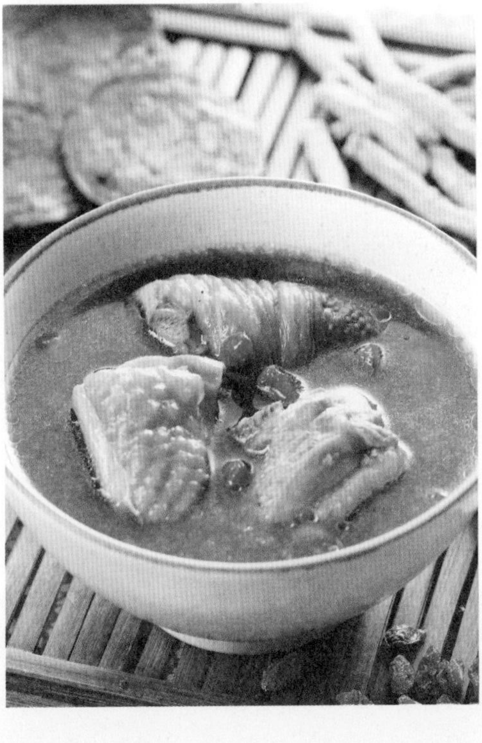

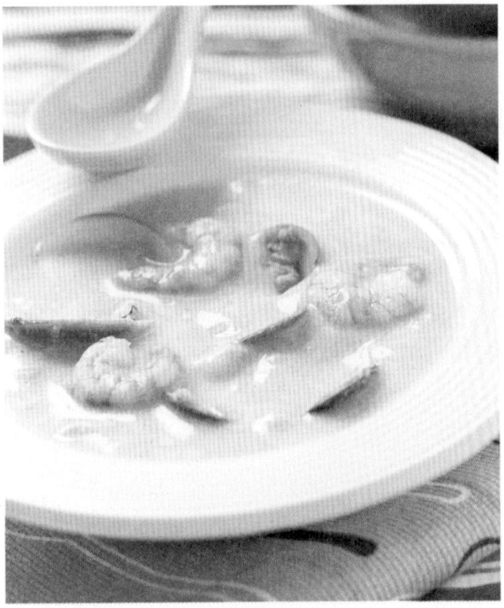

10 南瓜海鲜浓汤

材料、调味料：

南瓜150克，洋葱末30克，全脂奶粉25克，奶油10克，带壳蛤蜊60克，鲔鱼丁60克，虾仁10克，盐1克（1/8茶匙），中筋面粉10克。

做法：

① 将南瓜去皮洗净，放入果汁机中，加入 200 毫升温水打成汁。

② 取 10 克奶油将洋葱炒香，加入南瓜汁熬煮。

③ 奶粉加水冲泡成牛奶，倒入南瓜汁中。

④ 将鲔鱼丁烫半熟，然后与盐缓慢加入汤中，边煮边搅拌，煮滚后转小火，慢慢拌入中筋面粉，起锅，盛入盘中。

⑤ 将蛤蜊及虾仁烫熟，然后放入盘中。

功效解析：

为孕妈咪提供丰富的钙质和蛋白质。

主食

1 缤纷鲑鱼饭

材料、调味料：

鲑鱼60克，白饭200克，洋葱20克，青椒20克，红椒20克，黄椒20克，芥花油5克(1茶匙)，盐1/8 茶匙，酱油1/2 茶匙。

做法：

❶ 将洋葱、青椒、黄椒、红椒洗净，切小丁，烫熟后备用。鲑鱼去骨切丁。

❷ 起油锅，炒熟鲑鱼，加入调味料、白饭及彩椒丁拌匀即成。

功效解析：

富含 ω-3 脂肪酸，有助于胎儿的脑神经细胞发育。

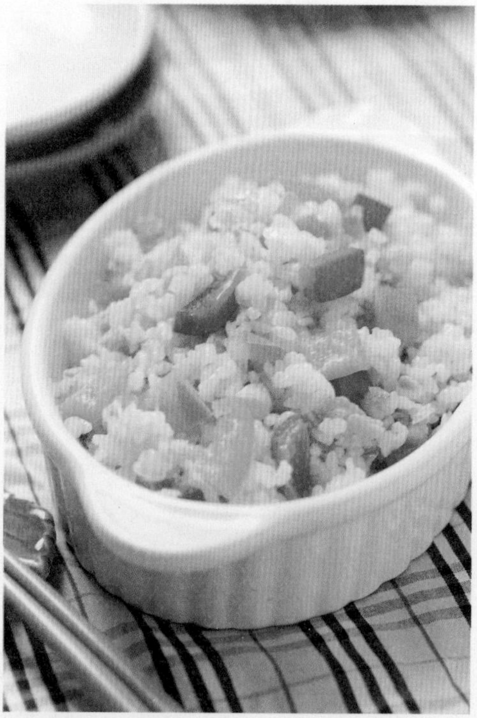

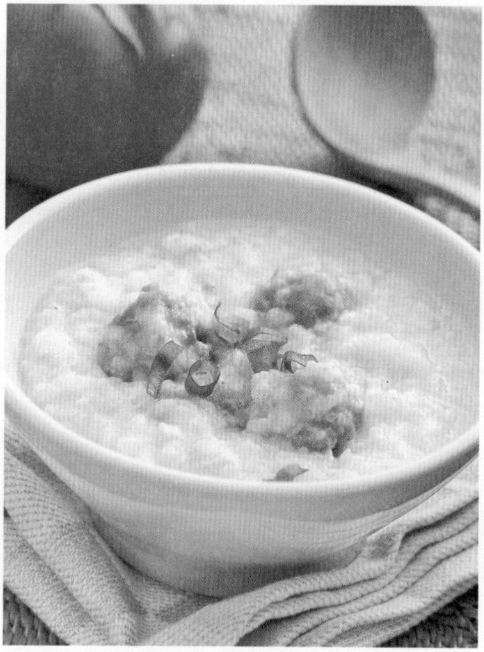

2 滑蛋牛肉粥

材料、调味料：

牛肉末50克，鸡蛋1个，白米50克，葱末10克，盐1/4茶匙，酱油1/2茶匙，太白粉两茶匙，嫩姜末10克。

做法：

❶ 将嫩姜末、酱油、1 茶匙蛋白液、太白粉放入牛肉末中搅拌均匀，平分成 6 等份，捏成丸子状，放冰箱冷藏室中约 20 分钟。

❷ 白米洗净，加入 500 毫升水煮粥后，放入丸子煮熟，并将剩下的蛋液打散，淋在粥上成蛋花状，再放入葱末与盐调味，即可食用。

功效解析：

补充孕妈咪身体所需的蛋白质、B 族维生素及铁质。

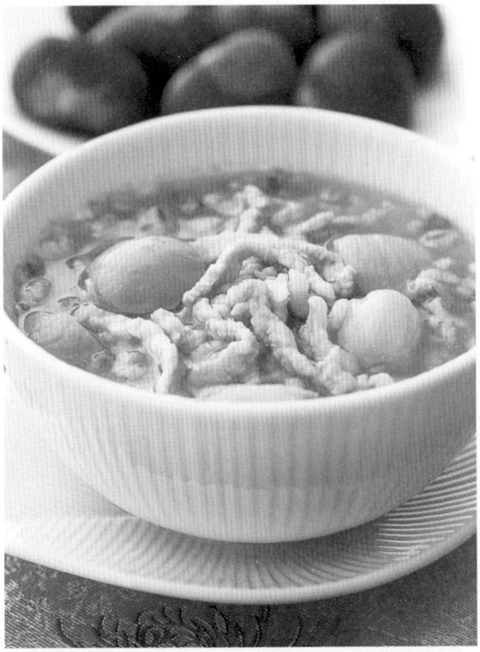

3 杂粮瘦肉粥

材料、调味料：

五谷杂粮米1/2杯，鲜栗子6个，瘦猪肉80克，高汤500毫升，盐少许，胡椒少许，清水两杯。

做法：

❶ 将米洗净后，用清水浸泡约 1 小时，备用。

❷ 鲜栗子切成小丁，猪肉切细丝，备用。

❸ 在锅里放入杂粮米和清水，煮沸后转为小火，加入栗子丁、高汤，续煮约 30 分钟。

❹ 加入猪肉丝，煮至熟透，起锅前用胡椒粉和盐调味即成。

功效解析：

含有多种维生素、叶酸和蛋白质，可健脾益气，预防腰膝无力。

4 香菇千层夹

材料、调味料：

整朵干香菇20克，香菜5克，传统豆腐120克，胡萝卜20克，荸荠30克，嫩姜5克，太白粉40克，素蚝油10克（2茶匙），酱油膏15克（1大匙），醋10克（2茶匙），砂糖5克（1茶匙），白胡椒粉5克（1茶匙），香油5克（1茶匙）。

做法：

❶ 整朵干香菇去掉蒂头，洗净，用热水泡软，泡香菇的热水留着备用。

❷ 将胡萝卜、荸荠去皮洗净切末，嫩姜洗净切末，豆腐洗净捣成泥，将所有食物放在一起，拌入腌料腌 20 分钟。

❸ 拿一朵泡软的香菇，底层撒上少许太白粉，涂上一层豆腐馅，再盖上一朵香菇，依序做个 2~3 层，将成品放入蒸笼中，蒸 20 分钟。

❹ 将蒸好的香菇千层夹取出摆盘。

❺ 锅中加入少许水，放入香菜末及调味料，勾芡，再淋到香菇千层夹上。

功效解析：

含有丰富的膳食纤维，有助于肠道健康，同时补充钙质。

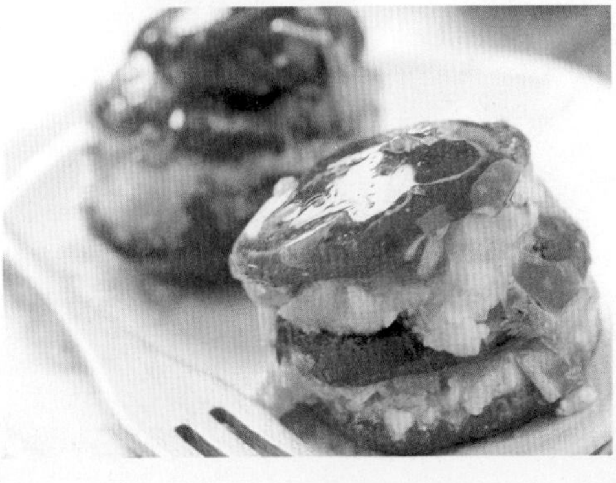

5 番茄通心粉

材料、调味料：

通心粉(螺旋面)80克，番茄120克，土豆丁20克，胡萝卜丁20克，素绞肉10克，豆腐50克，青豆仁20克，油10克(两茶匙)，盐1/8茶匙，番茄酱50克，糖5克。

做法：

❶ 通心粉（螺旋面）放入热水中烫熟备用，青豆仁烫熟备用。

❷ 番茄洗净切小块，豆腐切丁，素绞肉泡水备用。

❸ 起油锅，加入素绞肉炒香后，加入番茄块、土豆丁、胡萝卜丁及少许水，焖煮至熟，加入豆腐及调味料后熄火。

❹ 将上述酱料、青豆仁淋在通心粉上即成。

功效解析：

补充孕妈咪身体所需的蛋白质和纤维素。

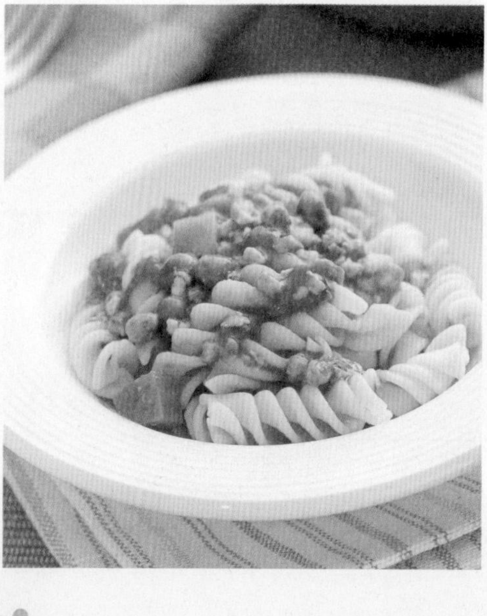

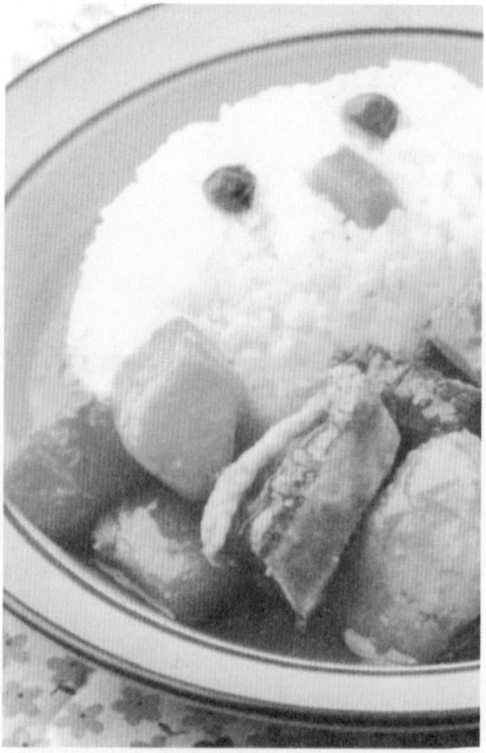

6 牛腩烩饭

材料、调味料：

白饭1碗，牛腩80克，胡萝卜20克，马铃薯40克，青菜100克，酱油、八角各适量。

做法：

❶ 牛腩切块，用热水汆烫。

❷ 将胡萝卜、马铃薯、牛腩放入锅中焖烧，加水、酱油、八角等调味料。

❸ 煮10分钟后熄火闷1小时至完全熟透。食用时，淋在白饭上即成。

功效解析：

补中益气，滋养脾胃。

7 意式猕猴桃肉面

材料、调味料：

意大利面 80克，猕猴桃60克，西红柿40克，鸡胸肉70克，橄榄油10克，巴西利少许，盐适量。

做法：

❶ 鸡胸肉洗净，切成片状备用。

❷ 猕猴桃削去外皮，切成丁状。西红柿洗净，去蒂头，再切成丁备用。

❸ 意大利面放入热水中煮至完全熟透，捞出沥干水分。

❹ 将橄榄油放入锅中烧热，再放入西红柿及鸡胸肉片炒熟。

❺ 起锅前加入猕猴桃炒拌均匀。

❻ 将炒好的作料淋在煮熟的意大利面上，撒上巴西利即成。

功效解析：

猕猴桃中富含维生素 C 及纤维质，可预防感冒和便秘。

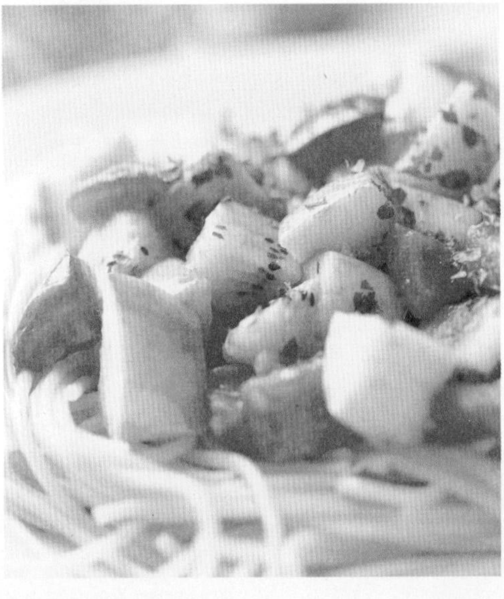

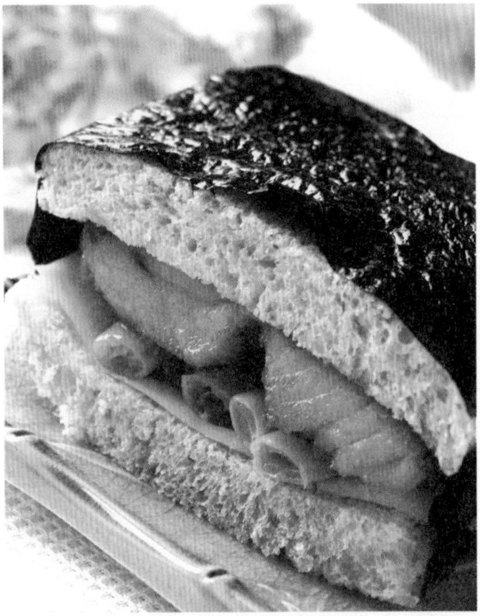

8 鲑鱼起司卷

材料、调味料：

鲑鱼50克，吐司1片，低脂起司1/2片，海苔片1/4张，四季豆30克，油5克。

做法：

❶ 油倒入锅中烧热，将鲑鱼洗净，放入油锅中煎熟。

❷ 四季豆洗净，摘去硬梗，切成约 6 厘米长的段，再放入热水中煮熟。

❸ 将吐司对切（可去边），夹入起司、四季豆及鲑鱼。

❹ 用海苔将所有材料卷起即成。

功效解析：

鲑鱼含有丰富的 EPA 和 DHA，对宝宝的脑细胞发育很有帮助。四季豆中含有叶酸，可使宝宝中枢神经发育正常，减少畸形儿的产生。

9 芝士火腿卷

材料、调味料：

鲜奶吐司两片，芝士片1～2片，火腿1～2片，蜂蜜芥末酱或美乃滋适量。

做法：

❶ 将吐司去边，铺上火腿片、芝士片。

❷ 可依个人喜好挤些美乃滋或蜂蜜芥末酱，卷成圆筒状。

❸ 用牙签串起来固定形状后，对切成一半即可。食用前记得取下牙签。

功效解析：

火腿含有丰富的氨基酸及各种矿物质，但有些火腿的盐分较高，选购时需注意，避免盐分累积在体内造成水肿现象。

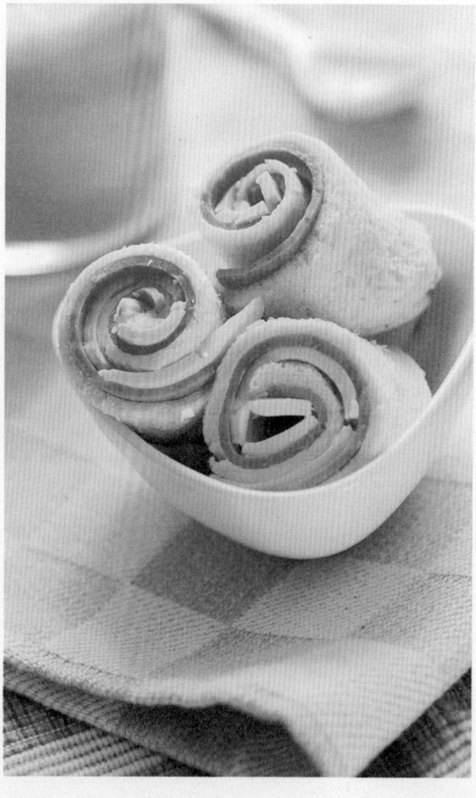

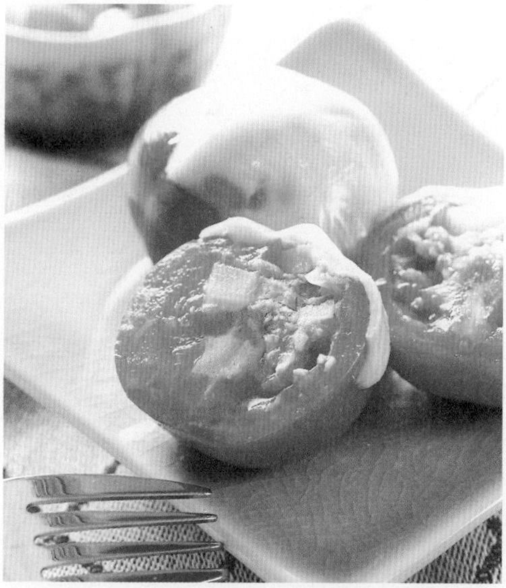

10 奶酪西红柿盅

材料、调味料：

红色大西红柿两个(约175克)，马铃薯丁20克，鲔鱼片罐头15克，低脂奶酪1片，洋葱10克。

做法：

❶ 大西红柿由顶挖圆洞，将内部掏空，取出内馅备用。

❷ 将一片奶酪等分成 4 份，取其中两份继续切成小片状。

❸ 洋葱切末，与马铃薯丁一起放入电饭锅内蒸熟，待冷却后加入鲔鱼、奶酪小片、西红柿内馅混合后，塞入西红柿盅内。

❹ 将剩下的两小片奶酪覆盖在西红柿盅的上方，当盖子使用，放入烤箱烤 7 分钟即成。

功效解析：

补充钙质，有一定的抗氧化功能，有效降低罹患多种癌症的几率。

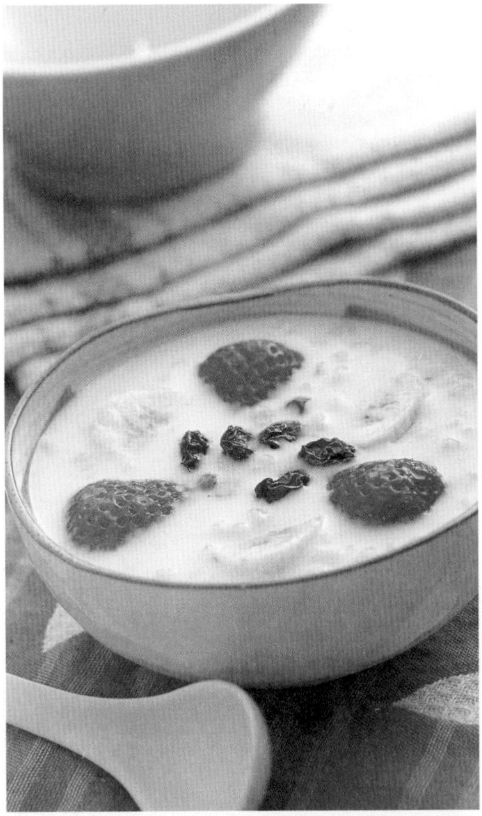

11 水果麦片粥

材料、调味料：

麦片50克，低酯鲜奶240毫升，香蕉30克（去皮后之重量），葡萄干20克，草莓30克，砂糖5克。

做法：

❶ 麦片用水微淘，加水300毫升煮熟，加糖、葡萄干及鲜奶后熄火。

❷ 香蕉切成圆片，草莓洗净切片，加入后即可食用。

功效解析：

补充孕妈咪身体所需的蛋白质及钙质。

12 黄豆糙米卷

材料、调味料：

黄豆20克，糙米40克，白米40克，海苔片1片，胡萝卜10克，小黄瓜10克，素肉松30克。

做法：

❶ 胡萝卜、小黄瓜切成条状，烫熟后备用。

❷ 竹帘上先铺上保鲜膜，再依序排入素肉松、黄豆糙米饭、素肉松、海苔片、胡萝卜条及小黄瓜条，卷成圆桶状，切段即成。

黄豆糙米饭做法：

❶ 黄豆、糙米分别洗净，加水隔夜浸泡（浸泡一晚）。

❷ 将泡好的黄豆放入电饭锅中煮熟（外锅加1杯水）。

❸ 白米略洗一下，加入糙米、已煮熟的黄豆。

❹ 加160毫升水，放入电饭锅中煮熟待凉备用。

功效解析：

补充孕妈咪身体所需的蛋白质。

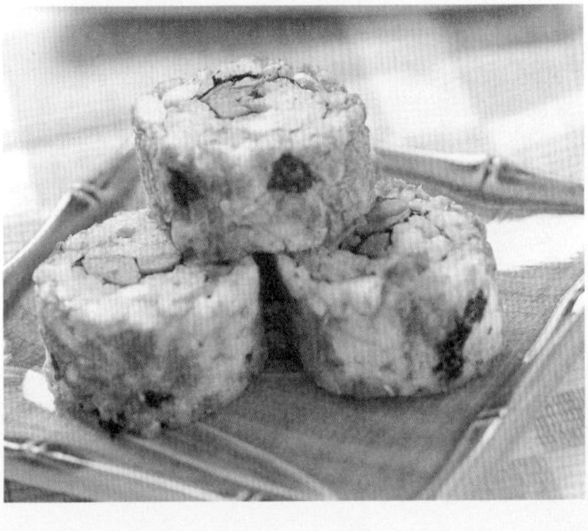

13 什锦面疙瘩

材料、调味料：

面粉80克（盐1/8茶匙加在面粉里），胡萝卜20克，嫩豆腐70克，榨菜丝20克，木耳丝10克，脆笋丝20克，干香菇1朵，香菜少许，太白粉1茶匙，水600毫升，酱油1/2茶匙，黑醋1/2茶匙，盐1/4茶匙，香油1茶匙。

做法：

❶ 胡萝卜、香菇切丝，豆腐切条，香菜切碎。太白粉加冷水调匀备用。

❷ 将面粉用 3.5 汤匙水搅拌均匀，用汤匙刮成小团放入汤内，浮出水面后捞起备用。

❸ 将材料倒入水中，待汤滚后加入面疙瘩及太白粉水勾芡，再加入调味料及香菜即成。

功效解析：

均衡提供孕妈咪身体所需的各种营养。

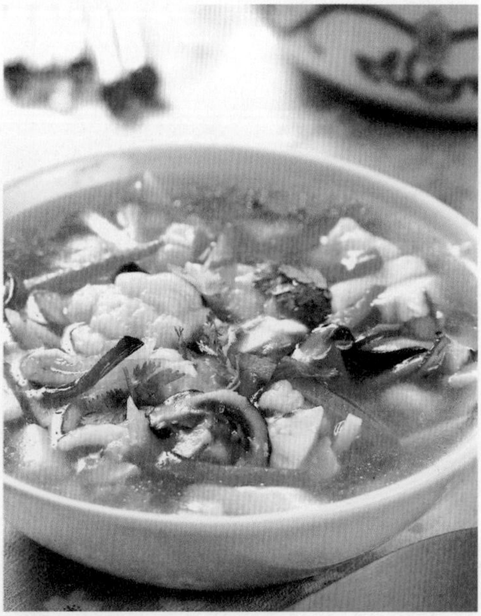

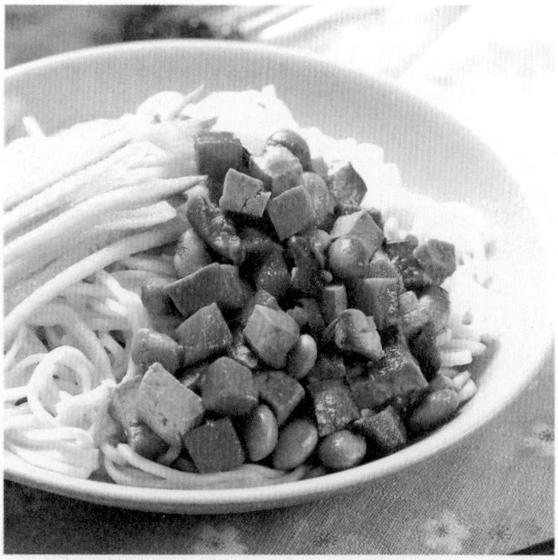

14 素炸酱面

材料、调味料：

干香菇3克，姜5克，豆干丁20克，毛豆仁20克，胡萝卜20克，小黄瓜20克，手工面条120克，油10克（1茶匙），豆瓣酱10克，甜面酱1/4茶匙，白胡椒粉1/8茶匙，糖5克。

做法：

❶ 香菇泡软，去蒂，切丁。

❷ 姜去皮，洗净，切末。胡萝卜去皮，洗净，切丁。小黄瓜去皮，洗净，刨丝。豆干丁、毛豆仁洗净备用。

❸ 胡萝卜丁先用开水烫熟。

❹ 将两茶匙油放入锅中烧热，先爆香姜末，再放入豆干丁、毛豆仁、香菇丁、胡萝卜丁快炒数下，加入调味料，加水 100 毫升，转小火稍待收汁。

❺ 把酱料盛起。

❻ 把水煮沸，烫熟面条，淋上酱汁即成。

功效解析：

补充孕妈咪身体所需的钙质及蛋白质。

15 肉羹面

材料、调味料：

面条1碗，绞肉少许，蛋液1/2个，香菇丝适量，笋丝适量，胡萝卜丝适量，水少许，淀粉1茶匙。

做法：

❶ 将两碗水倒入锅中煮开，加入肉羹、香菇丝、笋丝、胡萝卜丝煮至熟。

❷ 加醋、味精、盐调味后，再加入蛋液，倒入淀粉水煮至浓稠状。

❸ 面条煮熟放入碗中，再倒入煮好的肉羹汤即成。

功效解析：

补充孕妈咪身体所需的蛋白质。

16 榨菜肉丝面

材料、调味料：

面条1团，榨菜丝少许，肉丝100克，油两汤匙，大骨汤1茶匙，小白菜适量。

做法：

❶ 起油锅，先将榨菜丝爆香，加入肉丝炒熟后起锅。

❷ 将面条煮熟，加入小白菜煮至熟软后捞起。

❸ 加入大骨汤，再放入榨菜丝、肉丝即成。

功效解析：

健脾开胃，补充蛋白质。

17 鸡丝饭

材料、调味料：

白饭1碗，鸡胸肉丝少许，卤肉汤两汤匙，盐少许，姜5克。

做法：

❶ 鸡胸肉丝先用姜片、盐腌渍，使其入味，再放入锅中蒸熟，放凉后再剥成丝状。

❷ 白饭盛入碗中，铺上鸡胸肉丝，淋上卤肉汤汁即成。

功效解析：

益气养血，补肾益精。

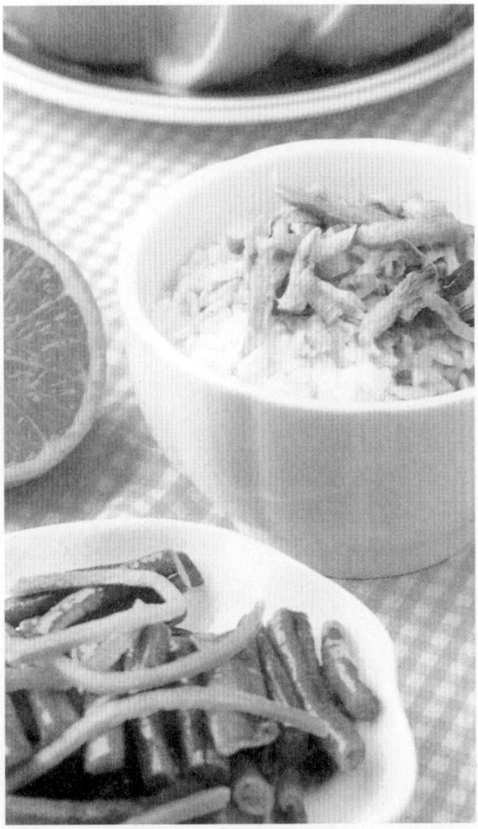

18 广东糙米粥

材料、调味料：

糙米稀饭1碗，猪肝、肉丝、虾仁共两汤匙，青菜少许。

做法：

❶ 糙米洗净，煮成粥。

❷ 将猪肝、肉丝、虾仁洗净，用热水氽烫一下。

❸ 糙米粥起锅前加入氽烫后的猪肝、肉丝、虾仁、青菜，煮熟即成。

功效解析：

补肝明目，养血。

19 香菇鸡丝面

材料、调味料：

鸡肉两汤匙，面条1/2碗，香菇两朵。

做法：

❶ 鸡肉洗净，切丝。

❷ 香菇加水煮开，放入鸡丝拌煮。快熟时，放入面条煮熟即可食用。

功效解析：

益气养血，补肾益精。

20 夏日风情海鲜凉面

材料、调味料：

柳橙1个，发面180克，明虾4尾，酸豆20克，大西红柿1个，小西红柿4个，蒜片少许，橄榄油6大匙，意大利巴沙米可醋两大匙，巴西利5克，茴香1克，盐1克，胡椒粉1克。

做法：

❶ 小西红柿切丁，大西红柿打成汁，柳橙皮洗净切丝备用。明虾去壳，去沙筋，洗净沥干备用。

❷ 将西红柿丁、西红柿汁拌入所有调味料，再加入柳橙皮丝拌匀成酱汁。

❸ 发面用水煮约5分钟后冰镇，拌入酱汁。

❹ 明虾入蒜片，用橄榄油烤熟后搭配凉面食用，放入酸豆、柳橙果肉即成。

功效解析：

补充孕妈咪身体所需的叶酸。

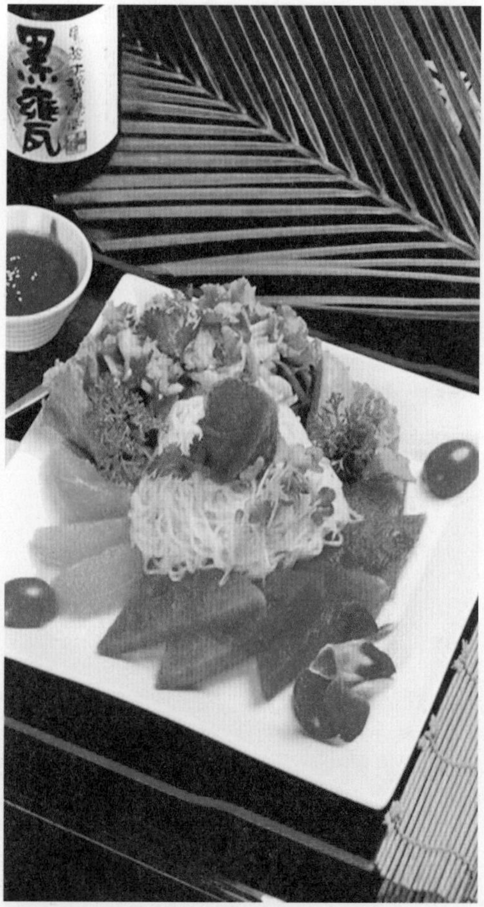

饮品

1 银耳雪梨汤

材料、调味料：

雪梨1/4个，白木耳1大匙，水3碗，冰糖两小匙。

做法：

❶ 雪梨削去外皮，去子，洗净，切成块状。

❷ 白木耳泡水，泡发后去蒂切小块。

❸ 将❶、❷加3碗水同煮，用大火烧开后转小火煮约20分钟，加冰糖调味即成。

功效解析：

保护气管，通畅肺气。

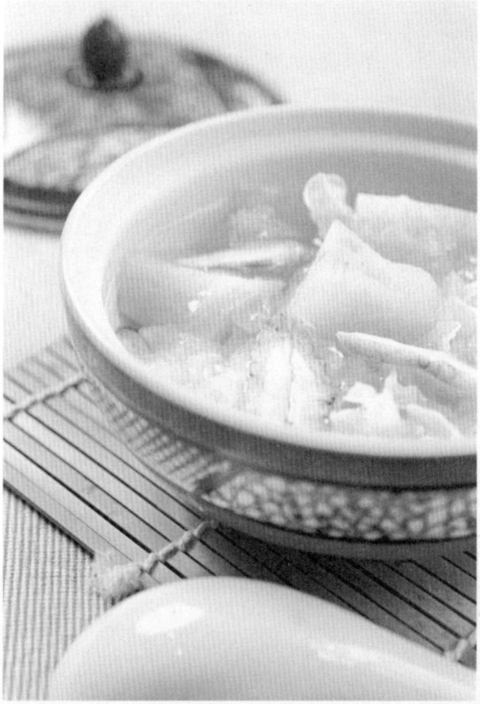

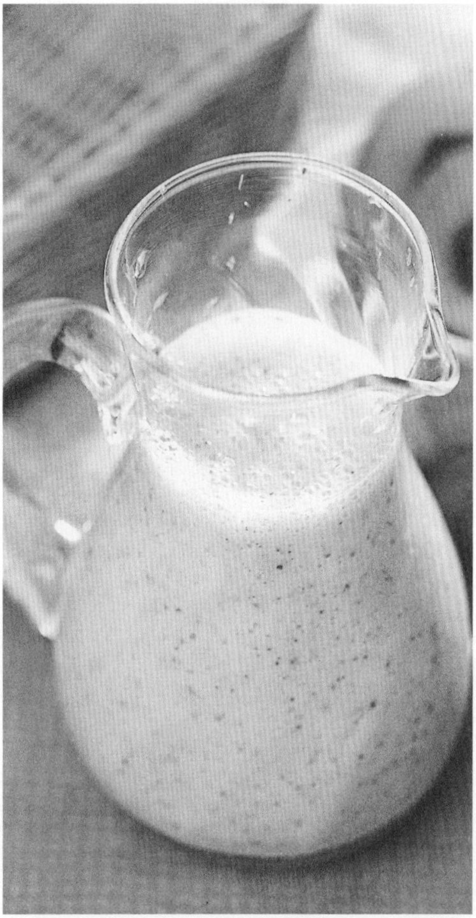

2 猕猴桃酸奶

材料、调味料：

猕猴桃两个，原味酸奶200毫升。

做法：

❶ 猕猴桃洗净，去皮，切成丁状。

❷ 将猕猴桃丁放入果汁机中先略为搅打一下，再倒入酸奶搅打均匀即成。

功效解析：

猕猴桃富含维生素C，可促进钙质的吸收。

3 葡萄柚多果汁

材料、调味料：

柳橙汁100克，黄柠檬汁15克，红葡萄柚汽水适量，冰块适量。

做法：

❶ 柳橙汁、黄柠檬汁及冰块一起放入雪克杯中摇晃均匀。

❷ 将材料❶及冰块倒入杯中。

❸ 将红葡萄柚汽水倒入杯中至八分满即成。

功效解析：

补充孕妈咪身体所需的叶酸。

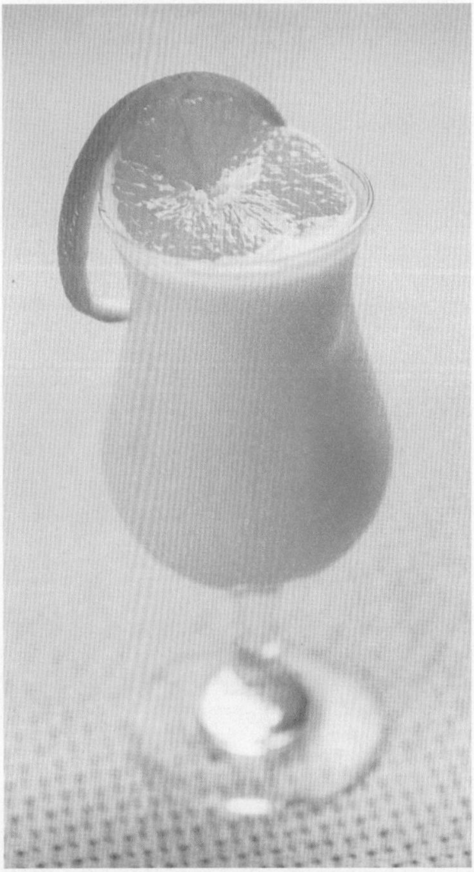

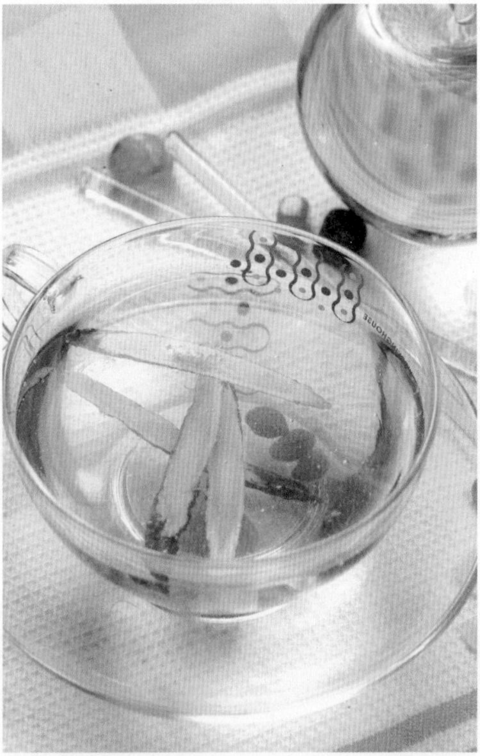

4 黄芪免疫茶

材料、调味料：

黄芪5~6片，麦冬1小撮，枸杞1小撮，五味子1小撮，人参片1~2片。

做法：

❶ 将所有中药材放入小布袋中。

❷ 取 1500 毫升水烧开后，将放药材的布袋放入水中，煮至汤汁入味即成。

功效解析：

黄芪、人参及五味子均有提高免疫力的效果，可预防季节交替时发生感冒。麦冬具有润喉的功效。枸杞富含维生素 A，可增加机体的抗氧化能力。

5 珍珠银耳汤

材料、调味料：

银耳10克，红枣5个，粉圆20克，冰糖10克。

做法：

❶ 银耳洗净，用清水浸泡开。红枣洗净备用。

❷ 将泡好的银耳及红枣放入锅中，加水一同煮至银耳熟透，再加入冰糖。

❸ 另外煮一锅水至沸，将粉圆放入，煮至完全熟透后捞出。

❹ 将粉圆倒入煮好的银耳汤中即成。

功效解析：

银耳富含纤维质，可促进肠胃蠕动，改善消化不良，具有安定心神的功效。

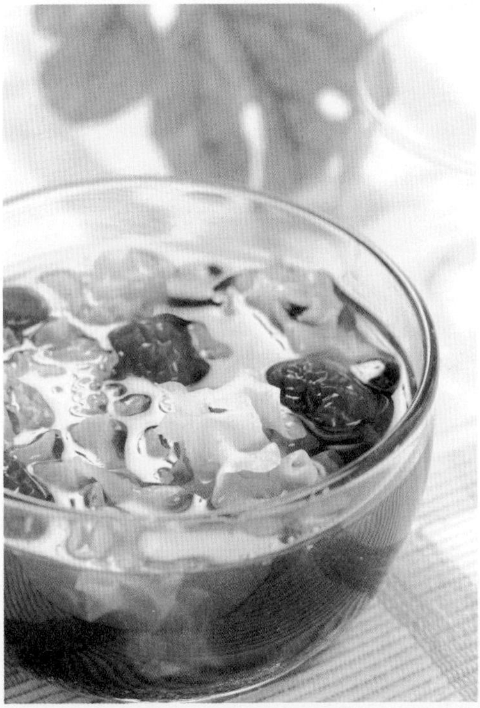

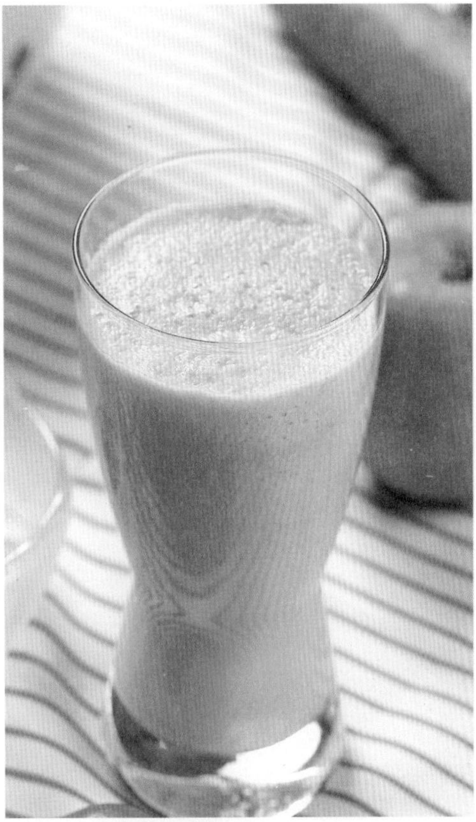

6 粉红佳人

材料、调味料：

低脂鲜奶240毫升，胡萝卜30克，苹果50克，蜂蜜1茶匙。

做法：

❶ 胡萝卜洗净，去皮，切成小块。

❷ 苹果洗净，去皮，去核，切块。

❸ 将鲜奶、胡萝卜、苹果放入榨汁机中，搅打均匀（约3分钟），加入蜂蜜调味即成。

功效解析：

补充钙质、胡萝卜素和膳食纤维，并能增进食欲。

7 凉拌西红柿梅子

材料、调味料：

大西红柿1个，梅子10颗，醋1小匙。

做法：

❶ 西红柿去蒂洗净，切小块。

❷ 梅子切小块，与❶混合，并加调味料拌匀，冰镇后食用。

功效解析：

炎夏开胃，增进食欲。

8 橙汁水果盅

材料、调味料：

红色甜椒 1个(约160克)，苹果80克，香蕉40克，白煮蛋半个(35克)，中型橙子1个 (130克)，低脂酸奶30毫升。

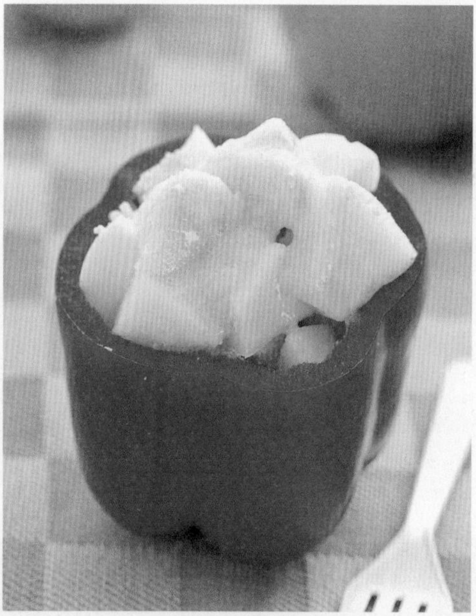

做法：

❶ 酱汁的做法：将橙子去皮，去子，和 30 毫升酸奶一起用果汁机打成橙汁酱。

❷ 甜椒去蒂头，去子备用。

❸ 将苹果、香蕉及白煮蛋切丁，放入甜椒中，淋上橙汁酱即成。

功效解析：

补充钙质、维生素 C 及维生素 B2。

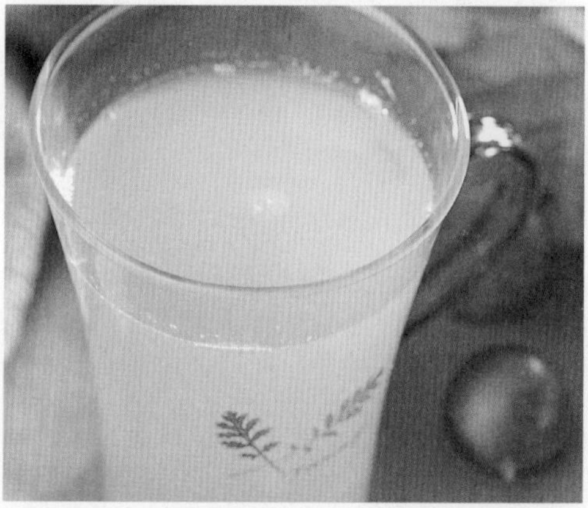

9 金橘柳橙汁

材料、调味料：

柳橙两个，金橘5个，果糖20毫升。

做法：

❶ 柳橙、金橘洗净，用刀对切。

❷ 用榨汁器将柳橙及金橘分别榨汁，倒入杯中。

❸ 加入适量的冷开水，与果糖搅拌均匀，即可饮用。

功效解析：

柳橙和金橘含有丰富的维生素 C，能增强免疫力。

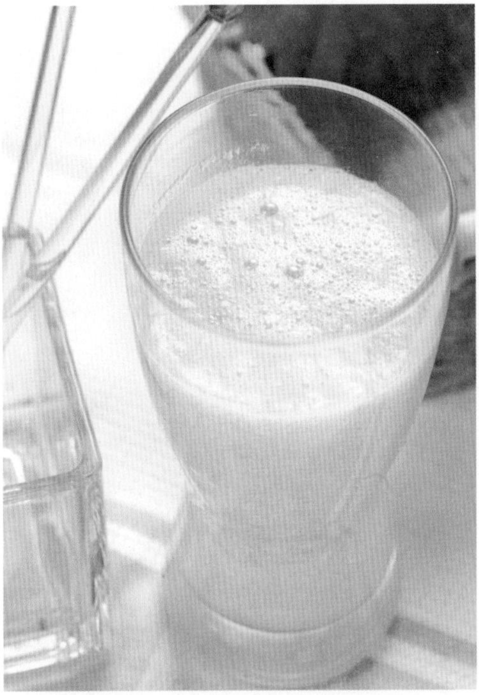

10 菠萝香橙汁

材料、调味料：

菠萝150克，柳橙两个，果糖10克，冷开水150毫升。

做法：

❶ 菠萝洗净，去皮及菠萝心，切成小块备用。

❷ 柳橙洗净，对切，再用榨汁机榨出柳橙汁。

❸ 菠萝块放入榨汁机中，加入冷开水，打成汁。

将菠萝汁及柳橙汁混和，再加入果糖调味即成。

功效解析：

改善怀孕初期食欲不振及便秘的情况。

11 红豆牛奶

材料、调味料：

煮熟的红豆60克，1/2杯全脂牛奶。

做法：

❶ 将红豆泡水半天后，加水煮至熟透，放凉备用。

❷ 食用时加入牛奶即成。

功效解析：

消胀、除肿、止吐。

12 酸奶燕麦片

材料、调味料：

即食燕麦片1/2杯，低脂酸奶1杯（240毫升），各种水果干适量。

做法：

将酸奶取出置于碗中，加入燕麦片及水果干即成。

功效解析：

增进食欲，促进消化，通便。

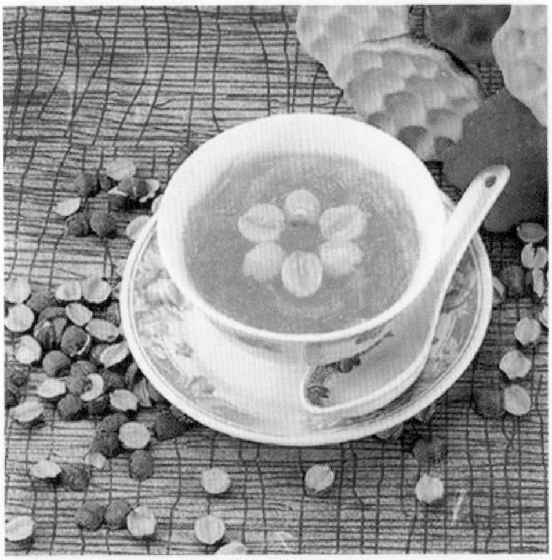

（五）孕期常见不适与疾病饮食调养

害喜

1 为什么会出现害喜症状

怀孕给孕妈妈带来喜悦，常常也是全家人的期待。可是怀孕初期的喜悦常被种种不适的害喜症状所破坏。如何改善害喜症状，安度怀孕期？让专业中医来帮您。

害喜的现象，是由于怀孕期的生理改变使人类绒毛膜促性腺激素增加，及肾上腺皮质激素减少，使肠胃蠕动变慢而引起。此类现象多见于精神过度紧张、神经系统功能不稳定的年轻初孕妇。

多数孕妇害喜症状较轻，会出现食欲减退、择食、清晨恶心、轻度呕吐、头晕、心烦易怒、胸闷喘促等现象。少数女性早孕反应严重，呈持续性呕吐，甚至不能进食、进水，伴有上腹胀满不适、头晕乏力或喜食酸咸之物等，这称为妊娠呕吐，中医称为恶阻、子病、病儿、阻病等。

古医典籍中认为，妊娠呕吐因妇女本虚，平居之时，喜怒不节，当风取冷，中脘素有痰饮，受妊经血既闭，饮食相搏，气不宣通，遂至心下愦闷，头昏眼花，四肢沉重，闻食气即吐，喜食酸物，多卧少起，甚则吐逆。其主要由于胎气上逆、胃失和降所致。

2 害喜症状的分型

临床上医生一般将孕吐分为以下两种类型：

⑴脾胃虚弱型

脾胃虚弱型可见恶心、呕吐清水、厌食、精神倦怠、嗜睡等症，治疗宜以健脾和胃、降逆止呕为主。

⑵肝胃不和型

肝胃不和型可见恶心、呕吐酸水或苦水、胸胁胀痛、精神抑郁、口苦、烦躁等症，治疗宜以平肝和胃、降逆止呕为主。

身体越弱者，就越容易害喜，有 1/3~1/2 的孕妈妈会有呕吐现象。有些孕妈妈于怀孕 1 个月以后才会发生，3 个月以内就会缓解，有些人则持续时间较长。每一胎的害喜情况也不同。若是严重恶阻者，非但药入即吐，甚至入厨房、开冰箱，就会频频呕吐，如此长期厌食，形体消瘦，卧床不起，就容易引起母子的健康和营养障碍。

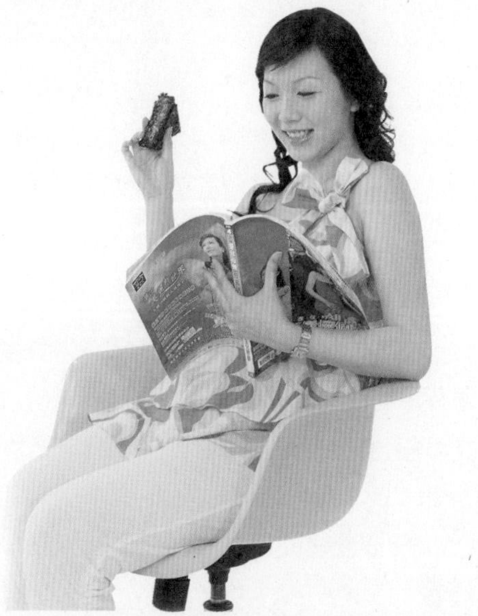

3 远离孕吐的措施

★保持情绪的稳定与轻松，家中尽量布置得清洁、安静、舒适。

★注意饮食卫生，食物以营养价值稍高且易消化为主。可采取少食多餐的方法，并利用酸味食物（如紫苏、陈皮、梅子、乌梅等）来烹调食物，有利于开胃下饭。

★避免异味的刺激。呕吐后应立即清除呕吐物，以避免反复刺激，并用温盐水漱口，保持口腔清洁。

★为防止脱水，应保持每天的液体摄入量，平时宜多吃生梨、甘蔗等水果。

★呕吐严重者须卧床休息，若出现脱水，则应送医治疗，补充水分。

★保持大便通畅。

★呕吐较剧者可在食前在口中含1片生姜，以达到暂时止呕的目的。

★可利用穴道按压来改善害喜症状：按压足三里穴（外膝眼直下三寸，胫骨外缘一横指处），每次按3~5分钟；按压内关穴（手臂内侧，腕上两寸，两筋之间）。

★呕吐厉害者可以请专业中医师为您把脉配药，因为很多中药处方像六君子汤、养胃增液汤、小柴胡汤、七味白术汤等，都可以用来改善食欲不振，能帮助您早日度过妊娠不适期。

4 缓解孕吐15方

在孕早期，呕吐是孕妈咪最为头痛的事，吃不下东西，甚至看见食物就想吐，孕妈咪常常被折磨得痛苦不堪。其实这是怀孕的正常现象，一般在怀孕后第40天出现，到孕12周后自行消失。

下面为孕妈妈介绍缓解孕吐的15方：

★孕吐较重时饮食应以富有营养、清淡可口、容易消化为原则。辛辣和油腻的食物都会诱发孕妇恶心，更不能吃油炸食物。

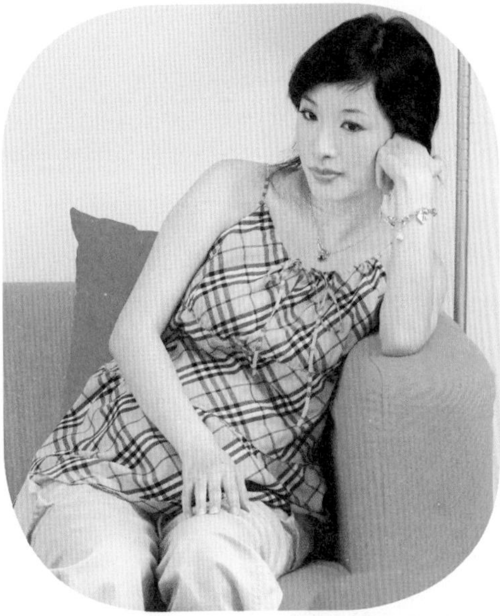

★食物多样化，尽可能照顾孕妈咪的饮食习惯和爱好，多备一些酸的、甜的食物，任其选用。

★少食多餐，每2~3小时进食一次。妊娠恶心呕吐多在清晨空腹时较重，此时可吃些体积小、含水分少的食物，如苏打饼干、鸡蛋、巧克力等。两餐之间的间隔不宜太长，每餐不宜吃太多。

★放松心情，精神不要紧张，早孕反应都是正常现象。孕妈咪可以看看书、听听歌，分散自己的注意力，能起到放松的作用。

★晚上反应较轻时，食量可适量增加，必要时睡前可适量加餐，如酸奶、水果等，以满足孕妇和胎儿的营养需要。

★可以喝一点姜茶，或用新鲜生姜片涂抹嘴唇，都可以减轻恶心感。

★当觉得恶心时吮吸一片新鲜柠檬，也能有止吐的效果。

★孕吐者可吃苹果，一方面可补充水分，另一方面又可调节水和电解质平衡。

★调节好室温，避免大量出汗或过热，也可以避免恶心。

★各种添加了香料的方便食品，如方便面、速冻水饺、汤圆、方便粥等，因为添加剂过多,香味过重,易造成孕妈咪呕吐。因此，最好选择天然的食物，比如自己煮的玉米粥、青菜面等。

★一日服用三次维生素 B_6、维生素 B_1、维生素 C 各两片，对有早孕反应的孕妈咪很有帮助，但服用前最好咨询医生。

★多喝水，多吃富含纤维素和维生素 B_1 的食物，以防便秘，因为便秘会加重孕吐。

★可以让老公为自己做一下穴位按摩，会有一定的效果。点按内关穴（在手腕内侧横纹向上两寸，两条韧带之间）和足三里穴（在髌骨的外下方有个凹窝，凹窝的下方三寸按上去有酸痛感的部位），可以由轻到重，往往可以很快缓解孕吐。

★进食后万一呕吐，千万不要精神紧张，可做做深呼吸、听听音乐，或到室外散散步，然后再继续进食。

★孕吐症状减轻，精神好转，食欲增加后，可适当吃些瘦肉、鱼、虾、蛋类、乳类、动物肝脏及豆制品等富含优质蛋白质的食物，以保证孕妇和胎儿的需要。

专家提示

孕吐注意事项

★孕吐后注意保护好牙齿。当恶心伴有呕吐的时候，胃酸进入口腔中，会削弱牙釉质的功能。呕吐后要刷牙，清除口腔中的呕吐残留物。

★饭后不要急于平躺休息，要保持直立姿势一段时间，散散步或做少量家务，以免胃酸逆流，造成恶心感。

★在能吃的时候，尽可能吃想吃的食物。

★有少数孕妈咪的早孕反应会特别严重，总是想吐，严重时会完全影响饮食，出现脱水、发热、出冷汗、四肢痉挛、心跳加快等症状，在医学上称为妊娠剧吐，发生这种情况就要及时去医院，请医生处理了。

★不可在没有医师指导的情况下盲目服用有止吐效果的西药，因为很多药会造成胎儿发育畸形。

5 缓解孕吐的食疗妙方

孕吐是怀孕早期困扰妈妈的状况之一，孕妈妈可服用姜汁米汤或甘蔗姜汁改善反胃、恶心的感觉，紫苏梅汁也有类似的效果。姜含有挥发性成分姜辣素，有抗老化功效，可防止黑色素沉淀，抑制老年斑生长；姜辣素还具有抗菌解毒作用，可防止食物中毒，保护肠胃健康；同时能促进胃液分泌，帮助分解蛋白质,减少脂肪堆积;它也是一种驱风剂，可刺激消化道蠕动，排除胀气。

⑴姜汁米汤

材料：糙米 80 克，老姜 1 块。

做法：糙米泡水 4 小时后沥干，加水 750 毫升，用电饭锅蒸煮至熟，待凉后过滤取米汤。糙米可留着当主餐吃。老姜切块，用分离式榨汁机榨出原汁，取 10 毫升加入糙米汤中调匀即成。

⑵甘蔗姜汁

材料：甘蔗、生姜。

做法：甘蔗去皮切段，与生姜分别用分离式榨汁机榨出原汁，取 300 毫升甘蔗汁和 10 毫升生姜汁混合均匀，稍微加热后即成。

⑶柚子水

材料：柚子干或柚子片 30 克。

做法：将柚子干或柚子片用 6 碗水煎，徐徐饮之。

⑷柿蒂冰糖水

材料：柿蒂 30 克，冰糖 60 克。

做法：将两者水煎代茶，徐徐饮之。

⑸橘皮生姜水

材料：橘皮 15 克，生姜 10 克，红糖 20 克。

做法：将材料水煎代茶饮用。

⑹鲜姜韭菜水

材料：鲜姜 40 克，韭菜 100 克，冰糖适量。

做法：将韭菜、生姜切碎，捣烂取汁，或用分离式榨汁机榨汁，用冰糖调匀饮汁。

⑺鲜姜白萝卜水

材料：鲜姜 15 克，白萝卜 50 克，柚皮 15 克。

做法：将三者用一碗水煮至水成半碗后服用即可。

⑻鸡蛋冰糖水

材料：鸡蛋1只，冰糖 50 克，米醋半碗。

做法：将三者混合加水适量同煮，熟后吃蛋喝汤，每日两次。

⑼清蒸鱼

材料：活鲤鱼1条。

做法：将鲤鱼洗净隔水蒸熟，食之（不可放油、盐等调味）。

⑽中药水

材料：生姜 30 克，茯苓 20 克，半夏 6 克。

做法：将三者用 6 碗水煎，煎水代茶。

⑾丁香炖水梨

材料：水梨两个（去皮、挖空梨芯），丁香 25 克，南北杏各 15 克。

做法：将丁香、南北杏置于水梨挖空处，隔水炖半小时。

⑿三豆水

材料：绿豆 50 克，扁豆 30 克，刀豆 30 克，生姜 20 克。

做法：用 6 碗水煎成 3 碗，代茶饮用。

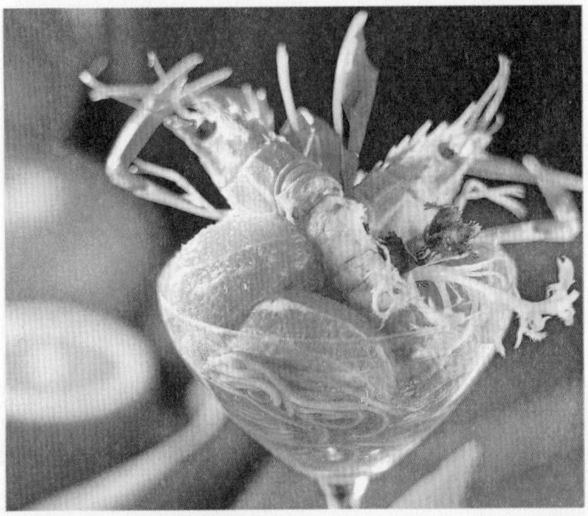

食欲不振

怀孕期间，很多孕妈妈都会出现食欲不振的现象，甚至体重不增反减。那么，孕妈妈应该如何改善食欲不振的情形，维持身体的健康及营养呢?

1 孕妈咪为什么食欲不振

孕妈妈大腹便便，加上体内激素影响，身体代谢改变，心理情绪起伏，孕期身体不适(如孕吐、便秘等)，原本就会有口味改变、食欲不振的情形，若再加上气候、情绪等影响，食欲不振的问题则会更加严重。

★天气炎热会影响进食情绪。

★身体不适，情绪不佳，如紧张、难过、寂寞、无聊、厌倦、压力、焦虑等，可影响食欲。

★一见到过多的食物，或环境不利于进食，或食物外观不吸引人，便失去胃口。

★饭前运动抑制了下丘脑的食欲中枢，胃口自然不好。

★用餐时间不固定，零食吃过多，或运动量太少，能量消耗量过少，缺乏饥饿感，也会不想吃饭。

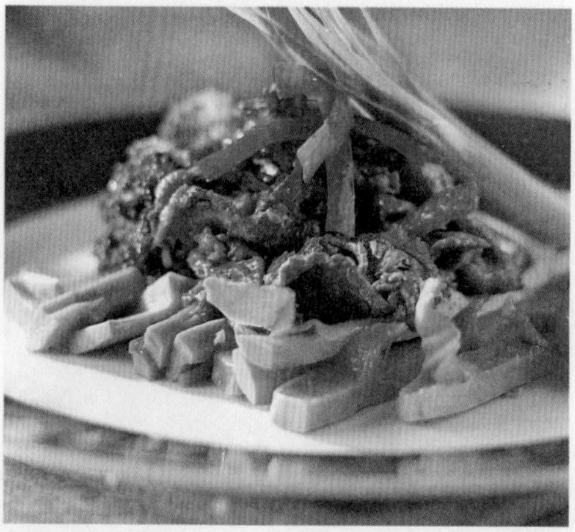

2 食欲不振的改善措施

★少食多餐，尽量避免空腹。

★避免吃味道重的东西，多吃些清淡的食物。

★不要亲自烹煮油腻的食物，远离油烟。

★食物应清淡少油，因为油腻的食物在胃中停留的时间较长，使肠胃蠕动减慢，会影响食欲。

★避免胀气食物，多吃蔬菜、水果等可促进肠胃蠕动的食物。

★进餐时保持愉快的心情，饭后多休息。

★适度运动可促进食欲。

★食物摆盘应尽量美化，通过视觉与味觉的双重刺激，让准妈妈在愉悦中享用美食。

3 促进孕妈咪食欲的饮食妙招

⑴水果变身美食

水果可以变身为养生的蔬果菜肴，让孕妈咪吃出健康与营养。多数水果本身口感美味，只需简单烹调，搭配适当的食材，就可呈现好滋味，酸酸甜甜，十分开胃。

★青梅、西瓜、哈密瓜、火龙果、猕猴桃等水果，搭配彩椒、紫卷心菜、西红柿或生菜，再淋上梅汁调味酱，就成了好吃的水果生菜色拉。

★苹果加上海鲜，配上刨细丝的山药，撒上市售的香松，再淋上和风酱汁与苹果泥，就成了和风沙拉。

★鲔鱼加柠檬汁、黄芥末，茄汁意大利凉面内再调入柳橙汁，酸中带甜，令人食欲大开。

★木瓜、哈密瓜、火龙果或香吉士搭配海鲜一起烧烤，口感也很好。

孕妈咪每天至少摄取两种以上不同的新鲜水果，可以补充维生素和矿物质，还可摄入大量的水分，补充流汗丧失的水分，还有利于排尿，降低体温。蔬果中的纤维素还能增加肠胃蠕动，促进排便，间接增进食欲。

(2)烹饪多变化

★添加少许香辛料，制作稍带酸甜辣的开胃菜，如九层塔、芹菜、小茴香、醋、柠檬汁、梅子、咖哩、紫苏、胡椒、桑葚、蔬果生菜、自制泡菜、瓜子肉等，都是很好的开胃菜。

★夏季可多利用醋和西红柿酱等调味料，可以刺激味觉，增加食欲，帮助消化，如糖醋黄瓜、茄汁鱼块等，都是夏日里不错的菜肴。

★吃不下饭，也可改用土豆泥添加鲜奶油揉制成土豆寿司，或做成具有创意的海鲜芋泥，口感绵软浓郁，尤其适合习惯西式饮食的准妈妈享用。

★冬瓜、红枣、荷叶、茯苓、扁豆、莲子等也是很好的食材，是非常适合夏季凉补的食物，可将其制成红枣茶、冰糖莲子、冬瓜蛤蛎、荷叶排骨等。

★吃腻了中式食物，也可以参考意式、泰式、韩式等异国美食，做出具有异国风味的创意料理，如意大利面、泰式菠萝炒饭、韩式泡菜拌（炒）饭等。

★常有中医师推荐陈皮粥、姜饼、梅饼等，能促进食欲。

感冒

俗语说："怀孕初期怕冷，后期怕热。"这一冷一热之间，孕妈妈一不小心，就容易感冒。怀孕期间，千万不要因感冒发热而影响胎儿发育，产后也应避免因感冒而影响母体复原，所以小小的感冒不容忽视。

1 孕期感冒谨慎用药

感冒一般由病毒引起，一般会有打喷嚏、鼻塞、流鼻涕、咳嗽、喉咙痛、发热等上呼吸道症状，目前医学界尚没有办法用药物杀死病毒，因此一旦感冒，只能按照病毒的生命周期治疗，直到自然痊愈，服药只是为了减轻不舒服的症状。

怀孕初期三个月内正是胎儿器官发育的关键期，为避免胎儿畸形，这三个月不仅应戒酒、咖啡、烟，而且服用药物更是一大禁忌。

如果怀孕初期（0~3 个月）染上感冒，就可以用非药物的方法来缓解不适症状；如果在怀孕的中后期（4~10 个月）染上感冒，且须用药，就应请医生开出较安全的药服用，如缓解鼻塞、缓解咳嗽、祛痰剂、退热及缓解头痛的药物，以便让准妈妈能顺利安全地孕育健康的宝宝。

特别要注意的是，秋冬是感冒好发季节，孕妈妈应注意早晚气候变化，身体一流汗（尤其是背部）就要擦干，这个小小的动作就可以让孕妈妈免受感冒之苦。请记住，预防优于治疗是健康的金科玉律。

2 缓解感冒不适的措施

★多休息。

★缓解鼻塞。每天 3 次，每次 15 分钟用喷雾器由鼻吸入蒸汽。或将 1/4 茶匙盐融入 240 毫升温水中，每日数次滴数滴到鼻孔中，停留 5~10 分钟后，再让其流出，可以缓解不适。

★睡觉时垫高头部，呼吸会比较顺畅。

★洗热水澡可让鼻子舒服些，还可促进血液循环，使身体感到畅快，但水温不可超过41℃，以免过热影响胎儿健康。

★多喝水、新鲜果汁、清鸡汤，可稀释鼻涕，较易擤出。若有发热，则更应该多喝开水，以便排出毒素。

★有发热症状、食欲变得较差时，用带须的葱白熬煮稀饭，可以发汗退烧，是民间的食疗方。稀饭搭配几片酱瓜，既能唤醒初愈的味觉，又能提供水分、盐分及热量。无油的鸡肉粥、皮蛋瘦肉粥、葱花蛋包汤等能提供清淡、低油、高蛋白的饮食，使身体快速复原。

★咳嗽是最恼人的症状，严重时还会造成流产，古老流传的食疗方法是将梨去核，注入蜂蜜炖煮，或白萝卜丝浸泡蜂蜜服食，因为是由食物制成的食疗法，对人体无大碍，不妨一试。必要时，可去找中医师寻求医治。

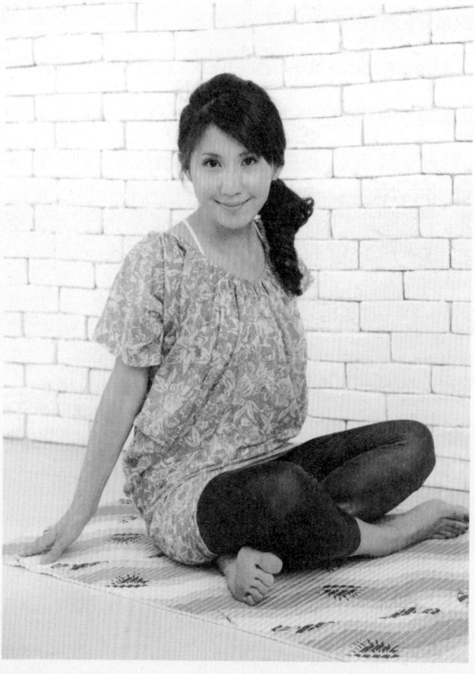

3 感冒推荐食谱

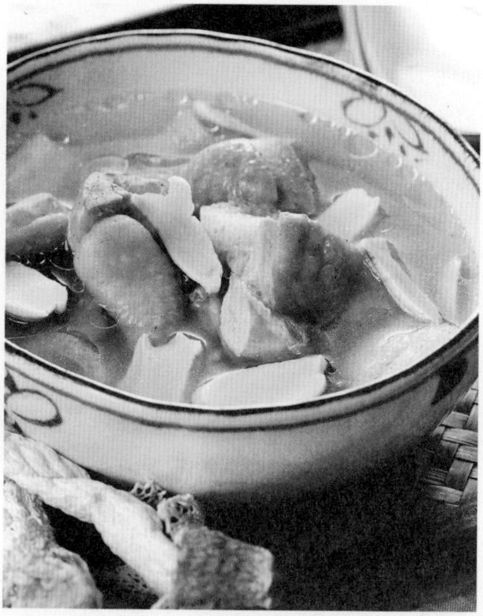

鲍鱼竹笙鸡汤

材料、调味料：

鲍鱼两个，竹笙3条，鸡腿1只，盐两小匙。

做法：

❶ 鸡腿洗净，切成小块，放入热水中汆烫，沥干水分备用。鲍鱼切成薄片。

❷ 竹笙放入水中泡软，去外膜，洗干净后，切成小段。

❸ 将❶、❷一起放入锅中，加入四碗水炖煮，用大火煮开后再转小火炖煮25分钟。

❹ 加入鲍鱼片及盐调味即成。

功效解析：

预防感冒。

贫血

1 哪些孕妈咪容易发生缺铁性贫血

到了孕中晚期，母体血流量增加了50%，由于要满足胎儿逐渐增加的营养素及氧气需求，母体红细胞及血红蛋白的浓度相对被稀释。这种生理性贫血现象持续一段时间后，血红蛋白会因母体适度补充蛋白质及铁剂后再提升。以下状况会使孕妈妈容易发生缺铁性贫血：

★有妊娠孕吐症状者：因呕吐而使营养素（尤其是铁质）缺乏。

★两胎间隔小于两年：前一胎产后恢复期太短，无法好好储备下一胎的营养，尤其是铁质的贮存容易不足。

★多胞胎妊娠：多胞胎妊娠所需铁质必然更多，若以一胎的贮存容量应付多胞胎的需求，当然不够。

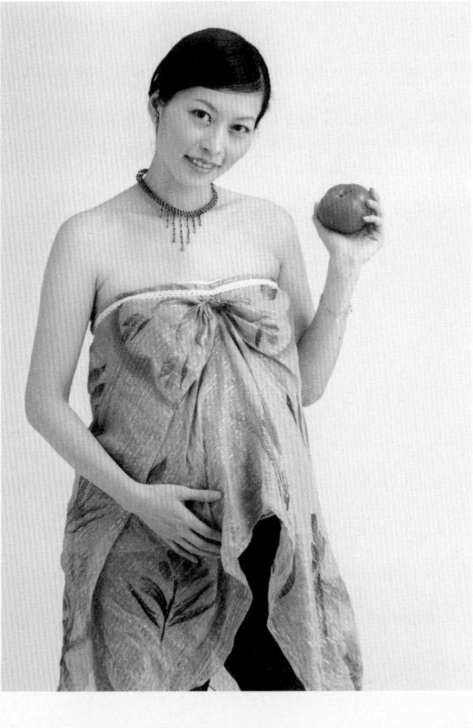

★孕前生理期的经血量多者：经血多，会使铁质流失过多，无法储存足够的铁质以供孕期所需。

★不喜食用富含铁的食物或正在减肥者：这类人体内不易贮存铁质。

★饮食不均衡：如喝酒、吃避孕药等，会造成营养素吸收不良，容易导致贫血。

2 贫血对孕妈咪和宝宝的影响

若怀孕前有多余的铁质储存在妈妈的骨髓中，则怀孕后（约20周开始）可用于胎儿成长所需。如果妈妈本身铁质贮存不足，或怀孕初期便发生缺铁现象，孕期就可能出现严重的缺铁性贫血，对孕妈妈及胎儿都有不良影响。因此，孕前及怀孕中后期铁质的摄取及储存相当重要。

(1)贫血对孕妈咪的影响

★抵抗力下降，容易引起感染。

★缺铁现象如果未予治疗，贫血现象就可能持续至哺乳期，甚至延至哺乳期以后。

★缺铁现象即使未引起贫血，也可能造成某些不良后果，例如运动表现及认知能力的退步，并且容易出现疲倦感及注意力难以集中的现象。

(2)贫血对宝宝的影响

★宝宝出生后会较早出现缺铁状况，必须比一般婴儿更早给予补充铁剂。

★如果贫血出现在怀孕的前期及中期（约7个月之前），尤其当血红蛋白低时，胎儿就容易出现早产及体重过轻的情形。

3 如何判断孕妈咪贫血

血液可将身体代谢产生的废物及二氧化碳带到排泄器官去排泄，同时也将营养素、电解质、激素、维生素、抗体及氧气等输送到身体的细胞组织。血液中的红细胞是携带氧气与二氧化碳的主角，红细胞数目及所含的血红蛋白与铁质多寡，是判断贫血的指标。

临床上用血容积（红细胞体积占血浆体积的百分比）及血红蛋白值进行判断。若血容积< 33%，血红蛋白水平低于 100 克 / 升，血清铁< 10.7 微摩尔 / 升，平均红细胞体积< 80 飞升，则判定为贫血。即使孕妈妈在怀孕初期这些指标都正常，也无法保证怀孕后期就不会发生贫血。

下面是贫血具体的判断方法：

★由检查判断：在怀孕期间，初次产检及怀孕 28 周共做两次血液检查，项目包括血红蛋白及血比容，根据其数值进行判断。

★由症状判断：有的贫血患者并没有任何症状，有的会出现疲倦、头晕、心跳加速、心悸、脸色苍白、下眼睑苍白、呼吸短促、指甲苍白等症状。

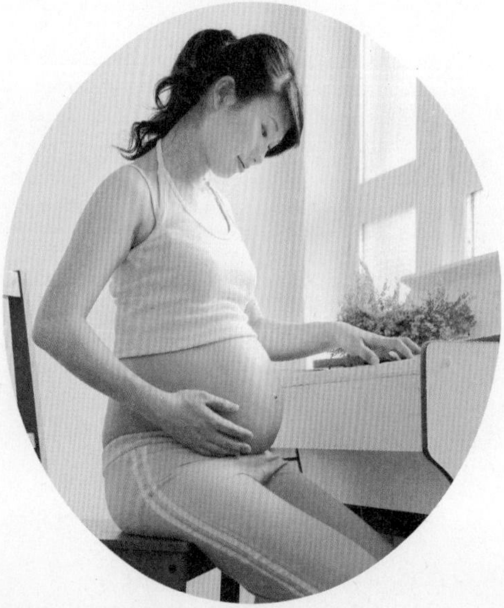

4 预防缺铁性贫血的妙方

★怀孕前就应均衡饮食，摄取足够的富含铁质的食物，以便将多余的铁储存于骨髓中，以备怀孕后供给胎儿。

★若习惯服用孕期复合维生素，则应注意标示上铁元素的剂量，以每天 30~50 毫克、不超过 60 毫克为宜。

★摄取富含铁质的食物（见下页表）。

★人体对铁质的吸收是有弹性的，体内铁贮存量较多时，吸收率就降低到 5%~10%；当体内缺铁时，吸收率可提高到 20%~30%。

★家禽、家畜及海鲜等动物性食物，所含的铁以血红素铁为主，可以直接经肠道吸收，不受其他因素干扰，其铁质吸收率为 15%。五谷蔬果属于植物性食物，所含的铁以非血红素铁为主，吸收率较差，为 3%~8%，而且通常含大量植酸、草酸及磷酸盐，会与铁质形成不易溶解的铁盐，因而抑制了铁的吸收。蛋黄虽属于动物性食物，但其所含的铁会与鸡蛋白的高磷结合，吸收率仅为 3%。

★摄取非血红素铁时，若与维生素 C 同时食用，则可提高铁质的吸收率。

★含铁食物配合肉类饮食，可使铁质吸收率提高 3 倍。含铁食物配合 25 毫克维生素 C，可以使铁吸收率提高 3 倍；加入 100 毫克维生素 C，可以使铁吸收率提高 4.6 倍；加入 200 毫克维生素 C，可以使铁吸收率提高 6.1 倍。

★茶及咖啡含鞣酸，会干扰铁质吸收，应在餐间饮用，以免影响食物中铁质的吸收。

富含铁质的食物来源

铁质的**动物性食物**来源

家畜类：牛肉、猪肉、羊肉、猪肝、内脏等。

家禽类：鸡、鸭、火鸡、肝脏、蛋黄等。

海鲜类：蚌壳类（如蚵仔）、沙丁鱼等。

铁质的**植物性食物**来源

豆类：荚豆、青豆仁、干豆类（黑豆、花生、黄豆）等。

绿叶菜：颜色越深，铁含量越多，如青花菜。

干果核果类：核桃、葡萄干、腰果、干枣、花生等。

富含铁质食物的铁含量

食物名称	数量	铁含量（毫克）	食物名称	数量	铁含量（毫克）
鸭血	3/4 块 (165 克)	32.7	牛腱	1 两 (35 克)	1.1
猪血	2 块 (70 克)	9.2	鸡蛋黄	1 个 (19 克)	1
猪肝	2 两 (70 克)	6.6	红苋菜	100 克	12
蚵仔（大）	8 个 (65 克)	4.6	紫菜	3 张 (10 克)	9
五香豆干	2 片 (80 克)	4.4	苋菜	100 克	4.9
猪血	1 碗 (225 克)	3.8	玉米笋	100 克	3.9
文蛤肉	10 个 (27 克)	3.5	茼蒿	100 克	3.3
鸭肉	2 两 (70 克)	2.7	莴苣叶	100 克	2.4
猪腰	1/2 个 (65 克)	2.6	黑枣干	10 颗 (30 克)	0.7
猪心	1/8 个 (45 克)	2.2	葡萄干	1 小盒 (40 克)	0.6
传统豆腐	4 小格 (107 克)	2.1	红枣	9 颗 (30 克)	0.5
鸡心	4 个 (45 克)	1.4	葡萄	13 颗 (130 克)	0.3
豆腐皮	1 片 (35 克)	1.4	黑枣汁	120 毫升	5.2

5 治疗缺铁性贫血的妙方

⑴依医生处方给予铁剂

患缺铁性贫血的孕妈咪每天可服用 60~120 毫克铁元素，例如一片 325 毫克的硫酸亚铁含 60 毫克的铁元素。

⑵注意副作用

高剂量的铁剂会造成一些副作用，如便秘、肠胃不适、恶心、偶尔拉肚子等，下面列出了三种解决的方法：

★用黑枣汁配铁剂一起服用，可以改善便秘症状。

★铁剂由少量逐渐增加，或将一日剂量分数次服用，以减轻肠胃不适状况。

★改在睡前服用铁剂，可以避免恶心的感觉。

专家提示

服用铁剂的四大注意事项

★空腹服用铁剂，吸收效果佳，但若造成肠胃不适，则可改为睡前服用。

★可用白开水或含维生素 C 的果汁（如柳橙汁）冲服，切忌与牛奶同食，因为奶中的钙质会干扰铁质吸收。

★不要将铁剂放置在孩子伸手可及之处，防止误食致命。

★服用铁剂后，大便呈深绿色或黑色乃正常现象。

6 改善贫血的食疗法

孕妈妈比一般人需要更多的铁质，提到富含铁质的食物，大家总会想到牛肉、猪肝等，不过除了这些食物之外，植物性食物如紫菜、黑豆、龙眼干、金针菜以及糖蜜（由黑糖提炼而成）等都含有丰富的铁质，而紫菜更是其中的佼佼者。

⑴土豆补血什锦汤

材料：土豆 1 个，胡萝卜半根，海带（干）5 厘米长，红枣 10 粒，当归 1 片，金针菜（干）10 克，粗盐、麻油各适量。

做法：

❶ 土豆与胡萝卜去皮切块，红枣泡软切开去子。

❷ 海带泡软切细丝，金针菜用沸水汆烫，1 分钟后捞起沥干。

❸ 全部材料加水 1000 毫升，用大火煮滚后转小火续煮 20 分钟，酌加粗盐与麻油调味即可。宜趁热进食。

功效：改善贫血。

营养分析：

★土豆中钾含量较高，钾是制造胰岛素不可或缺的矿物质，经常榨土豆生汁饮用，可以降血糖，钾还能结合体内多余的钠排泄出去，有助于改善高血压和水肿。另外，土豆还富含果胶与膳食纤维，能促进胃肠蠕动，有助于改善消化不良与便秘。

★胡萝卜有清热解毒、润肠通便、补血、明目的作用，可以改善下半身怕冷的现象，尤其对病后体虚或孕期有食疗滋补的功效，也有助于妈妈产后补充母乳。

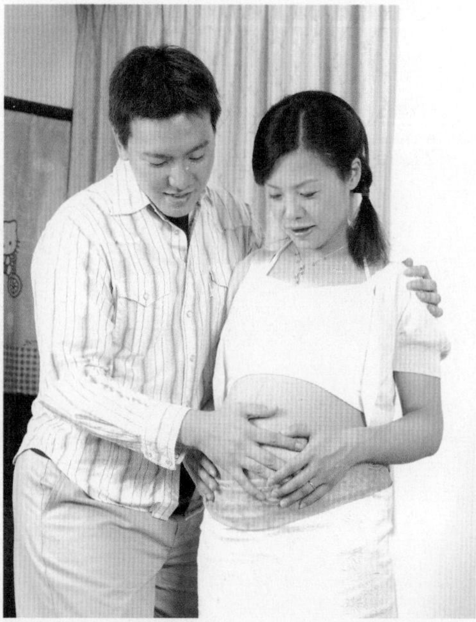

★金针菇富含β－胡萝卜素、磷、钙、铁、硫胺素、尼克酸、核黄素等，日本把金针菇列为植物性食物中最具有代表性的健脑食物，很适合孕妈妈食用，对胎儿的脑部发育十分有益。

⑵高铁紫菜芝麻糊

材料：紫菜（干）10克，发菜10克，甘草粉2克，黑芝麻粉5克，红糖10克。

做法：

❶ 紫菜与发菜加水300毫升，用大火煮滚后转小火续煮5分钟，关火待凉。

❷ 加入甘草粉、黑芝麻粉与红糖，用果汁机拌匀即成。

功效：改善缺铁性贫血。

营养分析：

★紫菜除了含有丰富的铁质外，还富含钾、钠、钙与食物纤维，其独特的滑溜成分为褐藻酸，一旦进入胃中，就会与胃酸反应，释放出钾，进入小肠后就会排出多余的钠，可有效防止高血压。紫菜所含的粗纤维有助于降低胆固醇，可预防动脉硬化与高脂血症。

★紫菜含有高钙、高铁，适合孕妇、佝偻病患者食用。

便秘

1 孕期便秘的元凶

好不容易熬过了孕吐期，然而根据统计，约有20%的孕妈妈在孕晚期会面临便秘的困扰，让大肚妈妈烦恼不已。是哪些因素导致怀孕期间容易发生便秘？如何才能有效改善便秘呢？首先我们来认识一下孕期便秘的元凶。

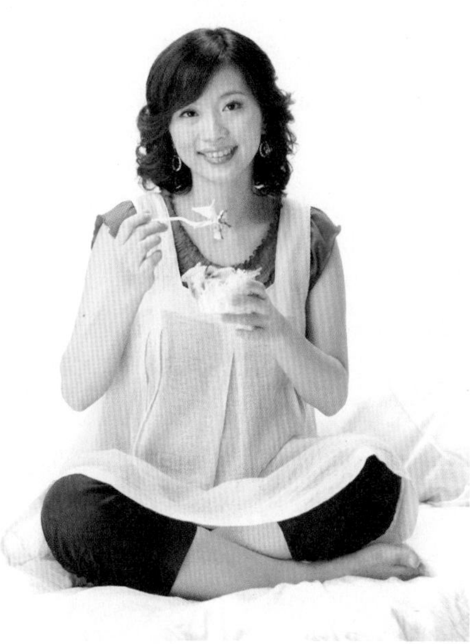

⑴激素的影响

怀孕期间，孕妈咪身体分泌大量黄体素，是为了松弛子宫肌肉，让逐渐长大的胎儿有足够的空间容身，但同时也会使肠道的肌肉层松弛，肠蠕动变慢，再加上孕晚期涨大的子宫压迫到后方的肠道，双重因素会使食物残渣不容易排出，因而容易造成便秘。

⑵生理因素

孕妈咪在孕期味觉改变，进食会变得不均衡，一旦纤维素摄入减少，水分也喝得不多，食物残渣体积小且干，就没有足够的力量刺激肠壁蠕动以产生便意，大便会滞留在大肠中，继续被大肠吸干水分，如此恶性循环，再加上孕期容易疲劳、嗜睡、体重增加等因素，会使肠道活动能力降低，蠕动减缓，结果就使排便变成了苦差事。

⑶营养补充剂与药物的影响

孕妈妈通常补充的含铁、钙的复合维生素片剂，以及单独补充的铁剂或钙片等营养补充剂、含铝及钙的制酸剂、镇咳剂等药物，都有可能是造成便秘的原因。

(4)心理因素

焦虑、紧张等精神压力，也是造成现代人（尤其是在职孕妈妈）容易便秘的元凶之一。

2 远离孕期便秘的措施

虽然便秘不是什么大病，但若忽视它的存在，因而造成痔疮，就会严重影响正常生活。其实远离便秘的重点在于预防和减少发生几率。那么孕妈妈应如何预防便秘呢?

(1)多摄取水和纤维素

水与纤维素是增加食物残渣体积的两项要素，足够的纤维素吸足了水分，膨大的体积就会刺激肠壁，引发收缩动作，将食物残渣往肛门的方向推进。每天如厕后，观察粪便若是浮浮沉沉于水中，则表示昨天或前天摄取的纤维质是足够的；若是沉于水中，则表示今天应多摄取些纤维质和水分。

为了保证健康均衡饮食，建议孕妈咪每天至少要饮用 8 杯水（以白开水为宜），摄取 5~7 份蔬果，可以得到 20~35 克膳食纤维。下页表列出了各种食物的膳食纤维含量。膳食纤维可从蔬果、全谷类、荚豆类中摄取。膳食纤维分为水溶性纤维与非水溶性纤维两种，为防止便秘，水溶性纤维与非水溶性纤维的摄取比例以 3:1 为宜。

(2)天然食物比精致食物好

不难发现，要想摄取足量的膳食纤维，蔬菜比水果更易得到；水果连皮吃比削皮吃能获取更多膳食纤维；食用新鲜水果比喝果汁能得到更多膳食纤维；在五谷类中糙米、全麦会比精致白米、白面更理想。

(3)摄取寡糖和乳酸菌

肠道中只要存在足够的益生菌（如乳酸菌属），就会与肠中的致病菌维持生态平衡，代谢时会产生适量丙酸刺激肠道蠕动，减少便秘机会。增加益生菌的方法是直接喝入（如酸奶），或供应益生菌足够营养，使其长得茁壮，蔬果中含有各种寡糖，就是乳酸菌最好的营养来源，所以多吃蔬果，好处多多。

(4)适度运动

如果孕妈咪不常活动，肠道蠕动就会减慢，容易引起便秘。孕妈咪可以适度运动，如走路或游泳等，能使肠胃消化好，蠕动也加快。

有效刺激肠道蠕动的时机是在早晨起床空腹时，先喝一杯凉开水或柠檬水。

(5)更改铁剂及钙片的类型

如果是因为服用铁剂或钙片而导致便秘，就应与医生商量改用其他剂型的铁剂及钙片，并注意剂量不宜过高。

(6)当有便意时就上厕所

不要忍便，否则大便在肠中滞留越久，就会变得越干。

(7)尽量避免长时间站立或久坐

孕妈咪应避免长时间站立或久坐，同时经常将腿抬高，使下肢静脉血回流顺畅，避免脚及肛门周围静脉曲张而造成痔疮。

(8)孕妇忌服中药通便剂

孕妈妈忌服中药通便剂，如芒硝、大黄、火麻仁、番泻叶、麻仁丸、麻仁润肠丸等，因为这些中药可能会引起早产或流产。

美国营养学会膳食纤维含量表

品名	分量	膳食纤维总量(克)	水溶性纤维(克)	非水溶性纤维(克)	品名	分量	膳食纤维总量(克)	水溶性纤维(克)	非水溶性纤维(克)
青菜类					豆类				
胡萝卜	1大根	2.9	1.3	1.6	菜豆	1/2碗	6.5	1.6	4.9
青花菜	1朵	2.7	1.3	1.4	斑豆	1/2碗	5.9	1.2	4.7
土豆	1个	1.8	1.0	0.8	小扁豆	2/3碗	4.5	0.6	3.9
玉米	2/3碗	1.6	0.2	1.4	青豆仁	2/3碗	3.9	0.6	3.3
主食类					水果类				
全麦	1/2碗	9	1.4	7.6	苹果	1个	2.9	0.9	2
燕麦	1/2碗	4.4	2.2	2.2	柑橘	1个	2	1.3	0.7
全麦面包	1片	1.4	0.3	1.1	香蕉	1个	2	0.6	1.4
白面包	1片	0.4	0.3	0.1					

各种食物每 100 克所含膳食纤维量

品名	膳食纤维量(克)	品名	膳食纤维量(克)	品名	膳食纤维量(克)	品名	膳食纤维量(克)
蔬菜类		叶菜类		水果类		干豆与豆子	
牛蒡	6.7	番薯叶	3.1	泰国番石榴	3.0	红豆	12.3
海带	3.0	菠菜	2.4	西洋梨	3.0	绿豆	11.5
竹笋	2.3	紫苋菜	2.2	桃子	2.4	豌豆	8.6
茭白	2.1	甘蓝	2.2	猕猴桃	2.4	核桃肉	5.5
黄豆芽	3.0	菜花	2.2	橙子	2.3	皇帝豆	5.1
苜蓿芽	2.0	空心菜	2.1	枣子、草莓	1.8	毛豆	4.9
胡萝卜	2.3	青江菜	2.1	柑橘、木瓜	1.7	花生	3.0
白萝卜	1.3	芥蓝	1.9	苹果、水梨	1.6	主食类	
韭菜	2.4	龙须菜	1.9	香蕉	1.6	糙米	3.3
韭黄	1.7	雪里红	1.9	加州李	1.5	胚芽米	2.2
菜豆	2.8	小白菜	1.8	水蜜桃	1.5	白米	0.4
芦笋	1.9	茼蒿	1.6	荔枝	1.3	全麦吐司	3.2
芋头	2.8	芥菜	1.6	葡萄柚	1.2	白吐司	2.2
地瓜	2.4	芹菜、洋葱	1.6	枇杷	1.2	燕麦片	4.7
土豆	2.4	卷心菜	1.3	杨桃、龙眼	1.1	麦片	2.1
莲藕	2.7	油菜	1.3	莲雾	1.0		
西红柿	1.2			各种瓜果	0.3~0.8		

3 防治便秘的食疗妙方

由于激素的影响，孕妈妈肠胃的蠕动会变得较慢，在这种情形下，孕妈妈更需要多吃高纤维食物来防止便秘。孕妈妈可以放心地食用高纤维蔬果，不过要避免食用太多木耳，因为木耳有可能会影响胎儿的安全。如果担心食物比较寒凉，就可以在烹调时加入姜。

⑴牛蒡泡菜

材料：牛蒡1条，黑白芝麻适量。

做法：

❶ 牛蒡去皮刨细丝，马上浸入盐水中，半分钟后捞起，再用沸水氽烫1分钟后沥干。

❷ 将牛蒡丝与寡糖、柠檬醋、盐及麻油拌匀，撒上黑白芝麻粒，放入冰箱冷藏半天即可。可当做正餐的佐菜。

功效：帮助排便。

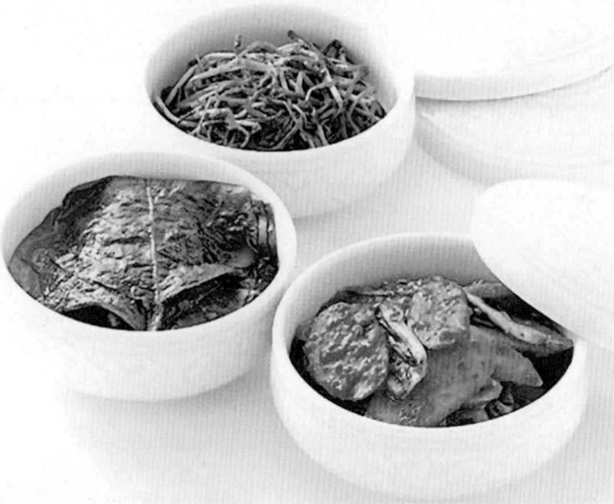

营养分析

牛蒡根部含有丰富的菊糖，有助于胰岛素的分泌，适合糖尿病患者食用，还能刺激肠道蠕动，防止便秘。另外，牛蒡还含有大量的膳食纤维木质素，能抑制体内有毒代谢物的产成，降低胆固醇，防止细胞突变，预防癌症的发生。

⑵荸荠西瓜汁

材料：荸荠10粒，西瓜（连皮）300克。

做法：

❶ 荸荠去皮切半，用沸水氽烫30秒后捞起。

❷ 西瓜去绿色外皮，将西瓜肉与白色内皮用分离式榨汁机榨出原汁。

❸ 将西瓜汁与荸荠用果汁机拌匀即可。宜趁鲜饮用。

功效：改善排便不顺、水肿的现象。

营养分析：

中医认为，荸荠具有清凉解毒、利尿通便、消食除胀等功效，能治腹胀、便秘等症。此外，荸荠是蔬菜类中热量较高者，含有大量淀粉和磷质，能促进大肠蠕动，调理人体酸碱平衡，增进牙齿、骨骼、神经组织的健康。

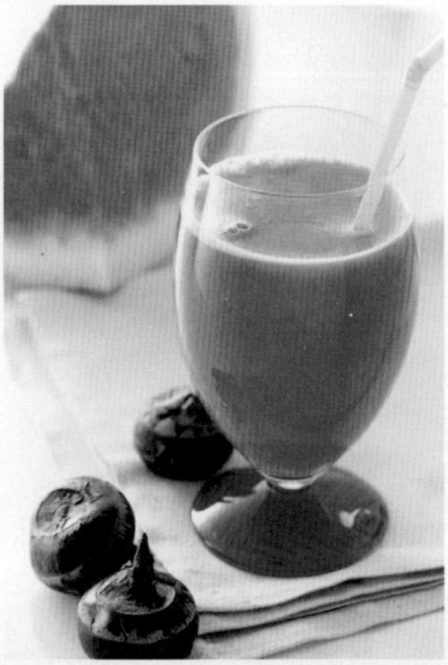

高纤饮食举例（早、午、晚餐各选一种）：

早餐

A餐：火腿蛋三明治（火腿＋荷包蛋＋全麦吐司＋生菜＋苜蓿芽）＋橙子（或含纤维的新鲜橙子汁）1个

B餐：生菜蛋三明治（荷包蛋＋全麦吐司＋生菜＋苜蓿芽）＋牛奶1杯

午餐

A餐：猪肉排、炒鸡丁（鸡胸肉＋小黄瓜）、丝瓜、油菜、紫菜豆腐汤

B餐：咕咾肉（肉＋青椒＋胡萝卜＋菠萝＋西红柿酱）、炒鸡丁（鸡胸肉＋毛豆）、菜花、油菜、海带豆腐汤

晚餐

A餐：清蒸鱼、卤牛肉切盘、卷心菜、茄子、白萝卜汤

B餐：三丝鱼（香菇丝+青葱丝+金针菇丝）、卤牛肉丝炒豆干丝+豆瓣、卷心菜炒木耳及胡萝卜、豆酥茄子、黄豆芽西红柿汤

最后，别忘了放松心情，享受一下高纤维水果的甜美。

专家提示

增强体内环保的排毒食物

鲜蔬果汁	鲜蔬果汁中所含的生物活性物质能帮助改变血液的酸碱度，排毒效果佳。不过，在饮用时，最好选择现榨蔬果汁来代替罐装饮品。其次，也得小心别加入太多糖，免得喝多了，体重也跟着直线上升
海藻类	海带、紫菜中所含的胶质能促使体内的放射性物质随大便排出体外，减少毒素累积
豆芽	豆芽含有多种维生素，能清除体内致畸物质，促进性激素生成
鱼、虾、山药	多吃鱼、虾、山药，不仅能达到补肾、调理精气的作用，还能帮助提高受孕的机会
叶酸	怀孕前补充叶酸可以预防胎儿神经管畸形的发生。常见食物中，鸡蛋、叶菜类、柑橘类、豆类、小麦胚芽等都富含叶酸

水肿

1 认识孕期水肿

为什么怀孕期间会水肿？什么样的水肿不正常？什么时候会恢复正常？如何消除水肿？市售标榜低盐或无盐的产品究竟真相如何？下面针对这些问题，为孕妈妈解除疑惑。

在整个怀孕过程中，孕妈妈的体液会增加 6~8 升，其中 4~6 升为细胞外液，它们潴留在组织中造成水肿，这种现象在孕期相当普遍，脚掌、脚踝、小腿是最常出现水肿的部位，有时候甚至脸部也会轻微肿胀。越是接近临产日，这种情况就会越严重。如果碰上热天，肿胀就更明显。轻度的肿胀是正常的，但如果伴随高血压及蛋白尿，那就有罹患先兆子痫的危险，必须做好产检，并与医生充分配合。

Q1：为什么怀孕期间脚踝及下肢会水肿？

由于子宫变大，压迫盆腔静脉及下腔静脉（位于身体的右侧）等大血管，以致静脉血回流变慢，并挤压血管中的液体到身体循环的末梢处，如脚盘、脚踝、小腿、手指及手背等，因此造成水肿。

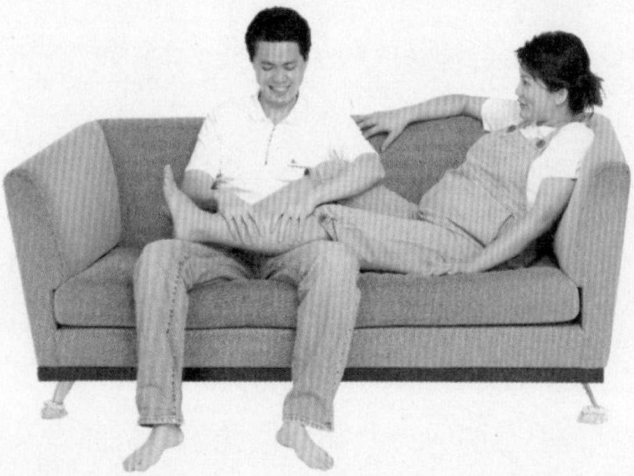

Q2：什么时候会出现水肿现象？

八成的孕妈妈在怀孕第 8~9 个月时开始出现水肿现象，有些孕妈妈会出现得更早。

Q3：什么时候水肿会消失？

产后数日，通过频繁排尿和大量流汗，可将体内过多水分排掉，而水分排出速度与水肿严重程度成正比。有一些孕妈妈产后脚的大小会恢复，有些则会比原来大些，这是因为体内松弛素不仅松弛骨盆腔关节，以利胎儿从产道娩出，也连带把脚撑大了。

Q4：什么样的肿胀是不正常的？

★当肿胀部位在脸部及眼睛周围时。

★当脚掌、脚踝、手指或手背肿胀程度很严重时。

★当肿胀的发生得很突然，且短时间内形成时。

★当一只脚肿胀得比另一只脚明显严重，尤其是伴有小腿或大腿的触痛感时。

出现以上情况时都要立即咨询妇产科医生。

2 有效缓解孕期水肿的措施

★坐着工作时，在脚下垫一个矮凳。

★穿着让胀大的脚掌舒适的鞋子，不要穿会压迫到脚踝及小腿的附有松紧带的袜子。

★躺着时，尽量平卧或左侧卧。

★平常坐着时，不要翘二郎腿，要常常伸展腿部，动动脚跟和脚趾，旋转脚踝关节，以舒展小腿肌肉。

★如果想穿可预防或治疗水肿的弹性袜，就应选择高腰式弹性袜，并在早晨醒来离开床之前就穿好。

★不要长时间坐或站，常常走一走，动一动，以促进下肢血液回流。

★避免食用高盐、加工、腌渍或罐头食品。此外，孕期不要因担心水肿而不敢喝水，因为孕期下肢水肿是子宫压迫或摄取太多盐分（盐分所含的钠会使体内水分滞留）造成的，并不是因为喝太多水的缘故。因为喝水能促进新陈代谢，预防尿道炎，所以孕妈妈一定要适量喝水。

★站在深及腋窝的水中 45 分钟，比抬高双腿的方法更能有效消除水肿现象。原理是利用水平静力压促使细胞外液进入静脉，血流量一增加，肾小球过滤率就会提升，使排尿增加，水肿就会减轻。但因为站在水中的时间较长，孕妈妈可能会觉得冷，所以有学者做实验，在水中做有氧运动 30 分钟，也可以达到消除水肿的效果。具体方法是：在深及腋窝的水中行走 5 分钟先暖身，随后上肢用游泳圈，在水中慢跑 10 分钟，接着双脚夹着圆筒漂浮 10 分钟，最后 5 分钟缓缓停下来。

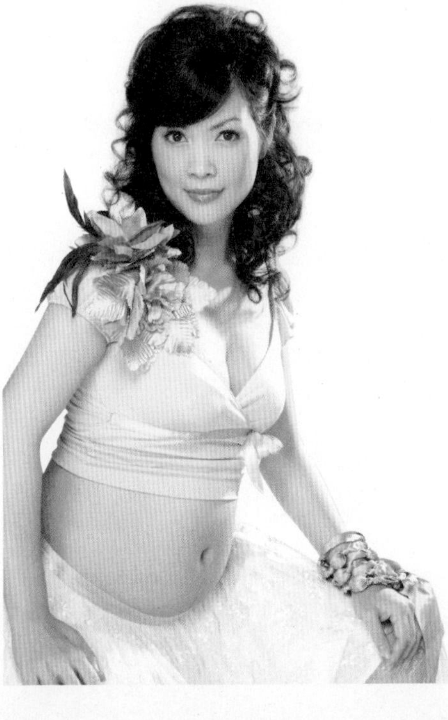

3 如何通过调整饮食来消除水肿

(1)摄取高蛋白、低盐饮食

孕妈咪每天都应摄取优质蛋白质，如家禽、家畜、肉、鱼、海鲜、贝类、蛋类、奶类及奶制品、黄豆制品（如豆浆、豆腐、豆干、素鸡、豆包、干丝）等。可选择上述新鲜食材，再配合浓味的蔬菜，如洋葱、西红柿、蒜头、茴香、芹菜、九层塔、香菜、香菇、枸杞、红枣、黑枣、柠檬、醋、月桂叶等来进行烹饪，可以减少盐的使用量。

(2)适量摄取维生素B_1

富含维生素 B_1 的食物包括酵母、肝脏、全谷类（如糙米）、黄豆、荚豆类、小麦胚芽、土豆等，其中人体对动物性食物的吸收率比较高，但从饮食摄入量来看，植物性食物为摄取维生素 B_1 的主要来源。

(3)摄取具有利尿作用的食物

具有利尿作用的食物包括洋葱、大蒜、南瓜、冬瓜、菠萝、葡萄、绿色豆子等。

4 如何保证低盐饮食

★即使烹饪时少用盐，天然食物中也含有钠，240 毫升牛奶含 120 毫克钠，1 个蛋含 70 毫克钠，50 克鱼或肉含 25 毫克钠，

50 克贝类含 50 毫克钠，半碗新鲜蔬菜含 40 毫克钠，半碗水果含两毫克钠。因此烹调时，应避开各种含钠的酱类，如甜辣酱、豆瓣酱、菠萝酱、辣椒酱等，味精也含有钠，这些东西的摄入量不宜过多。

★加工食品均含高钠，应尽量避免食用，如烟熏肉类（火腿、培根、香肠、鸭肉扁、熏鱼、咸腌鱼、肉酱罐头）、腌瓜、酱菜、冷冻食品（冷冻酱汁、冷冻比萨、冷冻面条、冷冻薯条、冷冻炒饭）、罐头汤（除非注明无盐）、婴儿食品（除非注明无盐）、吉士等。

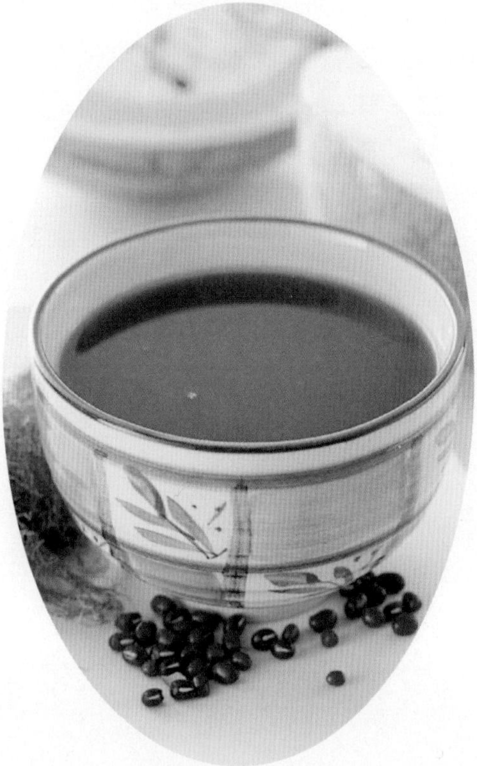

5 消除水肿的食疗妙方

除了冬瓜之外，玉米须也是很好的消肿食物。孕妈妈若担心消除水肿的食物较为寒凉，只要在食物中加入姜就没有问题了。

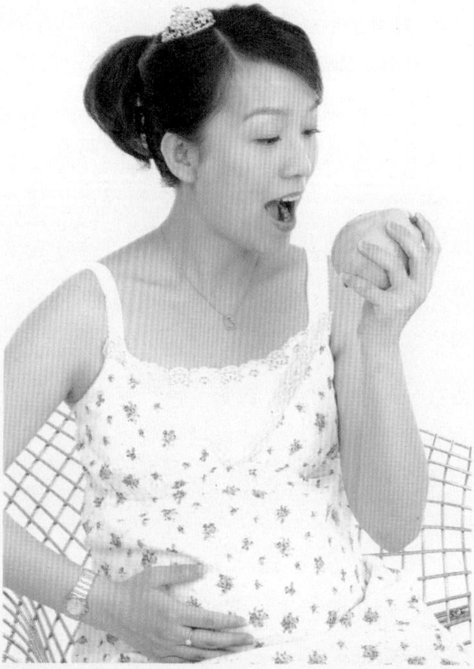

玉米须瓜皮汤

材料、调味料：

老玉米须（中药房有售）30克，西瓜白色内皮250克，冬瓜皮250克，赤小豆150克。

做法：

❶ 老玉米须彻底洗净，并用沸水汆烫1分钟，沥干备用。

❷ 将老玉米须放入药袋（或纱布袋）中，连同西瓜皮、冬瓜皮、赤小豆加水3000毫升，用大火煮滚后转小火煮约半小时，滤渣后饮用。

功效解析：

改善肾炎浮肿、孕期水肿。

妊娠期高血压疾病

1 认识妊娠期高血压疾病

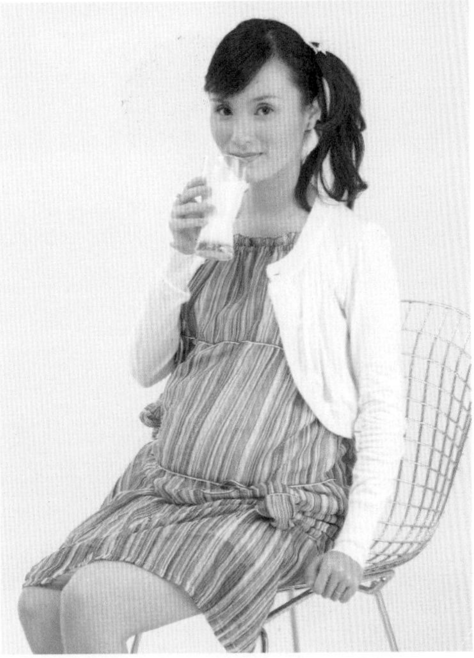

妊娠期高血压疾病特指怀孕时发生的高血压现象。怀孕时，孕妈咪身体的变化很大，部分原本血压正常的孕妈妈，在怀孕中期以后，因为循环功能负担增加，合并水分与盐分滞留，就会使血压异常升高。当孕妈妈怀孕20周后的血压值高于140/90毫米汞柱，或者收缩压比未怀孕前上升30毫米汞柱、舒张压上升15毫米汞柱，都属于妊娠引起的高血压现象。

若是在怀孕前已有高血压，或者在怀孕20周前就发现高血压，一般称为慢性高血压，与怀孕引起的高血压无明显关联。准妈妈一旦被诊断出有妊娠期高血压疾病，若同时伴随有全身性水肿、蛋白尿，便称为先兆子痫，若再出现痉挛现象，则是所谓的子痫症。

先兆子痫是指孕妇在怀孕期间有高血压、蛋白尿，以及水肿。先兆子痫的发生几率约为1/2000，35岁以上或未满20岁的孕妇发生几率较高。先兆子痫发生的可能原因目前尚不清楚。

引发子痫的原因，主要还是和妊娠期高血压疾病有关。随着母体的血压升高，肾脏过滤的蛋白质开始增加，孕妈妈开始会出现蛋白尿的现象。同时，血管壁的通透性降低，使水分滞留在体内无法完全排出，进而造成全身性水肿，也连带影响胎盘的正常供血功能，供血量降低的后果是容易导致胎儿发育不良。

根据临床经验，先兆子痫若控制不得当，则容易发展为子痫，将近九成的子痫在怀孕28周后发生。子痫除了造成胎儿危险之外，高血压也会让孕妇的大脑皮质不正常放电，让孕妇在生产过程中发生抽搐。抽搐过程中有可能导致孕妇颅内出血，影响凝血功能，出现暂时性或永久性的失明，甚至造成意识严重模糊，导致母体或胎儿死亡。子痫导致的胎儿或母体的死亡率高达30%。先兆子痫比较严重的妈妈，医生会给予硫酸镁，以防子痫的发生。

得过子痫的孕妇，怀下一胎时再度出现先兆子痫的几率约为25%，出现子痫的几率约为2%。患有妊娠期高血压疾病的妈咪，在产后12周以后，医生会观察血压值是否降下来，如果没有，就可能演变成慢性高血压。患有子痫的孕妇最重要的就是先控制抽搐，并维持呼吸道畅通，控制血压，以预防孕妇再度抽筋。不过，先兆子痫的最终治疗还是分娩出胎儿及胎盘，该采取自然产还是剖宫产，要视母体健康安全而定。

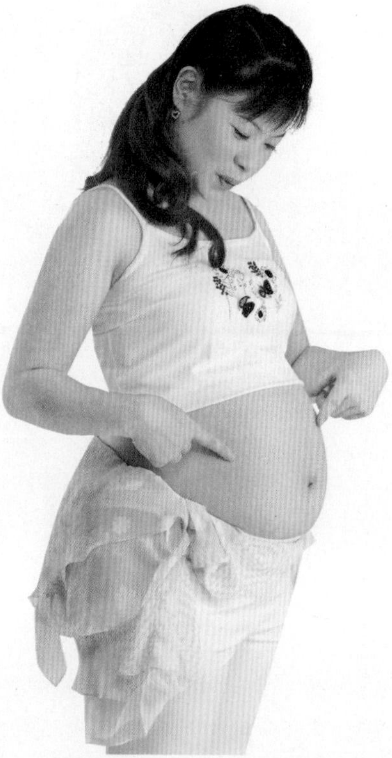

如果妈妈的子宫颈已经打开，就可以通过阴道分娩；假使经评估过程较耗时，则建议采取剖宫产的方式。一般来说，如果先兆子痫的症状比较严重，医生就会建议孕妇立刻分娩；若先兆子痫出现在怀孕早期，且症状轻微，临床上则会以降低血压、控制痉挛发作为主，直到孕妇生下胎儿为止。

2 通过饮食控制高血压

⑴控制盐分

所谓预防重于治疗，在饮食方面，其实只要准妈妈多加留意，就应该能控制血压。最重要的莫过于盐分的控制，因为盐的主要成分是氯化钠，而影响血压最主要的因素就是钠。

建议怀孕妈妈采取少盐饮食，已经确诊患妊娠期高血压疾病的孕妈妈，更应对盐分的摄取实行严格的标准，通常建议一天的盐分摄入量控制在3~5克。

⑵认识生活中的高盐食品

充分了解高盐食物，就可以帮助我们减少摄食的机会。常见的高盐食物多半是增添了过多的调味品，除了常见的盐以外，还包括以下食品：

★味精、酱油、乌醋、沙茶酱、西红柿酱、黑胡椒酱、牛排酱、辣椒酱、高汤块、咖哩块等，都属于多盐食物，必须限量摄取。

★腌渍食物、勾芡与浓汤类也含有较多盐分或油脂，最好少吃。

★点心、饼干类不论甜口味还是咸口味，在制作时都会添加盐分，以丰富味道，食用时也应限量。

★零食对孕妈妈及胎儿都没有好处，因为其除了含大量人工调味品之外，还含有过多的热量，在怀孕期间最好不要吃。

⑶认识生活中的低盐食品

对低盐食物知道得越多，越能使我们在运用时得心应手。其实，要记住哪些是低盐食物非常简单，选择天然食物就可以了。只要是新鲜、未加工过的食物，就不必担心其含盐量的问题，只需要留意制作时别再加盐就好。新鲜自然的食物含有丰富的营养成分，如蔬果类及五谷根茎类中的维生素、矿物质、纤维质，奶类中的钙质、蛋白质等，都是怀孕期间不可或缺的。

⑷选择低盐烹调法

什么是低盐烹调法？其实，没有繁琐的制备程序和调味顺序，完全利用食材本身的特性，就是最理想的低盐烹调法。举例来说，要煮一条鱼，可以选择的方法有油炸、油煎、红烧、炒、蒸等，若选择前三种方法，都需要在鱼身上抹盐或加酱油，以使鱼入味。不妨把鱼切成片或块，加蔬菜清炒，或者用葱、姜、蒜等天然辛香料做底，淋一点薄盐、酱油清蒸，上菜前甚至可以按口味加一些柠檬汁，不但可以降低盐分，而且美味可口。

⑸多摄取钾

在血压的控制上，除了限制盐分之外，还可多摄取含钾量高的食物，如哈密瓜、香蕉、草莓、葡萄柚、木瓜、葡萄、青花菜、芥蓝菜、菠菜、番茄等。

⑹多吃黄鳝

每 100 克鳝鱼肉中含蛋白质 18.8 克、脂肪 0.9 克、磷 150 毫克、钙 380 毫克、铁 16 毫克、维生素 A428 国际单位，还含有黄鳝素 A、B 及硫胺素等。鳝鱼是一种高蛋白、低脂肪的食品，能够补中益气，治虚疗损，是身体羸弱、营养不良者的理想滋补品。孕妇常吃黄鳝可以防治妊娠期高血压病和糖尿病。

需要注意的是，黄膳一旦死亡，就和蟹与鳖一样，体内细菌大量繁殖并产生毒素，故以食用鲜活黄鳝为佳。

专家提示

控制体重、适量运动、心情愉悦很重要

专家提示，孕期体重增加得越多，对血压的影响就越大。因此，在怀孕期间应留意自己体重增加的速度。在整个怀孕期应该避免肥胖，原则上体重以增加 12 千克左右为佳。此外，维持规律及适当的运动量、保持愉悦的心情等，都有助于预防妊娠期高血压疾病的发生。

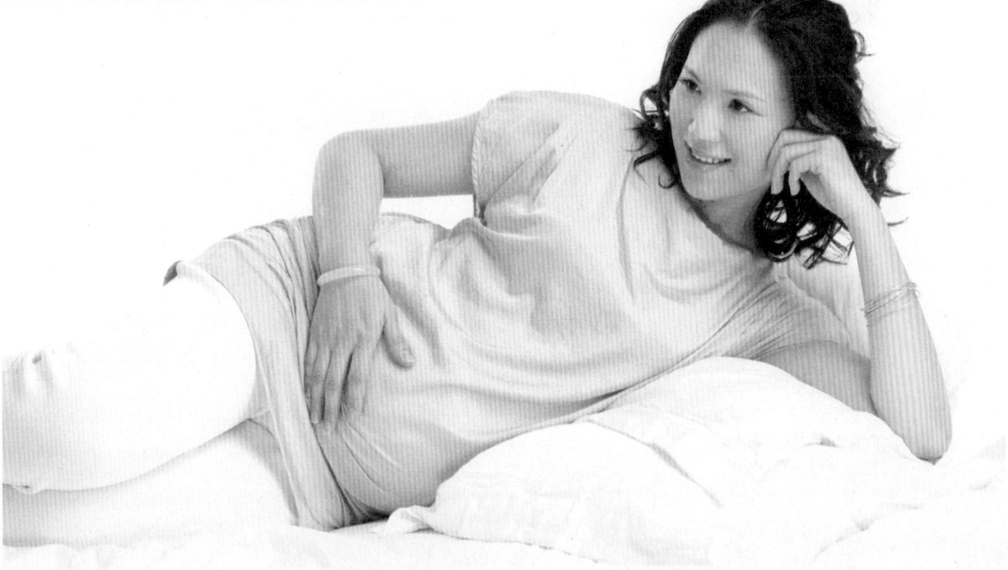

妊娠期糖尿病

1 认识妊娠期糖尿病

⑴如何诊断妊娠期糖尿病

在妊娠 24 ~ 28 周时，经过口服 50 克的葡萄糖筛检及口服 100 克葡萄糖耐受试验，测出空腹、餐后 1 小时、2 小时及 3 小时的血糖浓度，若发现其中至少有两项数值高于标准值（空腹，105 毫克 / 分升；餐后 1 小时，190 毫克 / 分升；餐后 2 小时，165 毫克 / 分升；餐后 3 小时，145 毫克 / 分升），则可诊断为妊娠期糖尿病。

⑵妊娠期糖尿病的高危人群

与罹患妊娠期糖尿病相关的因素包括种族、糖尿病家族史、肥胖、过去有不明原因的死胎或新生儿死亡、前胎有巨婴症、羊水过多症及孕妇年龄超过 30 岁等。若具有以上危险因素之一的孕妇，则应重视妊娠期糖尿病的筛检。

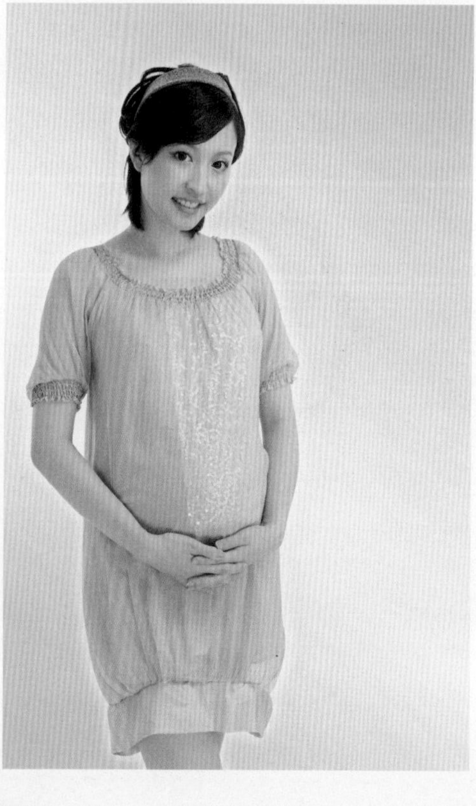

就罹患妊娠期糖尿病的危险因素来说，在怀孕前，如果准妈妈明显体重过重或肥胖，有家族糖尿病史、有过血糖不耐症的经历，再加上属于高龄产妇，那么都属于妊娠期糖尿病的高危人群，所以在怀孕时应该注意多进行饮食控制。

当准妈妈在产前检查时，如果发现有血糖耐受性不佳或妊娠期糖尿病，那么除了需要维持稳定的血糖值以外，还应留意尿中是否有酮体反应，以免影响胎儿发育。因此，孕期饮食控制非常重要，不但需要做种类、分量上的调整，而且要搭配好餐次，才能确保胎儿的健康。

2 不可小视的孕期饮食误区

有很多准妈妈来营养咨询门诊，都会纳闷：明明平常没有吃很多东西，为什么血糖会比正常标准高？于是开始担心不稳定的血糖会不会影响腹中胎儿，要如何维持稳定的血糖值呢？专家提示，错误的饮食观念会让孕妈妈血糖飙升。

在产科的营养咨询访谈中，常常发现很多准妈妈进入了某些饮食误区：

★为了让胎儿生出来后皮肤水嫩，一天要吃很多水果，少则 4 份，多的甚至把水果当正餐吃。

★准妈妈不喜欢白开水的味道，因为怀孕又不敢喝茶，于是用大量果汁代替白开水。

★有的准妈妈担心变得太胖而不敢吃饭，因此常常觉得饿，于是饼干、面包、蛋糕，甚至零食类等不离身，反而在不知不觉间吃下过多油脂和糖分。

★为了补充蛋白质，一天吃很多肉、鱼、蛋、豆类，结果蔬菜量反而减少，只好靠营养补充品来帮忙，却缺少纤维质帮助肠胃蠕动。

★因为怕动到胎气，很多准妈妈都不敢活动，使活动量大幅减少。

3 远离妊娠期糖尿病的饮食准则

究竟要如何才能预防妊娠期糖尿病的发生？当医生诊断出孕妈妈有血糖耐受性不佳或妊娠期糖尿病的问题时，该怎么办呢？

⑴多喝白开水

水分的补充对胎儿和准妈妈都很重要，因为水分可以维持血液正常的浓度，同时可以帮助准妈妈维持良好的新陈代谢。

⑵均衡摄取六大类食物

怀孕时孕妈妈最担心的就是营养不够，其实不用担心进食量不足，只要每天均衡摄取六大类食物，就不必担心营养不良。每日应摄取的六大类食物包括奶类、五谷根茎类、肉鱼蛋豆类、蔬菜类、水果类、油脂类等。

⑶三餐以五谷为主食

建议准妈妈在正餐时间，以五谷根茎类为主食，不但能有饱足感，而且可以使身体获得充足能量，好滋养宝宝，同时避免非用餐时间因饥饿而随便进食。

⑷遵循三少原则

三少即少油、少盐、少糖，这样不但能避免因摄入过多热量而使体重增加太多，还能避免产生其他不良症状，如高血压、高血糖等。

⑸选用高纤维食物

富含纤维素的食物，如蔬菜、豆类、五谷杂粮、水果，如能广泛摄取，不但能帮助维持血糖稳定，还可以促进肠胃蠕动，可以缓解孕妈咪因运动量变少而引起的便秘情况。

⑹摄取钙质丰富的食物

孕妈妈是一人吃，两人补，胎儿正处于发展阶段，需要充足的钙质帮助骨骼的形成，所以，准妈妈必须多食用高钙食物，以确保两人的钙量需求。高钙食物包括小鱼干、虾类、牡蛎、深绿色蔬菜及豆类等。

专家提示

原则上孕前就已过重的准妈妈，孕期体重只能增加 6.8~11 千克；孕前体重过轻的准妈妈，孕期体重则应增加 14~18 千克。

为了稳定血糖值，孕妈妈可以适度运动。不论是为了预防糖尿病，还是已发生糖尿病而需要控制血糖，都必须在计划中加入运动项目。所以，建议准妈妈在控制饮食的同时，应选择一些轻度或中度的运动，例如散步就是不错的运动，可以有效地控制血糖。

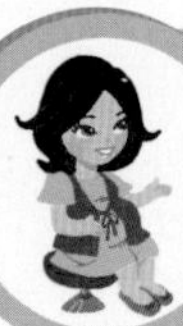

四、孕妈咪做好孕检

（一）12周以前产检项目

1 孕妈妈的身体检查

在怀孕12周之前，通常是6～8周时，当医生通过超声波检查确认胎儿有心跳后，就会为孕妈妈做基本检查，了解孕妈妈的病史与身体状况，包括孕妈妈的家族病史、过去病史、怀孕后身体不适的状况等，基本检查包括身高、体重、血压、甲状腺、乳房、骨盆腔、胸部与腹部检查等。

在12周左右，孕妈妈需要进行抽血与其他例行的产检。

★抽血项目：验孕妈妈血型，及是否患有梅毒与艾滋病。

★抽血目的：如果准爸妈皆患有地中海贫血，且同型，就可能导致胎儿水肿，必须再做进一步确认，因为胎儿水肿在周数较大时可能会导致死亡。

另外，验血可检查孕妈妈是否有传染性疾病，以免传染给宝宝。例如，梅毒或艾滋病都会透过胎盘传染给胎儿，必须在怀孕早期做检测并加以治疗。

2 如何选择做产检与生产的医疗院所

孕妈妈要考虑的首要重点是医生的专业度、对医生的信任度，还有与其他医护人员的互动状况。孕妈妈至少在孕12周以前到当地妇幼保健院建立孕妇健康手册，开始例行的产检。当进行比较重要的检查时，例如羊膜穿刺或做超声波检查，一定要到妇幼保健院或大型医院，请经验丰富的专业医生进行。另外，如果孕妈妈属于高危妊娠，例如存在植入性胎盘、前置胎盘等危险状况，就应到妇幼保健院或大型医院检查与就诊。

3 什么情形需要就医

在正常的情形下，孕妈妈大约需进行10次产检，不过如果出现下列状况，就得马上就医检查。

★阴道出血，无论量的多少。

★持续或剧烈头痛。

★持续或严重呕吐。

★视力模糊。

★脸和手部浮肿。

★尿量明显减少，或小便时有疼痛的灼热感。

★胎动停止或减少。

★突然发冷发热。

★持续或剧烈腹痛。

★阴道突然流出羊水。

4 例行产检项目与流程

在每一次的产检中，都会测量孕妈妈的体重、血压、做尿液检查（测尿醣、尿蛋白），并确认胎儿心跳。每个医院的检查流程或许有所不同，但绝对少不了这些检查项目。

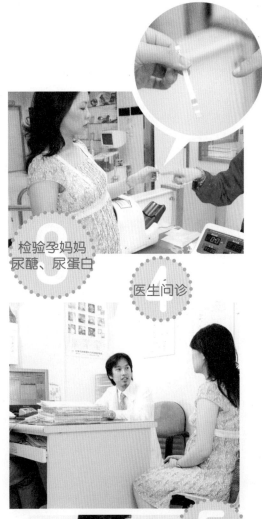

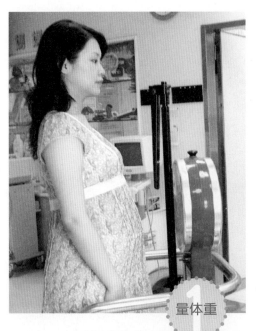

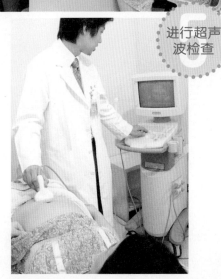

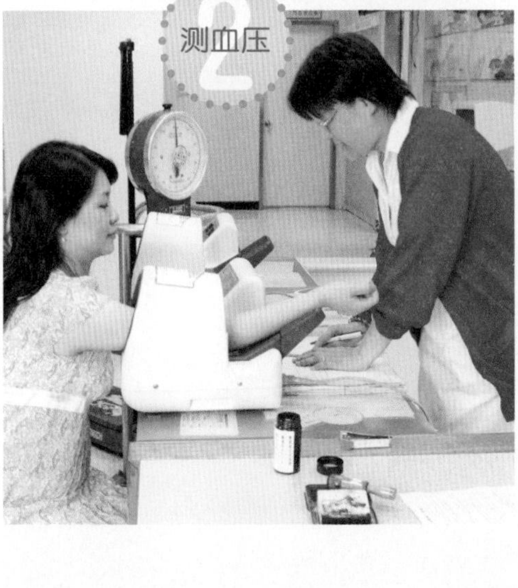

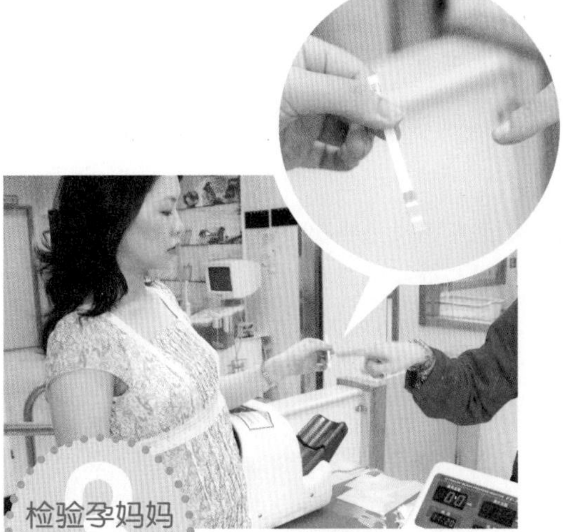

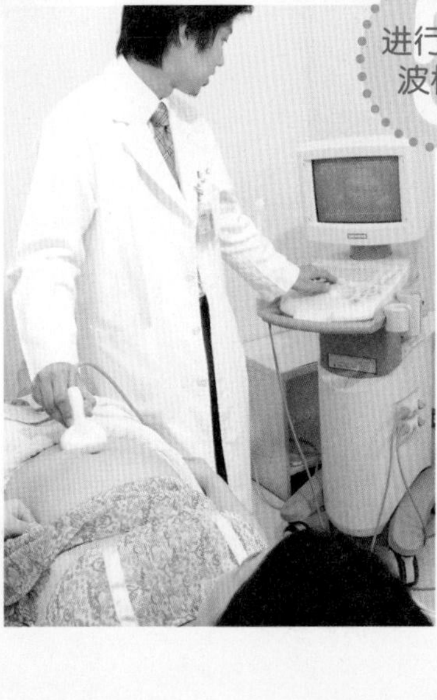

5 量血压和测尿蛋白的重要性

无论孕妈妈原本就患有糖尿病、高血压，还是在怀孕之后发生这些疾病，对于母亲与胎儿都会有不良影响。当患有高血压的孕妈妈再合并蛋白尿，以及上肢性水肿现象（脸部、手部水肿），就表明患有妊娠期高血压疾病，这将会使孕妈妈与宝宝身陷危险。因此，孕妈妈可别小看了量体重、血压、验尿（测尿醣与尿蛋白）的重要性。

（二）12～24 周胎儿异常筛检

12 周以后，胎盘发育成熟，开始进入怀孕的稳定期，另一方面，宝宝大部分的器官外表与构造也都发育完成，此时检查宝宝的健康状况正是时候。具体的检查内容大约可包括以下两种：

一种是检验胎儿染色体是否有异常，其中最为人所关注的异常就是唐氏综合征。染色体是否正常主要是由羊膜穿刺术或绒毛膜取样来确认。如果孕妈妈属于胎儿染色体可能异常的高危妊娠，通常医生就会建议进行上述检查，但其他的孕妈妈则是先接受筛检，检测胎儿染色体异常的风险高低，假使属于异常高风险，就需要进一步进行羊膜穿刺术。

另外一种检查方式是通过超声波检测胎儿的器官、血管等构造是否正常。

1 谁是高危妊娠妈妈

高危妊娠妈妈主要可分为两类，一类是容易生出异常胎儿的妈妈，另一类则是本身患有疾病、并发症或容易接触到危险，从而影响到胎儿的妈妈。前者包括曾生过畸胎、死胎，35 岁以上，家族有染色体异常者；后者则是患有内科疾病，如心脏病、糖尿病、高血压等，更广义地讲，容易接触到感染源（例如细菌）、容易受伤、肥胖及体格较矮小的妈妈也属于这类高危妊娠。除了这两种之外，假使医生在产检中发现胎儿生长受限、过大或超声波检查中发现异常等，那么孕妈妈也会被列入高危妊娠。

2 为什么要此时做胎儿异常筛检

就形态上来说，胎儿的器官在 20～22 周时大致发育成形，可以通过超声波看到胎儿的全貌，因此通常会在此时利用超声波做详细的检查。抽取羊水检测染色体是否有异常，则须在怀孕 16 周以后，这是因为此时羊水量较多，通过超声波抽取羊水，不大会影响胎儿，且此时羊水中的活性细胞较多，细胞培养成功率较高，有利于进行羊水的分析。

3 母血唐氏筛检

筛检方式：抽取准妈妈的血液，了解血液中人类绒毛膜促性腺激素、甲型胎儿蛋白（α-FP）的浓度，并根据孕妈妈的年龄、身高、体重以及怀孕周数来计算出胎儿患有唐氏综合征以及其他染色体异常的几率。

筛检目的与检测率：包括胎儿染色体异常几率、胎儿神经管（即脑部、脊椎等部位）缺损几率。

这项筛检除了预测胎儿染色体异常的几率之外，还能检测胎儿神经管缺损的几率。假使胎儿的神经管有缺陷，甲型胎儿蛋白的数值就会比较高。通过检测甲型胎儿蛋白的浓度与超声波检查，可分别在怀孕早期与中期了解胎儿神经管是否正常，在两者的结合下，筛检胎儿有神经管异常的成功率可达到九成左右。染色体异常的筛检率约为 65%。

筛检时间：15～20 周。这是因为甲型胎儿蛋白浓度在 15 周以后的数值较有意义。

筛检对象：所有妈妈。尽管高危妊娠孕妈妈可以直接取抽羊水来确认胎儿染色体异常几率，不过通过母血唐氏筛检还能检测胎儿神经管缺损的几率。

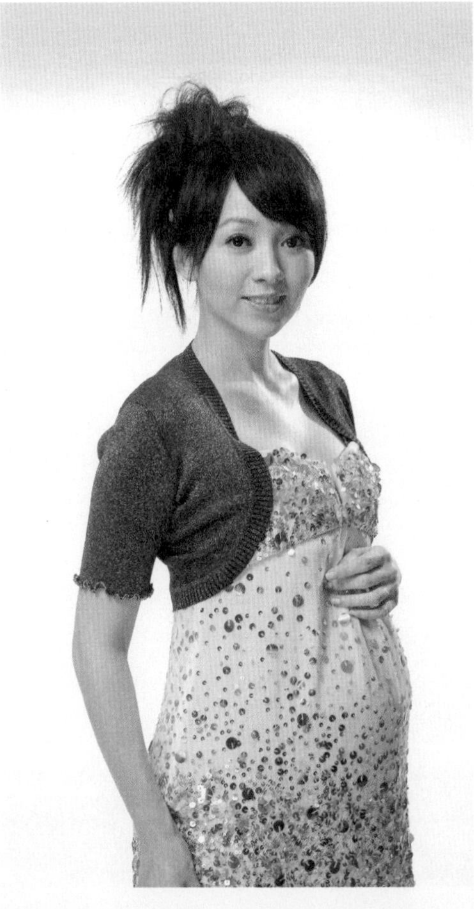

4 初期组合式唐氏筛检

筛检方式：通过超声波测量胎儿后颈部透明带的厚度、胎儿鼻梁骨发育是否良好，再加上孕妈妈的年龄、与血液中的游离型绒毛膜促性腺激素 (free β－HCG) 及妊娠性血浆蛋白 A(PAPP－A) 的浓度，计算出胎儿患有唐氏综合征及其他染色体异常的几率。

筛检目的：得出胎儿染色体异常的几率。

筛检时间：10～14 周，较母血唐氏筛检的时间早。

优点与限制：国外的研究报告指出，此项筛检的检测率约为 85%，较传统母血唐氏筛检的检测率高。

不过，检测率要达到 85% 的前提有几项：首先，必须由胎儿的正侧面才能量到后颈部透明带的厚度，同时胎儿的头臀径必须在 8 厘米以下；再者，这项筛检必须使用较精密的超声波仪器，而且医生操作超声波的技术必须过硬，甚至通过资格认证，在这样的配合下，才能正确地测量出胎儿后颈部透明带的厚度。也就是说，必须要有技术精湛的医生，同时使用精密的仪器，才能精准地计算出胎儿后颈部透明带的厚度。

这项筛检的另一个优点是提早检测胎儿染色体异常的几率，若强烈怀疑胎儿有异常，则可再进行绒毛膜取样，以便在 14 周之前确认结果，并决定是否终止妊娠。不过，除非胎儿异常的几率极高，否则一般仍然会等到 16 周之后再抽取羊水做进一步确认。如此一来，尽管初期唐氏筛检能提早做检测，但要做进一步的确认与处置仍须等到 16 周以后，不如直接进行母血唐氏筛检即可。

筛检对象：想早期了解胎儿是否有异常的孕妈妈均可进行此项筛检。

5 脊髓性肌肉萎缩症检测

脊髓性肌肉萎缩症是一种可致命的遗传疾病，可能的发病年龄涵盖出生到成年，其症状是肌肉发生渐进性退化，逐渐影响患者控制肌肉的能力，如走路、吞咽、呼吸和控制头、颈肌肉等日常动作。平均每 100 人就有 3 人携带此病症的隐性基因，假使准爸妈均带有隐性基因，则有 1/4 的可能产下患有脊髓性肌肉萎缩症的宝宝。

检测方式：现代研发出一种基因检测技术，只要收集孕妈妈 2～3 毫升血液，再利用血液检体萃取出 DNA，直接进行基因检测，检测结果可在 1～2 个星期后得知，检测率高达 95%。若经基因检测，确定父母皆为带原者，则应再进行绒毛膜穿刺术、羊膜穿刺术或胎儿脐血抽取术，取得胎儿相关检体做 DNA 分析，从而确认胎儿是否患有此病。

筛检对象与时间：如在某些热带地区，脊髓性肌肉萎缩症为次高带原率的隐性遗传疾病（仅次于地中海型贫血），近亲结婚者最好能做这项检测，因为夫妻带有相同基因的几率较高。至于一般夫妻，由于这种疾病较难从家族史中判断生下的宝宝是否可能罹患此病，因此可在婚前检查时进行检测或在怀孕后第一次抽血时做。

6 羊膜穿刺术

检查方式与目的：通过羊膜穿刺术可以检查出胎儿染色体的异常，其中最为人熟知的染色体异常就是唐氏综合征，其他常见的染色体异常还有特纳氏综合征，某些存在染色体异常的胎儿也可能胎死腹中或生下来就夭折了。

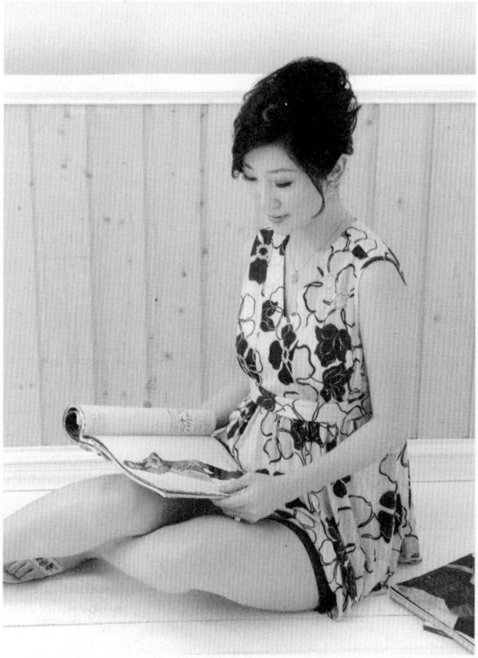

优点与风险：这项检查的准确度极高，通常适合在 16～18 周时进行，因为此时羊水较多，在抽取时安全性较高，不过检查报告通常需要 2～3 周。羊膜穿刺术的流产率为 0.2%～0.3%。

谁该做羊膜穿刺检查：下列妈妈属于会生出染色体异常胎儿的高危险群，建议做羊膜穿刺羊水检查：

★ 孕妇年龄超过 34 岁。

★ 曾怀过或生育过染色体异常或神经管畸形的孩子。

★ 本人或配偶的染色体有结构性异常者或属于遗传疾病携带者。

★ 家族有唐氏综合征患者或染色体异常患者。

★通过超声波检查发现胎儿存在异常者。

★孕妇血清筛检疑似胎儿有染色体异常。

★有过三次以上自然流产者。

7 绒毛膜取样

检查方式与目的：绒毛膜是构成胎盘的基本组织构造，因此，利用探针抽取绒毛细胞可得知胎儿的染色体是否存在异常。

优点与风险：进行这项检查的流产率比羊膜穿刺术高。这项检查的优点是可在10周以后就能进行，缺点则是流产率较高，为3%～4%，还有可能影响胎儿的正常肢体发育。不过，12周以前的自然流产率原本就有2%～3%，从这点来看，绒毛膜取样只增加1%的流产率。如果准爸妈两人均患有同型的地中海贫血，就建议进行这项检查，因为胎儿异常的几率高达1/4。

8 超声波检查

⑴检查方式与目的

超声波是一种耳朵听不到的声波，它可以穿透身体组织，并在计算机分析下呈现身体组织的影像。在胎儿20～22周时，通过超声波可检查胎儿大小脑、脊椎、颜面、唇、心脏、胃、肾、膀胱、四肢、性别、脐带血管、胎盘位置及羊水量等。

通过超声波检查可得知胎儿的身体构造是否正常，如果构造有问题，功能通常就会有缺陷，不过超声波无法判别功能是否异常，如视力、听力、肠胃蠕动功能等，而小耳症、无肛症等疾病也必须等到宝宝出生后才可得知。

另外，有些染色体异常也会表现在器官或外观上，因此若通过超声波检查发现了两种以上胎儿形态上的异常，医生则会建议抽取羊水加以确认。

⑵检查时间与次数

建议在怀孕早、中、晚期各做一次超声波检查，也就是整个孕期应做三次超声波检查。

★怀孕初期：可确认胎儿的周数、胎儿数目、胎儿心跳，以及子宫颈、卵巢有无病变。

★怀孕中期：在20～22周时，此时胎儿的器官都已大致发育成形，可在超声波之下看到胎儿全貌，此时检查胎儿是否发育正常较有意义。检查项目包括胎盘位置、胎儿大小、羊水量、胎儿中枢神经、颜面、唇、心脏、胃、肾、膀胱、四肢、脐动脉血流等。

★怀孕晚期：了解孕晚期胎儿的生长状况、大小，并确认胎位，为生产做准备。

因此，理论上没有必要每次产检都进行超声波检查，但如果孕妇有特殊的需要或处于较危险的状态，再加上医生个人的诊断习惯、不同医院的规定等，就会使孕期超声波检查的次数有所不同。

★B超限制与风险：超声波检查并不是万能的。由于超声波必须以水作为介质来传导，无法穿透骨头，无法如同照射X光般地完全看到胎儿的所有身体构造，羊水量、胎儿位置、孕妈妈的肚皮脂肪厚薄等因素都会影响超声波的检测结果，再加上超声波需要医生操作使用，医生的使用技术与判断能

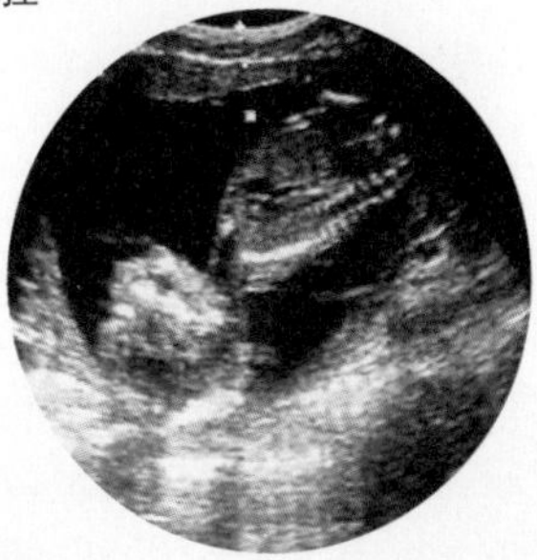

力也会影响响超声波的检测结果。超声波检查是否会对胎儿有影响呢？医生们表示，超声波的能量相当低，目前并无相关研究显示照射超声波对胎儿有害。

(3)B超检查的问答

★超声波原理是什么?

第二次世界大战时，军舰为寻找潜水艇，而发展出在水中用声纳寻艇的科技。超声波运用的也是相同的原理：超声波仪器发出声波，以尿液或羊水为传导媒介，当声波遇到物体（胚胎或胎儿）时会反射回来，此时电脑就会根据每个反射回来的、深浅不等的波长，绘制成该物体的影像，呈现在屏幕上。

★照超声波为何要先喝水?

由于声波须靠水才能有效传导，因此在怀孕早期羊水不多或照腹部超声波时，医师会让孕妇多喝水，以使膀胱充满尿液，借此为声波介质，探测位于膀胱后方卵巢与子宫的状况。

★为什么照超声波要在腹部抹上一层油油的东西?

由于声波须通过水之类的物质才能明确地传导，因此孕妇在照超声波时，医师会在其圆圆的肚子涂上一层透明的胶状物质，主要目的在于使超声波探头的接受面能与肚皮做最紧密的结合（空隙间的空气会大大降低声波传导的效果），传出与反射回来的讯号才会清楚，否则仪器画面上只有模糊的一片，无从检查。

★超声波有害吗?

由于声波振动的幅度很小（比清洗眼镜的超声波振动幅度要小许多），且并非长时间持续地进行探测，因此即使多照几次，对胎儿与母体也不会造成伤害。

★超声波看什么?

通过超声波我们可看到胎儿（外观和剖面图）、羊水量、脐带、胎盘及子宫的情形。由于超声波是通过声波反射所作的扫描，因此只有胎儿“够大”、“够硬”或“凸起”到足以反射声波的组织或器官，才会呈现出来，例如胎儿的骨架（如头围、手指）、外观轮廓（如鼻孔、耳朵、嘴巴）、心脏、肝、胃、肌肉外圈（如大腿、腹围）、大的肿瘤、脑部容量等。通过超声波可提早发现唇裂、心脏结构异常、脑室积水、肿瘤等重大问题或畸形，但是像血管、气管等细微的部分，或皮肤表面、鼻子等，则无法通过超声波看出来。

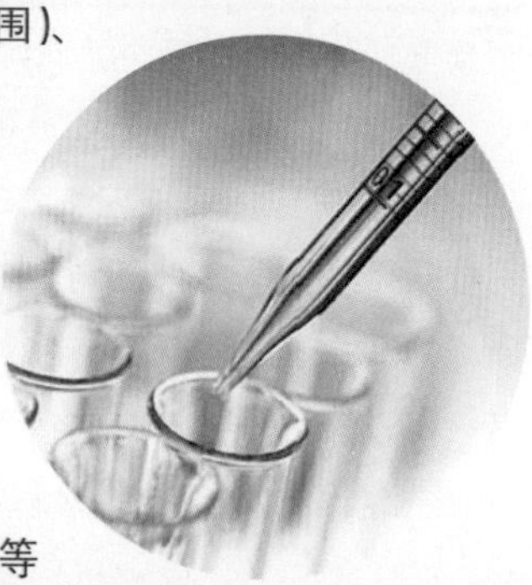

★通过超声波如何计算胎儿重量及预产期?

通过超声波检查，可测量出头围、腹围和股骨长，从而计算出胎儿的大致体重，确定是否合乎标准（实际误差在正负500克之间），并根据预估的体重换算怀孕周数，评估有无更改预产期的必要。如果电脑换算的预产期与根据孕妇最后一次月经日期所算出来的相差不超过一个星期，就以原先预估的预产期为准；如果误差超过一个星期以上，就改为按照超声波检查计算的日期。

★经过超声波筛检，就不会生出畸形宝宝吗?

许多产妇在生出异常宝宝时，会责怪医生“你不是帮我照过超声波了吗? 怎么事先没有看出来?”如前面所述，超声波属于影像学范畴，医师根据扫描出来的影像检查胎儿有无重大畸形。如果胎儿身体出现异常的程度严重到即使出生也存活不久，或者出生后会对家庭造成沉重的负担，医师就会建议准妈妈终止怀孕。然而无论超声波仪器的解像力有多高，都有三至四成的盲点，这些看不出来的问题多半是轻微的畸形，虽会令父母有些遗憾，但是却不影响孩子的生存、健康、发展，也是可治疗与矫正的，如两根手指粘在一起、少或多一段指节、小肿瘤、胎记、腭裂等。所以，在目前孕妇对超声波功能不甚了解的情况下，医师有责任告知准妈妈哪些畸形超声波看得到，哪些畸形看不到，以免发生误会。

★超声波检查应由谁执行较佳？

原则上超声波仪器的操作者须受过严格的专业训练，最好持有超声波学会认可的证书，否则再高级的仪器在素养不够的人员操作下，也是看不出所以然的。当然，由主治医师亲自照超声波，准妈妈会感到比较放心，但是碍于门诊时间有限与门诊人数众多，加上每次照超声波需要一定的时间，多数大医院都是由专业人员执行，而主治医师只看扫描出来的超声波照与相关结果。其实准妈妈无须怀疑专业人员的素养，因其每天不断在进行超声波检查，经验和心得都很丰富，而且在检查的过程中，如果专业人员觉得有问题，那么一定会通知主治医师再仔细检查一遍，所以准妈妈可以放心。

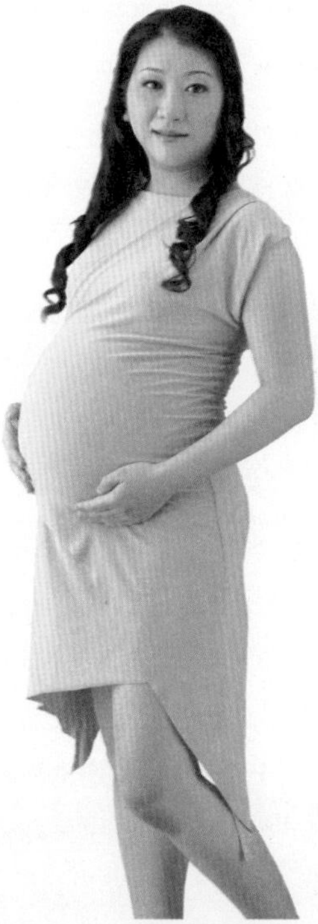

★超声波照几次比较好?

目前大型医院妇产科和妇幼保健院都有超声波的设备，可以为前来产检的孕妇进行超声波检查。不可否认，产检照超声波可提早发现胎儿异常，但前提是：①仪器的等级须有一定水准；②医师具相当经验；③每次检查至少应花 5~10 分钟，从头到脚扫描一遍。

孕妇没有必要每次产检都进行超声波检查。除非有早期出血状况，医师才会让孕妇多照几次。医学界目前设计了一套怀孕早、中、晚期各照一次超声波的产检方案，准妈妈只要按时接受检查,就可保证自己与胎儿的健康。

★怀孕早期照超声波的意义是什么?

在国外，怀孕 10 ~ 14 周的准妈妈一定要照超声波，其目的主要是确定以下内容：①怀孕周数；②子宫内受孕或宫外孕；③胎儿是否存活，有几个；④有无外观异常（如无脑儿）；⑤检查颈部透明带。其中最后一项主要是作为唐氏综合征的初步筛检，临床实验证实，胎儿颈部透明带越厚，表示患唐氏综合征的几率越高，可再进一步做检查确认，如绒毛膜取样或羊膜穿刺等，以便将淘汰不良胎儿的时间提前，减轻孕妇身心压力与负担。建议准妈妈在怀孕早期照超声波。

★怀孕中期照超声波的意义是什么?

怀孕中期照超声波除了可弥补怀孕早期未做超声波检查的不足，确定怀孕周数与预产期等项目以外，还可以对胎儿的重大畸形进行筛检，如无脑儿、水脑儿、缺手、缺脚、胎儿水肿等。

★怀孕晚期照超声波的意义是什么?

通常在怀孕 30 周左右，医师会建议准妈妈再照一次超声波，以评估以下内容：①胎儿的发育状况；②胎儿体重；③胎位是否正常；④有无植入性胎盘或前置胎盘；⑤羊水量过多或过少；⑥是否合并畸形（有些畸形病变在早期并未出现，例如水脑儿最常出现在妊娠 6 ~ 7月）等，以便做进一步处理（如胎内治疗），并作为选择生产方式的参考依据。

★超声波仪器有等级之分吗?

如同汽车按照排气量、内装配备、厂牌等划分，超声波仪器也可根据制造精密程度、解像力高低、影像为黑白或彩色等，分成低层次及高层次两种。前者为一般产检时所使用的超声波，后者还有第二级、第三级之分，第二级的解像力达到六至七成，主要功能是检查胎儿的器官、脑部、心脏、四肢、外观有无异常；第三级即所谓的心脏超声波，可对胎儿心脏构造做更深入的扫描，解像力高达八成，但须由受过严格专业训练的医师进行操作。

★何时有照高层次超声波的需要?

理论上高层次超声波可做较仔细的检查，但因费用高，无法列入例行的产检项目之中。不过准妈妈如有下列情况，医师会主动要求其做高层次超声波的扫描：

❶ 上一胎畸形，如先天性心脏病。

❷ 已发现某部分畸形，须进一步确定是否合并其他部位。

❸ 不愿做羊膜穿刺筛检唐氏儿的高龄产妇。

❹ 准妈妈在不知道怀孕的情况下服用药物。

❺ 为胎儿状况异常焦虑的准妈妈。

9 关注胎儿的心跳状况

⑴胎儿的心跳状况是其活动指标

一般医师在进行例行产检时，一定会听听胎儿心音，观察一下胎儿的活动情况，看看宝宝目前是醒着还是闷头大睡，这是观测胎儿成长的重要指标。

专家认为，成人在睡眠时心跳较平稳，活动时则会产生很大的起伏，在母体羊水中的胎儿也是一样的。正常胎儿一般每分钟心跳 120 ~ 170 次，睡眠时则为 140 ~ 150 次，活动时为 130 ~ 160 次。在妇产科医师听心音时，一分钟 110 次以下为过慢，180 次以上为过快。胎儿的睡眠型态是间歇、片断性的，每 20 ~ 30 分钟活动一次，再休息（睡眠）20 ~ 30 分钟。

胎儿就像刚出生的新生儿一般，睡眠占了一天中的绝大部分时间。以 36 周的宝宝为例，胎儿睡眠可分为安静型和活动型。在整个孕程里，安静型睡眠约占 20%，活动型睡眠占 60% ~ 70%，剩下为清醒的时间。当胎儿处于活动型睡眠之际，胎儿会合并快速眼球运动，即所谓的“动眼期”。

美国医学界曾用山羊宝宝进行一系列实验发现，山羊宝宝在活动型睡眠时，脑波会呈现低振幅、高频率的波形曲线，相对地，在安静型睡眠时则呈现高振幅、低频率的波形曲线。用超声波检查的话，处于活动型睡眠的宝宝会有伸腰、动手、动脚等不自主运动，心跳也会随着胎动而加速，这种活动型睡眠会持续约 40 分钟，这时，妈妈只要身体摇一摇，小宝贝就会被晃醒。

(2)非加压试验（NST）

胎心音测试一般称为“非加压试验（NST）”，在测试时，医师会以 20 分钟为间隔，在这 20 分钟内会有两次以上的胎动，并合并有胎儿心跳加速的现象，当胎儿心跳加速的幅度较其基准线每秒大于 15 次，且持续 15 秒以上，则称为有反应的非加压试验，表示宝宝处于安静的状态。

当非加压试验呈现无反应结果时，医师会将时间延长到 40 分钟。同时，医师也会斟酌孕妇的身体状况、产检记录、有无药物作用等因素，必要的话，进一步进行胎儿生物理学计分检查。

胎儿生物理学的计分可分为五项：即非加压试验结果、胎儿呼吸、胎儿肌肉张力、羊水量、胎儿的运动观察，每一项分别给予 0 或 2 分。当总分为 8 或 10 分，则表明胎儿无恙，可继续再观察；总分 8 分，但羊水量过少，准妈妈要小心；总分为 6 分，要在 24 小时之内再进行非加压试验一次。再检查时，若胎儿生物理学总分仍为 6 分，则可能要进行引产；若小于或等于 4 分，则表示胎儿可能已有窘迫现象，也必须进行引产，这时假若子宫颈成熟度不够或引产过程中出现胎儿窘迫，就必须进行剖宫产。

在进行监测时，医师会用探头碰触孕妇肚皮，标有 US 符号的插头为测胎心音管线，如有异常，医师会直接带孕妇到产房，用胎心音监视器及子宫活动监视器进行观察。在生产过程中，胎儿如果感受到压力，并出现胎儿窘迫情形，负责接生的妇产科医师会抽取胎儿头皮血液。如未生产，则用长针抽脐带血，并检测其酸碱性，因为胎儿受到压力会有缺氧情形，导致 pH 值降低，酸度升高。假使酸度变高，医师会让孕妇采取左侧躺或进行剖宫产手术。

（三）24～36 周孕期并发症与传染病预防

24~32 周，每个月进行一次产检；32～36 周，孕妈妈应每两周进行一次产检。

产检除了要了解胎儿是否有异常之外，另一个重点就是检测孕妈妈是否患有因怀孕而引起的疾病（并发症），或是否患有会传染给胎儿的疾病。有些并发症或传染病有可能危及胎儿与妈妈的生命，因此在产检时对这些疾病或并发症的掌握与发现相当重要。

1 糖尿病筛检

妊娠期糖尿病的成因：由于怀孕后胎盘产生的激素会增加妈妈血中的糖分，怀孕中后期胎盘的功能成熟，激素分泌量又会增多，因此孕妈妈容易在 20 周之后出现妊娠期糖尿病，而原本就患者有糖尿病的孕妈妈若未做好相关的控制，则会使病情恶化。

怀孕期间，孕妈咪如果患有糖尿病，就容易出现早产、先兆子痫、胎儿过大等情形。

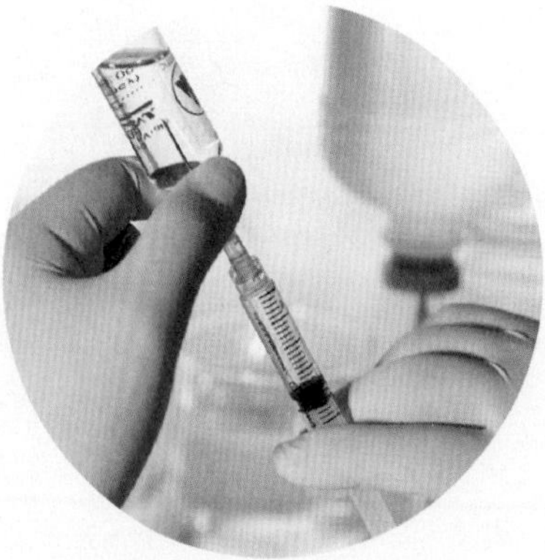

胎儿过大不仅容易导致难产，生下的宝宝也可能出现呼吸困难、窒息现象，妈妈的产道也容易受伤。

筛检时间：妊娠期糖尿病筛检一般都在怀孕中期进行。怀孕晚期较容易发生妊娠期糖尿病，而且怀孕晚期检测的结果较为精准，即便是有轻微妊娠期糖尿病，也能检测得到。不过筛检时间不宜过晚，这样才能及早从饮食与生活上进行控制，避免对胎儿产生不利影响。

筛检方式：先喝糖水，经过一个小时后再抽血，若发现血糖浓度过高，则进行葡萄糖耐受性试验来确认。

2 传染疾病筛检

检查项目：在 28～32 周时进行第二次抽血检验，检验孕妈妈有无感染乙型肝炎、风疹与梅毒，以及体内是否有抗体，以做预防。另外，有一些医院也推出乙型链球菌的检查。

感染风险与预防方式：若妈妈感染乙型肝炎、梅毒与乙型链球菌，则有可能在孕期、生产时传染给宝宝，导致宝宝出生后产生轻重不一的并发症，严重者可能死亡。因此通常会在宝宝出生之后会注射相关的预防疫苗，若感染乙型链球菌，则在妈妈生产时注射抗生素。

上述疾病为必做传染病筛检项目，假使妈妈另有危及自身或胎儿的传染疾病，通常会在产检中发现，例如胎儿有宫内生长受限现象，届时则会再找出病因，并做适当处置。

孕妈妈可以注射流行性感冒疫苗吗? 怀孕初期不适合接种疫苗，孕妈妈可在怀孕中期或后期注射流感疫苗。

（四）36～40周生产前的准备

36~40 周，接近生产期，每周应做一次产检。此时需要做内诊，看子宫颈的开口大小、胎头是否下降，评估骨盆腔大小，预测孕妇的生产状况等。另外，此时也需注意胎儿大小，注意是否有胎儿过大或过小的状况，一般胎儿体重的正常范围在 2600~3800 克之间。

1 做好产检小秘诀

孕妈妈应详尽地告诉医生孕期中曾出现的不适，包括不适程度轻重或任何异常现象，以及孕妈妈的任何疑问，都可以咨询医生。孕妈妈往往会忘掉很多细节，该怎么办呢？建议孕妈妈将孕期中发生的状况或疑问记录下来，做产检时就能逐项请教医生，这样就不会有遗漏。当然，孕妈妈们别忘了携带孕妇手册，把每一次产检的结果详细记录下来。

② 产检项目一览表

产检项目一览表

产检周数	产检项目	自费项目
<12 周	1. 体重、血压、尿液检查（尿糖、尿蛋白）、胎儿心跳 2. 实验室检查：血液常规检查	11~14 周：初期组合式唐氏筛检
12~19 周	体重、血压、尿液检查（尿糖、尿蛋白）、胎儿心跳	18~20 周：常规超声波 (2D 超声波，level 1) 15~20 周：母血唐氏综合征筛检 20 周以前：脊髓性肌肉萎缩症检测 16 周以后：羊膜穿刺术（建议高龄或母血唐氏综合征筛检异常者进行）
20~24 周	体重、血压、尿液检查（尿糖、尿蛋白）、胎儿心跳	高层次超声波检查
24~28 周	体重、血压、尿液检查（尿糖、尿蛋白）、胎儿心跳	24 周以后 妊娠期糖尿病筛检 葡萄糖耐受性试验（建议妊娠糖尿病筛检异常者作此检验） 3D 立体超声波胎儿检查
28~32 周	体重、血压、尿液检查（尿糖、尿蛋白）、胎儿心跳	抽血检验乙型肝炎、梅毒、德国麻疹
32~34 周	体重、血压、尿液检查（尿糖、尿蛋白）、胎儿心跳	
34~36 周	体重、血压、尿液检查（尿糖、尿蛋白）、胎儿心跳	35~37 周：乙型链球菌筛检
36~37 周	体重、血压、尿液检查（尿糖、尿蛋白）、胎儿心跳	
37~38 周	体重、血压、尿液检查（尿糖、尿蛋白）、胎儿心跳	
38~39 周	体重、血压、尿液检查（尿糖、尿蛋白）、胎儿心跳	
39~40 周	体重、血压、尿液检查（尿糖、尿蛋白）、胎儿心跳	

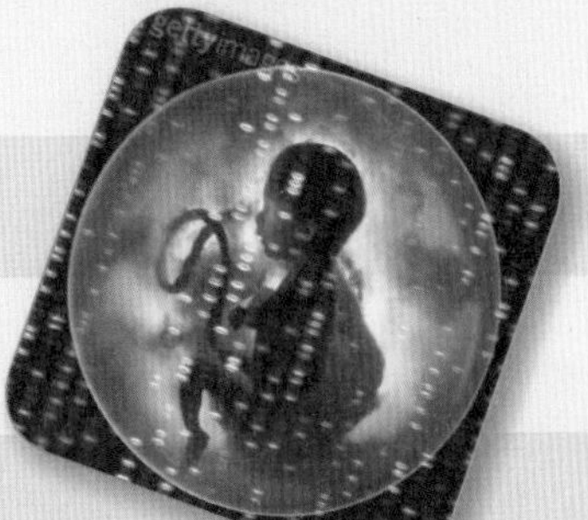

（五）孕妈咪产前检查备忘录

孕期长达10个月，怀孕期间应做的检查项目也比较繁杂，下面针对正常孕妇在怀孕期间应做的检查，按照怀孕周数列成备忘录，供孕妇参考，且根据孕妇手册所规定的产检项目进行系统介绍。

(1)6～8周

妇女通常在月经后1～2周去验尿，检查是否怀孕。确定怀孕之后，6～8周之间，应做以下几项基本检查：

❶ 抽血

A. 验血型

检查孕妇血型为何，是否属于RH阳性或RH阴性。

B. 是否罹患地中海型贫血或其他贫血。

❷ 验尿

若有尿糖、尿蛋白等现象，则应确定是否是由怀孕引起，还是孕妇原本就罹患糖尿病，或肾脏功能原本就有问题。

❸ 血清检查

血清检查主要包括以下三项内容：

A. 艾滋病毒（HIV）

B. 梅毒病毒（VDRL、TPHA）

C. 麻疹

❹ 阴道培养

阴道培养主要包括以下三项内容：

A. 淋病

B. 疱疹第二型

C. 乙型链球菌

如果孕妇感染乙型链球菌，就可能引起胎儿先天性脑膜炎。

❺ 子宫颈抹片检查

刚怀孕时整个子宫及子宫颈开始产生变化，此时做子宫颈涂片检查，看看是否有异常状况。一般来说，刚结婚或初次怀孕的妇女多半未做过子宫颈涂片检查，趁此机会做一次检查，有益无害。

❻ 骨盆腔检查

除以上检查之外，孕妇还须做一次内诊，检查骨盆腔是否发育正常，是否较为狭窄，不利生育。

❼ 超声波检查

做超声波检查是为确定是否为宫内怀孕，确定之后，方能安心待产。

以上七项检查的目的在于了解孕妇本身状况，建立基本资料，以备日后参考比较，下一次产检须满13周后再开始做。

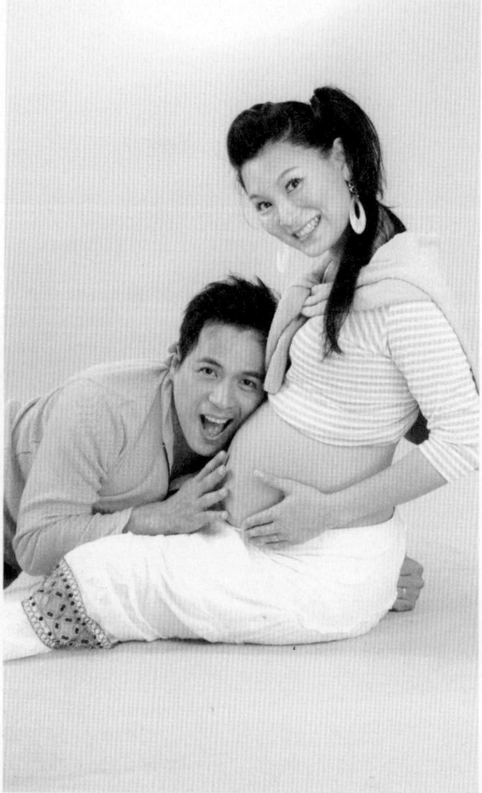

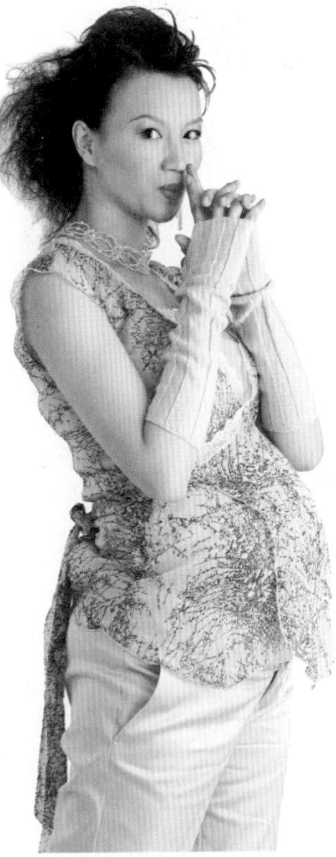

(2)13周

怀孕满 13 周时，做第一次产检，主要项目如下：

❶ 化验尿

检验尿中尿蛋白及尿糖含量。

❷ 胎位

此时胎儿尚小，此项检查并不是很重要，仅供参考。

❸ 胎儿心跳

正常情况下，此时已能听见胎儿心跳，因此确定胎儿心跳是第一次产检最重要的项目。

❹ 下肢水肿

一般而言，13 周尚未出现下肢水肿的状况，将其列入检查项目，目的在于保持产检记录的完整，以便医师掌握通盘状况。

(3)16周

满 16 周做第二次产检，主要项目如下：

❶ 产检基本项目

量血压、体重、腹围、验尿、胎位、胎心跳、下肢水肿、子宫底至耻骨长度等属于基本产检项目，每次产检皆应检查，不能遗漏。

❷ 胎儿头围（BPD）

正常情况下，满 16 周时，胎儿头围应在 36 厘米左右。

❸ 唐氏综合征筛检

此时最常发生的异常状况就是唐氏综合征，因此须抽血做血清检查。对唐氏综合征的检查项目有以下三个：

A. 测 E_2（雌激素）。

B. 测 HCG（人类绒毛膜促性腺激素）。

C. 测 FP（胎儿蛋白质）。

❹ 羊膜穿刺（高龄初产妇）

若孕妇属于高龄产妇，医师通常会安排做羊膜穿刺。羊膜穿刺可筛检出畸形儿，且危险性极低（较绒毛膜穿刺安全得多，绒毛膜穿刺可能导致胎儿畸形），可惜目前并不普遍，一般只要求 35 岁以上的高龄产妇，或生过异常胎儿及近亲（八等亲内）结婚者做唐氏综合征三项检查，一旦发现有异常状况，也要做羊膜穿刺辅助筛检。

羊膜穿刺越早做越好，但由于 16 周羊水不足，因此满 16 周后才能做。检查结果约两周后方能得知。若不幸证实胎儿异常，则须做引产，怀孕周数与危险度成正比。

❺ 超声波胎儿筛检

怀孕 6 ~ 8 周时，做第一次超声波检查，以确定是否为子宫内怀孕。怀孕 20 周时做第二次超声波。此时胎儿发育至一定阶段，已能看出性别和各种异常状况，如先天性心脏病、水肾、脑部异常（水脑、单脑等）、四肢畸形等皆可通过超声波扫描得知，因此一定要从头至脚彻底地检查一遍。24 周是人工流产允许的极限时间，在此之前发现胎儿有严重缺陷，尚可引产，因此一定要做好本阶段的超声波检查，以免生下缺陷儿，抱憾终生。

(4)20周

此时胎儿头围约 4.9 厘米。开始进行第三次产检，具体项目包括体重、验尿、胎位、血压、胎心率、腹围、下肢水肿、子宫底至耻骨距离等。

(5)24周

此时胎儿头围长约 6.1 厘米。检查项目包括以下两项：

❶ 第四次产检

内容包括体重、验尿、胎位、血压、胎心跳、腹围、下肢水肿、子宫底至耻骨距离等。

❷ 糖耐受力测验

糖耐受力测验是针对妊娠期糖尿病而做。怀孕可能导致妊娠期糖尿病，妊娠期糖尿病可能使孕妇生下发育不成熟的巨婴。

测验方法是孕妇空腹服下 50 克葡萄糖，若 1 小时后血糖浓度在 195 以下，2 小时后在 165 以下，3 小时后在 145 以下，则一切正常。若超过则表示罹患妊娠糖尿病，经过控制饮食，约 80% 的人可将血糖控制得很好。

(6)28周

此时胎儿头围长约 7.3 厘米，体重约 1200 克。

❶ 第五次产检

内容包括体重、验尿、胎位、血压、胎心率、腹围、下肢水肿、子宫底至耻骨距离等。

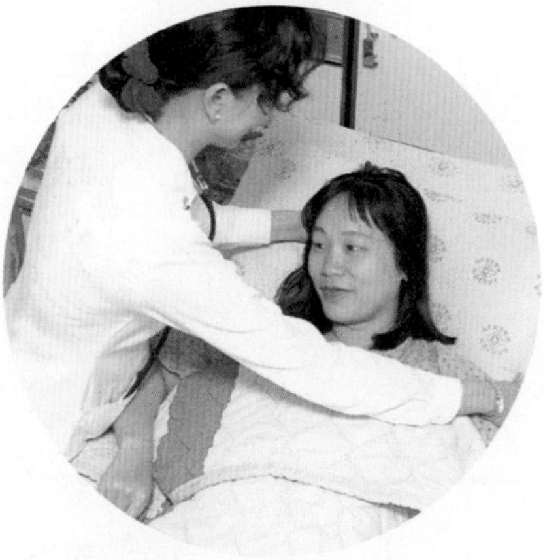

❷ 抽血检测乙型肝炎、梅毒、麻疹

乙型肝炎病毒检查可于 28 周（7 个月）左右做，较为理想。病人若不知道自己是否有乙型肝炎抗体，最好做乙型肝炎抗体检查。

❸ 阴道培养

6 ~ 8 周时已做过一次阴道培养，此阶段须再做一次，项目如下：

A. 淋病

B. 疱疹第二型

C. 乙型链球菌

D. 衣原体

孕妇若感染衣原体，则可导致宫内感染、产道感染或产褥期感染。新生儿会通过衣原体感染的软产道而受到感染。孕妇若发现感染衣原体，则应立即治疗。

(7)30周

胎儿头围长约 7.8 厘米，体重 1700 克左右。此阶段须做第六次产检，检查项目同前。

(8)32周

胎儿头围长约8.2厘米，体重约2000克。检查项目包括以下两项：

❶ 第七次产检，检查项目同前。

❷ 胎儿生长超声波评估。

与20周所做的超声波相同。超声波一定要仔细做，不能有丝毫遗漏。若第20周已彻底检查且无任何问题，此次检查则可省略。

(9)34周

胎儿头围长约8.6厘米，体重约2300克。此时需做第八次产检，项目内容同前。

(10)36周

胎儿头围长约9.0厘米，体重约2700克。此时需做第九次产检，项目内容同前。

(11)37周

胎儿头围长约9.1厘米，体重约3000克。此时需做第十次产检。37周后生产即为足月生产，以后每周皆应做产检。

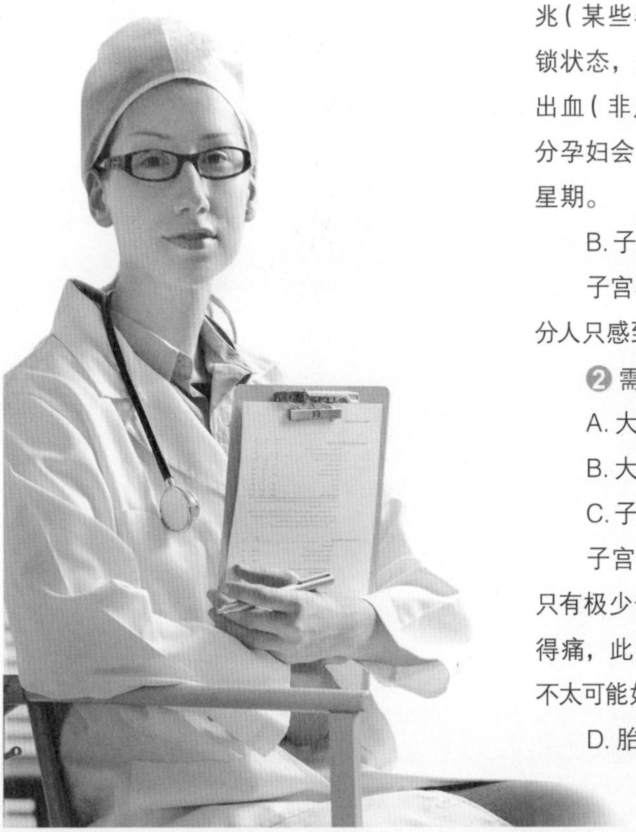

(12)38周

胎儿头围长约9.1厘米，体重约3150克。此时需做第十一次产检。此时胎头成长渐缓，体重仍持续增加。

(13)39周

胎儿头围长约9.2厘米，体重约3300克。此时应做第十二次产检。

(14)40周

胎儿头围长约9.3厘米，体重约3400克。此时应做第十三次产检。37周后生产，即为足月生产。

❶ 足月生产的产兆

足月生产的产兆有以下两点：

A. 见红（阴道出血）。

阴道轻微出血是孕妇即将要生产的产兆（某些孕妇无此状况）。子宫颈原本呈闭锁状态，生产前子宫颈打开，因此会有轻微出血（非产前出血）。此状况出现后，大部分孕妇会在两天内生产，通常最迟不超过一星期。

B. 子宫规则收缩。

子宫收缩时绝大部分人都感到痛，少部分人只感到腰酸，不觉得痛。

❷ 需到医院急诊的状况

A. 大量出血。

B. 大量羊水流出。

C. 子宫收缩。

子宫收缩时，绝大多数人会感到疼痛，只有极少部分（5%以下）子宫颈全开仍不觉得痛，此种情况多半发生在第二胎，第一胎不太可能如此轻松。

D. 胎动减少。

（六）产检中发现的高危妊娠

怀孕期间若有以下状况，则属高危妊娠。产检时须仔细聆听医师的指导。

❶ 子宫未随胎儿的成长而扩大，子宫肌瘤最易造成此现象。

❷ 母亲本身存在严重贫血现象。

❸ 怀孕超过 42.5 周。

❹ 先兆子痫，症状有尿蛋白、高血压、下肢水肿等。

❺ 子痫，症状有尿蛋白、高血压、下肢水肿、抽搐等。

❻ 胎位不正。

❼ 前置胎盘，有可能引起胎盘早期剥离。

❽ 曾怀过死胎。

❾ 曾有过早产。

❿ 胎盘早期剥离。

⓫ 多胎妊娠，也就是本次怀两个以上胎儿。多胎怀孕必然增加子宫负担，往往不足月就提早生产。通常双胎妊娠者多在 37 周生产，三胞胎多在 34 ~ 35 周生产。

⓬ 急、慢性化脓性肾炎。

⓭ 糖尿病。

⓮ 非加压试验 (NST) 没有反应，胎动时，胎儿心跳增加 15 次的跳动，一般而言，30 分钟内至少有 3 次以上才正常。

⓯ 缩宫素激惹试验 (OCT) 反应不好，用子宫收缩素刺激，当子宫收缩时，胎儿心跳须增加 15 次才正常。

⓰ 雌三醇值 (E_3) 水平下降，E_3 主要由胎盘分泌，E_3 下降表示胎盘状况不好。

⓱ 前一胎属葡萄胎。

⓲ 羊水过多或过少。

⓳ 羊膜炎。

⓴ 破水超过 24 小时，若已超过 32 周（胎儿约 2000 克），则无须安胎，应让孕妇卧床休息，使其自然进入产程，以免羊水流失过多，通常 3~4 天内，产兆（子宫收缩）即会出现。此时亦无须打类固醇，促进胎儿肺部成熟。胎儿肺部虽成熟最晚，破水之后自会加速成熟，无须借助外力。

㉑ 怀孕至足月，胎儿体重小于 2000 克或大于 4000 克。

㉒ 怀孕足月，通过超声波可看到胎儿脐带绕颈。

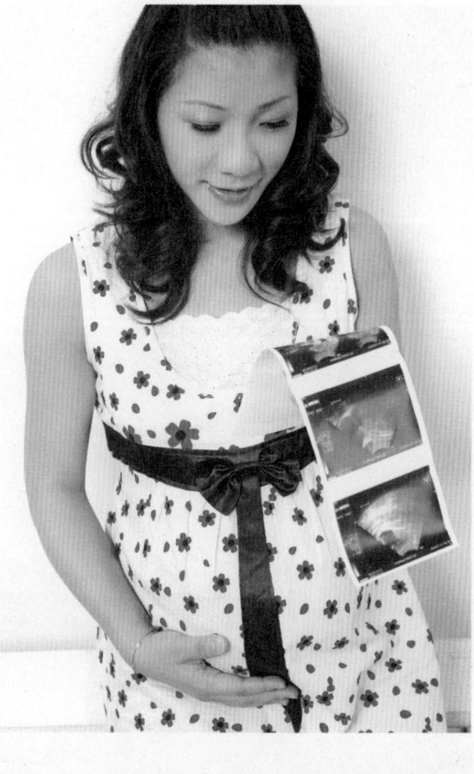

（七）每月例行性产检图解

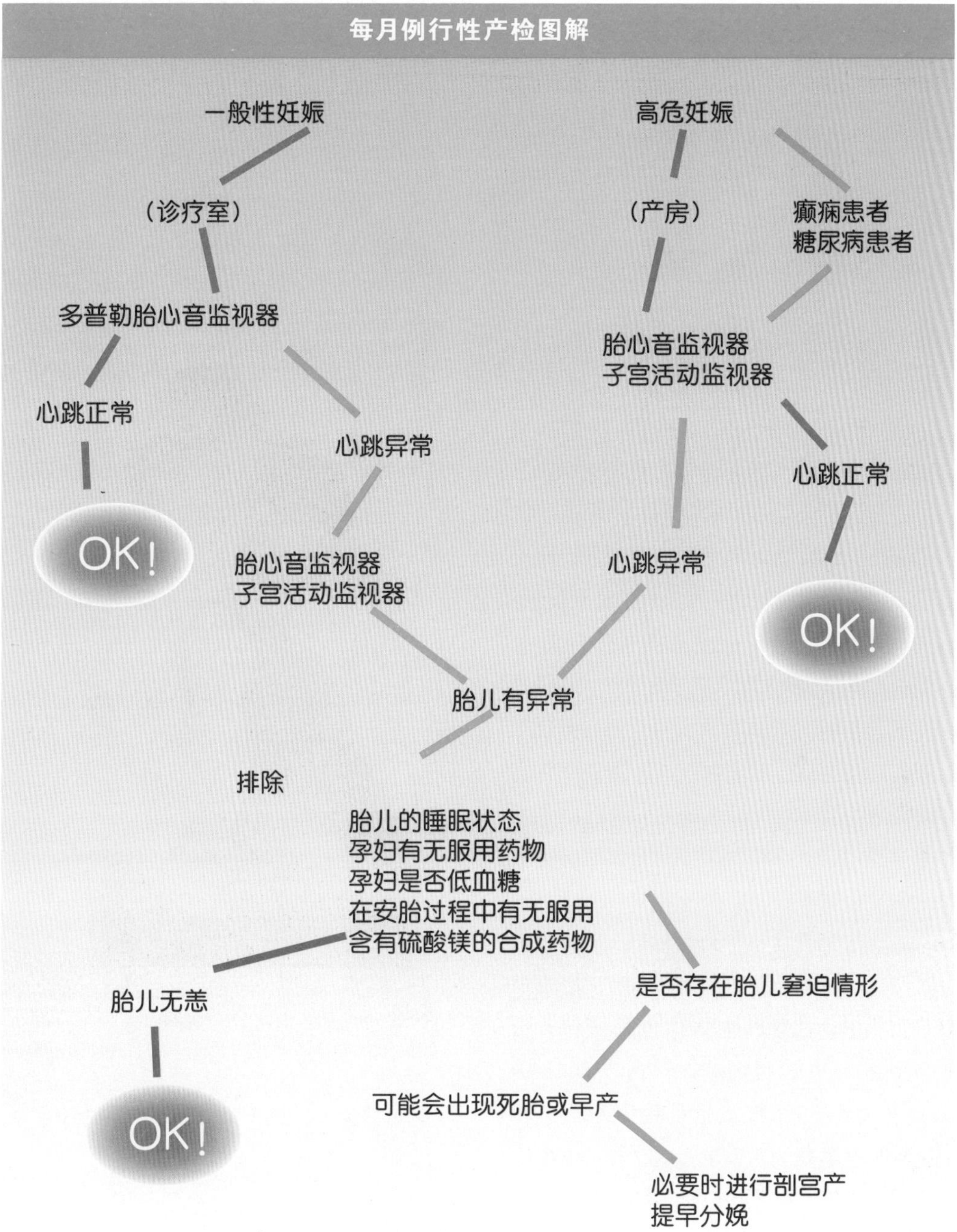
每月例行性产检图解
一般性妊娠
（诊疗室）
多普勒胎心音监视器
心跳正常
OK!
心跳异常
胎心音监视器
子宫活动监视器
高危妊娠
（产房）
癫痫患者
糖尿病患者
胎心音监视器
子宫活动监视器
心跳正常
OK!
心跳异常
胎儿有异常
排除
胎儿的睡眠状态
孕妇有无服用药物
孕妇是否低血糖
在安胎过程中有无服用
含有硫酸镁的合成药物
胎儿无恙
OK!
是否存在胎儿窘迫情形
可能会出现死胎或早产
必要时进行剖宫产
提早分娩

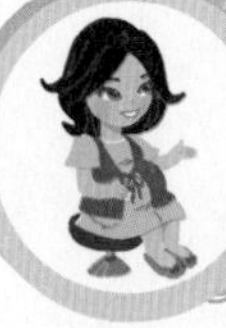

五、孕妈咪胎教进行时

（一）胎教基本常识

1 认识胎教

关于胎教，可以说是众说纷纭。您知道吗？早在古代就有所谓的胎教。中国古籍刘向《列女传》中曾有记载：怀孕妇女应当眼不见邪淫之色，耳不听淫秽之声，夜晚朗读诗经，学习正义之事，如此一来，才能生出行为端正、才智过人的小孩。其意思就是希望孕妇在怀孕期间避免各种不良的感官刺激，保持心境平和，才能生出聪明漂亮的孩子，从而收到事半功倍的效果。

专家表示，所谓胎教，类似的名词自古就存在，虽然目前无法用科学来证实胎数的具体作用，但是人们不难理解，撇开孩子的先天气质不谈，一个快乐的母亲就可能孕育出一个快乐的宝宝。

近年来胎教之所以日益盛行，可能与超声波技术和胎儿监视器的发展有关。医学界发现，未出生的胎儿在孕期 16 周就拥有触觉和味觉；18 周的胎儿对光已经会产生反应；20 周已发展出听觉，此时的胎儿还有做梦、记忆和思考的能力。也就是说，除了生理的发育成长之外，胎儿的心灵和灵性在生产前已经开始培养了。由此看来，通过超声波诊断的技术，我们得知胎儿是有生命的，合理进行胎教肯定有具体的成效。

总而言之，胎教是以了解胎儿的能力为前提，借助各种刺激手段来使胎儿拥有创造力和感性的人格。只要能让母亲感到快乐的胎教，让胎儿感到慈爱的胎教，就是最好的胎教。

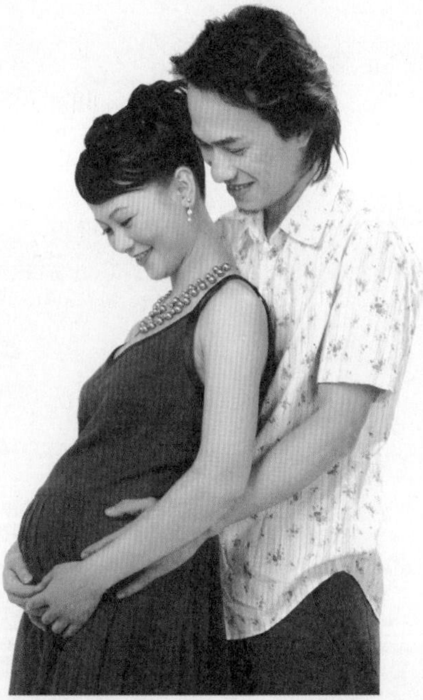

2 胎教三大学派

目前全世界关于胎教的研究分为以下三大学派：

⑴日本学派

由妇产科医师组成，主要教导孕妇从生理和心理着手，使胎儿处在最有利的成长环境中。

(2)美国学派

由精神科医师组成，较注重心理层面，其研究方向包括以下内容：

❶ 研究使孕妇心情松弛的方法。

❷ 研究胎儿的生理及心理反应。

(3)中国学派

中国学派对胎教音乐做了许多研究。

不管是日本学派、美国学派，还是中国学派，其研究都是采用经验法则。最近美国有新的研究学科出现，称为周产期心理学、产前心理学或胚胎心理学。

现代胎儿学的主要进展是借助超声波、脑波、胎心音等产前诊断仪器，监测胎儿在母亲腹中的身心发展，让准爸爸和准妈妈能够更精确地得知胎儿的发展情形。

美国知名的胎幼儿心理学先驱汤玛士·维尼博士根据其多年临床研究，设计出一套包含音乐、抚摸、跳舞、按摩、做梦和对话等内容的胎教课程。孕妇在学习的过程中，其直接途径就是借由上述胎教课程，让胎儿在胎教环境中学习；其间接途径就是母亲本身在接受这些胎教课程时心情会比较稳定，因而会产生好的激素，这些好的激素会通过内分泌系统传输到胎盘、脐带，从而作用于胎儿，激发胎儿的潜能。

专家表示，通过上述胎教内容，不管是借助直接途径还是间接途径，殊途同归，其作用都是激发胎儿的潜能。

3 胎教的作用

胎教大致具有以下三大作用：

❶ 安抚情绪：安抚胎儿情绪，让胎儿将来有较高的情商。

❷ 刺激胎儿：刺激胎儿的感觉神经、运动神经。

❸ 胎内沟通：直接可以和胎儿通过血液、心灵来沟通。

胎教理论指出，胎儿确实是一个看得到、听得见，能够记忆，甚至能够思考的具有高度感知能力的个体。因此，我们可以肯定，胎教是有其必要性与可信度的。

4 孕期胎教的具体方法

对胎教的看法众说纷纭，其实胎教并非特意造就天才，应该是全面的、有计划性的整体方案，可以施行的具体方法包括以下几种：

❶ 孕妈咪摄取对胎儿有益的均衡营养，补充多种维生素，给自己和胎儿提供足够的营养，这就是最基本的胎教。

❷ 处于安静舒适、让孕妇和胎儿都感到身心愉快的有益环境。

❸ 孕妈咪时常保持愉快的心情，胎儿也会有愉悦的感应。

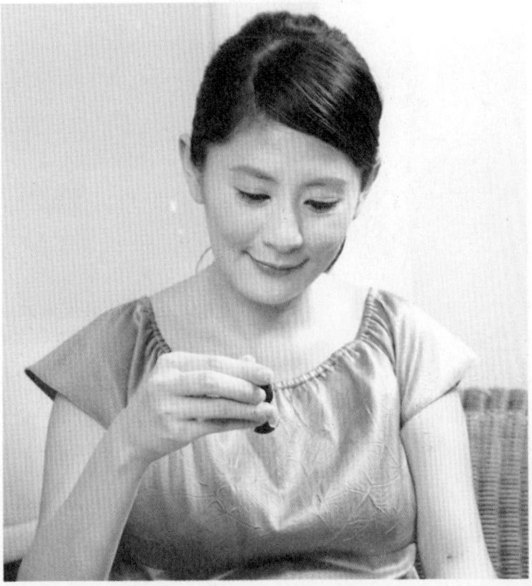

❹ 多听优美的音乐，欣赏美好的事物，对孕妈咪及胎儿都有益处。

❺ 抚摸胎儿，和胎儿说话，提早增进亲子的良性互动。

❻ 适度的运动可为胎儿提供充足的氧气和营养，使胎儿脑部发育更完善，这也是一种好的胎教。

5 做好胎教的五大前提

❶ 孕妈咪要先照顾好自己，才有能力照顾好胎儿。

❷ 注意孕妈咪的营养，胎儿才会长得好。

❸ 孕妈咪要先减轻自己的压力，可以通过听音乐、与人谈心、休闲活动等方式，来促进快乐激素脑内啡的分泌。

❹ 胎教是随时随地都可以进行的，不必太刻意地进行胎教。

❺ 记住，多爱自己就是多爱胎儿，好心情就是最好的胎教。

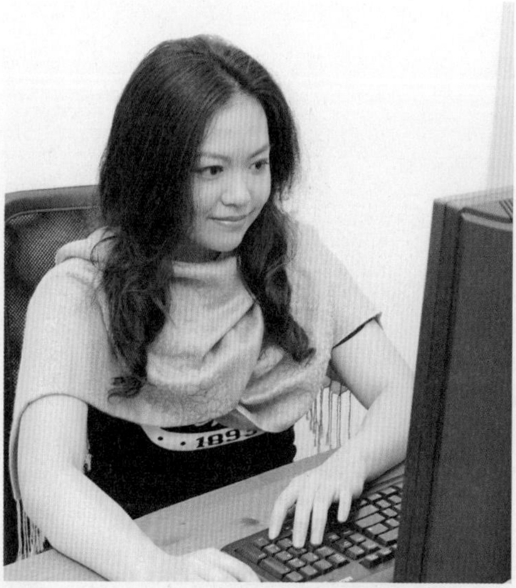

6 音乐胎教最易上手

可以肯定的是，母体腹中的胎儿有听觉反应。一般而言,5 个月以上的胎儿就有听觉，7 个月多半能听得到声音，8 个月受到外界声音刺激会有所反应。

医学临床上有用声音刺激胎儿的方法，若碰到不爱动的胎儿，或孕妇胎动较少，则会请孕妇到产房，将一个能发出低频声音的振动器放在孕妇肚皮上，此时羊水会产生轻微的打雷般声响，以此刺激胎儿反应，有反应则说明胎儿听觉神经系统正常，也间接说明胎儿没有处于缺氧状态。

由于通过声音刺激可以最快得知胎儿是否能够感觉得到，因此，最常见的胎教方式就是听音乐或和宝宝胎谈。建议孕妈妈不妨听一些令自己感到和缓、舒服、愉悦的音乐，尤其古典音乐可使脑波平稳，是不错的选择。

西方学者认为莫扎特的音乐可刺激大脑释放 α 波，可促进胎儿脑部发育，或让孕妈妈心情平稳放松，从而成为胎教音乐的首选。不过，也不一定非古典音乐不可，只要孕妈妈听了能神清气爽、心情平稳即可。如果平时不听古典音乐的人勉强去听，反而感到沉闷或想睡觉，那么古典音乐就不是适合的胎教音乐了。

过于嘈杂的音乐不适合作为胎教音乐，因为过于嘈杂的音乐会使孕妇生理亢奋，出现心跳加快、血管收缩、肾上腺素上升等反应，短时间还好，长期下来会造成生理反应疲乏，对胎儿不好。举例来说，血管长期收缩会使血液循环变差，胎盘功能减弱，从而影响胎儿发育。只要孕妈妈听音乐时感到心情愉悦，胎儿自然也就处于温和平稳的环境中，这就是一种好的胎教环境。

从音乐着手，多听令人心旷神怡的音乐，对孕妈妈的心情稳定很有帮助。

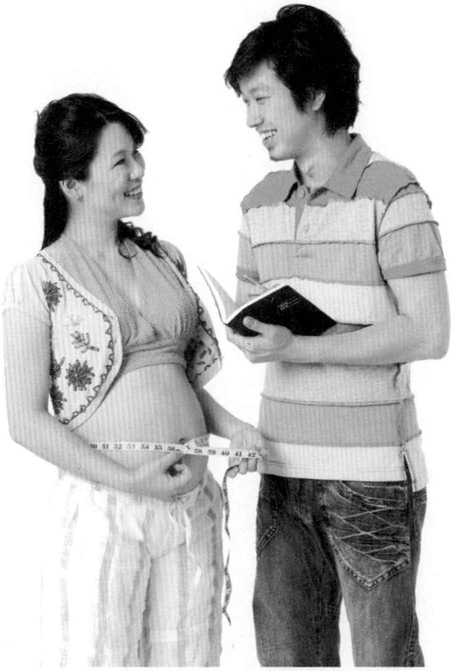

7 触觉游戏胎教

当出现胎动时，孕妈妈可晃动一下肚皮，发现肚皮隆起胎儿的手或脚时，可以去触摸它，或碰或玩或动它两下，15~30 分钟即可。由于胎儿很嗜睡，因此不宜玩过久，免得影响胎儿睡眠和休息。

8 语言胎教

孕妈妈不妨趁着胎儿活动时，与胎儿说说话，时间不宜太久，因为胎儿的睡眠时间很长，说太久了有可能会影响胎儿休息。由于胎儿在妈妈腹中生活 10 个月，对妈妈的心跳声音很熟悉，因此有心理学家试着将孕妇的声音和心跳录下来，放在早产儿保温箱旁，以此平复新生儿急躁的情绪。对胎儿来说，妈妈愿意进行胎教，就意味着多了一份爱与关怀，妈妈也会因此更重视自己和胎儿的身体状况。胎教做得好，不但胎儿发育好，产科并发症如早产、胎盘早期剥离等也会相对减少。

专家提示

胎教并不是灵丹妙药

胎教体现了母亲与胎儿之间的良好互动，也是母爱的表现。即使无法进行充分的胎教，也不必忧虑，重要的是不要过度沉迷于胎教。如果孕妈妈胎教做过头，如自订功课表：几点要听何种音乐、几点要念英文、几点要语言胎教……按表上课，漏掉一堂课就懊恼不已，搞得日子过得神经兮兮；或以塑造天才宝宝为胎教目标，结果造成压力过大，让生活变得拘谨，便矫枉过正了！民间有些推广胎教的商业行为，宣传只要做好胎教，小孩出生后就能高人一等，就可成为天才宝宝，或 IQ 高或英文好等，其实不尽然。

另外，临床观察发现，较为注重胎教的妈妈，有七成属于性格紧张型，因此胎教该做到何种程度，应视孕妈妈的个性而定。已经很重视胎教的妈妈不必再下太多功夫，也不要过度期望；并未重视胎教的妈妈则可以多花些心思。

9 16周以前的胎教重点

(1)宝宝的感官发展

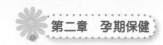

在4个月以前，宝宝的躯干和主要的器官，如心脏、肝、肾等已发育成形，而后则会逐渐长大，至于鼻子、眼睛与嘴巴等器官，虽然在第8周就开始成形，但是必须到第16周以后，才能逐渐具备功能。

(2)胎教重点

这段时期宝宝的感官发展尚未健全，对外界给予的刺激尚无反应，因此孕妈妈要做的是奠定好宝宝成长发育的基础，这段时期胎教重点主要包括以下两项：

❶ 正确摄取营养

适当的营养是宝宝健康成长不可或缺的要素，因此，摄取适当且足够的营养素，是做好胎教的基础。

❷ 保持情绪愉快

当人处于情绪不佳、愤怒或高压状态时，身体的血管会收缩，血液会集中到几个重要的器官，如脑部、肝、肾等，以保护其不受损，但在血液总量不变的情形下，其他地方的血液供应量就可能减少，也就是说，孕妈妈在生气时提供给胎盘的血液可能会变少，胎儿容易受到不良影响。

另外，当胎儿的感官发展渐趋健全时，会对孕妈妈情绪的变化有所反应。因为孕妈妈的身体在高兴或愤怒时所释放出来的物质会扩散在血液中，再经胎盘传送到胎儿的血液循环里，使宝宝与妈妈具有同样的情绪反应。

当妈妈因愤怒而使肾上腺素增加时，宝宝的心跳也会相应加快；当妈妈非常高兴时，体内的脑内啡浓度升高，宝宝也会感到平静与满足。所以，孕妈妈保持情绪的平稳和愉快是很重要的哦！

(3)胎教方式

听音乐不仅可以使人放松，在临床上也具有治疗效果，例如利用音乐对植物人或精神病患者进行治疗等。因此，孕妈妈在一天之中不妨抽点时间听听音乐。

至于要听什么样的音乐，只要让妈妈听起来舒服，并能使情绪保持平稳的音乐都是合适的。不过，妈妈一定要选择自己喜欢的音乐，假使原本并不喜欢听古典音乐，却又因为他人推荐勉强来听，反而使心情烦躁，产生相反效果。

医师表示，除了听音乐之外，从事其他能使妈妈放松的活动也很重要，如到户外散步、踏青等。不少妈妈处在高压的生活与紧张的工作环境之中，对自己和宝宝都会有不良影响。

想要做好胎教，第一步就是要适时放松自己紧张的身心，缓解生活中的压力。

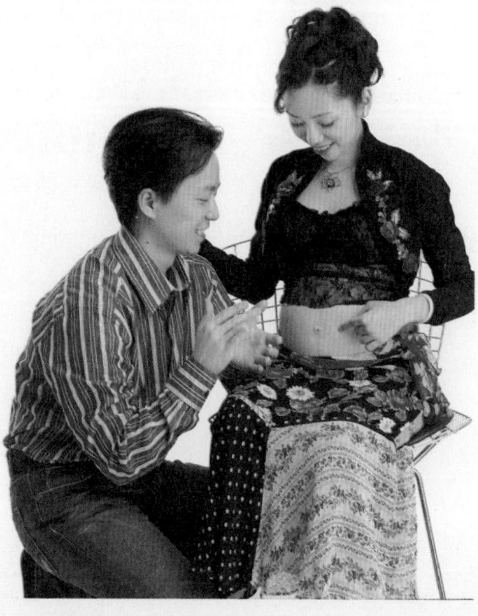

⑷营养摄取重点

怀孕初期的孕妈妈并不需要增加摄取热量，但一定要均衡摄取不同的营养素。

每一种营养素都具有不同的功效，其中，缺乏叶酸已被证实与胎儿神经管畸形有关，孕妈妈可要注意哦！外食族或爱吃快餐者常常会出现矿物质与维生素摄取不足的情况。蔬菜中含有丰富的矿物质与维生素，孕妈妈每餐都应该食用。水果中也含有丰富的营养素，但应适量摄取，尤其是患有糖尿病的孕妈妈，一天大约以摄取两份为佳。

若孕妈妈担心营养素不够均衡，则可补充孕妇专用的复合维生素，因为复合维生素含有各种维生素与矿物质，而单独一种的补充剂只能提供某种特殊营养素。

叶酸含量高的食物有肝脏、酵母、菠菜、绿叶菜、荚豆等，其次是小麦、大麦、玉米、青花菜、坚果等。孕妈妈若想从深绿色蔬菜中摄取叶酸，由于叶酸属于水溶性物质，烹煮的时候尽可能不要加水或水量不要太多，以免叶酸流失。

10　16～20周的胎教重点

⑴宝宝的感官发展

胎儿的听觉在怀孕第16~20周开始发展，宝宝能够同时听到妈妈体内器官发出的各种声音和外界的噪音。在临床上，会用低频的声音刺激35~36周大的胎儿，观察在睡眠中的胎儿是否会清醒，来判断他是否健康。

⑵胎教重点

胎教的第二阶段是依照宝宝的感官发展，适当地给予刺激，也就是分别从视觉、听觉、触觉、味觉与嗅觉等方面着手。从外界较难给予宝宝味觉与嗅觉上的刺激，因此，视觉、听觉与触觉是胎教的重点，这个时期可以先从刺激听觉开始。

宝宝能听到什么样的声音呢？研究人员在靠近子宫的地方放置麦克风，记录胎儿能听到的各种声音，结果发现，子宫内不仅有妈妈的心跳声、妈妈的血液流经胎盘的声音、空气在消化系统四周移动产生的泡泡声，还有肺呼吸的充气声等。

⑶胎教方式

❶ 与宝宝说话

宝宝不仅能够听到声音，而且也有分辨声音的能力，尤其在孕期后三个月，只要宝宝清醒，它可是随时都竖着耳朵在听着外界的声音呢！由于妈妈日夜与宝宝相处，因此，妈妈的声音对宝宝的刺激最大，在宝宝出生第15周后，他就能够分辨陌生人与妈妈声音的差异。

不过爸爸不必因此而气馁，高频的声音较容易被皮肤吸收，低频的声音较能穿透肚皮，在理论上，爸爸的声音更容易传到胎儿耳里。胎儿不仅能够辨认他常常听到的说话声，而且能感受到声音包含的情绪，例如温柔或不悦的语气，所以爸妈们可别随便敷衍胎儿，随便讲句话就了事哦!

另外，妈妈与腹中宝宝说话时所采用的语言模式，对宝宝日后的语言发展能力也有帮助，不过这可不代表宝宝已经能够听懂大人们说的话。

❷ 与宝宝一起听音乐

听音乐除了能帮妈妈放松心情以外，对宝宝也有帮助。专家指出,音乐能够刺激胎儿，并引发他兴奋、安定或放松等各种不同的情绪反应。

在孕妈妈怀孕第32周左右，胎儿甚至能够记得他每天听到的音乐，在出生之后，也同样能够识别出来。因此，这些音乐对出生后的宝宝有时候会具有安抚的作用。有些妈妈可能会直接在肚子上放置随身听或扩音器，好让肚子里的宝宝听到音乐，不过，还是妈妈与宝宝一同聆听音乐的效果比较好。因为这样可以有双重刺激，一是宝宝直接听到音乐得到的刺激，二是妈妈听到音乐进而使心情放松，间接对宝宝产生的刺激。如果妈妈真的只想直接让宝宝听音乐，注意声音不要过大，否则可能会惊吓到宝宝。

另外，让宝宝听音乐的次数不要太过频繁，一天1~2次即可，以免宝宝没有机会休息。建议孕妈妈养成每天睡觉前听固定音乐的习惯，久而久之，胎儿听到这个音乐也会想睡觉。日后假使妈妈在睡觉时，肚子里的胎儿动个不停，吵得妈妈不能睡觉，妈妈不妨试着播放睡前必听的音乐，就比较容易让宝宝入睡。当宝宝出生之后，爸妈照样可以利用相同的音乐帮助宝宝入睡。

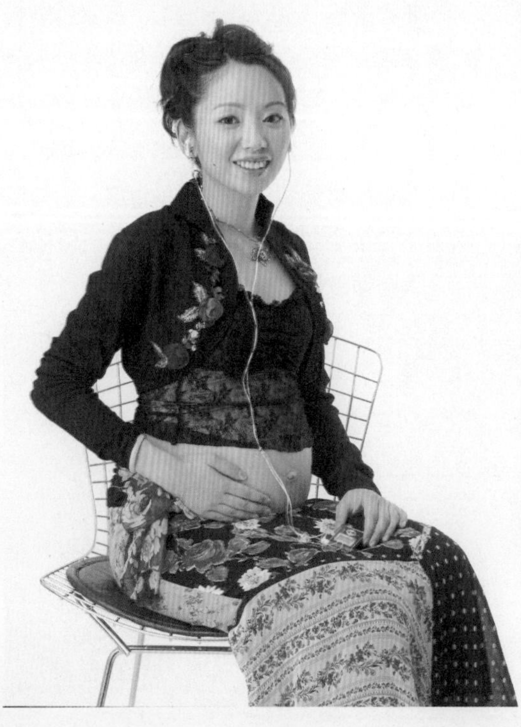

⑷营养摄取重点

宝宝的大脑发育是爸妈们关心的重点之一，而DHA似乎与脑部发展有很大的关系，究竟这个营养素的重要性何在？又该如何摄取？

DHA是脑神经与视神经细胞膜的主要成分之一，因此它是脑神经与视神经发育时不可或缺的营养素。深海鱼类含有丰富的DHA，如沙丁鱼、鲭鱼、鲱鱼、鲑鱼、鲔鱼等，不过有些深海鱼可能存在汞污染，妈妈可以轮流吃不同的鱼类，今天吃鲔鱼，明天吃鲭鱼，后天吃鲑鱼等，不要每天都吃同一种鱼，那么同一毒素就不容易积累在体内了。

除了吃深海鱼类之外，只要从饮食中摄取油脂，人体也能将这些油脂转换成身体所需的油脂，所以吃素的妈妈不必为无法吃鱼而过度担心。

除了鱼肉以外，亚麻子、坚果类也含有油脂，尤其是胡桃的油脂含量也不少，孕妈妈不妨在日常餐饮中加入此类食物，增加食物的丰富性，保证营养均衡。

特别要注意的是，虽然深海鱼类中含有丰富的DHA，但不适当的烹煮方式可能会使它的营养成分打折扣。DHA的不饱和度很高，较不稳定，如果加热时间过久，如油煎、热烤等，就很容易氧化，进而形成致癌物。因此，最好的烹煮方式是清蒸或水煮，水煮时须先等水滚开后，再将鱼放入，只要熟了就可以熄火，不但可保持鱼的鲜度与美味，也可避免DHA的流失。

11 21～28周的胎教重点

⑴宝宝的感官发展

自从有羊水之后，宝宝就能在妈妈肚里游来游去，尤其是怀孕中期，大约在这个时期妈妈才会感受到胎动。

⑵胎教重点

除了给予听觉上的刺激之外，准爸妈还可以通过温柔地推挤、敲打肚皮，给予胎儿一些刺激，和胎儿玩互动游戏。

⑶胎教方式

❶ 敲肚皮

通常生第一胎的妈妈会在第 19~20 周时发现胎动，第二胎以后的妈妈则在第 17~18 周就会感受到了。妈妈可能会发现宝宝的手或脚凸出肚皮，或是整个背部会把妈妈的肚皮拱起来。这个时候，爸爸或妈妈可以透过肚皮温柔地拍打或推挤宝宝的手、脚，摸一摸宝宝的背部，或是敲一敲肚皮，看看宝宝的反应。除了能刺激宝宝的知觉之外，通过这些小游戏，也能每天观察宝宝是否有正常的活动力。

一天只需观察胎动 1~2 次，不需要时刻计算，以免妈妈过分紧张。

❷ 适度运动

对身体健康的孕妈妈来说，适度的运动对妈妈与宝宝都有好处，可以改善妈妈的心肺功能，肌肉耐力增强，也能改善身体的血液循环，有助于生产，同时胎儿也不会过大。除了具有这些好处之外，孕妈妈走路、游泳或做任何运动时，胎儿还能感受到妈妈身体的波动，进而刺激他的感官发展。

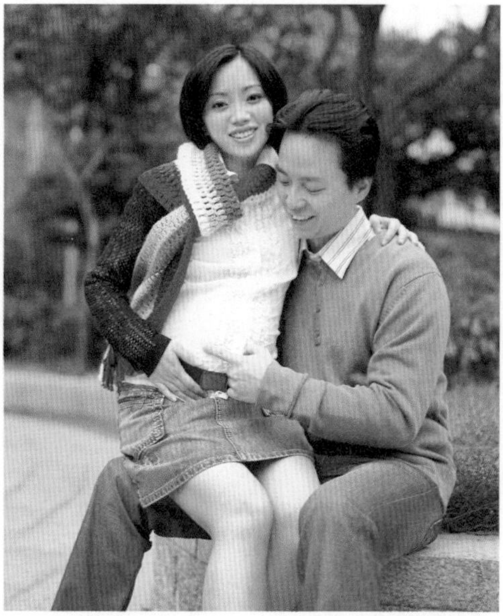

孕妈妈在孕期运动时，务必要选择温和、低冲击性的项目，如走路、游泳、低强度的有氧运动等，避免跑、跳或会跌倒的活动。若是担心剧烈运动会有不良影响，则可以多走路，因为走路是最温和、安全的运动。不过走路也不宜太久，每天 30~60 分钟即可。

⑷营养摄取重点

钙质是胎儿成长时不可或缺的营养素。在食物中，牛奶与乳制品是钙质最丰富的来源。除了牛奶与乳制品之外，肉类的骨头中存在着丰富的钙质，同时钙质在酸性的环境下比较容易从骨头中游离出来，例如连着骨头一起吃的鱼，或是连骨头一起烹煮的鸡汤、排骨汤，同时加上醋来烹煮，妈妈都能从这些食物中摄取到丰富的钙质。至于吃素食的妈妈，则可从豆腐、豆干中摄取到钙质。

如果妈妈的身高在 160 厘米以上，一天喝 3 杯牛奶（一杯 240 毫升），就能摄取到足够的钙质，身高在 160 厘米以下的妈妈则可以喝两杯。

喝牛奶会拉肚子或胀气的妈妈可以喝酸奶或稀释的牛奶，以渐进的方式改善肠道对牛奶中乳糖的耐受性，或视自己的需求与喜好，搭配食用含牛奶成分的食品（如吉士）或其他富含钙质的食物。

12 28周以后的胎教重点

(1)宝宝的感官发展

在第33周时，胎儿就能够感受到子宫内光线的明暗度改变，并有所反应，不过得等到出生后才能看到物体的形状与模样。

(2)胎教重点

因为胎宝宝对子宫内光线的改变很敏感，爸妈不妨趁机刺激他的视觉发展。此外，宝宝的听觉、触觉等感官能力也都在这个时期发展到成熟阶段，因此这个时期准爸妈可以自由运用各种游戏，甚至把不同的游戏组合起来，对胎儿进行全方位的训练。

(3)胎教方式

❶ 照亮妈妈的肚皮

若有较强烈的光线照到妈妈的肚皮，子宫内部的明暗度则会发生稍许改变。建议妈妈不妨试着用照明灯照照肚子，当宝宝感受到光度的改变时，他会用力地踢脚，把灯拿开后，宝宝就会逐渐恢复休息状态。不过如果宝宝正在睡觉，他可能就没有反应。提醒准父母不要使用强光，因为宝宝的视网膜非常脆弱，太大的刺激会对胎儿有不良影响。

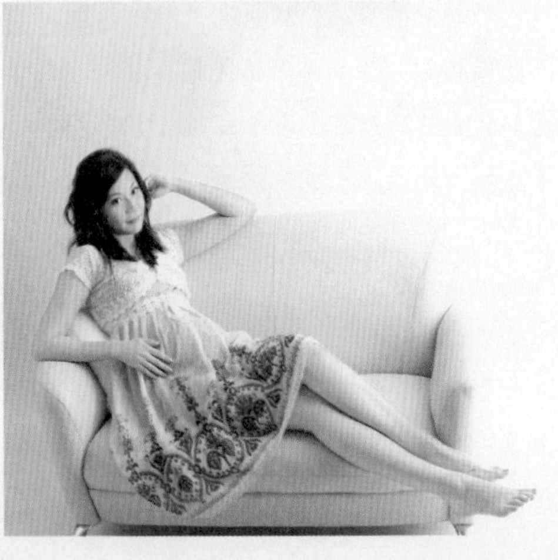

❷ 到户外晒晒太阳

孕妈妈不妨到户外晒晒太阳，不仅有助于舒解身心压力，也可以刺激胎儿，不过一定要做好防晒工作，同时避开紫外线最强烈的时间。

❸ 改变子宫的空间

由于宝宝对子宫内部空间大小的改变很敏感，尤其是怀孕后期，微小的空间变化都会影响到胎儿的活动。若在肚子上放一本书，或是把手放在胎儿伸出的手脚上，宝宝就可能因为空间被挤压而做出响应动作。不过在玩这个游戏时，一定要避免做出对子宫有严重影响的动作，以免伤害到胎儿。

(4)营养摄取重点

铁质的需求量在怀孕晚期会大大增加。在动物性食物中，猪肝与红色肉类，如猪肉、牛肉等，均含有丰富的铁质。植物性食物中富含铁质的有红苋菜、紫菜、黑芝麻、莲子与红豆等，而其中动物性来源的铁吸收利用率较植物性来源高，妈妈可以在怀孕晚期考虑额外补充铁剂。

另外，由于维生素C可以帮助身体吸收铁质，所以饭后可进食维生素C含量丰富的水果，如番石榴、柳丁、柑橘、木瓜、猕猴桃等，都有助于吸收铁质。另外要提醒孕妈妈的是，茶与咖啡会降低人体对铁质的吸收，因此，饭后尽量不要马上喝茶或咖啡。

全谷杂粮中含有丰富的维生素（特别是B族维生素）与矿物质,同时也可提供比白米、白面粉更多的纤维质，孕妈妈多食用杂粮绝对好处多多。

（二）全方位胎教

1 环境胎教

现代大多数女性即使结婚怀孕以后，仍须继续上班工作，因此，在忙碌的都市生活里，常常可以看到大腹便便的职业孕妈咪来来往往穿梭于拥挤的上下班人群中。自古以来，怀孕生子会受到时代的影响，衍生出许多新的产科问题，身为职业妇女的您，更应该了解工作对生育能力、孕妇健康、胎儿发育的影响力。

专家表示，医界发现不孕症夫妇有逐年增加的趋势，其中有排卵障碍者占10%~15%，原因除了先天性生殖器疾病之外，工作压力、严重营养不良、体重过度减轻、运动过度激烈、吸烟喝酒、暴露在化学物质或辐射线污染环境等，都有可能造成排卵障碍。另外，长期暴露在高污染的环境中，会造成女性卵子分裂异常，以及男性精子数目过少和功能不良。这些不健康的精子和卵子很容易造成不正常的胚胎和胎儿。

怀孕期间的生理变化是造成孕妇比较容易受伤害的特殊原因。妇女怀孕时，肺泡换气功能增强，体内脂肪组织增加，容易造成脂溶性有机溶剂从肺部吸入，并堆积在脂肪组织中，不易被清除排出。因此在通风不良场所工作的孕妇，较易造成有机溶剂中毒，从而导致肝脏机能及神经系统异常。

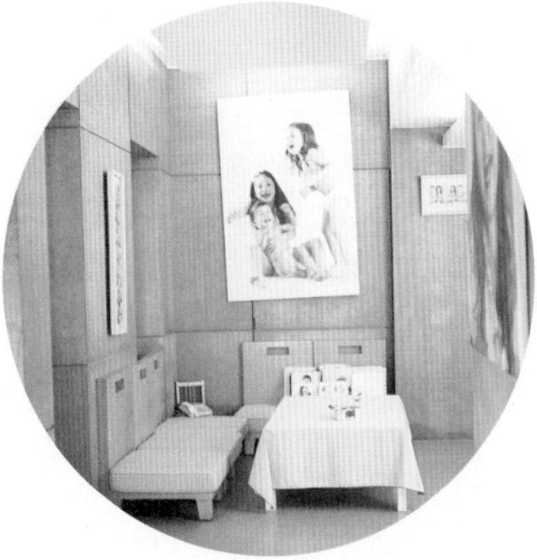

母亲的工作环境与工作性质都或多或少会影响胎儿发育。环境因素是造成胎儿畸形的重要原因之一，其中有许多危害胎儿发育的畸胎原，包括药物、疾病感染、化学物质、重金属和辐射线等，会改变细胞分裂和组织分化，导致畸形流产或死亡。另外，实验证明母亲体温超过40℃以上，可能会造成无脑儿等先天性中枢神经系统畸形。因此，专家提醒，身处高温工作环境的孕妇要小心了。

随着生活的逐渐便利，含有化学药剂、重金属、辐射线等的物品堂而皇之地进入每个家庭中，如清洁剂、杀虫剂、老旧铅管中的饮用水、瓦斯、油漆、微波炉等，处处潜藏着危机，一不小心就可能影响到自己，甚至下一代。

还有一件准妈妈需要特别注意的事情，就是吸烟问题。研究报告显示，吸烟女性可能造成不孕症、月经异常、自然流产、宫外孕等疾病。此外，孕妇吸烟对胎儿产生的不良影响包括自然流产率增高、周产期死亡率增加、低体重儿、早产儿、胎儿畸形、前置胎盘、胎盘早期剥离、妊娠期高血压疾病、早期破水等妊娠并发症，甚至会长期影响其身心智能的发展。

为了提升下一代的优良品质，专家医师建议，父母最好在怀孕前一年戒烟，或母亲至少应做到怀孕时不吸烟，且避免吸到二手烟，因为二手烟的危害不亚于直接吸烟，所以孕妇应该向生活及工作周遭的烟害勇敢说不。

具体来说，环境胎教包括以下几个方面：

⑴居家环境

我们日常生活使用的有机溶剂，如指甲油、发胶、修正液、油性签字笔、清洁剂、漂白剂、去渍油、油漆、松香油等，如果没有注意及时通风，往往就在不知不觉中吸入过量挥发性的有毒物质。虽然有机溶剂对胎儿是否有负面影响至今仍无定论，但还是希望孕妇能多小心。

孕妇长期吸入杀虫剂可导致畸胎。因此，平时多注意家居环境卫生，减少蚊虫滋生的空间。必要时选用毒性较低的杀虫剂，并留意使用方法，保持通风良好。

老人家常会告诉我们一些孕妇的禁忌，如不可搬家、不可双手举高等，其主要原因在于不要让孕妇搬重物和过度劳累，以避免

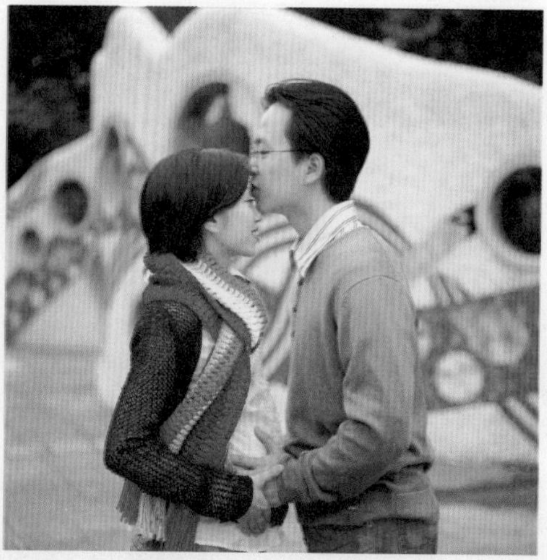

流产或早产的发生。这也是准妈妈在居家生活中必须注意的事情。

⑵工作环境

近年来，电脑已成为现代工作生活不可或缺的工具，国外报纸曾经报道长期在电脑屏幕前工作可能会导致胎儿畸形和自然流产，这曾造成某些职业妇女的恐慌。但是这项论点陆续被各国学者推翻，他们认为电脑的辐射线剂量不足以危害胎儿，反而是使用电脑的孕妇因工作压力、身体姿势、电脑位置等关系，常感到容易疲倦及不适。专家建议，长时间坐着工作的准妈妈应该每两小时起来走动 10 分钟。

欧美研究报告也显示早产与工作时数有关，工作越劳累的孕妇越容易发生早产，同时也容易发生宫内生长受限，生出低体重儿，此类新生儿预后较差，将来容易出现发育问题。

有的医师指出，怀孕期间的职业妇女通常在傍晚会感到下腹不舒服、紧绷或酸痛，这是子宫收缩现象，意味着宝宝提示您该休息了，以免发生早产。

2 饮食胎教

女性在怀孕前及怀孕期间的营养状况会深深影响到自身的健康及胎儿的健康。

⑴注重孕前营养

根据美国母亲食品营养委员会的建议，怀孕期间固然应注意均衡营养，但是怀孕前的营养状态也应受到同样重视。因此，想要孕育优质宝宝，必须从怀孕前就开始调养身体，再加上怀孕期摄取均衡营养，才能为您的宝宝打好健康的基础。

人体在营养供给充足的情况下，常常会将剩余的营养储存在体内，以备不时之需，对准备怀孕的女性而言，这种储存的营养具有更重要的意义，因为在怀孕初期如果发生任何干扰饮食的情形，胎儿就可以利用母体储存的营养暂时满足其身体发育的需要，而不至于影响正常发育。目前医学已经证实，怀孕前营养失调将可能影响胎儿发育。

胎儿器官系统发展与所需营养素一览表

胎儿生长周数	器官系统发展	所需营养素	食物来源
2~3周	血液循环开始出现，甲状腺组织、肾脏、眼睛、耳朵开始形成	均衡饮食	奶、鱼、蛋、红绿色蔬菜、肝、内脏、蛋黄、牛奶、黄绿色蔬菜、鱼肝油
4周	四肢开始发展，脑部、脊髓、口腔、消化道开始形成	钙、铁、铜、维生素A	脂肪、奶、鱼、蛋、红绿色蔬菜
5周	脑神经出现，肌肉中的神经开始分布，骨架形成	脂肪、蛋白质、钙、维生素D	肝、蛋、牛奶、乳酪、鱼、鱼肝油、黄绿色蔬菜
6周	肌肉发育，口、鼻腔发展，气管、支气管出现，肝脏制造红血球	镁、钙、磷、铜、铁维生素D、维生素A	胚芽米、麦芽、米糠、肝、豆、酵母、内脏、牛奶、蛋黄、乳酪、黄绿色蔬菜、胡萝卜
7周	胃发育完成，视神经形成，性器官分化出来	维生素B_1、维生素B_2、维生素A	奶、肉、蛋、鱼、豆、黄绿色蔬菜
8周	指头形成，唇部形成，耳朵完成	蛋白质、钙、硫、维生素A	肝、蛋、乳酪、奶、鱼、黄绿色蔬菜、红绿色蔬菜
10周	膀胱形成，手指甲、脚趾甲形成	维生素A、蛋白质、钙	肝、奶、蛋黄、乳酪、黄绿色蔬菜
12周	肺部出现雏形，甲状腺分泌荷尔蒙	维生素A	奶、鱼、蛋、红绿色蔬菜、豆、海产、骨质食物
16周	中央门牙长出，毛发出现	钙、氟、蛋白质、硫	肝、蛋、奶、乳酪、黄绿色蔬菜、鱼
24周	眼睛发育完成	蛋白质、维生素A	鱼、肉、奶、蛋、绿叶蔬菜、糙米
28周	神经系统开始调节身体功能	钙、钾、钠、氯、维生素D、烟碱酸	鱼、肉、奶、蛋、马铃薯、米饭、面条、脂肪、玉米
36~40周	皮脂腺活动旺盛	蛋白质、脂肪、糖	肝、内脏、蛋黄、牛奶、绿叶蔬菜、豆类

(2)不同孕期所需营养比例不同

人类从食物中获得能量，大多数食物都包含五种基本营养素：蛋白质、碳水化合物、脂肪、维生素和矿物质。孕妇需要比一般妇女摄取更多的营养，除了满足胎儿成长需要外，还要为胎儿维持一个理想的生长环境，同时要满足母体准备哺乳的生理变化所需营养。虽然怀孕期间须摄取均衡营养，但每个阶段胎儿的器官系统发育有不同变化，若缺乏该时期所需营养素，则可能对胎儿发育造成不良影响。

孕妈妈应养成良好的饮食习惯，要注意营养均衡，切忌偏食，多选择天然食物，尽量减少加工食品的摄入。每日食谱应包括多种食物，食物的种类越多，营养也就越均衡。

(3)孕期维生素的补充

关于孕期营养补充，在产科门诊，常有准妈妈询问要不要吃维生素等问题。现代人普遍习惯服用维生素制剂来补充营养，增强体力，然而维生素并不是百益无一害，对准妈妈而言，在选择服用时务必仔细阅读说明书或请教专家。

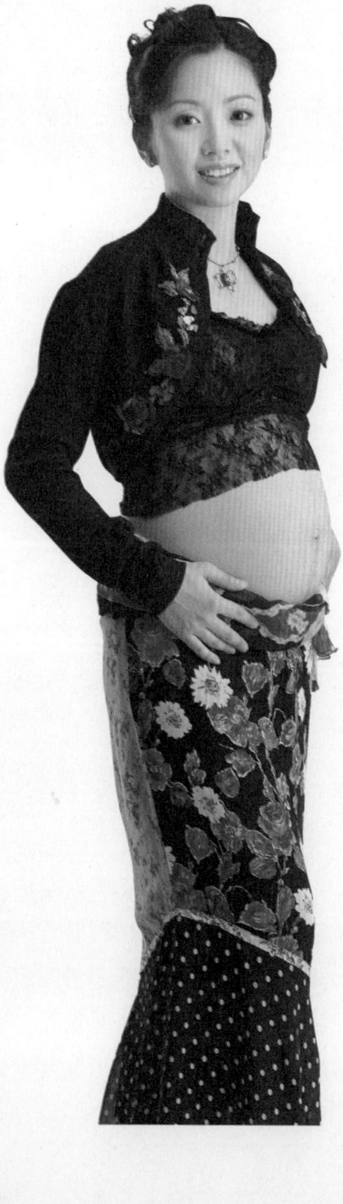

研究指出，维生素服用过量可能会危害胎儿。需要特别注意的是：如果孕妇摄取维生素 A 过量(超过 1 万单位)，就可能导致胎儿唇颚裂、先天性心脏病、中枢神经系统异常等先天性异常。而目前市售有许多复合维生素所含的维他命 A 剂量都过高，准妈妈在选择时务必谨慎。

另外，医学研究报告已经证实，叶酸可预防胎儿神经管缺损。准备怀孕或已经怀孕的妇女，平时除了应注意多摄取富含叶酸的食物以外，最好每日再添加服用 0.4 毫克的叶酸，特别是在受孕后第 18 ~ 20 天神经管形成的主要时期。

下表列出了美国国家食物与营养研究所委员会公布的妇女每日维生素的建议摄取量。

妇女每日维生素的建议摄取量

营养素	一般妇女	怀孕妇女
维生素A	4500IU	5000IU
维生素D	200IU	400IU
维生素E	30IU	30IU
维生素C	60mg	70mg
维生素B_1	1.1mg	1.5mg
维生素B_6	1.6mg	2.2mg
维生素B_{12}	2.0μg	2.2μg
烟碱酸	15mg	17mg
叶酸	0.2mg	0.4mg

专家提示

胎教与饮食习惯

您知道吗？宝宝出生后的饮食习惯也深受胎教的影响。虽然目前并无严谨的实验证实，但从临床的个案中发现，宝宝经常表现出没有胃口、不喜欢吃东西、常吐奶、吸收消化不良，甚至较大宝宝出现明显偏食的现象等，追溯以往可知，其母亲怀孕时的饮食状况也是胃口不好、偏食，或吃饭过程常被干扰，甚至有一餐没一餐的。

如果您希望日后宝宝能有良好的饮食习惯，就不能不注意饮食胎教。营养师建议准妈妈应先从自己做起：

★三餐定时：理想的吃饭时间为早餐7点到8点、午餐12点、晚餐6点到7点，不论多忙碌，都应该按时吃饭。

★三餐定量：三餐都不宜被忽略或合并，且分量要足够，注意热量的摄取与营养的均衡，平分在各餐之中。

★三餐定点：一边吃饭一边做别的事，如开会或看电视，都是不好的习惯。如果您希望将来宝宝能专心坐在餐桌旁吃饭，那么您就应该在吃饭的时候固定在一个地点。进食过程从容不迫，保持心情愉快，且不被干扰。

★以天然的食物为主：准妈妈应尽量多吃天然原始的食物，如五谷、青菜、新鲜水果等，烹调时也以保留食物原味为主，少用调味料。

★少吃所谓的垃圾食物：让宝宝在母亲肚里就习惯健康的饮食模式，加上日后的用心培养，相信母亲能减少为孩子饮食习惯的担心。

综合以上观点，准妈妈的饮食胎教原则就是：摄取均衡营养，培养良好的饮食习惯。

3 音乐胎教

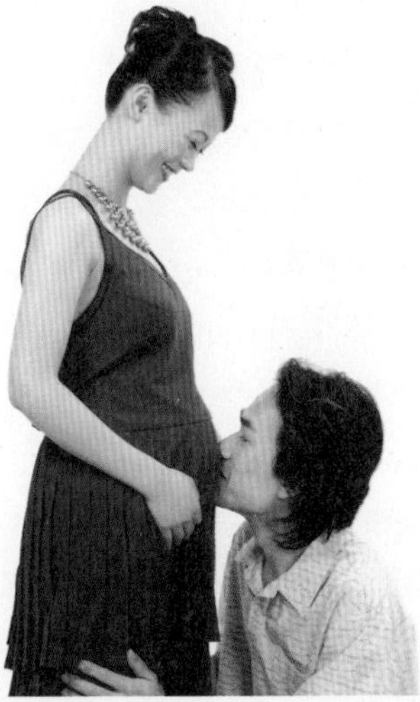

胎儿的生理与心理成长，除了依赖母体相连的脐带供输氧气和营养外，胎儿自身也具有敏感的知觉与心智，能感受子宫外的情境。另外一个强有力的沟通渠道是通过孕妇心境的改变，引发体内良性激素的分泌，进而强化母亲与胎儿之间的亲密感觉。这其中美妙的音乐就扮演着相当重要的沟通媒介的角色。

胎儿的听觉是通过母亲肚皮及其腹腔脂肪、子宫和里面的羊水而接收到外界信息。一般而言，受精卵成长至 4 周左右，耳泡便逐渐开始形成；20~22 周时，胎儿的内耳已达成人的大小。此时，母亲腹中的小生命有着明确的喜恶，甚至在子宫里就已经可以学习和记忆了。

专家认为，从婴幼儿发展的观点来看，适当的听觉刺激可以促进婴幼儿身心发展。

胎儿的耳朵在怀孕 2 周时，内耳开始形成；至 6 个月时，胎儿的听觉神经系统便可以感受到来自母亲呼吸和心跳的声音；怀孕 7 个月以后，胎儿对外在的声音刺激渐有反应，此时准爸妈可以利用胎儿清醒时（胎动是征兆之一）与胎儿沟通，有助于亲子关系的建立。

欧美盛行的音乐疗法显示音乐确实具有减轻压力、舒缓神经的功效。如在产房里准备生产的产妇在生产过程中，通过听音乐可减轻生产的痛苦。早产儿听古典音乐可以睡较长时间，增进奶量，及早出院。孕妇听优美的音乐，可以直接让胎儿感受到音乐的律动与节奏，让准妈妈精神放松，心跳规律，血流速度和血管收缩功能正常，可以为胎儿提供充分的营养，让胎儿健康成长。

建议母亲在怀孕期间，应尽量避免聆听过度嘈杂或不当的音乐，这是因为胎儿不喜欢听到高振动频率的音波，应选择旋律温和自然、有规律性的音乐，如大自然的河川、溪流声、虫鸣鸟叫声等。

古典音乐（特别是巴洛克音乐）因为其节奏和母亲的心跳旋律相近，所以对胎儿和新生儿有启发和安抚的作用。巴哈的《G 线上的旋律》、莫扎特的《21 号钢琴协奏曲》、韦伯特的《D 调广板吉他协奏曲》、舒伯特的《鳟鱼》钢琴和提琴五重奏，都是不错的选择。

医学研究指出，音乐确实能刺激胎儿的大脑发育，但并不是所有的音乐都适合作为胎教之用，胎教音乐应具备下列条件：

(1)音乐的节奏不能太快，音量不宜太大

太快的节奏会使胎儿紧张，太大的音量会令胎儿不舒服，因此，节奏太快、音量太大的摇滚乐不适合作为胎教音乐。

(2)音乐的音域不宜过高

由于胎儿的脑部发育尚未完整，其脑神经之间的分隔不完全，因此，过高的音域会造成神经之间的刺激串联，使胎儿无法负荷，造成脑神经的损伤。

(3)音乐不要有突然的巨响

因为突然的巨响会使胎儿受到惊吓，所以胎教音乐的戏剧性不要太过强烈。

(4)胎教音乐不宜过长

胎教音乐的长度为 5 ~ 10 分钟比较适合，而且要让胎儿反复聆听，才能形成适当的刺激。等到胎儿出生之后听到这些音乐就有熟悉的感觉，能够使初生婴儿有待在母体内的安全感，对于安抚婴儿情绪有相当好的作用。

(5)胎教音乐应具有明朗的情绪、和谐的声音

从以上的条件看来，有许多古典音乐符合上述条件，可以作为胎教音乐。孕妇听优美的音乐，可以让准妈妈心情放松；胎儿感受音乐的律动，可以促进其健康的成长。下表列出了古典胎教音乐曲目，供准妈妈参考。

古典胎教音乐参考曲目一览表

萨替：第一号琴诺佩第

此曲速度和缓，单纯的旋律反复多次，具有缓和情绪的功效，音量适中，具有朦胧之美，适合作为胎教音乐。

舒曼：梦幻曲（选自儿时情景）

《梦幻曲》是《儿时情景》中的第七首，曲风温馨感人，仿佛回到母亲的怀抱。

李斯特：爱之梦

音乐具有美丽爱情般的梦幻感觉，在情绪、速度各方面都适合胎教音乐。

贝多芬：月光奏鸣曲第一乐章

这个乐章犹如水波的荡漾，蕴含着幻想的气息和宁静的感觉，适合胎儿聆听。

布拉姆斯：摇篮曲

由大缇琴改编的版本避免女高音高亢的音调，改以柔和的中低音域表现，具有和缓情绪的作用，不论是胎儿，还是刚出生的幼儿，都适合聆听。

朱利安·洛伊·章伯：爸爸的歌

此曲速度和缓，音乐唯美，展现了父亲柔美的一面，相当感人，适合作为胎教音乐。

费尔德：第四号夜曲

夜曲通过简短的音符描绘夜晚浪漫的气氛，十分浪漫动人。

舒伯特：鳟鱼

（大提琴与钢琴演奏版本）这首歌是描述鳟鱼在清澈的溪水中自在地游来游去，轻快的旋律配上可爱的歌词，器乐改编的版本比较适合作为胎教。

韦尼奥夫斯提：浪漫曲

这首浪漫曲将19世纪末的浪漫气氛捕捉得极为传神，适合作为胎教音乐。

史特拉汶斯基：俄罗斯少女之歌

（大提琴与钢琴演奏版本）改编自歌剧Mavra，音乐中去除了原始、暴戾的气息，展现了古典时期的雅典，又融合了俄罗斯的民谣风味，相当动听。

巴哈：羊儿可以安心地吃草

（选自清唱剧第208号）这首《羊儿可以安心地吃草》在和缓的节奏中传达了安详的气氛，适合胎儿与孕妇聆听。

林姆斯基·高沙可夫：小夜曲

这首乐曲充满了高雅的气质，不论旋律还是抒情性都可以当作林姆斯基·高沙可夫的代表作。

佛瑞：第一号船歌

佛瑞摆脱了行销音乐的影响，以独特的清澄明亮风格赢得世人的喜爱，船歌正是他深受喜爱的作品之一。

华格纳：册叶小品

《册叶小品》是华格纳钢琴作品中最有趣、最精致的一首，充满了华格纳独特的乐思，展现了浪漫的精神。

卡隆尔斯：白鸟之歌

这首《白鸟之歌》是卡隆尔斯故乡的民谣，动人的琴音常使人潸然落泪。

舒伯特：降E大调慢板，D.897，“夜曲”

这个乐章十分柔美动听，被后世的人冠上“夜曲”的别称，适合作为胎教音乐。

门德尔颂：G大调无言歌

无言歌是精致简短的小品，门德尔颂把人类感情最美的部分寄托于旋律，显现出幸福的特质。

莫扎特：单簧管五重奏

在五重奏中，单簧管展现了安祥的音色，令人全身舒畅，适合胎儿与婴儿聆听。

萧邦：降E大调夜曲，作品9第2号

这首《降E大调夜曲》是萧邦所有的夜曲中知名度最高的一首，其甜美动人的音色仿佛水晶灯般的晶莹剔透，令人爱不释手。

理查·施特劳斯：木管小夜曲

《木管小夜曲》偏向古典乐派的曲风，再加上理查·施特劳斯特有的优美旋律，足以讨好每一双挑剔的耳朵，对于母亲腹中的胎儿来说也具有安定的作用。

巴哈：小步舞曲

巴哈的《小步舞曲》是一首可爱的乐曲，其轻快活泼的曲调深受世人喜爱，非常适合胎儿聆听。

波普：小夜曲

大卫·波普的演奏风格优雅，音色变化极为丰富，这首小夜曲就是极为动人的一首。

4 子宫对话胎教

⑴什么是胎谈和子宫对话

在日本学派系统化胎教课程的四大要素中，其中有一项是指对腹中的胎儿说话，称为胎谈，可以从打招呼开始，也可以说说花和鸟的名字，教一些数字、字母等。

美国的史生狄克夫妇对腹中的胎儿进行胎教，内容包括让胎儿听一些歌曲、音乐，教导英文字母、计算方法，以及说一些和生活用具或动植物有关连的话，他们将此称为子宫对话。

⑵胎谈和子宫对话的益处

不管是胎谈，还是子宫对话，其所强调的都是胎儿在母亲腹中时，如果母亲能常常温柔地对腹中胎儿说话，让他感受到您的爱和关怀，这样将有助于胎儿的生长发育。

专家指出，怀孕期间准爸妈温柔的说话声可以刺激胎儿的听觉发育，也可以增进胎儿的舒适感。胎儿在母亲腹中，便开始记忆母亲和父亲的声音，也因此产生舒适和安定的感觉。准爸妈如果能时常用温柔的声调和腹中胎儿说话，就可以让胎儿有被爱的感觉。

根据研究，母亲的思考也能刺激胎儿的头脑。也就是说，当母亲很懒惰，不愿意思考或学习新事物时，腹中的胎儿不但会变得怠慢，思考能力也会因此而降低。因此从胎谈的观点看来，胎儿在母亲腹中时，母亲可以讲讲故事，唱唱歌，甚至教导一些单字，讲解一些自然界的事物，让腹中的胎儿熟悉母亲的声音，甚至记住母亲所讲的事物。

至于该不该为了加强孩子未来数学、语文、科学等方面的“专才”，而刻意去学习一些准妈妈原本不感兴趣，甚至是艰涩难懂的课题呢？专家对于灌输胎儿某项知识，就能让胎儿在出生后具备此项才能持怀疑的看法。按照日本学派胎教论的观点，孕妇勉强阅读自己平常念不惯或是难懂的书籍，易造成紧张，还会产生反面效果。

若准妈妈能于平日多翻阅报章杂志，获取一些常识，保持浓厚的求知欲和学习欲，则对胎儿脑部的发展有很大的促进作用。

⑶如何进行子宫对话

那么，准妈妈和准爸爸可以跟胎儿说些什么呢？

从现代胎教学的研究可知，在怀孕16周，胎儿就有触觉、味觉、嗅觉；18周时，胎儿就有视觉、听觉；26周时，胎儿就有潜意识、意识与人格；在30周时，胎儿就有学习、记忆与做梦的能力；到36周，胎儿的大脑皮质已发育完全。由此可知，胎儿是具有敏锐的感受力和学习力的。不仅外界人、事、物

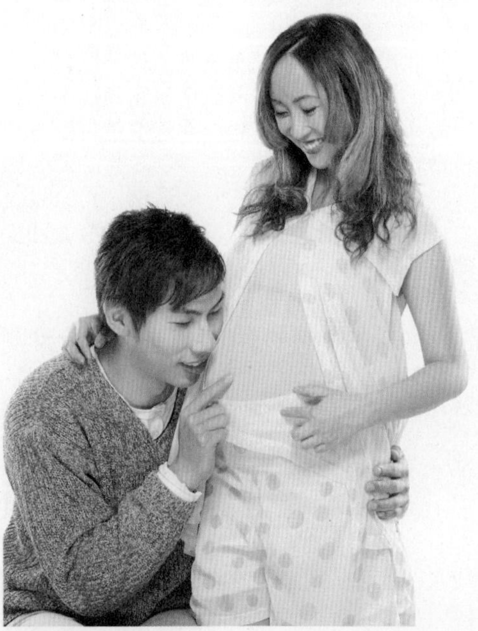

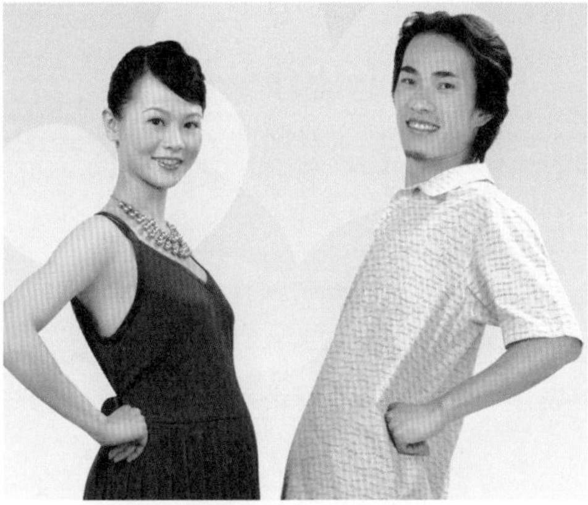

可能在胎儿脑中留下潜在印象，母亲的行为与心理对胎儿也有深远的影响，所以胎儿早在母亲腹中就已经开始学习了。

母亲可以唱歌给宝宝听，可以将日常生活中所看到、听到、感觉到的事物说给宝宝听，让他能参与您的生活，感觉您的感受，甚至可以朗读一些温馨有趣的故事，教导一些大自然的事物和社会上的知识。同时，当您在进行子宫对话时，教导不同的事物最好能用不同的声音语调。腹中的胎儿可是能够感受得到母亲的良苦用心哦!

虽然并无实证显示，您跟腹中胎儿说些什么、教些什么，将来宝宝出生后就具有这方面的知识，但可以确定的是，母亲如果肯花心思，将来宝宝在各方面的发展就将会比其他孩子好，学习也比其他孩子好。看来想要有个聪明的宝宝，得先有个勤劳、积极的母亲啊!

至于准爸爸如何参与胎教呢? 准爸爸可以在妈妈的肚子旁边，用温和轻柔的语气对腹中的胎儿说说话，让他能熟悉您的声音。准爸爸还可以将自己的工作、兴趣与才能，用简单易懂的话说给胎儿听，让胎儿也能感受父亲的关怀与用心。准爸爸可别忽视自己对胎儿的影响，而失去参与胎教的大好机会哦!

5 心情胎教

胎儿医学证实，胎儿在母亲腹中就能看得见、听得见某些事物，并且可以用肌肤来感觉。虽然尚未证实母亲的心情是否会直接影响胎儿，但可以确定的是，准妈妈如果能保持平稳、乐观、平和的心情，就可以促进胎儿的身心发展。准妈妈除了需注意营养均衡及适度运动之外，还要重视精神修养。

研究结果发现，当母亲生气、急躁或悲伤的时候，其所分泌的激素与脑部所产生的物质会通过胎盘传递给胎儿，使得胎儿的精神状况和母亲一样。也就是说，作为母亲感情通讯的激素会传递给胎儿，使得胎儿敏感地察觉到母亲的情感和想法。

根据一项利用猴子所做的实验，当母猴处于沮丧、失望的情绪状况时，母猴的血压和心跳会很低、很微弱，在此状况下，胎儿的血压和脉搏也会突然下降许多。由此看来，猴子的情况如此，人类的情形也会与其相似。

胎教的第一步就是母亲要保持好心情，这是史生狄克式胎内教育法的基本原则。在史生狄克太太怀孕过程中，她就一直告诉自己，如果母亲能保持一颗平和、明朗、温柔的心，婴儿就会以这种原动力促进良好的身心发育。如果母亲处于不佳的心情，就会促使内分泌系统分泌肾上腺素、促肾上腺素这些不好的物质，严重的话甚至会造成胎儿宫内生长受限。因此保持好心情，促进脑内啡的分泌，将有助于胎儿生长发育。

(1)心情胎教的具体方法

唱歌、听音乐、替宝宝准备用品，这些都是让母亲拥有好心情的方法。美国学派建议孕妇多做白日梦（幻想），可以让孕妇心情放松，处于松弛的精神状态；准爸爸还可以帮太太按摩，甚至可以和太太跳个舞，等等，这些都是不错的心情胎教方法。

孕妇若能多接触赏心悦目的东西，维持身心健康与愉悦，不仅对孕妇本身有益，对胎儿也有正面的影响。多欣赏美的事物，多接触文艺活动，多到郊外走走，这样都可以让母亲心情愉悦、平静，可以说是做好胎教的不二选择。

您可以发现，如果母亲处于生气、盛怒的情绪时，腹中胎儿会动得较厉害；当您听一些较吵杂、摇滚的声音、音乐时，胎儿的反应也会比较激烈，所以多接触让自己心情平和、稳定的声音、影像、事物，相应胎儿也能维持好的状态。

只要时时刻刻想着孕育生命的成就与喜悦，营造一个温馨、愉快、健康的外在环境，营造柔和、温顺、愉悦的内在心境，不仅对胎儿身心健康有所助益，而且可以让胎儿在最稳定的母体内发育成长，一个活泼、可人的未来宝宝，是您可以期待与获得的。

支配精神活动的脑内物质

脑的状态		物质名称	作用
意志	只想做事情时	甲状腺素	促进新陈代谢
	感兴趣时	肾上腺皮质激素	神经管活性化
	想睡觉时	血清胺	刺激睡眠中枢
	睡醒时	促肾上腺素	刺激觉醒中枢
	集中意识时	β－内腓肽	阻断不必要的讯息
	内疚担心时	生长激素	抑制代谢
感情	感受到爱情时（女性）	促性腺激素	刺激性腺 皮肤、容貌更美丽
	感受到母亲的爱时	乳汁刺激素	促进乳汁分泌
	感动时	β－神经阻断剂	感觉麻痹
	满足、快感时	多巴胺	刺激本能的快感
	不安、恐惧时	肾上腺素、促肾上腺素	产生逃避的生理反应
	生气时	肾上腺素、促肾上腺素	产生斗争的生理反应
智能	头脑清晰时	乙酰胆素	神经细胞活性化
		血清胺	神经管腺活性化
		肾上腺皮质激素	促进水分代谢
		催产素	促进记忆储存
		周边血管收缩素	控制血压正常

(2)心情胎教可提升胎儿的情绪智高

目前医学上并无法证实胎儿的智力（IQ）可以借由胎教获得提升，但是可以确定的是，胎教确实可以提升胎儿的情绪智商（EQ）。一个时时保持稳定、平和、愉悦心情的孕妇，一定可以让腹中胎儿感染到母亲的好心情，将来也必定能具有较高的EQ。

6 光照胎教

(1)光照胎教的作用

医师指出，胎儿从怀孕第16周开始就有视觉，用光照时，胎儿能够感觉到光线的变化，用微光穿过肚皮稍做刺激，可以促进其视觉的发展。

(2)光照胎教的做法

用微光照射约5分钟：当胎儿处于活动状态时，用手电筒的微光持续照射，胎儿可能会通过转身来反应。不过光线不宜太强，也不能照射太久。另外，体重越重的孕妈咪，肚皮脂肪会越厚，光线不易穿过，可能需要开较强的光。

结束前连续开关手电筒电源：可在光照胎教结束前连续开、关手电筒数次，加强光线的变化，以刺激胎儿的视觉。

7 接触胎教

(1)接触胎教的作用

接触胎教法是指妈妈用肢体碰触肚皮的方式和胎儿做互动。接触的方式包括抚摸、触压及拍打。胎儿在孕16周后，已渐渐产生触觉，可以感觉到妈咪对肚皮的接触。当妈妈在和胎儿互动时，除了能传达爱意之外，还能促进胎儿的身体发展，使其感受到自身与外在环境的关系。

(2)接触胎教的做法

抚摸：抚摸通常是妈咪对胎儿表达爱意的表现。当胎儿醒着的时候，若感受到妈咪的双手，便可能以翻身来做响应，如此形成良好的触觉刺激，也可以促进大脑功能的协调发育。孕妈咪可以在睡前或有空的时候，半坐卧在床上或沙发上，放松身心，然后用双手由上至下、从右至左，以固定、规律的方向来回抚摸，就像在抱一个真的宝宝那样抚摸。抚摸时切忌过于用力，也可以搭配语言，和胎儿说说话，让胎儿感受到母亲十足的爱意。

触压：怀孕24周以后，就可以通过触压的方式来和胎儿做互动。通常较大力量的触压会引起胎儿踢动、闪避、吸吮或翻身的响应，若是没有，妈咪也不用过于担心，有可能是胎儿处于睡眠情况或是他的位置不方便翻身。这些刺激所引起的肢体反应都可以帮助胎儿肢体肌肉的发展。可在晚上睡前进行，持续5～10分钟，需要注意的是触压的力量不宜过大，以免使胎儿受到惊吓。

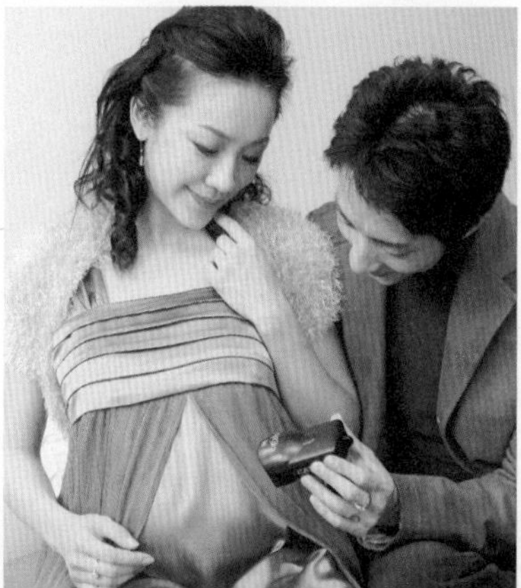

拍打：拍打和触压是类似的方式，只是拍打接触的时间比较短，但是力度稍大，频率较高，一样都会引起胎儿的肢体反应。由于拍打会让羊水产生较大的波动，因此胎儿可能出现较多的反应，也可能让胎儿有一种像船在海上晃动的感觉。这种晃动的感觉可以刺激胎儿的本体觉发展，也就是让胎儿了解身体与环境之间的关系。

(3)触摸胎教的注意事项

❶ 不要一次玩太久，大约十几分钟就可以，因为胎儿很嗜睡，不要影响胎儿的睡眠和作息。

❷ 千万不要震动太厉害，以免造成子宫收缩，可能有流产或早产的危险。

❸ 若孕妈咪有出血或子宫收缩的状况，不建议进行触摸胎教。

❹ 千万不要剧烈摇晃肚子，以免流产或早产。

8 准爸爸胎教

(1)准爸爸胎教的作用

母爱是女人的天性，自从怀了宝宝之后，孕妈咪会认真调整好自己的生活，吃东西、生活作息一切都变得规律，还会时不时地对肚子里的宝宝说说话，让宝宝感受到妈咪的爱意，宝宝最直接的胎动反应更能让孕妈咪感到兴奋不已。

在胎儿时期，爸爸的胎教和妈咪同等重要，因为胎儿容易听到频率较低、低沉的声音，所以，胎儿反而比较容易听到爸爸的声音，爸爸便可以利用这点多和胎儿说说话，让他熟悉自己的声音，重要的是也能让胎儿感受到爸爸的关怀与用心。

此外，准爸爸参与胎教可让孕妈咪感受到爸爸对胎儿及怀孕的重视，能获得更多的安全感，也能使孕妈咪拥有好心情。

(2)准爸爸胎教的做法

体贴孕妈咪：准爸爸参与胎教的最大重点便是让孕妈咪保持愉快的心情。孕妈咪的心情会直接影响胎儿的发育，因此，在怀孕期间，准爸爸可要更体贴一些，给孕妈咪多一些安全感，也就是当孕妈咪稳固的后盾，使她不用再花心思想东想西，这样也能让孕妈咪的心情维持在最佳状态哦！

执行各种胎教法：上述的几种胎教法，准爸爸都能执行。不要认为少了脐带的相连就没有任何用处，只要是外在刺激，都能引起胎儿的反应，都能促进他的发育。只是当准爸爸在执行接触胎教法时，要特别控制自己的力道，因为男生的力气较大，不小心吓着胎儿，那就不好了。

关心孕妈咪的生理心理状态：若是准爸爸忙于工作，没有多余的时间可以和胎儿互动，那么也要记得随时注意孕妈咪的精神、心理、生理、体力等状况，协助妈咪做好孕期的保健。

9 准爸爸是执行胎教的重要角色

准爸爸要怎么做胎教呢?

❶ 注意准妈咪的营养，让胎儿能吸收到充足的养分。

❷ 有空时，跟准妈咪一起摸摸肚子、跟宝宝说说话。

❸ 经常关心准妈咪的需求。

❹ 一起进行喜欢的、安全的休闲活动。

❺ 陪准妈咪聊天、散步。

❻ 让准妈咪保持好心情，就是最好的胎教。因为让孕妈咪快乐，胎儿就快乐。

第三章

轻松分娩

经过十个月的孕育，终于要和可爱的宝宝见面了。在迎接新生命来临之前，准妈妈还要再冲过最后关卡——待产与生产。不论是自然产还是剖宫产，整个待产与生产流程对产妇来说都是莫大的考验。也许你会有点不知所措，别担心，通过阅读本章就可以身临其境，做好心理准备，以最大的信心迎接你最美丽的花朵。

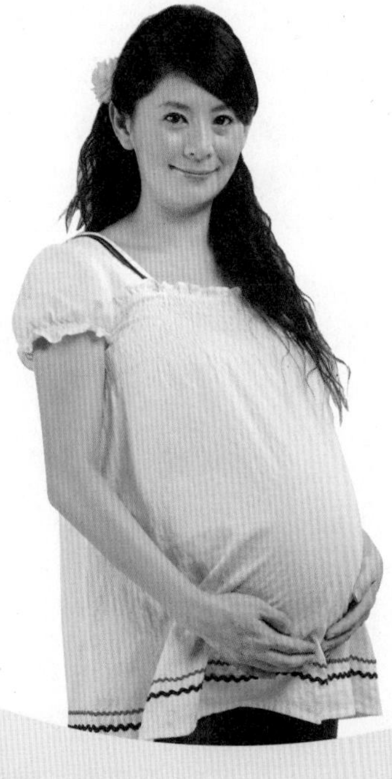

一、全方位准备

（一）未雨绸缪，为生产做好准备

1 了解拉梅兹呼吸法

自然生产的痛楚，被公认是世界上最剧烈的疼痛，因此越接近产期，孕妈妈的心情就越紧张害怕。拉梅兹呼吸法是公认能够有效减痛的方式，孕妈妈如果能勤加练习，就绝对有助于顺利生产。

⑴什么是拉梅兹生产法

拉梅兹生产法是由俄国医学家发明，俄国心理学家将其称为心理预防法，其目的在于训练产妇利用放松技巧和各种呼吸技巧，来应付子宫收缩时的痛楚。而后，法国拉梅兹产科医生经过研究改进，成为目前使用广泛的拉梅兹生产减痛法。

拉梅兹生产减痛法包含了神经肌肉控制运动、产前运动、呼吸技巧等多种内容。其中，呼吸运动是进入产程时使用最广泛的减痛方式。

⑵练习拉梅兹呼吸法的益处

孕妈妈在怀孕7个月后就可以和老公，或是其他陪产者一起接受呼吸技巧训练，长久练习有下列好处：

★夫妻共享怀孕及生产过程，培养默契，增加亲密感。

★减少对生产的陌生及恐惧，拥有足够的信心迎接生产。

★生产时，利用呼吸技巧，控制子宫收缩引起的产痛，维持镇定，保持体力，使生产过程更顺利。

⑶拉梅兹呼吸法练习注意事项

想要练习拉梅兹呼吸法的孕妈妈，必须先做到下列事项，才能发挥拉梅兹呼吸法的减痛功效。

★胎位正常，无任何危险妊娠征兆，可自然生产，并咨询产科主治医生，并征得其同意。

★建立基本生产过程（包括产兆）概念，以配合呼吸技巧的应用。

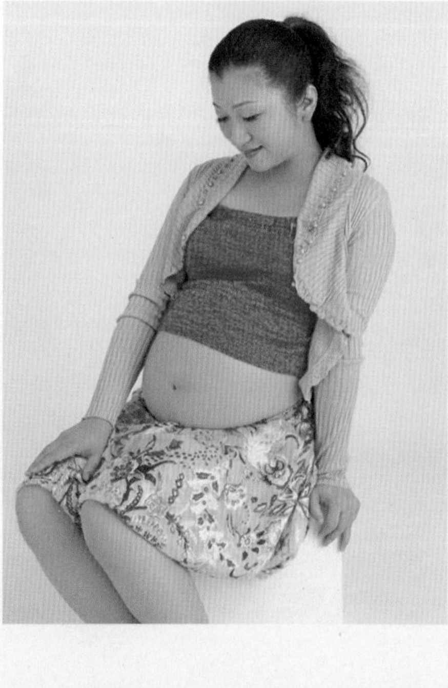

★怀孕满7个月后开始练习呼吸技巧，需要反复练习，直至技巧熟练。需先生（同伴）一起陪同接受训练及练习。

⑷练习前的原则

在练习拉梅兹呼吸法之前，孕妈妈要遵守以下几个原则：

★选择坚固的硬板床或地板做练习，避免在弹簧床或软床上练习。

★运动前先排空膀胱。

★需穿着宽松的衣服。

★空腹或饭后两小时练习。

★配合个人身体状况，逐渐增多练习次数，避免过于劳累。

★练习环境保持温暖。

2 产前各项练习

⑴廓清式呼吸运动

适用时间：

在所有的运动开始及结束前，需做一次廓清式呼吸。

方法：

鼻子慢慢深吸一口气，再从口中缓慢吐出，全身放松。

练习姿势：

孕妈妈如果上了产床，通常身体会呈半躺的姿势，不过在家中练习时，可采取坐姿练习，最重要的是熟悉控制身体与呼吸的方式。

⑵神经肌肉控制运动

目的：

★使产妇在产痛发生时，仍能自由自在地放松全身肌肉，不至于无谓地浪费体力，也能保证供给胎儿足够的氧气。

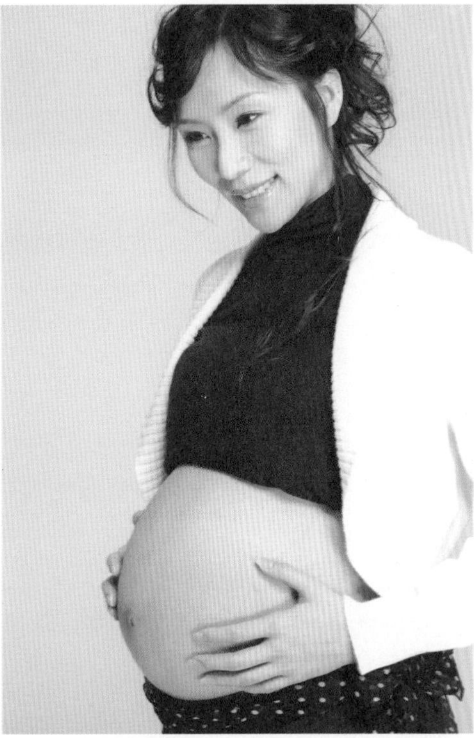

★生产时能将产痛解释为“开始生产一呼吸”的讯号，而不是感觉疼痛及紧张。

★集中精力在呼吸技巧上，控制宫缩引起的产痛，提高对产痛的忍受力。

★保持体力，较为轻松地度过产程。

原则：

★选择不受干扰的安静环境练习，才容易进入状况。

★与同伴一起练习，随时检查放松情况，才容易达到效果。

★每天练习，才能逐渐熟练。

★须习惯同伴的指挥（口令）。

方法：

★孕妈妈平躺在地板上，头下、膝下各垫一枕头，或坐在地板上，深深地吸气及呼气，全身放松（若只练习手部放松，站立亦可）。

★进行廓清式呼吸。

★缩紧身体某部位，如右臂、左臂、右腿、左腿等。

★放松同一部位。

★进行廓清式呼吸。

★轮流练习缩紧与放松四肢，也可应用到全身任何一个部位的肌肉。

(3)产前运动

❶ 盘腿运动

目的：

增加骨盆底的可动性和肌肉的韧性，以利生产。

方法：

坐在地上，背部靠在墙壁或沙发，两脚盘腿，每天可进行 5~10 次。

❷ 压膝运动

目的：

增加骨盆底的可动性和肌肉的韧性，以利生产。

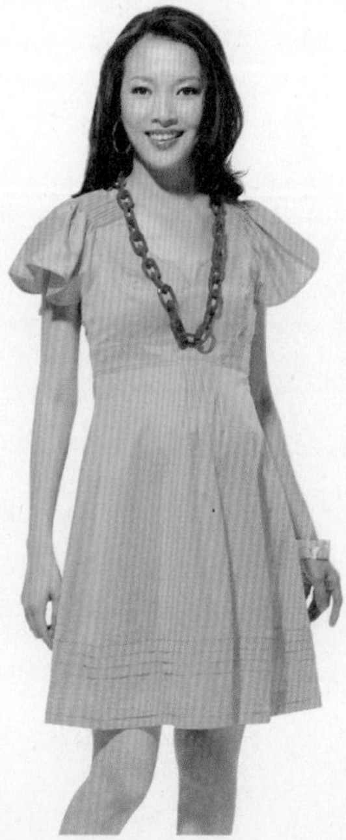

方法：

两脚底合在一起，将两脚与膝盖尽量靠近身体，双手放在膝盖上，温和地向下压，再轻放。每天可进行 5~10 次。

❸ 待产按摩法

目的：

临近生产时，腰背会有非常酸痛的感觉，通过按摩可减轻这些不适。

方法：

弯曲大拇指的第一个关节，用此关节按住酸痛的地方即可。

3 生产时如何配合呼吸

(1)胸式呼吸

适用时间：第一产程初步阶段。

当孕妈妈开始有不规则阵痛（有时伴随腰酸）的现象，但是每次阵痛的时间间隔较久，且阵痛的程度较低时，便可进行。

此时子宫颈变薄扩张，打开 2~3 厘米，子宫收缩 30~50 秒，收缩间隔（两次阵痛的间隔时间）5~20 分钟，持续 8~9 小时。

方法：

★身体完全放松，眼睛进行定点凝视。

★进行廓清式呼吸。

★鼻子吸气 5 秒，再从口中缓慢吐气 5 秒，腹部保持放松。

一次吸气吐气过程约 10 秒，并进行 6~9 次胸式呼吸，直到子宫变软、不痛为止，结束后再做一次廓清式呼吸。

(2)浅而慢加速呼吸

适用时间：第一产程加速阶段。

★此时进入规则阵痛，子宫收缩压力大，

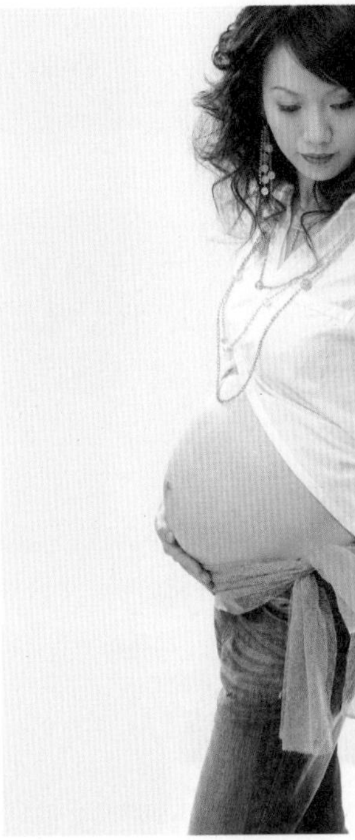

孕妈妈感受到的阵痛更强，孕妈妈的情绪会变坏。

★子宫颈变薄扩张，打开 4~8 厘米，子宫收缩 60 秒，收缩间隔 2~4 分钟，持续 3~4 小时。

方法：

★完全放松，眼睛进行定点凝视。

★进行廓清式呼吸。

★鼻子吸气，再从口中缓慢吐出，腹部保持放松。

★配合子宫收缩的强弱，来决定呼吸的快慢，子宫收缩增强则加快呼吸速度，子宫收缩减缓则减慢呼吸速度。由于子宫收缩程度会由弱至强，再由强至弱，因此，呼吸的速度应由慢而快，再由快而慢。

★吸气吐气过程配合子宫收缩持续时间，为 45 ~ 60 秒，最后以廓清式呼吸结束。

★每天 5 次，每次以 60 秒为计。

口令：

收缩开始，进行廓清式呼吸。

吸二……三……四，吐二……三……四。吸二……三，吐二……三。吸二……，吐……二。吸……吐，吸……吐（再逐渐减缓呼吸速度至吸二……三……四，吐二……三……四）。

廓清式呼吸，收缩结束。

⑶浅呼吸

适用时间：第一产程转变阶段。

★孕妈妈阵痛最剧烈的时刻，会感觉到产道有东西，或有想大便的感觉，产妇可能会失去耐性，发脾气大叫。

★子宫收缩最强烈，子宫颈变薄扩张，打开 8~10 厘米，子宫收缩 60 ~ 90 秒，收缩间隔 30~90 秒。

方法：

这时由于产妇已痛到无法吸足一口气，因此要分段吸气，再一次吐完气，确保胎儿拥有足够的氧气。这个阶段无论宫缩程度大小，都应维持快速吸吐的速度。

★完全放松，眼睛进行定点凝视。

★进行廓清式呼吸。

★微张开嘴巴吸吐发出“嘻嘻嘻”的声音。

★连续 4~6 个快速吸气，再吐一次气，以吸吐为一个循环，并反复进行，直到子宫收缩结束。

★根据子宫收缩的强度来调整呼吸速度。

★吸及吐的气的量需一样（即分段将气吸饱，再一次将吸饱的气吐完），避免换气过度。因为母亲若换气过度，则会将体内二氧化碳过度排出体外，造成手脚发麻等不适状况。

★再以廓清式呼吸结束。

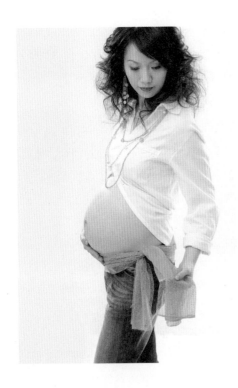

口令：

收缩开始，廓清式呼吸，吸吸吸吸吐，吸吸吸吸吐……吸吸吸吸吐，廓清式呼吸，收缩结束。

⑷闭气用力运动

适用时间：子宫颈全开，胎儿随时娩出时。

产妇是否能正确用力决定了该时期的时间长短，正确的方式是在子宫收缩时用力，子宫舒张时停止用力，同时完全放松，以便获得力量继续用力。

方法：

★孕妈妈平躺在地板上，或坐在地板上，两腿放在椅子或沙发上，两膝屈曲，两腿分开，臀部移近椅子边缘，手握住椅子的脚。坐在地上，保持双腿张开的姿势亦可。

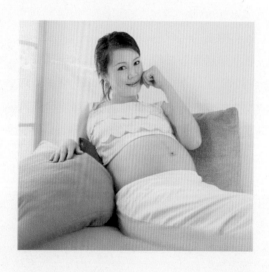

★大口吸气后憋气，往下用力，像排解较硬的大便一样。

★头抬高看肚脐，下巴向下。

★憋气 20~30 秒，吐气后马上再憋气用力，直到收缩结束。

★预产期前 3 周每天练习两次即可，但切记练习时不可真的用力。

口令：

收缩开始，廓清式呼吸，吸一口气，憋气，往下用力，用力……吐气，廓清式呼吸，收缩结束。

⑸哈气运动

适用时间：不能用力，却不自主用力时。

★子宫未扩张而有强烈的便意，想要用力，用哈气运动，以避免子宫颈水肿，延迟产程。

★当胎头已娩出 2/3，但为了避免冲力太大造成会阴撕裂伤，因此要求产妇不要用力，此时可使用哈气运动，口张开连续喘气，直到想用力的冲动过去为止，并等待医护人员再次提示。

方法：

★嘴巴张开，如喘息般急促呼吸。

★不可憋气，要全身放松。

口令：

不要用力，哈气（要练习到有很快的本能反应才行）。

4 顺利生产的五大准备工作

怀孕这件事，在现在似乎更加弥足珍贵。孕育下一代绝对不是一件简单的事，许多人从烦恼不能受孕到经历怀孕初期的种种不适，不安地等待各项产检的结果，再到看到新生宝宝暖呼呼地躺在自己怀里，一颗心才稍稍放下。每对夫妻都希望迎接健健康康的宝宝，而不是令人心酸的失望经历，所以在怀孕期间，一定要充分了解必要的检查项目，并且找到一位值得信任的医生。下面介绍关于顺利生产的五大环节，环环相扣，您一定需要知道。

⑴掌握怀孕生产知识

怀孕的过程相当漫长，也是学习育儿知识的最佳时间。有许多求知欲强烈的准妈妈，从一窍不通到满口的妈妈经；也碰到过整个怀孕过程只看过一两次医生的产妇。在现今医疗信息畅通的社会里，如果您能掌握一定的产科知识，那么不论是选择医生，还是遇到任何问题，都会有很大的帮助。

时至今日，在生产过程中仍然充满着许多潜在的危险，高血压、出血、感染、羊水栓塞造成产妇、胎儿死亡的情况时有所闻，胎儿在生产过程中受到伤害的疑虑，也一直困惑着准妈妈。

根据统计，造成胎 儿死亡的原因中，难以避免的因素占 40%~50%，医生处理不当的因素占 30%，重要的是，在死产的个案里，胎儿到医院之前就已死亡的比例高达 75%。因此，准妈妈平常就要了解胎儿的活动及不正常的警讯，一旦发现不对劲，不要等，不要怕麻烦，更不要怕被医护人员念叨，及早到医院检查才能够确保胎儿平安。

⑵选择好的医院及医生

确定怀孕之后，第一个大问题就是医生和医院的选择。以都市来说，虽然妇产科医院不少，但很多人还是不知道要到哪里生，到大医院人太多，私立医院又怕技术无保证，或担心医生技术是否过关，是否足够细心。

其实，在大医院或私立医院做产检都没关系，在大医院检查的项目不见得比私立医院多，而且私立医院的方便性和私密性通常都是大医院无法比拟的。

生产的时候，如果宝宝出现问题，通常大医院小儿科的设备会比较齐全，就不必再把婴儿转诊出去。因此，如果您觉得到大医院产检没有什么不方便，那么当然是很好的选择。

不过，最重要的是医生看诊的细心程度以及对患者的态度，如果帮您做产检的医生不能及早发现问题，就算到大医院生产也是没有用的。

⑶生产时间的考虑

历经 10 个月的辛苦等待，最后的目标就是平平安安地把宝宝生下来，什么时候会生、什么时候该生、生产要用什么方式，以及生产时医生的临场处理，每个环节都非常重要。对于生产时间的选择，当胎儿生出来会比留在腹中安全时，也就是该生产的时候了。

在怀孕 37 周以前，如果出现频繁的子宫收缩等早产现象，没有母体或胎儿的并发症，就应尽量安胎，因为过了这个时期，胎儿肺部成熟度才与 40 周是相同的。事实上，在临床处理时并非如此简单，许多造成胎儿潜在伤害的早产原因，并不容易查明，例如子宫内感染、胎儿发育异常等，这些就有赖于医生仔细的检查评估。不过，碍于中国人的传统观念，生产的时辰、长辈的态度仍然

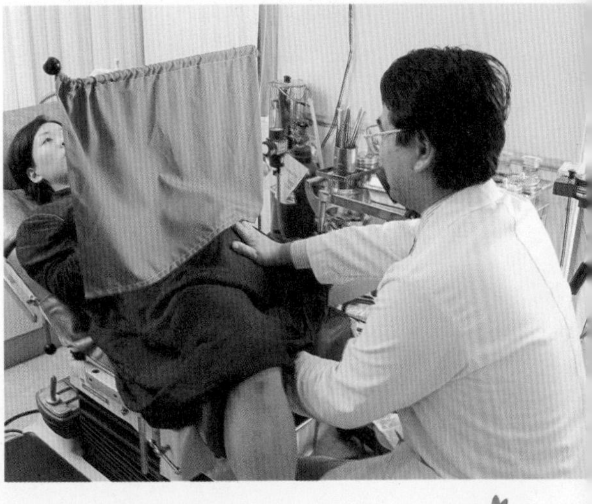

具有主导作用，有的产妇宁愿选择自己认为合适的时辰，这当然不是科学的生育观念。

⑷生产方式的选择

很多孕妈妈因为害怕产痛而选择剖宫产。根据加拿大 McGill(麦基尔) 大学的心理学院医学博士 Melzack 的统计，只有 1% 的初产妇与 6% 的经产妇觉得产痛是可以忍受的，研究中也指出产痛的程度比起骨折、牙痛都还要痛得多，也难怪准妈妈受不了。如果您能遇到一个有爱心的好医生，家人又能够给您充分的支持与鼓励，相信这些疼痛都能撑过去。

当然，您也可以选择无痛分娩，大幅降低生产的痛苦。但是有许多人不敢采用无痛分娩，是因为怕会有腰酸背痛等后遗症。根据美国波士顿 Dana 研究中心的学者 Breen，以及英国托马斯医院的麻醉医生 Russell 两位专家的研究，发现采用无痛分娩后出现腰酸背痛的几率并没有比不做无痛分娩高，如果在技术良好的麻醉医生操作下，发生后遗症的几率很低。也就是说，生产过程并不是非得要痛得死去活来，即将生产的准妈妈不妨与您的医生多做沟通。

孕妈妈要想进行剖宫产，应该有医疗上的指征，例如产程进展迟缓、胎儿缺氧、胎位不正等。不过紧张的医患关系，加上对生产的期待，很多时候无法完全按照教科书上的标准做选择，尤其是在生产过程中，胎儿监视器随时监控宝宝的状况，只要存在异常情况，医生就必须告诉患者可能的风险。尽管医生告诉父母只有 1% 的危险性，但是谁也不愿成为这 1%，所以剖宫产的机会自然就增加了。

为了避免不必要的剖宫产，除了医生要

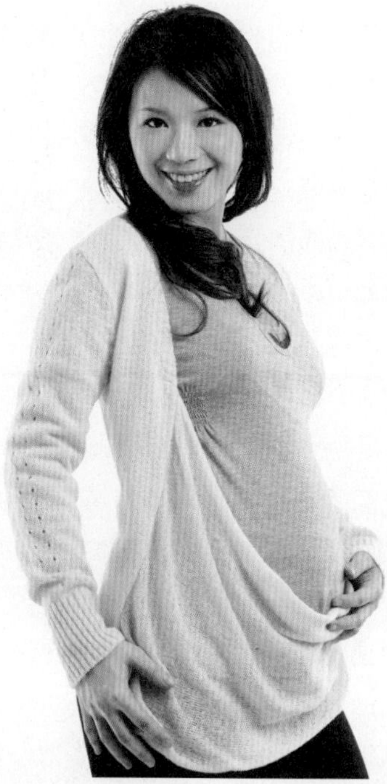

做好判断外，孕妈妈自己也要多掌握知识，当医生在做解释时，才能够真正地互相沟通，做出对母亲、婴儿最好的选择。

⑸注意生产时的风险

尽管怀孕期间没有任何并发症，在生产的过程中仍会潜藏风险。胎儿平时可能一点问题都没有，但是当子宫强力收缩，压迫胎儿进入产道时，宝宝可能会无法承受，而生产时妈妈的生理变化也很明显，所以有人说，生产就像“鬼门关前走一回”。有经验的医生会对生产过程中出现的问题给予及时而且正确的处理，将意外发生的几率降到最低。

每一位准爸妈都希望自己的宝宝聪明健康，生产的过程顺利平安，医生们也努力地帮他们达到这个目标。怀孕、生产是产妇、家人与医生共同参与的过程，每一个人都要扮演好自己的角色，共同分担生命的喜悦与风险。

（二）产后妈妈与宝宝用品准备

1 产后妈妈必备物品清单

⑴束腹带

孕妈妈生下宝宝之后，肚子里原来让宝宝居住的空间会突然被空出来，使用束腹带可以帮助子宫、其他腹部器官回复到原来的位置，同时可以支撑妈妈的腰腹部，防止腰部酸痛。对于剖宫产的新妈妈来说，束腹带更是帮助固定伤口，让妈妈下床活动也不会拉扯到伤口的好帮手。目前医院通常会请剖宫产的新妈妈在产前自行准备或由医院准备束腹带，在做完手术之后就可穿上。

孕妈妈应选择透气(例如棉质)、伸缩性良好的束腹带，千万不要穿得过紧，让自己透不过气，同时尽量准备两件做替换。

由于产后 42 天是身体恢复的关键期，因此建议妈妈最好能穿戴 30 ~ 40 天。之后若腹部复原状况良好，则不必再使用。

若不穿束腹带，肚子与骨盆就无法恢复原状了吗？

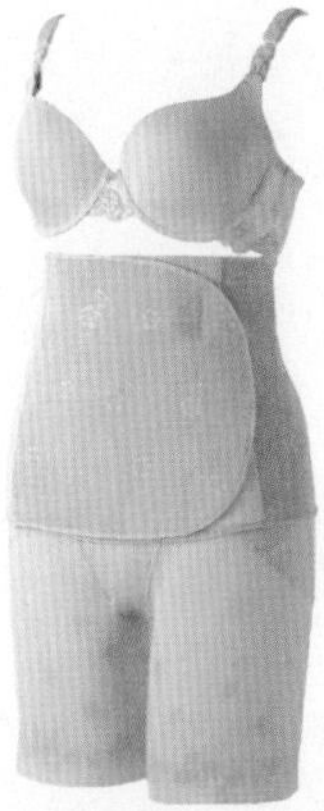
束腹带

束腹带可以协助器官复位，但这不代表不使用束腹带，腹部就无法恢复原状。另外，妈妈怀孕时分泌的激素会使骨盆韧带变松，并且较有弹性，以适应生产需要，但生产过后，这些激素会停止分泌，扩张的骨盆会逐渐恢复到原有的大小，与穿束腹带并没有直接的影响。不过如果坐月子的时候变胖，脂肪会堆积到骨盆四周，臀围就可能因此变大。

⑵塑身衣裤

塑身衣裤的功能主要在于雕塑身材，包括托高乳房、防止驼背、提臀，以及修饰全身的线条等，妈妈可依个人需求选择不同的款式。

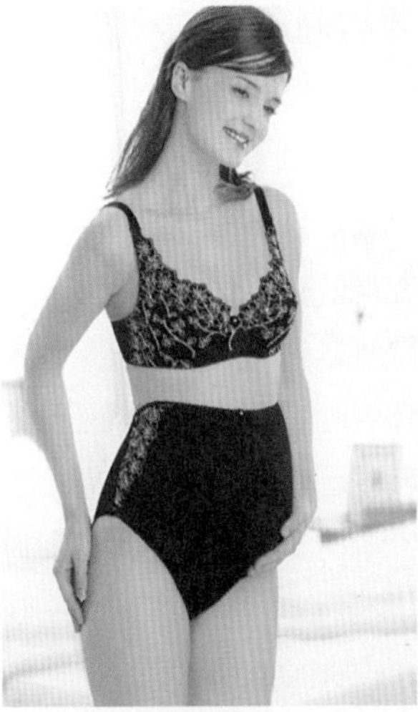

有意使用塑身衣裤的妈妈，必须在恶露排完或是量较少以及阴部伤口复原之后再穿，否则会影响恶露的正常排出，或引发阴部感染问题。束裤贴身的程度应该由松到紧，一开始先穿得松一点，过几天再慢慢调得紧一些，千万不要让自己透不过气。因为如果塑身内衣的吸汗性与透气性较差，束得过紧，就有可能使皮肤起疹子，或出现其他不适状况，同时也容易引起阴道炎症。如果可能，最好选用外阴部有开口或较透气的塑身衣裤。

医护人员提醒妈妈，塑身衣裤虽可塑形，但无法减去身上的脂肪，要想瘦身，还是得靠适当的运动才行。

(3)吸乳器

喂母乳最好的方式是让宝宝直接吸吮，但是当妈妈必须与宝宝短暂分开，特别是休完产假回去上班，或乳房太胀、乳头破皮严重时,就不得不先挤出奶水。妈妈不仅可以用手挤，还可以用吸乳器挤奶，更省时、省力。

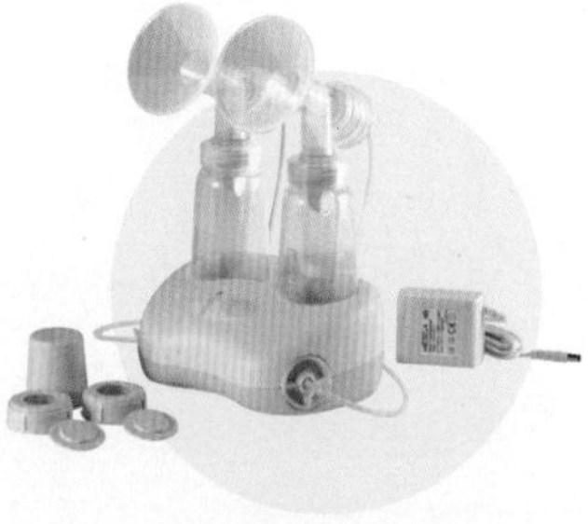

小型双边电动吸乳器

❶ 吸乳器的分类

手动吸乳器的吸力大小与吸奶频率皆为人工控制，优点是轻便，且随时随地可用。如果使用电动吸乳器，妈妈拿住吸乳器，就不必花力气挤奶，但前提是要有电源。电动吸乳器可依吸力大小、吸奶频率、单边吸奶或双边吸奶等功能上的差异分为好几种，简单来说，大致可分为大型电动吸乳器与小型吸乳器。

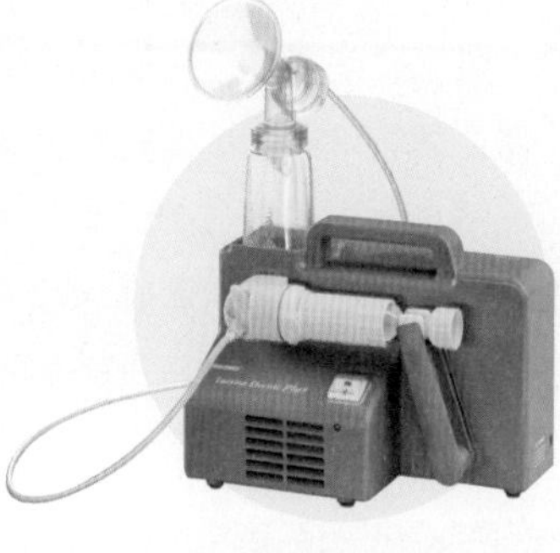

大型电动吸乳器

❷ 如何选择吸乳器

吸乳器的吸奶频率应接近婴儿的吸奶频率，这样妈妈的乳房才较能适应。选购时，以吸力范围较广的机器为佳，这样可以依据妈妈的需求或喜好做调整。不过，购买吸乳器尚需考虑到预算、妈妈是否经常外出等因素而定，并非特定机器才是最好的。

(4)产褥垫与卫生巾

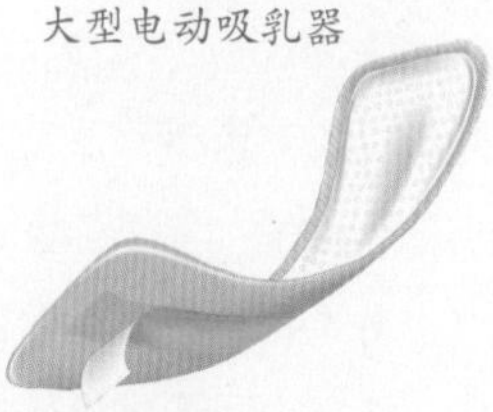

孕妈妈产前产后都需保持阴部的干爽

产褥垫与卫生巾相类似，产褥垫的吸水性比一般卫生巾更强。孕妈妈产后恶露排出的量极大，需要使用产褥垫。等到恶露的量逐渐变少，妈妈可更换不同尺寸的产褥垫或一般的卫生巾。记得使用时要勤于更换。

(5)哺乳衣

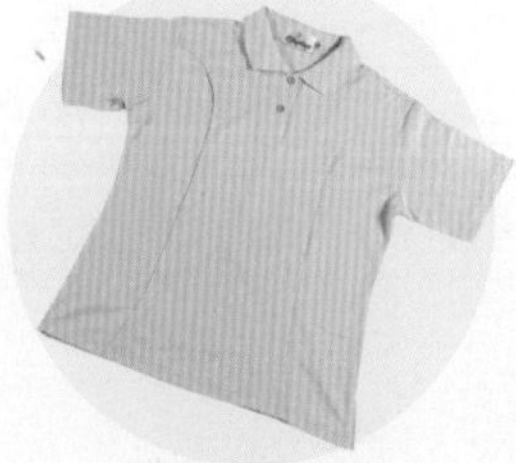

哺乳衣

哺乳衣的设计不仅让妈妈方便喂奶，尤其是在外喂奶时，还可避免乳房裸露于外。有意哺乳的孕妈妈在产前就可购买哺乳衣，因为有些哺乳衣的材质弹性很好，也可作为孕妇装。若不打算购买哺乳衣，妈妈则可穿着前方有扣子的衣服，或选择容易掀开的上衣，都可满足喂奶的需求。

(6)溢乳垫

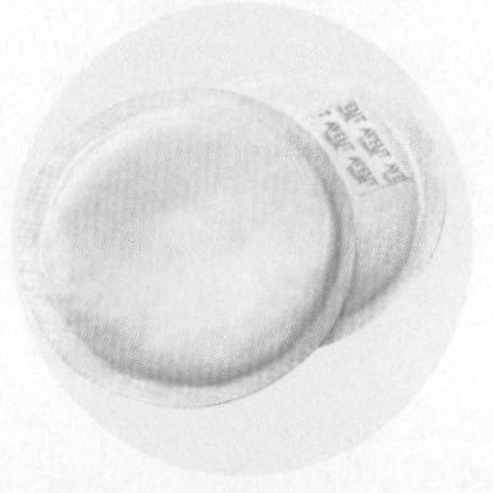

溢乳垫

产后妈妈的乳房只要受到一点刺激，就会溢出奶水，溢乳垫可吸收不慎溢出的母乳，以免弄湿衣服。溢乳垫目前大致分为免洗型与可清洗型。

(7)储奶袋

当妈妈挤出来的乳汁较多，又没有足够的奶瓶可装时，就可使用储奶袋，放置在冰箱里也不占太多空间。

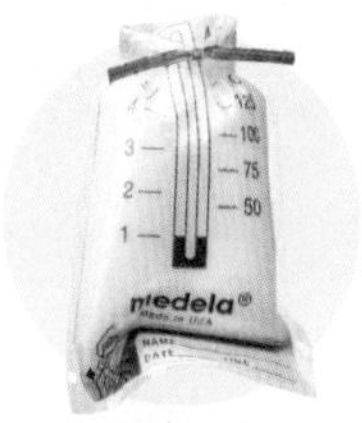

储奶袋

(8)手挤式挤奶漏斗

当妈妈用手挤奶时，可使用手挤式挤奶漏斗来接奶水，以免奶水漏出。

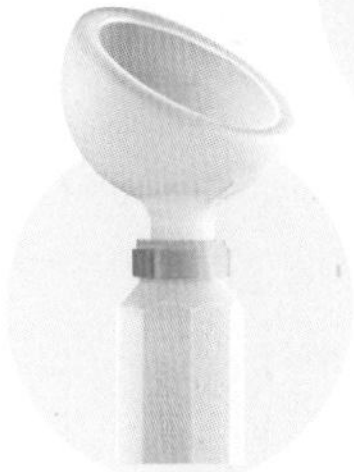

手挤式挤奶漏斗

(9)母乳妈妈外出旅行袋

懒得自行准备挤奶用品与袋子的妈妈，可选购市面上的母乳妈妈外出旅行袋，袋中包含了挤奶所需使用的各项工具，方便妈妈外出使用。

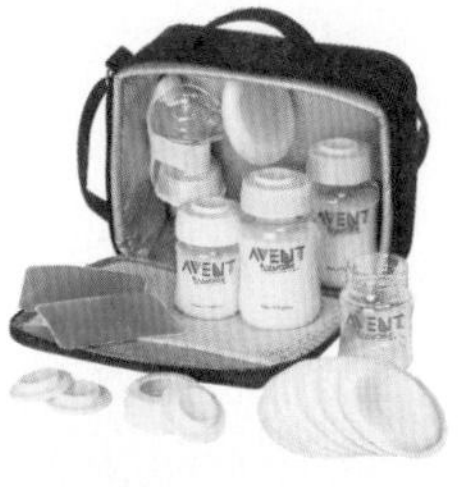

吸乳器外出旅行袋

(10)喂奶枕头或气垫

喂奶枕头或气垫可以让妈妈随时用舒服轻松的姿势喂奶。市面上有各种方便妈妈喂奶的枕头，妈妈可多了解比较。

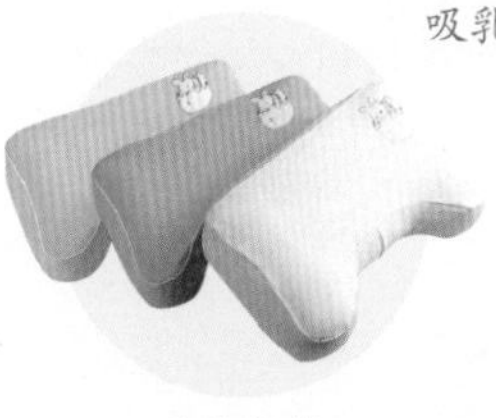

喂乳气垫

(11)产痛减压垫

产痛减压垫是一种中空气垫，针对产后妈妈因伤口疼痛导致坐立不安而设计，可分散坐立时肌肉对伤口的压迫感。妈妈刚生产完，阴部伤口尚未复原，或痔疮疼痛程度严重时，均可使用产痛减压垫。

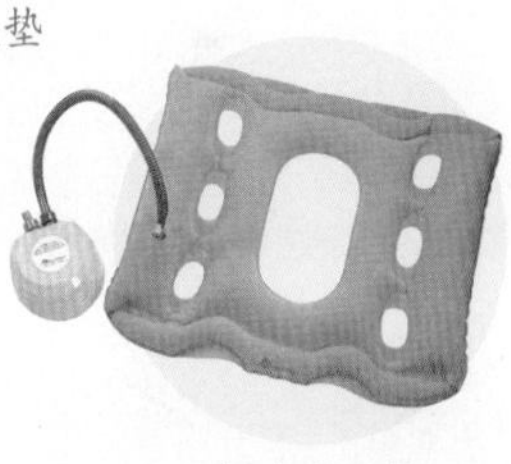

产痛减压垫

爱心提示：每个孕妈妈重视的地方不同，有的妈妈希望产后美丽身材依旧，有的妈妈希望外出挤奶舒适方便，所以愿意购买的东西不会完全一致。别忘了，除了准备所需用品之外，也要准备好心情度过产褥期。

产妇用品的备忘表

品　名	数量	需要程度	备　　注
吸乳器	1个	C	手动、电动（喂母乳专用）
哺喂母乳胸罩	1个	A	保护乳头（喂母乳专用）
储乳袋	1～2个	C	储放母乳（喂母乳专用）
防溢乳垫	1打	C	可抛弃式（喂母乳专用）
乳头保护罩	1个	C	依医护人员指示使用（喂母乳专用）
束腹带	1个	B	帮助子宫收缩
妈妈外出旅行袋	1个	B	外出不可缺少的好帮手
背婴带	1个	C	两个月以上使用
产褥垫	1个	B	坐月子使用

需要程度指数：
绝对必须：A
可有可无：B
需要时采购：C

2 婴儿奶瓶奶粉的准备

对许多新手父母而言，替小宝宝准备各类用品可以说是一件大工程，害怕准备的东西不够，又怕准备的东西太多浪费，还担心宝宝长得快，购买的东西很快就用不着了，这些都让家长们伤透脑筋。此时，具备足够的采购知识是很必要的。

您可以从亲朋好友处分享他们的购物经验，或者阅读关于怀孕的书籍，其内容或多或少都会做介绍，甚至您也可参考各家育婴用品店提供的准妈妈购物指南，多方收集类似的资料，并细心比较一番，选出自己所需的婴儿用品，如此购买将比较经济实惠。下面将针对新生儿奶瓶、奶嘴、奶瓶消毒锅、奶粉等产品进行介绍，让您有个物超所值的采购计划。

(1)奶瓶

由于新生儿一天大约吃六餐，因此应该准备 6 个大奶瓶和 2~3 个小奶瓶。大奶瓶在喂奶时使用，小奶瓶可用来为婴儿提供足够的水分，用完后都要做好消毒工作。一般而言，奶瓶材质分为玻璃材质及 PC 材质两种。应选择可经多次煮沸、容易清洗、瓶底无接合线、瓶身刻度清晰易读、不容易藏污垢的奶瓶。目前市面上有一种免洗式奶瓶，用完即可丢弃，非常适合外出时使用。

(2)奶瓶奶嘴与安抚奶嘴

在选购奶嘴时，最好选择外型接近乳头的奶嘴，这样能促进宝宝上下颌、脸部肌肉的发育及舌头吐纳的发展。奶嘴底座的空气孔则可确保流量稳定，并避免瓶体凹陷。父母可仔细观察宝宝喝奶的时间是否过长，发育是否正常，以此来判断奶瓶奶嘴的吸孔流量是否适当。

值得一提的是，不管是奶瓶奶嘴还是安抚奶嘴，一旦出现老化、变形、破损，都应该立刻淘汰换新。市面上有针对不同年龄层的宝宝设计不同尺寸、吸孔不同的奶嘴，父母可依需要选购。

(3)奶瓶消毒锅

奶瓶消毒锅可分传统式和蒸气式。传统式是采取煮沸消毒，只需一个不锈钢锅即可，等宝宝长大之后还可用于烹饪。目前多数家长会采用蒸气式消毒锅，其最大的优点是相当便利。

仔细消毒新生儿的食具，是杜绝细菌侵入宝宝体内的最佳方法。

(4)奶粉

母乳是婴儿的最佳食品，在购买奶粉时，由于市售的奶粉多如过江之鲫，也各有其诉求的重点，父母们可多做比较后再进行选择。需要注意的是，若宝宝属于过敏性体质，则需在医护人员指导下选择适合的配方奶粉。

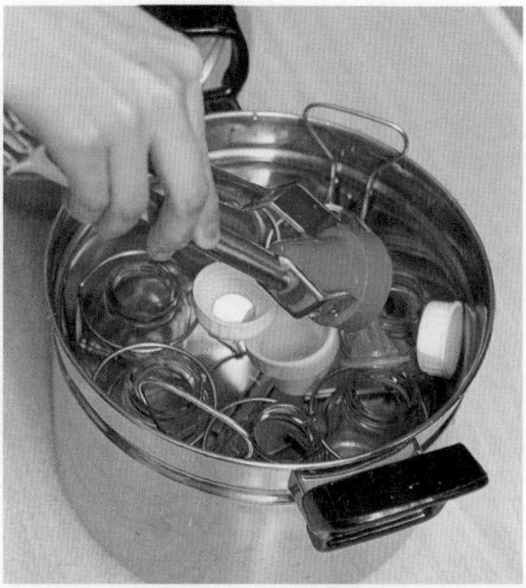

奶瓶奶粉用品表

品 名	数 量	需要程度	备 注
奶瓶消毒锅	1个	A	蒸气式或传统式
大奶瓶	6个	A	以表面上没有花纹者为佳
小奶瓶	2～3个	A	可用来喝水和果汁
备用奶瓶	6个	B	每三个月更新一次
备用奶嘴	6个	C	每三个月更新一次
奶瓶奶嘴刷	1组	A	大小尺寸各一
奶瓶专用过滤器	1个	C	过滤杂质
奶瓶夹	1个	B	安全、卫生、防止烫伤
奶瓶两用保温筒	1个	B	外出可当水壶
适用温奶器	1个	C	方便、快速
三阶段喝水杯	1组	C	训练幼儿各阶段能力
食物研磨器	1个	C	方便、可清洗
奶粉携带盒	1个	B	四格、五格
安全餐具	1个	C	安全，可固定于餐桌上
安全匙叉子	1组	C	训练幼儿自行进餐使用
保温学习餐盘	1组	C	训练幼儿自行进餐使用
安抚奶嘴	1～2个	B	安抚情绪
挂链别针	2个	B	避免奶嘴遗失、掉落
奶粉	若干罐	A	提供营养

3 婴儿日用品的准备

(1)衣服

父母需为新生儿准备 4～6 件纱布衣、3～4 件兔装、外出服、护手套等衣物。在选购衣物时，必须以宽松、棉质、透气为原则，且开口在前面，以方便穿脱和换尿布。

由于新生儿的体温较高，加上季节的变化，容易流汗，除了须为其准备纯棉、易吸汗的衣服外，还要给宝宝使用吸汗背垫，方便家长随时将背垫抽出，不必常常更换衣服。

(2)袜子

通常新生儿可以穿毛巾袜。由于宝宝的脚较易流汗，父母在为其选择袜子时，应注意选择容易吸汗的纯棉质料，伸缩性强、较宽松的袜子可避免束缚宝宝的脚部。

(3)纸尿片

好尿片需具备的条件是不渗透、吸收力强、剪裁合身、舒适、透气性佳、松紧带不可太松或太紧。目前许多尿片厂商推出各种不同功能的尿片，如尿湿显示功能、男女宝宝专用的尿片、专为新生儿设计的肚脐部位凹形剪裁等，其目的都是为了让宝宝舒适，让父母方便。医师强调，父母应为宝宝勤换尿布，这样才能预防尿布疹。

(4)婴儿床

在选择婴儿床时，首先要考虑安全性。婴儿床的栏杆空隙距离不宜超过 6 厘米，同时保证采用无毒、无铅的安全漆，零件要选择隐藏式、无锐角的塑胶制品，床垫硬度以手压不会下陷为标准。另外，由于新生儿生长迅速，最好选择可拆卸组合的婴儿床。

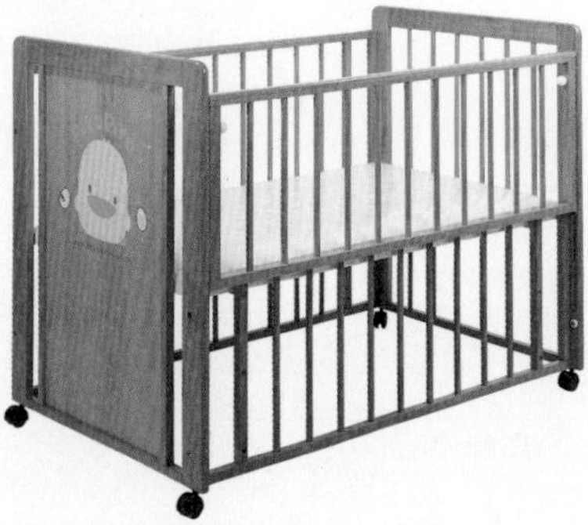

宝宝的床被和枕头都应符合透气、舒适的标准，而且应该根据不同季节来选购不同的材质。

⑸儿童衣柜

如果条件允许，就可购买摆放宝宝衣服杂物的儿童衣柜，将宝宝的衣服和大人的衣服分开放。

⑹清洁用品

清洁用品包括洗发精、沐浴乳、柔湿巾、香皂等。由于宝宝肌肤的pH值呈中性，如果使用一般成人用的含皂性、偏碱性的清洁用品，就会破坏宝宝皮肤天然的保护膜，因此，在为宝宝选择清洁用品时，以中性、不刺激、非皂性的清洁用品为宜。

部分家长喜欢在宝宝洗完澡之后，为其抹上爽身粉，专家并不建议此种做法。因为一般的爽身粉均以滑石粉为主要成分，如果家长们使用不当，或习惯一次用太多，就容易造成宝宝呼吸道感染，再加上爽身粉遇湿后容易形成黏糊状，这样反而容易造成皮肤感染，如尿布疹。

⑺保养用品

婴儿保养品（如乳液）琳琅满目，父母在选购时，应遵循天然、温和、不刺激皮肤的原则。另外，不要忘记购买前看清产品上的标示，如制造日期、保存日期、使用方法等。当发现宝宝有过敏现象，应马上停止使用，并请皮肤专科医师诊断。因此，选购信誉良好、有口碑的品牌较有保障。

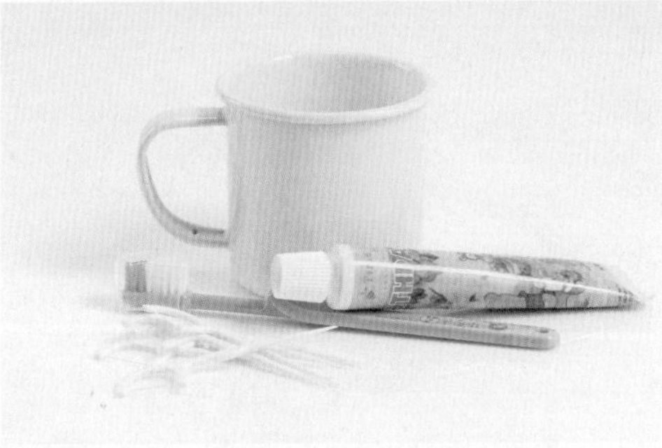

婴儿寝具用品

品　名	数 量	需要程度	备　注
婴儿床	1张	A	以能睡到3~4岁为佳
床单	2条	A	合适尺寸、纯棉
手提摇篮	1个	C	方便外出
防湿尿垫	1~2条	C	透气、可清洗
婴儿棉被	1条	A	依季节质料不同
婴儿睡袋	1个	C	依季节质料不同
婴儿枕	1个	B	视需要使用
蚊帐	1顶	C	防蚊虫咬伤
枕头套	2个	B	配合枕头尺寸
新生儿纱布肚衣	4~6件	A	视季节选择厚薄
长袍	4~6件	A	全棉、吸汗、耐穿为主

品　名	数 量	需要程度	备　注
新生儿长裤	3～4件	B	棉质长裤
免装	3～4件	A	长、短袖
内衣	6件	A	活动肩、侧开、前开、全开襟襟前开
外出服	3～4套	A	前开襟外出服、长袍、套装
包巾	3件	B	视季节选择厚薄
包被	2件	A	视季节选择厚薄
肚围	2～3件	C	透气、保暖
围兜	6件	C	背心、毛巾布
新生儿护手套	3～4双	A	棉质
帽子	2顶	C	透气、保暖
袜子	2～4双	C	保暖、舒适
鞋子	2～3双	C	尺寸适合
纸尿片	若干	A	勤于换洗，保持干爽
小衣架	1～2个	C	适用于晾挂小宝宝的衣物

4 打造完美的婴儿房

宝宝虽小，也是一个独立的个体，出生后当然需要有自己的婴儿房。在帮宝宝打理婴儿房时，除了要布置得美观漂亮之外，爸妈也别忘了小宝贝自己的特殊需求，例如宝宝自己住起来要舒适，保证东奔西爬、到处乱抓乱咬时的安全性，将来婴儿房可方便日后升级为幼儿房，这些都是不能忽略的考虑因素。

(1)为什么要让宝贝睡婴儿房

宝宝出生后，从医院回到家中，由于还小，许多父母怕孩子一个人睡发生意外，而且为了晚上喂奶方便，因此不仅没有事先准备婴儿房，甚至连张婴儿床都没有，直接让小孩和爸妈一起睡。爸妈和宝宝同床睡觉，虽然方便照顾宝宝，但这其实是非常危险的行为。因为爸妈一旦睡着之后，可能随便翻个身、挥个手就会打到宝宝，甚至不小心把棉被盖到宝宝口、鼻，小宝宝可能因此发生危险。

除了安全考虑之外，从小给宝宝一个专属的空间，也比较容易培养孩子独立的人格。因此，如果家里一时挪不出空间当婴儿房，那么最少也要给宝宝一张专属的婴儿床。

(2)墙壁材质

由于许多小宝宝喜欢在墙上涂鸦，因此可以考虑在婴儿房里贴壁纸，让宝宝能够随心所欲地发挥绘画天分。壁纸脏了可以更换，也可以随着宝宝的年龄、喜好来更换花色，不过和油漆比起来，成本较高。假如婴儿房的墙壁是用油漆漆的，虽然比较经济实惠，但有一些油漆含铅量较高，万一宝宝误食剥落的油漆，就可能会发生铅中毒，父母要当心。

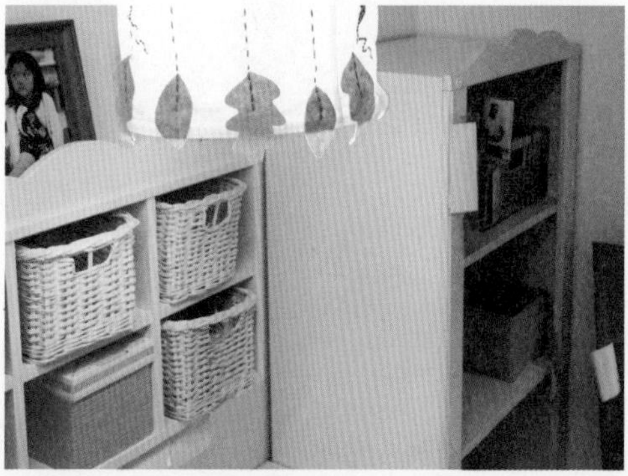

(3)加装窗帘

婴儿房内可以加装窗帘，避免阳光直射房内，刺激宝宝的眼睛。到了晚上，拉上窗帘也可以增加孩子的安全感。但是，过长的拉绳容易吸引宝宝好奇拉扯，一旦拉绳缠住宝宝的颈部，就容易导致发生意外。因此，在选购婴儿房窗帘时，应选择不带拉绳的款式，或挑选拉绳不超过 30 厘米的款式。

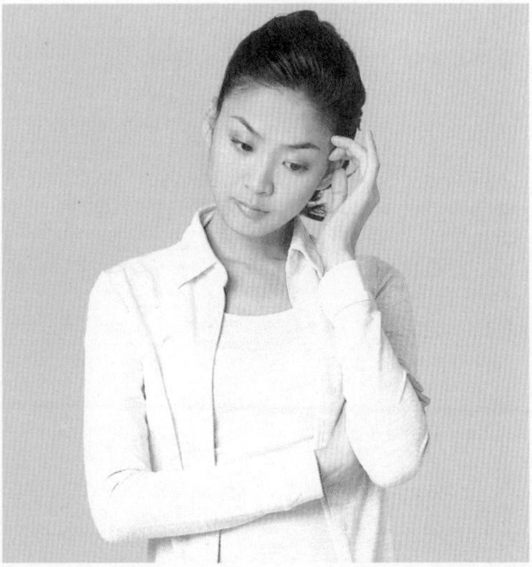

(4)选择木质地板

石材地板太冷硬，铺地毯容易暗藏尘螨，引起孩子过敏，因此，婴儿房内最好选择木质地板。至于婴儿房内经常铺设的安全地垫，怕不法厂商使用甲苯或二甲苯等有毒性的化学物质制造，购买时最好选择有厂牌的产品。此外，安全地垫买回之后，最好先放在阳台上暴晒，以便散去塑料味。如果使用一个月后安全地垫还有怪味道，就最好停止使用。

事实上，不仅安全地垫，还有其他许多装潢材质，如胶合板等，都含有甲苯等化学物质，容易引起宝宝过敏。因此，重新装潢之后，最好先把房间的门窗全部打开，让空气流通，过上一两个星期，等这些化学物质散去之后，才可以住人。

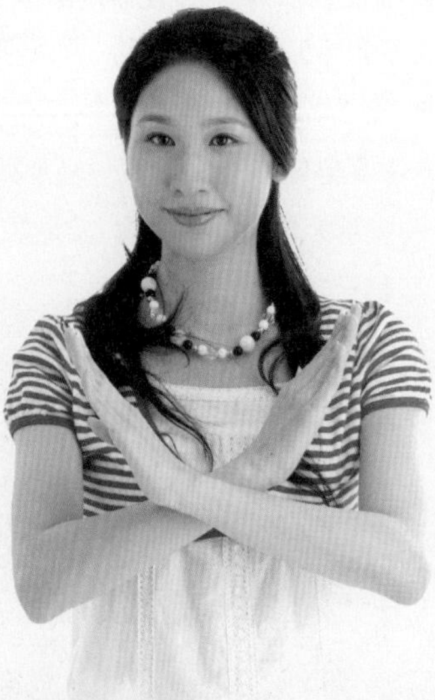

(5)寝具要透气

在选购婴儿床垫时，不要选择太厚的海绵垫，否则可能因汗水或尿液累积在海绵垫内无法挥发，从而导致宝宝长痱子、脓疮等。床单最好选择棉质、吸汗且不起毛球的布料，可准备 1~2 条来替换。

棉被以透气、舒适为标准，可依季节选择厚、薄各一条。材质方面以安全棉为佳，最好不要选择尼龙材质，以免引起宝宝身体过敏，产生红肿等症状。

建议爸妈还可以添购具有防水功能的尿垫，若是铺在床单下，则可以防止尿液渗入床垫中。尿垫的另一面为柔软吸水的棉质材质，所以小宝宝洗完澡后，若习惯在床上更衣，则可先铺上一条尿垫，以免弄湿床单。特别是很多男宝宝洗完澡、尚未包上尿布时很容易因尿尿而喷湿床单。此外，大部分尿垫都可用洗衣机水洗，使用非常方便。

枕头也应选择透气的材质，如果有防螨功能更好，就可以防止过敏儿吸入尘螨，影响健康。此外，宝宝出生时骨头较软，最好不要将枕头垫太高。可以附带准备 1~2 个枕头套替换。

如果担心宝宝被蚊虫咬伤，就可以使用蚊帐，但要确定蚊帐不会被宝宝触碰拉扯到，以免发生意外。

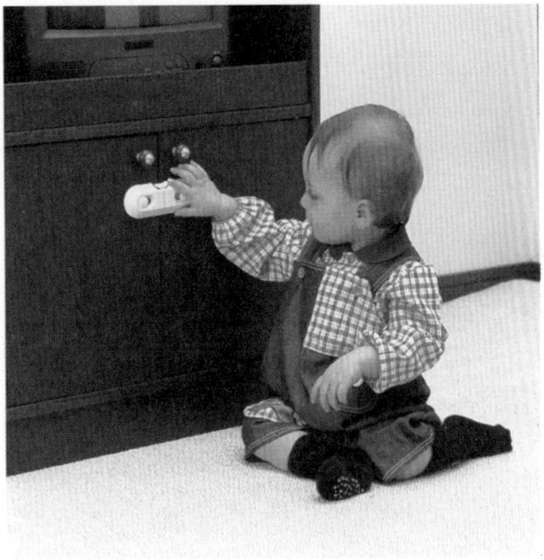

(6)注重安全性

小宝宝正处于精力旺盛的学习阶段，对周围事物总是充满好奇心，喜欢到处摸索，到处乱抓，到处冲撞，还喜欢把所有没见过的东西都拿到嘴巴里咬一咬，然而，一不小心就可能让自己陷入困境，例如被棉被盖住了打不开，就可能导致窒息；玩电线，就被缠住了；其他还有各种东碰西撞数不清的意外，想一想就觉得很可怕。所以，爸妈在布置婴儿房的时候，安全性才是最重要的考虑因素。

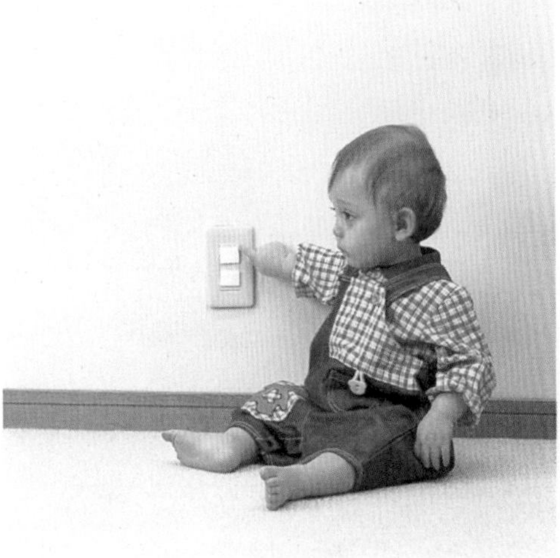

假如是新买的家具，就要选择边缘呈圆弧状的设计，宝宝撞到后才不容易受伤。假如宝宝和父母同屋，或家具早就买好了，那么最好检查一下，凡是边边角角太过尖锐的地方，最好都用防撞条贴好。

不仅是婴儿房内，基本上只要是家中任何家具、桌椅、电器、冷气、楼梯等的尖角，都容易造成宝宝身体碰撞伤害，都应贴上防撞条。

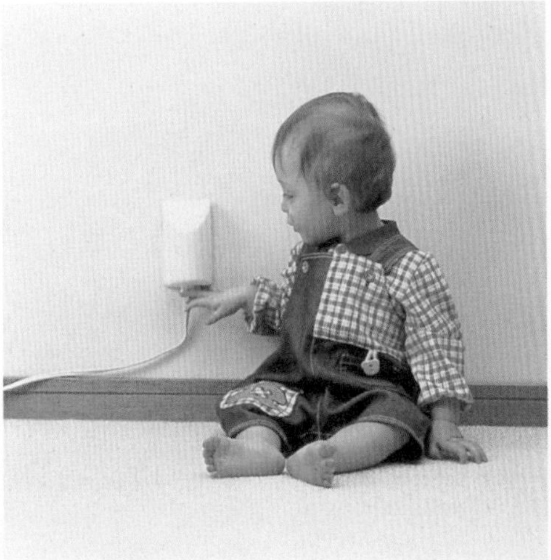

防撞条最好选择与橱柜相似的颜色，以免宝宝因为好奇，通通扯下来。防撞条其实很容易被宝宝扯下、啃咬而破损，对此，爸妈要定时检查防撞贴条的状况，而且家中最好多备一些防撞条，以便随时使用。

假如家里的房子是独立的一栋楼房的话，婴儿房最好安排在一楼。不然有时小宝宝到处乱爬，不小心摔下楼梯就麻烦了。

二、分娩接触零距离

（一）了解分娩全过程

1 自然生产产程全记录

每位孕妇由于其本身体质特点不同，怀孕与分娩过程也都不尽相同，不过大部分都遵循一定的规律。下面我们将针对大多数胎位、产程正常的产妇，以图解的方式，详细向准妈妈介绍由临盆末期至胎儿娩出的具体过程。

为了方便解说，我们将连续的分娩过程划分为若干个重要阶段，针对各个阶段产道扩张的状况，以及胎儿如何配合转动下降及娩出，同时医护人员会采取哪些医疗措施，以及如何教导待产妇度过分娩难关等，逐项加以说明。希望通过这样的介绍，准妈妈们能胸有成竹地面对生产过程。

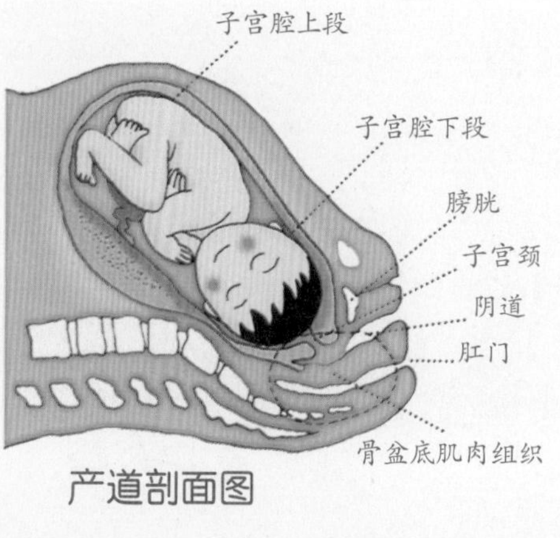

产道剖面图

临盆末期，胎头进入骨盆腔，此时胎儿脸部与身体朝母体左侧或朝右侧→胎头慢慢内回转旋转成枕部朝上（前）、颜面朝下（后）→胎头通过耻骨弧下缘，娩出胎头→胎头复位，转回原来的位置→胎儿脸朝左或朝右→娩出前肩膀→娩出后肩膀→生出身体与四肢，完成第二产程，进入第三产程→娩出胎盘（5~15 分钟完成）。

分娩过程可简单概括为：

❶分娩阵痛，胎头下降→❷伸展→❸复位→❹外回转→❺娩出。

Station+1（头位高度+1，即坐骨棘假想线往下再降1厘米）；Station+2（头位高度+2，即坐骨棘假想线往下再降2厘米）；Station+3（头位高度+3，即坐骨棘假想线往下再降3厘米）

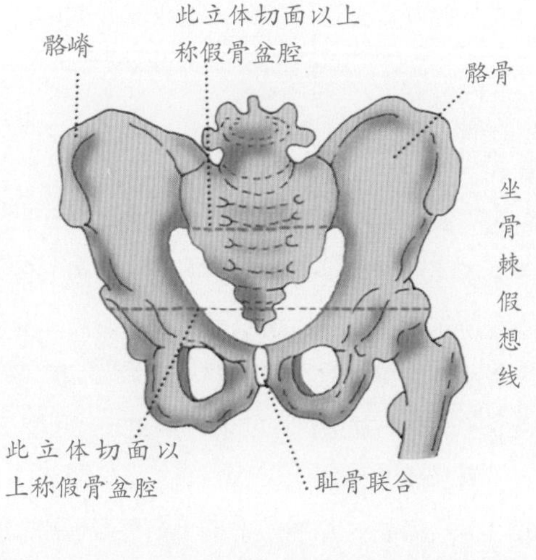

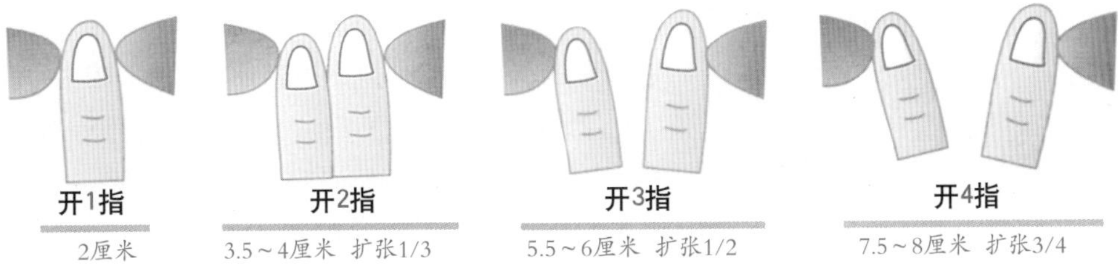

内诊子宫颈口扩张度

2 自然生产全过程

⑴临盆末期

❶ 胎儿下降机理

初产妇妊娠38周左右，胎头逐渐下降，越接近预产期，胎头越下沉。此时胎儿身体和脸部朝向母体的左侧或右侧。当开始出现规则性子宫收缩（即阵痛）时，胎头才由假骨盆腔进入真骨盆腔。

❷ 说明

子宫颈通常在自主性规则宫缩时开始松软且扩张，每一次宫缩都会将胎儿往下推挤，加上胎儿往前钻的力量，子宫颈逐渐变薄，并且逐渐扩张。有些产妇过了预产期虽未主观感觉到阵痛，但子宫颈已有松软扩张的迹象，若有医学的适应证，必要时医师则会认定此时适合于催生，而给予注射催产素，引发宫缩阵痛催生。

⑵子宫颈开始扩张

❶ 胎儿下降机理

胎头在下降的过程中会逐渐往胸前弯曲，同时背部与枕部（后脑勺）开始朝12点钟方向旋转，以面向母体阴道口画一个钟面，子宫内胎儿的枕部与背部是从3点钟或9点钟方向，慢慢往12点钟方向旋转，直到胎头下降到达骨盆底为止。

❷ 说明

产妇在产兆出现时应到医院挂急诊。除了破水的情况须立即住院之外，其他如出现见红、间隔5～10分钟规则阵痛等现象时，待产室的医护人员会依据子宫颈厚薄与扩张程度及胎头下降的情况，判断产妇是否达到住院标准。

一般而言，子宫颈口张开3厘米以上，或子宫颈很薄，胎位很低，即暗示产妇可能已进入产程，应住院待产。待产后医护人员首先会给予产妇剃毛、洗肠、清洗会阴、打点滴等医疗措施，接着量血压、脉搏、体温，并用胎儿监视器检测母体宫缩与胎儿心跳频率，然后继续观察分娩过程的进展。

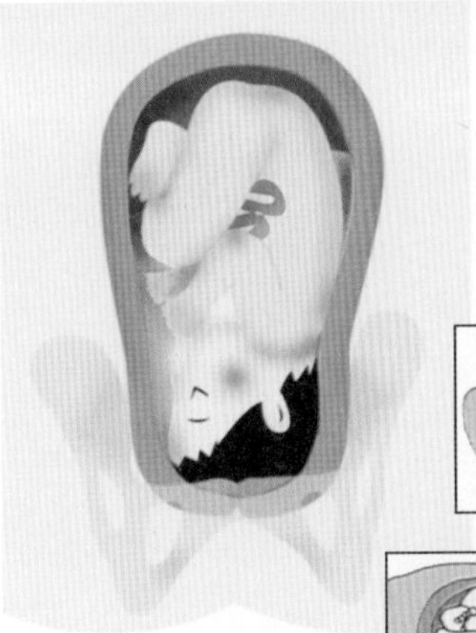

母体正面直立剖面图

母体平躺横切剖面图

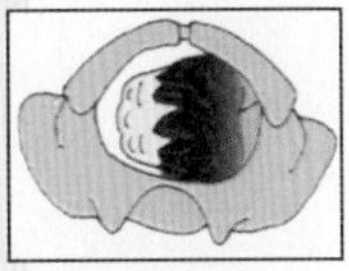

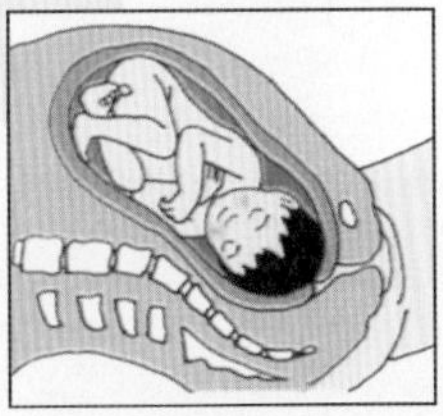

母体平躺纵切剖面图

⑶进入第一产程潜伏期

★从出现规则阵痛至子宫颈口张开 4 厘米，称为潜伏期。

★子宫颈口扩张缓慢。

★子宫收缩较不厉害，阵痛频率因人而异，平均 3 ~ 5 分钟一次。

★潜伏期的长短因人而异，通常胎头位置越低、子宫颈口越薄、宫缩频率越密集而强劲者的潜伏期越短，反之则越长。

★潜伏期太长对胎儿并无不良影响，产妇也无须因此手术。

说明：

有些产妇即使子宫颈口已张开，但仍未感觉到阵痛，并不算进入产程，一定要等到出现规则阵痛，才表示子宫收缩足够强劲有力，能将胎儿一步步往下推挤，才算进入产程。同样，出现规则阵痛并不表示子宫颈口一定已经张开，但却算进入产程，因为子宫已经准备好要分娩。

开始出现规则阵痛时，母亲无须紧张，有人需数十小时，有人需数天才会进入活动期，视个人体质或胎次而定。

⑷进入第一产程活动期

★从子宫颈口张开 4 厘米至子宫颈口扩张 7 ~ 8 厘米，称为活动期。

★初产妇每小时子宫颈至少扩张 1.2 厘米，经产妇每小时至少扩张 1.5 厘米。

★子宫收缩加强，阵痛持续的时间延长（40 ~ 60 秒），阵痛间隔越来越短（1 ~ 3 分钟一次）。

★初产妇活动期的长短各有差异，通常会在 3 ~ 6 小时间完成分娩。若超过此时限而未见生产，则应重新评估产程进展是否悖离正常曲线。

说明：

自进入活动期开始，医护人员应不定时为产妇内诊（平均每小时 1 次），并且记录子宫颈口扩张度与变薄程度，以及胎头下降的高度。将这些数据转换坐标上的点连线成一条产程进程曲线图，按此产程曲线可判断产程进展是否正常，也可预测分娩时刻。

一旦发现产程偏离正常曲线，就应寻找原因，及时处置。如果还是无法将产程拉回到常轨，就必须考虑通过剖宫产化解困境。譬如：活动期子宫颈口扩张速度不到每小时 1.2 厘米（初产妇）或 1.5 厘米（经产妇），甚至停滞不前，即使打催生针也无进展者，就应施行剖宫产。

⑸子宫颈口开8厘米

❶ 胎儿下降机理

胎头继续旋转与下降，其枕部继续内回转向 1 ~ 2 或 10 ~ 11 点钟的方位。头部顶间最大横径通常已下降到坐骨棘假想线以下部位。

❷ 说明

子宫颈口扩张至 7 ~ 8 厘米后即停滞不前，3 小时内子宫颈口无法全开者，也必须考虑剖宫产。

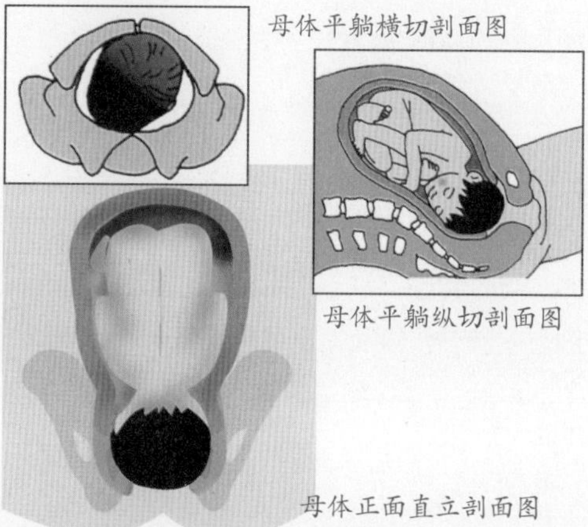

母体平躺横切剖面图

母体平躺纵切剖面图

母体正面直立剖面图

(6)进入第二产程，子宫颈口全开10厘米

★从子宫颈口全开至胎儿娩出，称为第二产程。

★胎头通过子宫颈口进入阴道→不断往前往下挤压→撑开阴道口→生出。

★此过程初产妇最多需两小时，经产妇最多需 45 分钟。

❶ 胎儿下降机理

胎头下降到达骨盆底，枕部逐渐转向 12 点钟的方位，头部顶间最大横径逐渐通过坐骨棘假想线，且完全向前胸弯曲，以最短径度通过耻骨下弧缘及产道（阴道），完成生产的最终目标。

❷ 说明

母体因骨盆底肌肉与直肠受胎儿压迫而产生便意感，会不自觉地想用力。此时应听从医护人员指示的用力方式：配合宫缩的频律，在阵痛时重复“吸气→憋气→用力”，帮助胎儿往前推挤。切记，在子宫颈全开之前不可用力，否则会导致子宫颈红肿，妨碍子宫颈扩张与生产进程。

(7)胎儿下降至阴道口

❶ 胎儿下降机理

胎儿以枕部朝 12 点钟方向继续下降，头部最大横径逐渐通过+ 1、+ 2、+ 3 的位置。到达+ 3 位置时，距离阴道口 1 ~ 2 厘米，阵痛用力时，胎头会撑开阴道口（露出胎头）；阵痛间歇不用力时，又缩回阴道内。

❷ 说明

就经产妇而言，医护人员通常会在胎头最大横径达到+ 2 或+ 3 的位置时，将其送至产房准备生产。

有些胎儿虽然以最佳姿势下降，即脸下枕上，但因产妇没有力气或技巧不对而卡在产道间停滞不前超过两小时，或胎儿窘迫（心跳突然变慢或变快），医生应凭经验，评估是否应用真空吸引器或产钳辅助生产，或直接剖宫产。一切以分娩时间最短、胎儿能安全娩出为考虑原则。

母体平躺
纵切剖面图

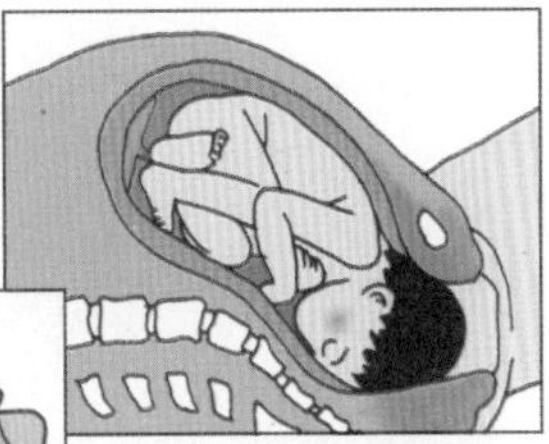

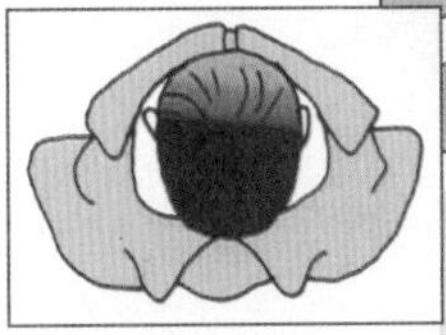

母体平躺
横切剖面图

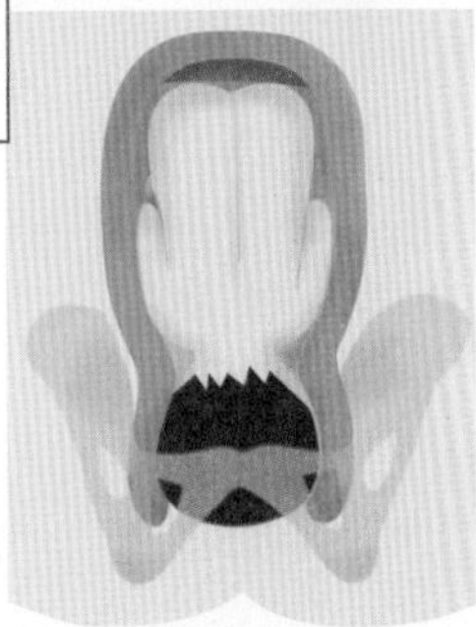

母体正面
直立剖面图

母体平躺纵切剖面图

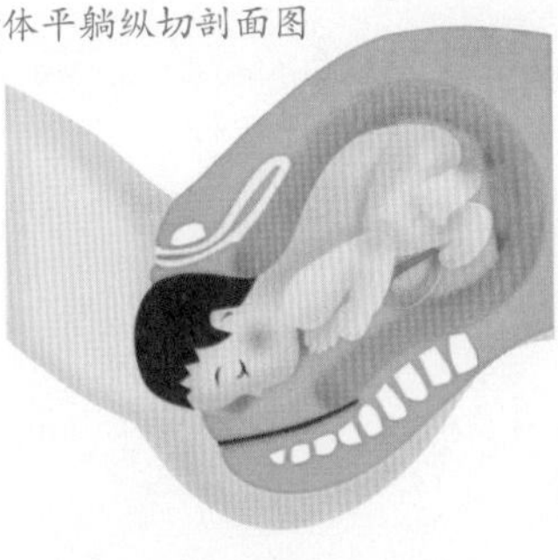

(8)看到胎头撑开阴道口（着冠）

❶ 胎儿下降机理

胎头颜面朝下，枕部朝上，抵住阴道口固定，不论母体阵痛与否，都不会再往阴道回缩。此时胎头枕部方位非常接近 12 点钟的位置。

❷ 说明

初产妇在此时被送上产台，套上无菌脚套，消毒会阴，准备生产。但此时若发现胎头枕部朝下，颜面朝上，此种位置的胎头径度稍大，通过产道需较长的时间，而胎儿安康反应尚佳，医师就会试着用手指矫正胎头方向，或多给产妇1小时试试。如果第二产程超过3小时（初产妇）或60分钟（经产妇）仍分娩不出，或期间胎儿心跳突然变快或变慢，就须考虑紧急剖宫产。

(9)胎儿下降至阴道口

❶ 胎儿下降机理

胎头继续向下降，通过耻骨下缘后随即向上仰，钻出产道。

❷ 说明

产妇继续以“深呼吸→憋气→用力”的方式推挤胎儿，当医生预测再用力2～3次胎头就会娩出时，即为产妇在会阴注射麻醉剂，并切开会阴。胎头即将娩出时，医护人员会用护巾护住产妇会阴下缘，同时由另一位医护人员用双手接住膨出的胎头并往下压，以控制胎儿娩出的速度，减缓冲力，保护会阴，避免阴道、肛门括约肌或直肠裂伤。

母体平躺
纵切剖面图

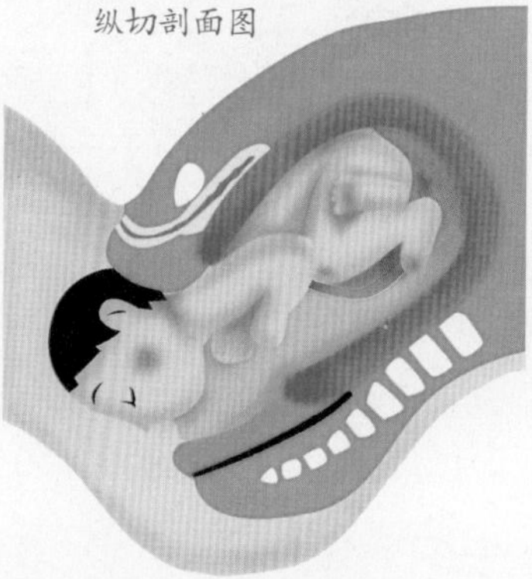

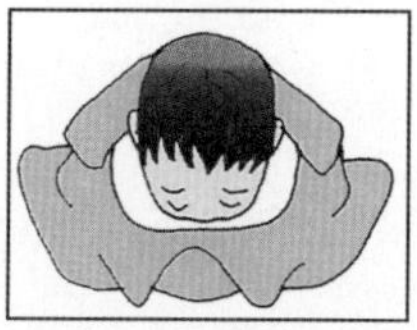

母体平躺横切剖面图

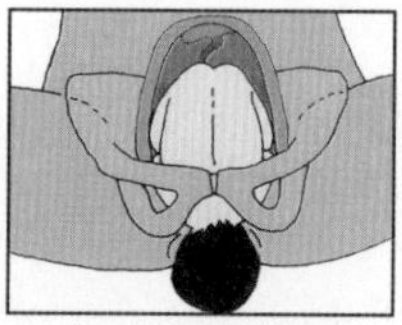

母体正面透视图

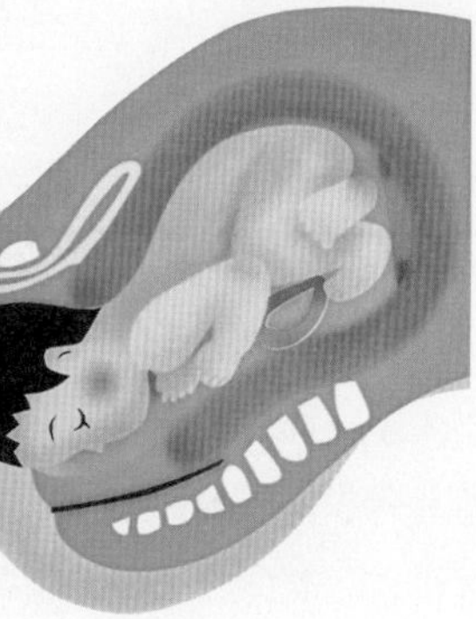

母体平躺
纵切剖面图

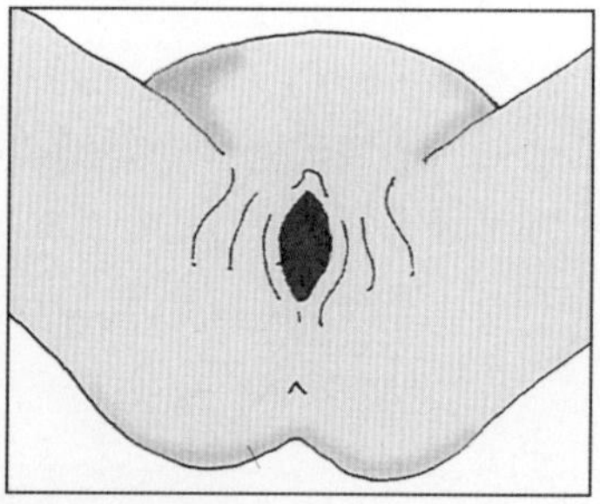

母体平躺
跨腿等待分娩图

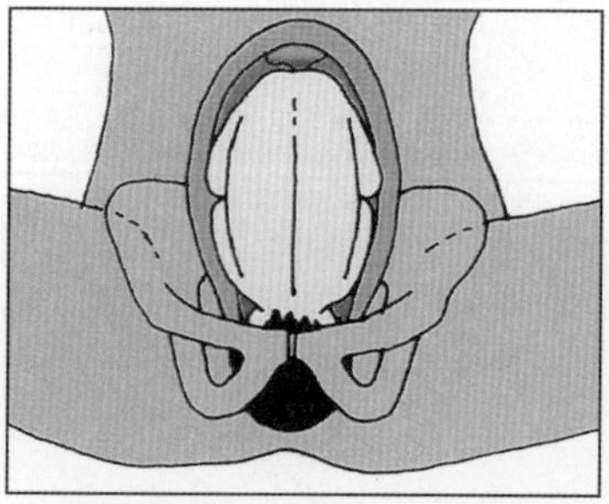

母体正面
透视图

(10)胎儿回转（复位及外回转），娩出肩膀

❶ 胎儿下降机理

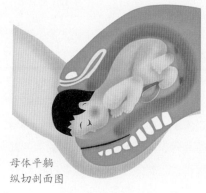

胎头娩出后，连同身体顺势作90度回转，一个肩膀在上面（称作前肩膀），一个肩膀在

下面（称作后肩膀）。先娩出前肩膀，再娩出后肩膀。

❷ 说明

胎头娩出后，母亲须哈气，不要用力，以免胎儿冲得太快伤及阴道与会阴。此时医师会扶住胎儿头部，配合其速度帮忙回转，转回至原本枕部朝向 3 点钟或 9 点钟的位置，然后再将胎头向下向后拉，娩出前肩膀，然后顺势将整个身体上提，娩出后肩膀。

如果在此过程遇到肩难产，即胎儿的肩膀因太过厚实而生不出来，医师就会再将胎儿往内回转 180 度（例如：原本朝向 3 点钟位置者在医师的协助下转至 9 点钟位置），再外转回去，如此重复几次，运用螺丝钉般一边旋转，一边往下降的原理，直到娩出肩膀为止。

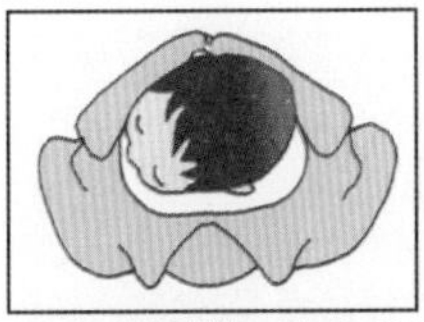

母体平躺横切剖面图

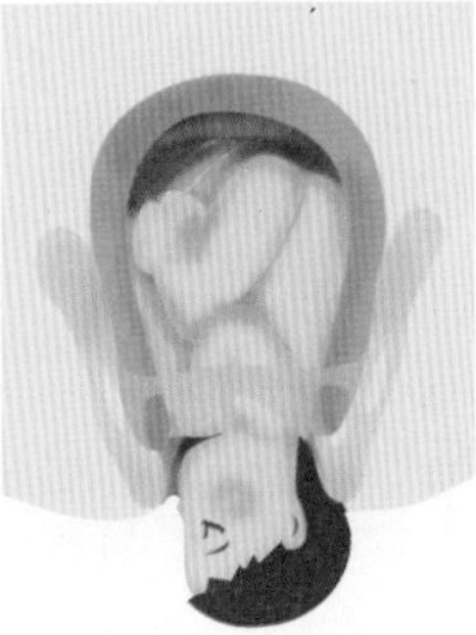

母体平躺正面直立剖面图

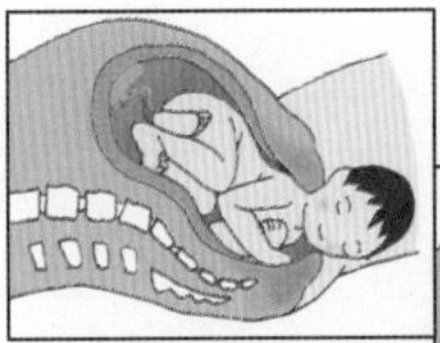

母体平躺纵切剖面图
（胎儿回转）

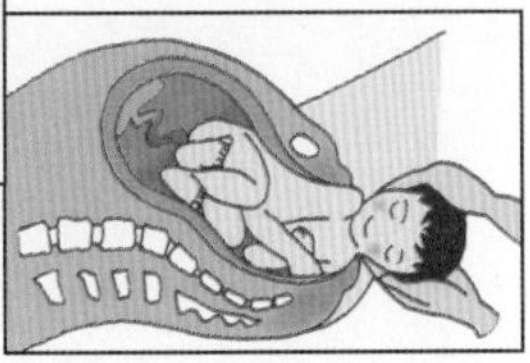

母体平躺纵切剖面图

⑾胎儿身体娩出

❶ 胎儿下降机理

肩膀娩出后，身体自然会跟着娩出，一个新生命于是诞生。

❷ 说明

胎儿身体娩出后，医护人员会给予断脐、抽吸鼻孔、口腔羊水及分泌物等一连串产后初步护理。宝宝开始第一次啼哭，肺泡扩张后，由子宫内的横膈膜腹式呼吸（靠胎盘换气）转为自发性肺部呼吸。

⑿第三产程

身体娩出后 5~15 分钟，胎盘也会在子宫自动收缩下从子宫内膜剥离娩出。

在胎盘娩出后，医护人员会为产妇清理子宫、缝合会阴、注射子宫收缩药。绝大多数胎盘都会自行娩出，只有极少数为植入性胎盘，侵犯到子宫内膜，甚至子宫肌肉层，无法自行娩出。因此胎儿生出后 30 分钟若仍未见胎盘娩出，则可能属于植入性胎盘，须由医师徒手剥离胎盘，以免产妇失血过多。

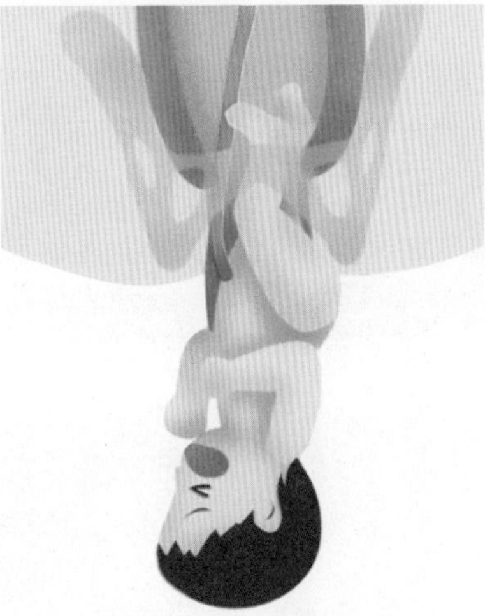

母体平躺正面直立剖面图

3 影响产程进展快慢的原因

⑴怀孕周数是否成熟

通常以 37 周为分界，如果妊娠周数小于 37 周即有生产迹象，因宝宝较小，就有可能生得较快，甚至有急产的可能；如果妊娠周数超过 42 周，因胎儿较大，生产所需的时间就可能较长。

⑵子宫颈有否变软、变薄、扩张

子宫颈在面对分娩须做“变软→变薄→扩张”的准备，通常子宫颈在怀孕周数成熟时会慢慢变软，子宫收缩时配合胎头向下推挤而变薄，然后逐渐扩张，慢慢将胎儿居住长达 9 ~ 10 个月的“房门”打开，胎头才有可能经过骨盆腔、阴道，然后出生。

因此子宫颈“变软→变薄→扩张”过程进展的快慢也会影响生产时间的长短。如果子宫颈还很硬、很厚，自然就谈不上扩张与出生。子宫颈的状况可通过医师内诊得知。

⑶子宫收缩是否有效

有效的子宫收缩是来自子宫底部（位于腹部上缘处），且收缩的频率规律而密集，收缩所引发的阵痛强度通常与收缩频率呈正比，但也有少数例外的情形。由于子宫收缩是促使子宫颈口扩张和推挤胎儿下降的一大力量，因此如果子宫一直无法持续而有效地收缩，整个生产过程就会跟着拉长。

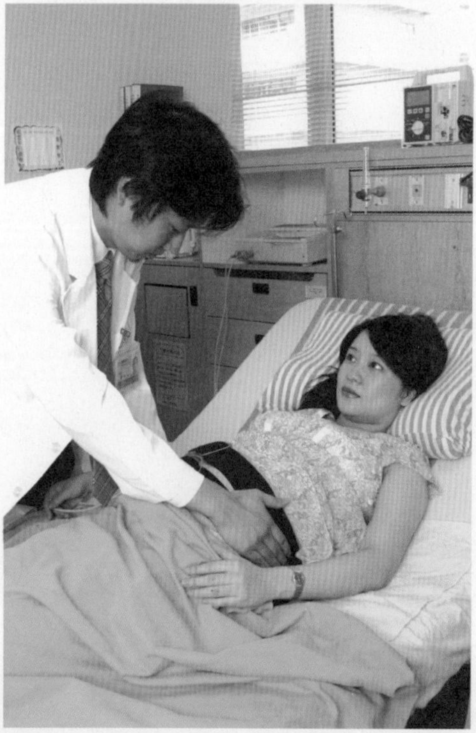

如果初产妇每次收缩间隔超过 5 分钟，经产妇超过 10 分钟，通常就会被拒于待产室门外。如果进入产程后，子宫无法有效收缩使子宫颈口扩张，就须注射催生针，以加强收缩效果。

⑷胎儿身体大小

即使都是足月产，胎儿也是有大有小。胎儿越小，越容易钻出产道。如果胎儿较小，就有急产可能，产妇应照医师嘱咐，提早至医院待产。

⑸产道大小

从子宫颈口、骨盆腔到阴道，都是所谓的产道。可从产妇外形看出产道的大小。如果骨盆腔较宽大，胎儿就比较容易下降，产妇的骨盆底肌肉也会受到较大的压迫，进而刺激子宫收缩。

⑹生产次数

通常经产妇生产的速度较快，这是因为经产妇的产道经过一次历练后，较能适应胎儿分娩的过程。除非有其他因素的影响，最常见的是子宫收缩不良，才会使生产进程减缓，否则通常会比第一胎生得快。

⑺产道是否有阻碍

产道若长有肿瘤或肌瘤，例如骨盆腔肌瘤，则会给胎儿的推进带来阻力。

⑻怀孕时期的运动量

产妇在孕期运动量越大，身体的肌肉收缩和扩张弹性就越大，生产就越容易。

⑼年龄

产妇年纪越轻，体力越好，身体对分娩的适应过程就越快。

4 自然生产入院前常见问题解答

(1)何时必须入院待产？

❶ 子宫规则收缩

子宫收缩会引起阵痛，且阵痛的时间会越来越长，阵痛的间隔也会越来越短。一般初产妇每隔五分钟痛一次，经产妇 8~10 分钟痛一次即须入院待产。

❷ 破水

当感觉有透明如水的液体自阴道流出时，不论怀孕几周都应马上入院，否则会导致胎儿在子宫内受到感染，或引起胎儿脐带脱出，此时胎儿的情况就很危险了。

❸ 大量出血

如果阴道出血量比平常月经量最多的那次还多，就应马上入院。如果只少量出血，就可待 1~2 天内规则阵痛出现时，再做处理。

(2)什么情况下护理人员会请产妇回家待产，或在待产室外等候？

先至待产室内诊，由医师或护理师检查子宫开口大小，开两指(四厘米)以上方可入院。

如果子宫颈已开但未开到两指(四厘米)，或阵痛间隔未如前述密集，医护人员就会视情况缓急请产妇回家或在待产室外等候。因为子宫开两指前的产程时间比较长，有的产妇往往会拖上 1~2 天，所以医师会建议产妇肚子开始微痛时，可以多爬爬楼梯或散步，以促进子宫规则收缩，加快产程进展。

阵痛的时候应深呼吸，切记不可如排大便般用力，以免造成子宫颈红肿，增加胎儿娩出的困难度。有些长辈会传授阵痛时下蹲张开两腿的经验，据说这样比较好生，然而医师却指出这样做并无任何意义。

(3)什么是产兆？

在即将生产的前一个星期，准妈妈会感到胎头下降和些许轻快感，不过还是必须等到以下三种情况发生时，才是生产的征兆：

❶ 见红

见红是指出现混有鲜红色或褐色血丝的黏液分泌物，一般发生在阵痛和破水的前一两天，这是子宫颈正在扩张的征兆，可以引发分娩。如果分泌物的量太多，就要马上与医师联络。一旦大量出血，就可能是胎盘早期剥离，必须立刻就医。

❷ 破水

突然感到一大滩水自体内流出，大部分破水之后在 12 个小时之内，就会开始阵痛。破水会增加感染的机会，所以医师建议准妈妈破水之后，不要在外面活动太久，尽快赶至医院。

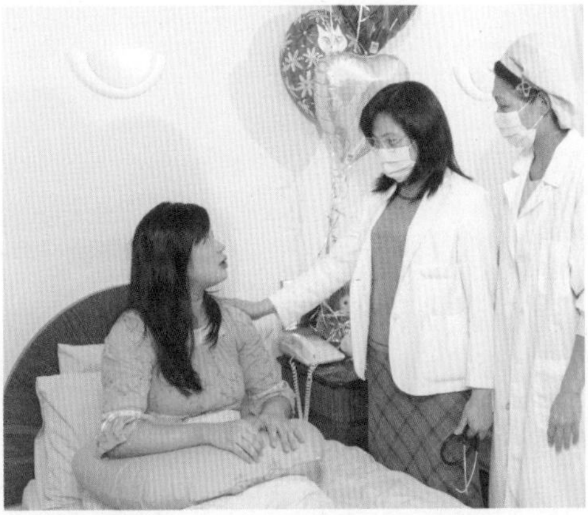

❸ 阵痛

假阵痛的症状：

★子宫的收缩不规则，疼痛的频率或强度没有增加。

★下腹和腹股沟疼痛，而不是后下腰疼痛。

★如果改变姿势或躺下，收缩情形就会消退。

真阵痛的症状：

★收缩频率变得紧密，即使改变姿势，收缩情形也依旧活跃，也不会停止。

★疼痛从子宫上部到后下腰，并且一直延伸到下腹部，有时连腿部也会发痛。子宫收缩的感觉像肠胃不舒服一样，有时还会腹泻。

★出现落红，并混有粉红色或鲜红色血丝。子宫不规则收缩，可能是假阵痛。

★羊膜破裂，有15%的产妇会在阵痛前破水。

(4) 产兆来临时产妇该如何应对？

★产兆若出现阵痛，则应开始计算阵痛间隔与持续的时间。

★电话联络医生或相关医护人员，告知你目前的状况，并询问如何处理。

★电话联络家属，寻求必要的援助，并尽快将工作、家事等重要事情安排好。

★确认入院必备的证件、生活日用品已准备妥当。

★确认最快到达医院的交通路线。

★洗澡、洗头。

5 入院待产后常见问题解答

(1)待产后，除了剃毛，医院人员可能还会采取哪些医疗措施？

❶ 点滴

一般正常且顺利的自然产产妇并不需要输葡萄糖溶液，除非有特殊状况，如胎儿心跳不佳、子宫收缩太强、妊娠期高血压疾病等，需要使用特殊药物，如催生药、子宫收缩药、止痛剂、麻醉剂等，才有打点滴的必要。但是有些医院仍会为正常产妇打点滴，其用意在于危急时加药方便。

❷ 灌肠

是否为产妇灌肠，每家医院做法存在不同，因为清洗肠道并非产前绝对必要的准备手续。施行灌肠的目的是希望产前排清大便，以免产妇生产用力时顺势排便污染产道、伤口和胎儿。

灌肠通常是在产妇一入待产室便予以施行，假若产妇待产的时间长达一天，而这段时间难免会进食，肠内依然会产生排泄物，之后医院也不会再为产妇灌肠，原先灌肠的意义便没有了。所以有些医院或诊所并不会为产妇灌肠。

另一个不灌肠的理由是，灌肠后会使肠内的排泄物变稀，如果产妇没有彻底排干净，在生产用力时就会喷出排泄物，反而会造成医护人员更大的不便。

❸ 导尿

当胎头下降压迫到母亲尿道口时，会影响产妇解小便的能力，如果产妇待产时超过4~6小时未解尿，医护人员就会为产妇施行导尿。导尿管并非一直装在产妇身上，而是每导一次尿才装一次，导完尿装置即卸除。

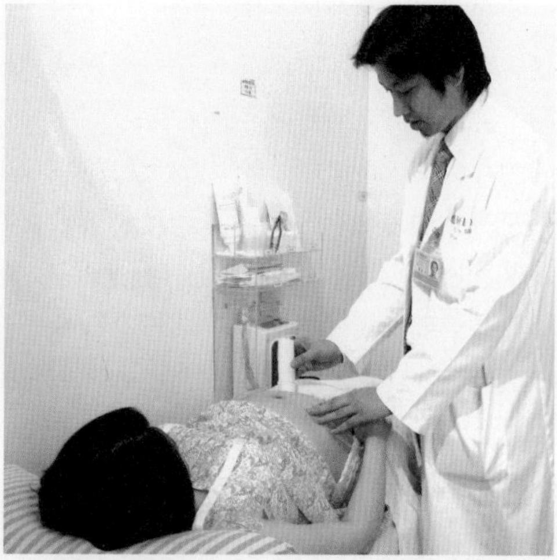

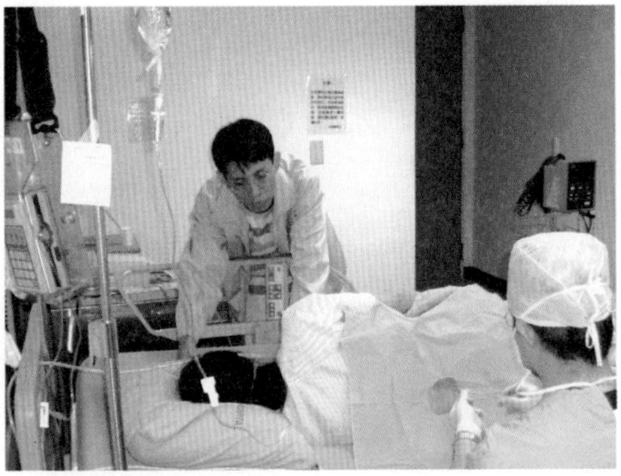

④ 给氧

当胎儿监视器显示胎儿心跳频率下降时（可能是脐带绕颈、解胎便、胎盘功能不良），医护人员会给予产妇氧气，或让产妇左侧躺以及打点滴。如果胎儿心恢复正常，就持续给氧与左侧躺；如果胎儿心跳频率依然持续下降，就需要剖宫产。

(2)如果先破水但未阵痛，医院会如何处理？

遇到此种情况须立即入院。正常情况下，破水后几个小时内会开始阵痛，如果超过 12 小时仍无阵痛，医护人员就会为产妇施打催生药，促进子宫规则收缩，并将剂量调整到正好 10 分钟阵痛三次。如果破水 24 小时内未将胎儿娩出，胎儿受感染的机会就比较大。

(3)待产时产妇须注意哪些事项？

① 饮食

待产时的饮食基本上与一般人相同，但不宜食用人参（茶、汤）、酒、麻油等会减缓子宫收缩、破坏血液凝固的食品。在国外，孕妇待产时会口含冰块，据说有舒缓情绪、减轻疼痛的作用。

② 阵痛

阵痛时要深呼吸，切记全开之前不可如解大便般用力，一切应遵照医护人员的指示。此时的姿势以产妇舒服为原则，平躺、正躺屈脚、侧躺、坐、站、走动均可，只要医院空间容许。大声喊叫对缓解疼痛并无太大帮助，反而会有喉咙痛、生产时没力气用力等负面影响。

(4)产妇会在待产室待多久？还有多久会生？

通常进入待产室的产妇子宫颈多半已开两指（4 厘米）以下，原则上比子宫颈刚开到两指的过程快，但到底还要等多久才会生产仍因人而异。基本上经产妇比初产妇快（10 个小时以内很常见），产道宽、骨盆大、胎头小也较快；通常初产妇在阴道口出现一硬币大小的胎头时，才被推入产房。

待产时间是指子宫颈开两指至全开所需的时间，有人会长达 2~3 天。待产时间的长短与胎儿的危险性无直接关系。只要经医师判断胎儿与母亲的情况一切正常，就可自然产，并无转为剖宫产的必要，只是母亲比较辛苦而已。

(5)什么是无痛分娩

通常要等到已进入分娩状况后，确定不是假阵痛之后，才注射止痛药。但是，又必须距离婴儿出生的时刻至少 2~3 个小时，否则止痛药的作用也会波及宝宝，使新生儿昏昏欲睡，甚至无力吸吮。当然，这种暂时性反应迟缓持续多久取决于用药剂量的多少以及距离娩出时刻有多久。

腰部脊髓硬膜外麻醉是将药剂注射在包围着脊髓的硬膜外面。由于使用少量药剂便能达到需要的效果，因此在自然生产或剖宫产时都越来越多用到这种麻醉方法。不过，这种麻醉法可能会使产妇血压突然下降，必须随时注意产妇的血压以及胎儿的心跳速率。此外，这也可能会减低产妇想要将胎儿娩出的冲劲，因而延长分娩的时间，有时必须借助产钳或真空吸引器才能完成分娩。

(6)何时进行无痛分娩？

通常在子宫开两指且有规则收缩，医师会为要求无痛分娩的产妇施打脊椎硬膜外腔麻醉。过早进行麻醉会影响子宫收缩。若做到完全不痛，则会拉长整个产程，而且常要动用到真空吸引器等辅助生产工具（因产妇不知如何用力）。因此，产妇可事先与医师商量。由于在做麻醉时，有时会伤到脊椎，造成产后腰酸，且恢复时间依个人状况而定，与医师技术无关，产妇应将此副作用考虑在内。

(7)如果羊水在阵痛时流出，生产时是否会因干涩而不好生？

一般羊水在阵痛时流出是正常的，只要加强观察胎儿监视器，待产妇自然达到生产的状态即可，只有极少数脐带先行脱出的状况才须做紧急处理。至于羊水是否有助胎儿滑出产道则无相关的医学报道，基本上即使羊水在阵痛时流光了，对生产过程也不会有影响。

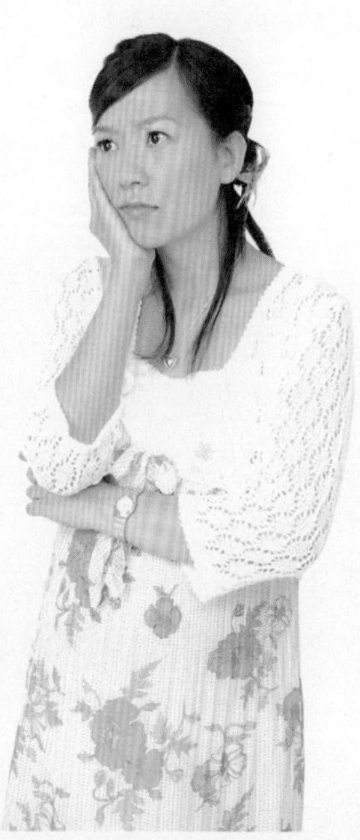

(8)待产时胎儿与母亲可能出现哪些突发状况？

❶ 胎儿窘迫

此时胎儿心跳频率下降，原因可能为胎儿脐带绕颈、解胎便、早期破水或脐带下坠受胎头压迫等，此时医护人员会先给予母亲氧气、点滴，请母亲左侧卧，如果胎儿心跳仍未恢复正常，就必须立即行剖宫产。

❷ 骨盆腔狭窄或胎儿太大

当子宫颈开到一定程度就不再继续开了，且胎头不再下降，超过一定时间后，医师多半会进行剖宫产。

❸ 胎盘早期剥离

待产时，产妇突然由阵痛转为持续性剧痛，且阴道大量出血，就表明胎盘提早剥离子宫。目前原因仍未确定，发生前也无前兆，即使立即急救，母亲与胎儿的死亡率也很高。

❹ 羊水栓塞症

待产过程中，羊膜细胞、胎膜、胎发穿透子宫内壁血管，顺着血液循环到达肺部，破坏了凝血机能，造成产妇突然大量出血，从而导致死亡。此种情况连抢救胎儿都很困难，且医界尚查不出确实原因，只能归因于产妇体质，医师往往也束手无策。

❺ 麻醉意外

通常医师会在子宫颈开两指以上且子宫有规则收缩时，为欲无痛分娩者施行脊椎硬膜外腔麻醉，但有可能造成产妇血压降低、休克，只要医师抢救得宜，通常没有太大问题。

❻ 脐带脱出

脐带脱出大多发生在早期破水、胎头还很高的情形。脐带脱出会受胎头压迫，造成脐血供应中断及胎儿生命的危险，因此必须立即进行剖宫产。

（二）了解剖宫产全过程

剖宫产是指通过切开腹部及子宫的方式将胎儿娩出，其目的是在特定适应证下，为保护胎儿及母亲安全，必须选择的生产方式。

1 剖宫产手术前准备

一旦确定了生产方式为剖宫产，就要了解手术前该做哪些准备：

⑴提前一天先到住院服务中心报到

通常会有准爸妈不明白，为何要提前一天住院。这是因为凡是正规手术，都要一再确认手术方式，一再提醒注意事项及预先防范各种可能的突发状况。例如：若存在严重贫血，则可以事先备血或输血；若存在心电图异常，则可事先会诊心脏内科或麻醉科等。

⑵进行生命征象、身高、体重测量，尿液及抽血检验

预定剖宫产的前一天要先入院进行各种术前检查。

⑶术前相关步骤

术前相关步骤包括到病房完成病历问诊、填写同意书（包括手术及麻醉同意书）、核对身份、安排胎儿监视器装置（了解胎儿心跳和母亲子宫收缩情况）等。

⑷告知手术前须知

术前须知包括勿佩戴饰物、勿涂指甲油及化妆（为观察是否有发绀情形）、勿佩戴活动假牙和隐形眼镜（为避免麻醉后误吞之危险及视力受到影响）、需禁食（包括开水）8小时（以免麻醉后引起呕吐不适，造成吸入性肺炎）。

⑸手术当天静脉点滴

手术当天，建立一条静脉点滴管道是必要的，可以用来补充体液、电解质及方便给药。因此，准爸妈们应与医护人员密切配合，以便降低生产时的危险性。

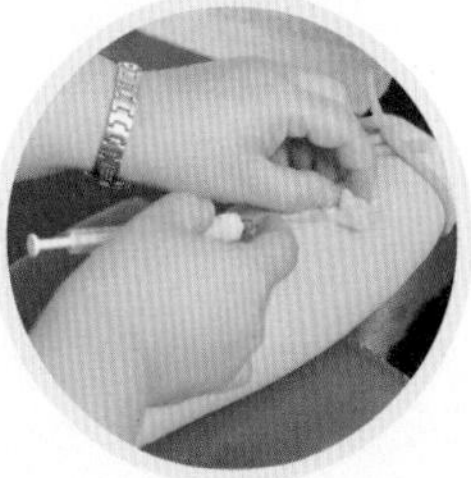

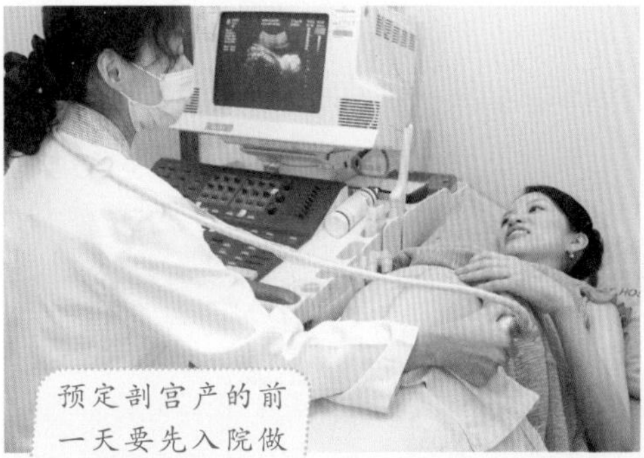

预定剖宫产的前一天要先入院做术前检查。

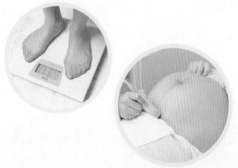

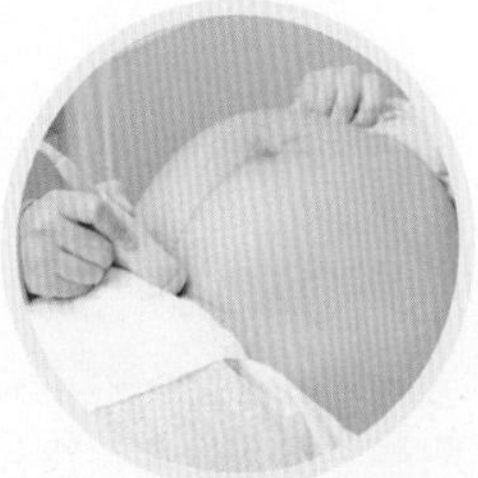

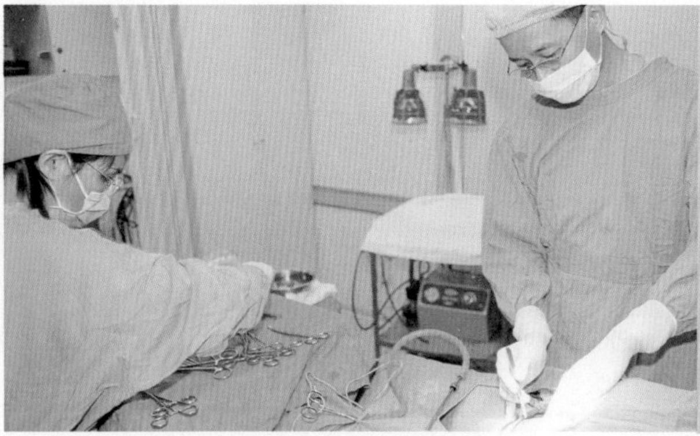

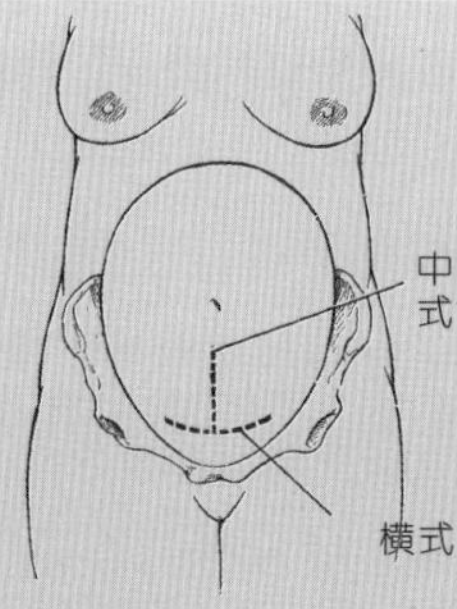

图1 表皮切开方式

2 剖宫生产流程

期待已久的日子终于到来，小宝贝就要呱呱坠地了，但准爸妈仍不免会对即将面临的手术过程感到担心。下面来熟悉一下手术当天及剖宫生产的流程。

(1)手术前工作

医护人员会陪同待产妇及家属来到产房，在侯诊室会再次核对身份及病历。进入手术室，进行麻醉，一般是采用半身麻醉(包括硬脊膜外及脊髓麻醉法)。进行皮肤准备及放置导尿管。皮肤准备工作指的是剃除体毛，范围是乳房下沿着腋中线腺至大腿上段及会阴部，目的是为避免毛发上的细菌掉落到已切开的伤口，从而造成照护不便。放置导尿管是为避免麻醉后尿道括约肌松弛，造成小便失禁或术后无法排尿的不便，同时，还可以用来监测术后排出尿量。

(2)剖宫手术

❶ 将皮肤划开(图1)，再切开皮下组织脂肪层。

❷ 将筋膜及白线剪开，剥开腹直肌，打开腹膜，剪开子宫浆膜层。

❸ 将子宫肌肉层切开(图2及图3)，胎儿及胎盘娩出。

❹ 层层缝合起来，贴上透气纸胶带及覆盖纱布就完成了。

❺ 在情况稳定后，新生宝宝也初步清理评估完成，医护人员会将宝宝抱给辛苦的妈妈仔细瞧瞧、亲亲。剖宫产完成后，产妇就会被送至恢复室观察，小宝宝也会被送至婴儿室观察。观察1~2小时后且生命征象稳定，就可回病房休息了。

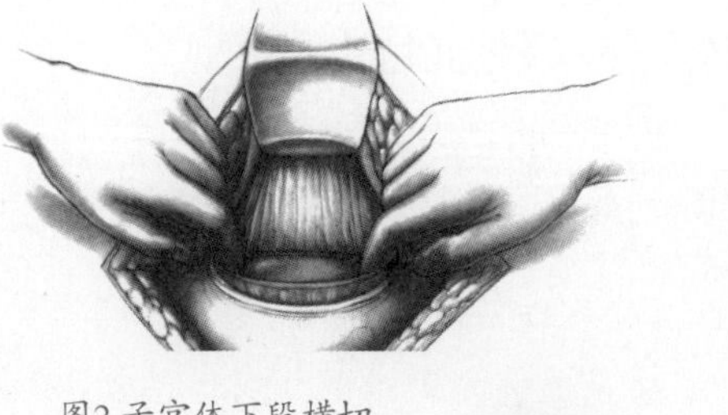
图2 子宫体下段横切

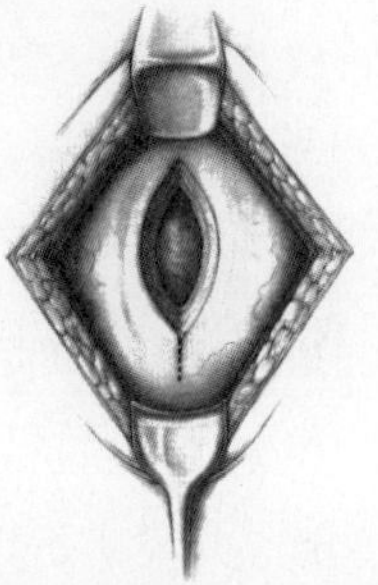
图3 子宫体下段纵切(又称帝王切开)

3 剖宫产常见问题解答

(1)什么是剖宫产的最佳时机?

施行剖宫产的时机基本上在妊娠 38 周最合适，因为此时胎儿器官原则上已经成熟，而且遇到阵痛、破水等须紧急剖宫的几率也比较小。若需提前剖宫产，则至少也要等到妊娠 36 周。因为宝宝过早出生，可能会面临呼吸窘迫综合征(因肺不够成熟)、颅内出血、肠子坏死等早产并发症。

为了避免宝宝早产，可通过超声波检测胎儿重量、大小，还可通过抽取羊水来确定胎儿肺部的成熟度。

除非是母亲记错最后一次月经的日期，或未做定期产检，妊娠后期才到医院就诊，否则按照孕周判定生产时机的错误几率应该不大。

(2)哪些状况必须要剖宫产?

❶ 胎儿窘迫

剖宫产是为了抢救胎儿和保护产妇的安全。因此，当经过客观评估后，发现胎儿的安全受到威胁时，就应紧急实施剖宫生产，以保障胎儿和产妇的安全。

❷ 多胞胎

三胞胎或更多胎妊娠，建议采服剖宫生产。若是双胞胎，则并不是绝对的适应证。若两胎儿都是头位(胎位正常)，则仍可尝试阴道生产；若但两胎儿中有一个胎位不正，则还是以剖宫产为宜。

❸ 产程延长

产程延长可能和产妇子宫收缩不良、产妇的产道过于狭窄(相对于胎儿)或胎儿过大(相对于产道)有关，如果勉强阴道生产，就可能会对母体或胎儿造成伤害，这时候就必须实施剖宫产。

❹ 骨盆狭窄

如果产妇存在骨盆结构的异常，如小儿麻痹病患、有过骨盆骨折病史、身材过于娇小，甚至是侏儒症患者，由于骨盆的出口无法让胎儿顺利通过，这时应采取剖宫产为宜。

❺ 胎位不正

如果初产妇胎位不正，就应实施剖宫产。胎位不正的形式有很多种，也不是全都得剖宫产。若是直腿臀位的胎位不正，产妇又有阴道生产的意愿，则仍然可以尝试自然产，但经产妇要比初产妇安全得多，要和妇产科医生详加讨论才可以实行。

❻ 前胎剖宫产

前一胎是剖宫产，那么这胎是不是一定也要接受剖宫产？这方面争议很多，有研究指出，曾接受过剖宫产的母亲，若要尝试自

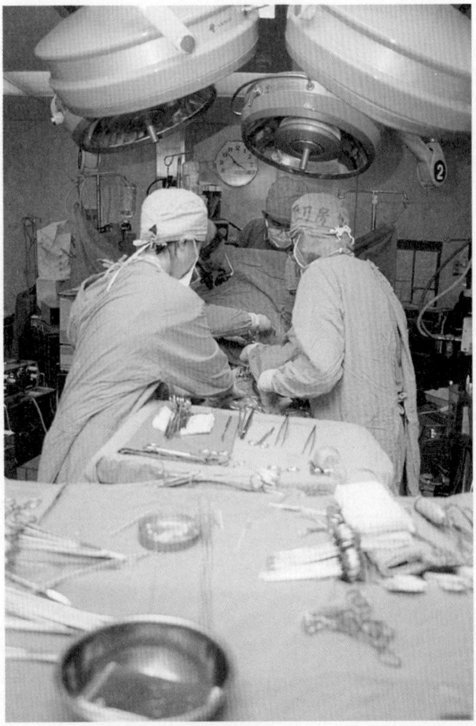

然生产，则子宫破裂的几率会比一般自然生产高 3 倍，而子宫破裂对于产妇和胎儿都会有致命的危险。

❼ 胎盘因素

若产妇存在前置胎盘，胎盘挡住产道，则无法自然生产。若发生胎盘早期剥离，胎儿则会缺氧窒息，为抢救胎儿和保护产妇的安全，应立即进行剖宫产。

❽ 子宫曾经接受过手术

若子宫在怀孕前曾经动过手术，如子宫肌瘤切除、子宫整型等手术等，尝试自然生产会增加子宫破裂的危险，这时还是以剖宫产为宜。

❾ 母体有其他重大疾病，不适合阴道生产者

例如孕妈妈患有心脏病、阴道被病毒或病菌感染，而且是在疾病活跃期，考虑到产妇和胎儿的安全，应采取剖宫产。

❿ 母亲濒临死亡

母亲因心脏病或意外伤害等情况突然死亡或即将死亡，势必应立即将胎儿剖宫生出。时间上最好能把握在死亡后 3 分钟以内，最迟不超过 7 分钟，否则将造成胎儿缺氧。

总之，医生对于每一位准妈妈的生产方式其实并没有太多主观的意见。在产检的时候，医生都会和孕妈妈及其家人讨论，依据产前各项检查结果进行客观评估，同时结合孕妈妈及其家人主观的看法，还要根据待产时的具体状况来决定当时的生产方式。

必须剖宫产最常见的原因：

1.前胎剖宫产35%
2.难产或产程迟滞25%
3.胎位不正10%
4.胎儿窘迫10%
5.其他20%

⑶剖宫产切开的方向如何确定?

剖宫产要切开的部位包括腹部皮肤、腹肌和子宫，两者切开的方向不一定一致，要根据当时具体情况而定。皮肤横向切开伤口较美观，但开刀所需时间较久，出血量也较多（因伤口与血管垂直之故）。而皮肤垂直切开出血量较小，伤口也可开得较大，适合较胖的产妇和较大与胎位不正的胎儿。

子宫切开的开口通常呈横向，与子宫肌肉走向相同，这样伤口容易愈合，下一胎若采取自然产的方式生产，子宫破裂的几率也较低，只有 0.7%。但是有些状况必须采取开口面积较大的直切方式，如宝宝未足月生产、胎位不正或前置胎盘等。子宫直向开口，下胎欲采取自然产者，就需要面临 3% ~ 4% 的子宫破裂几率，原则上子宫开口不论采取何种方向，都应避开胎盘的位置，以免大量出血。

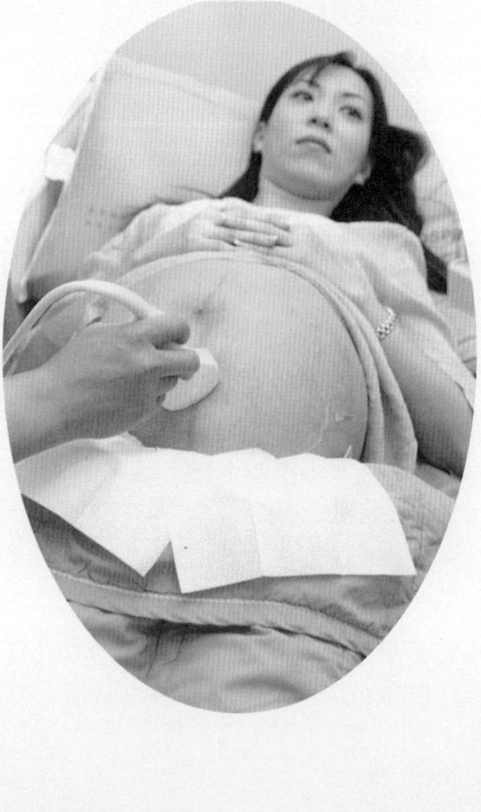

(4)剖宫产会出现什么后遗症?

❶ 子宫裂伤

因胎儿太大或胎位太低，在生产的过程中扯裂子宫伤口。

❷ 膀胱或肠道受伤

这种情形较易发生在以前有过做腹腔手术的产妇身上，肠道、膀胱因粘连严重而在手术过程中被弄破。

❸ 胎儿受伤

刀子划下时不小心伤到胎儿表皮，基本上应无大碍。

❹ 子宫裂伤

剖宫产后容易出现子宫裂伤，从而造成出血。

❺ 子宫、伤口或尿道感染

剖宫产后有可能造成子宫伤口或尿道(因留置导尿管而造成)感染。

❻ 血管栓塞

血管栓塞也可能发生在自然产者身上，肥胖与产后少走动的产妇较容易发生。

(5)自然产与剖宫产相比较的优缺点是什么?

自然产与剖宫产的比较

自然产		剖宫产	
缺点	1.阵痛，但可靠无痛分娩减轻或避免。 2.孕妇及胎儿可能会在生产过程中遇到突发状况。 3.阴道松弛，但可做产后运动预防。 4.少数有骨盆腔器官脱垂的后遗症。	缺点	1.出血较多(平均自然产500毫升，剖宫产1000毫升)。 2.并发症较多，尤其是伤口感染。 3.麻醉并发症，例如约有十万分之四的麻醉意外死亡几率。 4.产后恢复较慢。 5.住院时间长。 6.医疗费用较高。
优点	1.产后恢复快。 2.产后可立即进食。 3.除会阴外，没有其他伤口。 4.并发症少。	优点	1.可避免自然产可能的突发状况，如胎儿缺氧、吸入胎便、子宫破裂、子宫脱垂等。 2.阴道不受影响。

专家提示

剖宫产后再尝试阴道生产基本上是可行的，前提条件是第一胎剖宫产的病因(如胎儿过大、胎位不正、胎儿窘迫或产前大出血等)已经不存在。但是如果前一胎的因素仍未消除，例如母亲骨盆狭窄，第二胎还是需要剖宫产。由于目前剖宫产切开子宫肌肉的方向呈横向，不仅愈合的情况较好，下次因阵痛或生产出现破裂的几率也很小，因此准妈妈不必过分担心。

（三）顺利生产必知常识

1 何时需要引产

如果过了预产期还没有动静，就应赶快到医院催生。其实，正确的说法应该是引产。那么这两者有何不同？何时进行？如何操作？为什么许多产妇和家属怕催生？下面将为您解开疑惑。

⑴引产的适应证

当怀孕周数已超过预产期（大于40周且小于42周），子宫仍无自发性的收缩时，就需要引产。

临床上，妇产科医生在确定怀孕周数后，一般不建议孕妇的孕期超过42周。因为超过了42周，羊水减少，胎盘功能减退，容易有胎便产生，所以在过了40周之后，在没有自发性子宫收缩前提下，医师会安排孕妇入产房待产室接受引产。

医生通过专业判断，会使用 PGE_1、PGE_2 等药物让子宫颈松软，同时加入催产素，让子宫产生节律有效的收缩，以便让胎儿顺利经阴道分娩。

⑵催生不等于引产

虽然催生和引产有着不同的定义，但实际上常混为一谈，一般人常说“过了预产期还没有动静，赶快到医院催生”，但正确的说法应该是引产。不论是引产还是催生，目的都是希望早一点让小宝宝顺利地生产下来。

⑶何时需要引产

要想引产，必须在无前置胎盘、无胎盘剥离前兆的前提下才能够进行。

❶ 当怀孕周数超过40周且未超过42周。

❷ 胎盘功能检查有不明原因的异常变化。

❸ 腹中胎儿生长受限（超声波体重小于正常孕周3周以上），但预测体重超过2500克。

❹ 胎儿体重较大（尤其妈妈患有妊娠期糖尿病），但预测体重不超过4000克。

❺ 孕妇患有轻度、中度的先兆子痫。

❻ 胎死腹中。

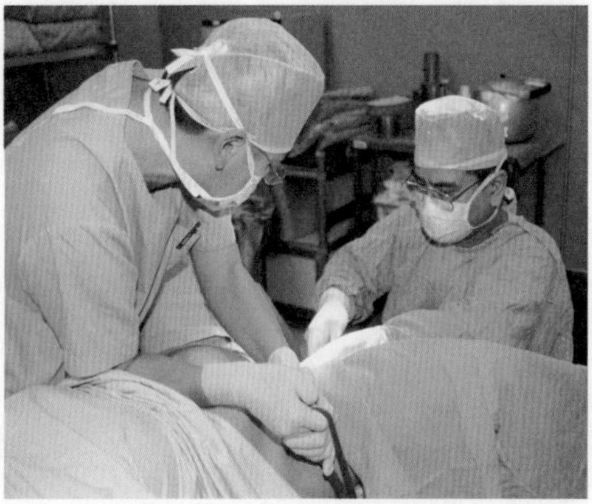

⑷需要引产时应当机立断

在孕妇及胎儿健康的状况下，只要不超过42周，原则上并没有固定引产时间。

准妈妈在产检中可以了解，在36周之后，妇产科医生会要求您每周进行一次产前检查，除了血压、体重、小便的检查外，腹围的大小、胎儿心音的监测、了解胎动的情形及胎盘功能的检查，都显得非常重要。

一旦符合上述的引产时机，便应当机立断接受引产。举例来说，当孕妇患有先兆子痫时（高血压、蛋白尿、下肢水肿），胎儿会出现宫内生长受限，甚至死亡，母亲会有脑血管破裂、肾脏衰竭的危险，因此确定诊断、及早引产是非常重要的。

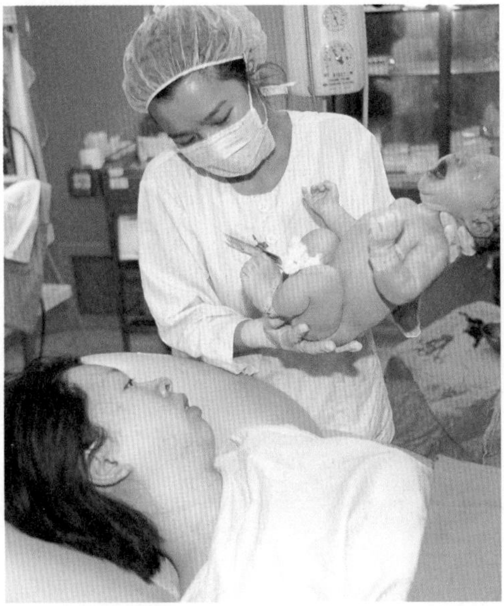

(5)提前引产好吗

当产妇没有达到上述引产的 6 个条件，同时也未达到 40 周预产期时，如果只是出自产妇个人因素希望能提前生产，或期望胎儿能在 9 月 1 日前（入学学年度分界）出生等，临床偶尔会有此种案例接受提前引产。

然而因为子宫颈尚未成熟、胎儿胎头尚未下降到骨盆腔，所以有可能需要较长的时间来引产，甚至 3 天还引不出来的情形并不少见。这些案例最后常造成剖宫产机会增加。因此，临床上并不建议提前引产。

2 孩子生不下来，催生来帮忙

(1)什么是催生

所谓催生，就字面上的意思来看，就是催促生产，因为产妇的子宫没有自发性收缩，或收缩强度及频率较差，妇产科医生觉得有必要帮忙子宫收缩，也就是用药物帮忙把孩子生下来，这就是催生。

催生药物的使用原则如下：

❶ 让子宫颈软化

在待产过程中，子宫颈必须软化，然后慢慢地扩张，就是从子宫颈紧闭到开 1 厘米、2 厘米、3 厘米……10 厘米，所以，医生首先会使用让子宫颈软化的药物，如前列腺素。

❷ 加强子宫收缩

等到子宫颈软化以后，再使用催产素，调控有效的剂量来刺激子宫做有规律及大强度的收缩，子宫颈就会跟着慢慢扩张，胎头就会跟着慢慢下降。所以在适当的时间，在催生药物作用下，胎儿就会生下来。

(2)催生的适用状况

催生是在待产中子宫已有收缩，但是频率及强度仍然不够，为了能让子宫做有规律和大强度收缩，减少待产的时间及产妇的不适，在产妇及胎儿稳定的情况下，加用能使子宫颈松软的药物，或加上催生的药物催产素来帮助产程的进行，以减少产程迟滞的发生。

(3)何时需要催生

❶ 已经有自发性产兆，但是子宫颈紧闭或成熟度不佳，或子宫收缩强度及频率不佳时，可考虑使用子宫颈松软的药物及帮助子宫收缩的药物来催生。

❷ 超过 37 周后，有破水现象，但无规则宫缩时，就需要催生。

❸ 安胎过程中（小于 37 周），出现无法抑制的感染迹象（如破水一段时间），就要催生。

❹ 待产过程中，如果产程进行不顺利，或子宫收缩频率及强度不够，医生可能选择追加催生药物帮忙。如果收缩强度及频率都足够，而产程仍然持续迟滞，很可能存在骨盆腔狭窄或胎儿过大等因素，就应改以剖宫产。

(4)该催生而未及时催生的后果

如果应该用催生来帮忙产程进行，却迟迟没有催生，就可能导致产程持续迟滞不前。如果此时没有持续监测胎儿心率变化，就可能出现突发的胎儿窘迫而未能及时发现。

毕竟待产及生产过程是整个怀孕过程中最危险的时候，在安全、平稳、有效的产程中，减少待产的时间及不适，才是正确的催生之道。民间常说，医生可以控制生产时间，主要是凭借专业的经验及有效使用催生药物来帮忙的缘故。

3 加压助产可取吗

(1)什么是加压助产

当产妇太过疲惫，无法配合阵痛用力娩出胎儿时，有些医护人员会在产妇子宫顶部帮忙推，称为加压助产。加压助产可加速胎儿娩出，减少剖宫产的机会，但也可能产生并发症。究竟加压助产好还是不好呢？

(2)加压助产的应用

加压助产是指第二产程中，母亲已筋疲力尽，宫缩无力，由医护人员在子宫最顶部稳定加压，使胎头娩出的行为。第二产程（由子宫颈口开全至胎儿娩出时间）若超过两小时，原则上属于难产，则应采取剖宫产，不加压助产，然而此时是否应采取等待，还是真空吸引，还是产钳助产，这也是临床医生难以决定的事。

(3)加压助产的正确方法

加压助产的使用原则，应以单手在子宫收缩时，温柔且稳定有力地推向母亲骨盆的脊椎方向，因此，压力是朝母体纵轴的方向，避免直接向下压向母体脊椎，这样会造成对下腔静脉的压迫，产生母体低血压。间断性突然用力下压及松手，最易造成胎儿和母体的伤害，因此，必须感受子宫的硬度，持续性加压。

加压助产对极疲惫的母体非常有用，并可降低剖宫产的几率。温柔有力、持续的正确加压一般不会造成母子的伤害，而在胎头快出来时停止施压，也可避免会阴和肛门括约肌的撕裂。医疗上的工作都有利有弊，需要了解其优劣点，谨慎处理，以便增进母子的健康。

(4)加压助产的并发症

加压助产较为少见，而且病历上多不予记录，因而连使用率有多少也不明确。加压助产可能造成许多不良后果，在母体方面，会产生腹部瘀伤和疼痛，增加外阴和肛门括约肌裂伤、子宫破裂、子宫内翻、低血压、呼吸窘迫、肝脏破裂、肋骨骨折的几率，甚至也有可能发生羊水栓塞。在胎儿方面，可能出现神经受伤、骨折、心跳改变、缺氧、呼吸窘迫、颅内出血等。此外，当胎儿过大和肩难产时，应避免使用加压助产，以免发生臂神经丛损伤和骨折等伤害。

(5)其他替代方法

由于加压助产可能会产生一些并发症，因此当第二产程产妇筋疲力尽时，也可考虑其他方法。

当第二产程延长，如没有胎心异常，特别是在脊髓膜外麻醉时可考虑等待一段时间，胎头常会下降。会阴太厚时，切开会阴可助胎头下降，然而对此尚有争议。可试用真空吸引或产钳，但非强拉。

4 认识器械辅助阴道生产

胎儿卡住了，是否需要使用产钳或真空吸引器来帮忙？这会让许多产妇担心是否会对胎儿头部造成伤害。其实不必担心，器械当然是有必要才使用，医生会在适当的时机下施行，帮助胎儿顺利娩出。您需要了解器械辅助阴道生产的使用时机与可能并发症。

(1)器械辅助阴道生产能避免不必要的剖宫产

生产的方式可以分为两种：阴道生产和剖宫产。当阴道生产无法顺利达成，或是经由阴道生产可能对产妇或宝宝造成危险或伤害时，就必须考虑采取剖宫产。当今国内的剖宫产率高居不下，世界卫生组织建议的剖宫产率为 10%~15%。

在降低剖宫生产率方面，器械辅助阴道生产扮演了一个重要的角色。所谓器械辅助阴道生产，是指经由产钳或真空吸引器的辅助，将宝宝从阴道分娩出来。

(2)产钳的使用时机

并非每一个宝宝生不出来时，都适合使用产钳辅助生产。使用产钳之前，必须确定子宫颈口已经开全、破水、膀胱已完全排空、胎头已经固定在骨盆腔内、没有胎头骨盆大小不对称的问题，而且应在胎头的高低位置都能充分掌握的情况下才能进行。

此外，如果产妇用力过久，已经疲惫无力，或是第二产程（子宫颈口全开到宝宝娩出的这段时间）过长，胎心音开始出现异常，脐带脱垂或受到压迫，或怀疑胎盘早期剥离，或有胎儿窘迫的危险性时，都可以通过产钳的帮助尽快将宝宝生出来，以减少产妇的痛苦，缩短胎儿缺氧窘迫的时间。

(3)产钳可能造成的并发症

使用产钳辅助生产可能造成的并发症包括母亲和宝宝两方面。母亲方面包括产道裂伤、伤害到阴部的神经及骨盆底的肌肉组织而造成大小便失禁、会阴出血感染等。宝宝方面包括造成颜面受损、头皮下血肿、颅内出血等。

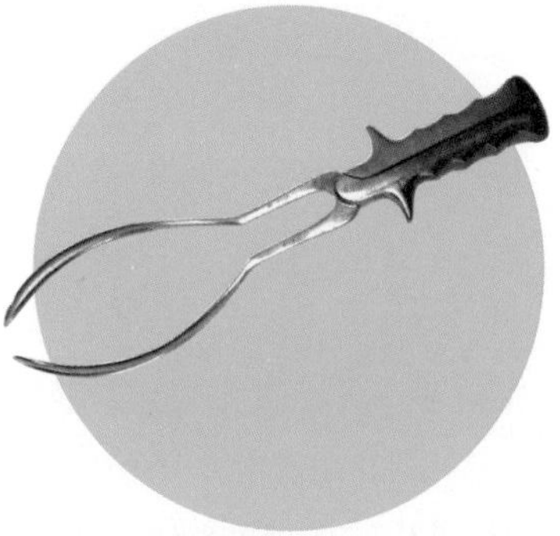

产钳

利用产钳能帮助宝宝尽快出生，以减少产妇痛苦，缩短胎儿缺氧窘迫的时间。

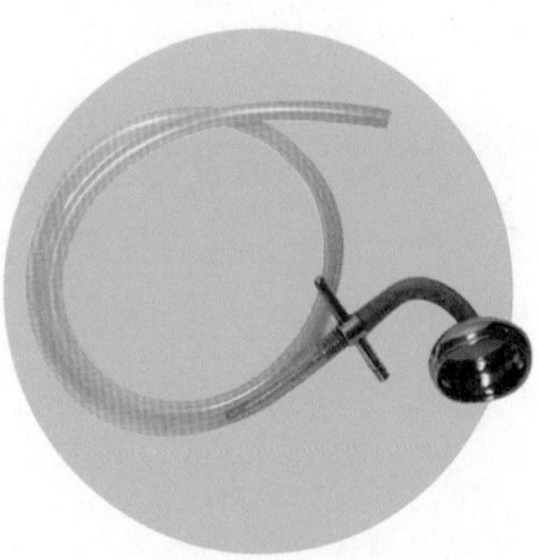

真空吸引器

真空吸引器是通过真空吸引的负压帮助，将胎头牵引出来，在胎儿头顶留下的瘤会在一周左右消失。

⑷真空吸引器与产钳的比较

真空吸引器辅助生产的使用时机与产钳助产大致相同，上述的产钳助产并发症也都有可能发生，但真空吸引器不占产妇骨盆的空间，较少造成骨盆腔肌肉和神经的伤害，但对于臀位生产，真空吸引器完全无用武之地。

有关文献曾对两种器械辅助阴道生产进行比较，发现真空吸引辅助生产造成的产妇骨盆伤害、失血量，比产钳辅助生产少，但造成胎头皮下血肿、新生儿黄疸、新生儿视网膜出血的几率比较高。

由真空吸引辅助产出的胎儿，头顶容易留下一个凸起的头皮肿块，称为产瘤，一般在出生后一星期左右会慢慢消失，不会对宝宝造成影响。

在利用器械辅助阴道生产时，必须根据产妇和宝宝的具体情况，在适当的时机下施行，如果确定无法通过器械辅助顺利阴道生产，就必须采取剖宫产，以确保产妇和宝宝的安全。

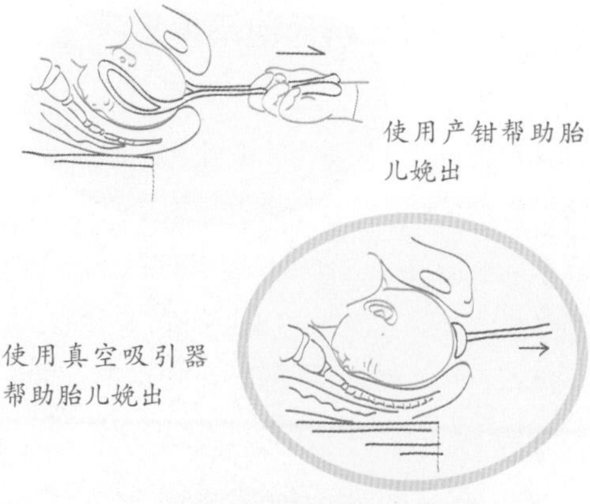

使用产钳帮助胎儿娩出
使用真空吸引器帮助胎儿娩出

产钳与真空吸引器使用示意图

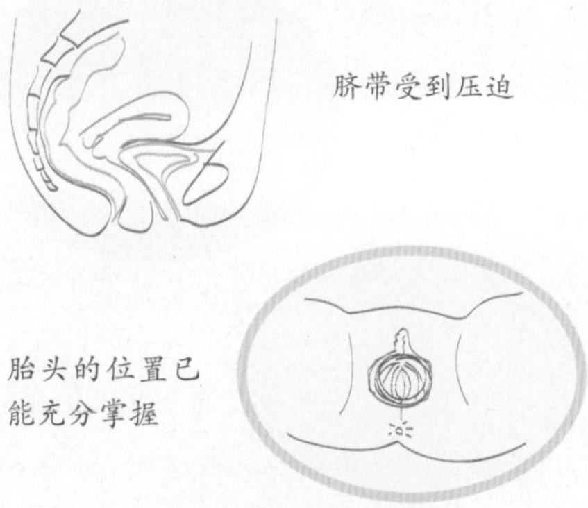

产钳的使用时机示意图

5 了解产科麻醉

不管是否有过生产的经验，大多数准妈妈一想到生产的过程，就会认为生产过程应该是很痛苦的吧！在以前妇产科学不发达的年代里，无论是自然生还是剖宫产，准妈妈都必须忍受相当的风险和痛苦，如今有了麻醉科技的帮忙，已可大大减少生产的痛苦。这里就来谈一谈和产科有关的麻醉。

⑴会阴侧切时使用局部麻醉

采用自然生产的妈妈们，在胎儿快产出前，妇产科医生为避免产妇会阴撕裂伤，多半会进行局部会阴切开术。在剪开会阴之前，会在孕妈妈的会阴部位注射局部麻醉剂，将局部小神经麻醉，从而达到止痛的目的，也有助于在胎儿娩出后，减少缝合会阴时的痛苦。麻醉药注射约 1 个小时后，感觉就会慢慢恢复。

局部麻醉只会将痛觉止住，并不会造成运动方面的障碍，产妇仍然可以感到医生的触碰动作，但是痛觉会大大减少。局部麻醉很少会对产妇或胎儿造成不良的影响。

(2)脊髓麻醉(半身麻醉)

脊髓麻醉就是半身麻醉，麻醉的进行方式是用细针从后背处进入脊椎关节间的位置，将药物注入脊椎末端的空腔内，使药物进入脊髓腔的下半部，达到麻醉下半身脊髓神经的作用(见图1.2.3)。

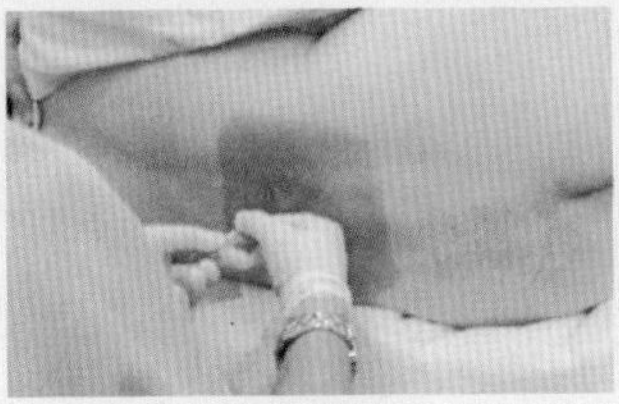

图1

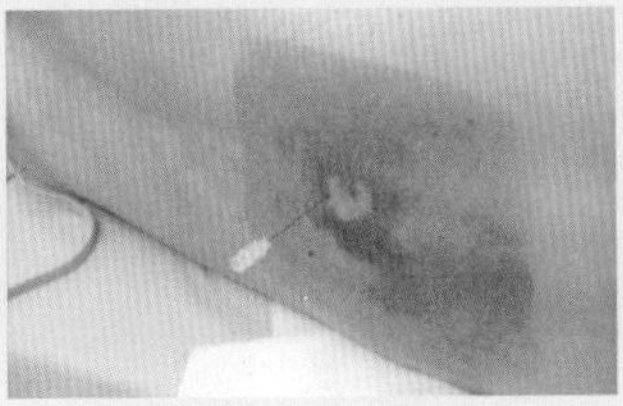

图2

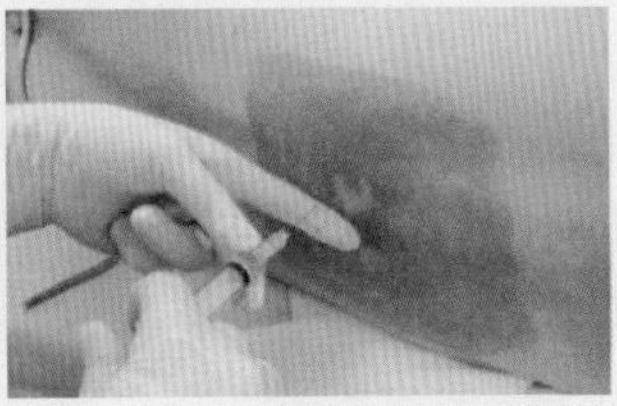

图3

❶ 半身麻醉多用于剖宫产

在这种麻醉方式的进行下，病人上半身仍然有清醒的意识，也能够自行呼吸，但是下半身则会完全失去感觉与运动的能力，无法动弹，因此简称半身麻醉。

在这段麻醉期间内，需要用导尿管来协助产妇排尿。麻醉完成后4~6个小时，病人脚部的知觉才会慢慢恢复。这种麻醉多用于妇产科的剖宫产。

❷ 半身麻醉对病人的心肺功能影响较小，不会抑制胎儿呼吸

半身麻醉的好处是对病人的心肺功能影响较小，同时药量只集中在病人下半身，不会通过血流进入胎儿体内，不会引起胎儿呼吸的抑制。

❸ 半身麻醉的并发症

半身麻醉后常见的并发症有(下述的无痛分娩也有此并发症)头痛、皮肤瘙痒、尿液滞留、恶心、呕吐等，其他如低血压、局部麻醉剂毒性、演变成全脊髓麻醉等则较少见。产妇接受这种麻醉法时，医护人员都会特别留意可能的并发症，做好防范与处理。

(3)无痛分娩用硬膜外腔麻醉

我们常说的无痛分娩所采用的就是硬膜外腔麻醉。麻醉的过程和脊髓麻醉类似，但是会在硬脊膜外腔置入一条极细的塑料管，当产妇疼痛时，即可通过此细管将药液注入硬脊膜外腔，从而达到止痛的效果。

❶ 硬膜外腔麻醉可以减轻产痛，不影响运动神经功能

麻醉可以阻断痛觉的传导，减少产妇在生产时的疼痛感，但并不影响运动神经的功能，所以产妇四肢还可以自由移动，只是因子宫收缩而造成腹部疼痛的感觉不再明显。

麻醉的效果与注射的药物种类和剂量有关，无论是自然生产时想要进行无痛分娩，还是剖宫生产前后的麻醉止痛，都可以采用这种麻醉方式。

❷ 硬膜外腔麻醉安全性高，但有些情况仍不适合

正确施行脊髓麻醉或硬膜外腔麻醉很重要，因为使用的药物量较少，而且产妇仍然能够保持意识清醒与呼吸的自主性，所以对于产妇及胎儿而言，其安全性均比全身麻醉高。但是孕妈妈如果存在背部入针部位有感

染、凝血机能异常、血压过低、低血容量性休克等状况，就不适合做脊髓麻醉或硬膜外腔麻醉。

❸ 无痛分娩不会造成腰酸背痛后遗症

当医护人员建议孕妈妈施行无痛分娩时，最常遇到的拒绝原因是害怕背痛，因为很多孕妈妈认为无痛分娩是把药物打入脊柱，会造成日后腰酸背痛等后遗症。事实上，孕妈妈产后腰酸背痛的原因和怀孕过程有绝对的关系，孕妈妈本身体重的控制不良、怀孕时日常生活姿势不当，才是造成产后腰酸背痛的主因，与半身麻醉无关。

(4)全身麻醉适用于紧急剖宫产

全身麻醉是通过静脉注射或经口鼻吸入药物，使麻醉药物到达脑部发挥作用，直接阻断全身的知觉，病人自行呼吸的能力一定会受到影响，所以必须通过呼吸器或人工辅助来帮助患者呼吸。

全身麻醉法并不常用在一般常规的剖宫产，因为麻醉药物会通过胎盘而影响到胎儿，但是在某些紧急情况，有必要施行紧急剖宫生产时，还是必须用到。

❶ 全身麻醉存在吸入性肺炎的危险情况

全身麻醉对产妇及胎儿都会有影响。对产妇本身最可能产生的影响是吸入性肺炎。由于孕妈妈的胃部排空速度会比未怀孕时慢许多，加上分娩期间身心压力都增大，麻醉后也容易呕吐，若不小心吸入这些呕吐的胃容物，就会引起严重的吸入性肺炎。麻醉后若用气管插管来辅助妈妈呼吸，则有助于减少并发吸入性肺炎的几率。

❷ 全身麻醉后必须尽快将胎儿娩出

由于采取全身麻醉方式，麻醉药物会经由胎盘而到达胎儿的血液循环，很有可能把胎儿一起都麻醉了，因此在孕妈妈全身麻醉后，妇产科医生们会在最短的时间内将胎儿娩出，尽量减少麻醉药物进入胎儿体内的数量。

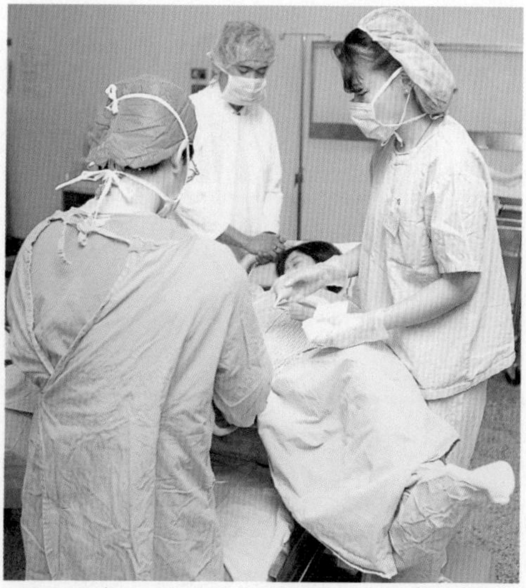

专家提示

选择适当的麻醉方式很重要

选择适当的麻醉方式，可以有效减少产妇生产时的痛苦，并能缩短产程，提高生产质量，让整个生产过程压力及痛苦减少，让产妇平安顺利生产。

（四）生产时可能出现的异常情况及处理方法

1 胎儿窘迫

有一些产妇因为胎儿窘迫的原因而接受剖宫产，到底胎儿窘迫有多危险？原因为何？

如何正确诊断？遇到胎儿窘迫一定要进行剖宫产吗？这些问题都是孕妈妈们急于想知道的，下面就为您做详细解释。

⑴什么是胎儿窘迫

胎儿窘迫是用来描述胎儿因为受到母亲及胎盘的影响，或是子宫因为受到不同的生理及病理变化，而产生缺氧及酸血症的症状，并且在胎儿心音监测器上出现心跳迟缓的征兆。

在所有的产科急症中，产科医生最担心的就是胎儿窘迫，因为胎儿窘迫意味着胎盘输送给胎儿的血液或养分已经达不到胎儿的需求，而且已经造成胎儿心跳减慢，这绝对是急症中的急症，因此有必要给予适当处置。

⑵胎儿窘迫的诊断方法

❶ 通过羊水中的胎便来判断胎儿窘迫

可由胎便的浓度、羊水量的多少（羊水量过多或过少都不好），以及胎心音有无下降来综合进行判断是否存在胎儿窘迫。胎便的出现并不代表胎儿真的有窘迫现象。也有研究显示，即使出现胎便吸入，但如果没有合并胎儿窘迫，就不会造成严重的后遗症。

❷ 胎便的浓稠度反映出胎儿窘迫的严重程度

胎便的严重程度可分三级：

★第一级（轻度）：是指羊水有浅黄绿色胎便污染，常见于过期妊娠，对于胎儿预后没有影响。

★第二级（中度）：羊水胎便污染程度介于第一级和第三级之间。

★第三级（重度）：是指羊水宛如黏稠的豌豆浓汤，若遇到此种情况，通常则意味着胎儿已有窘迫现象，不仅胎儿易患酸血症，一有变异性心搏迟缓现象，剖宫产几率也会

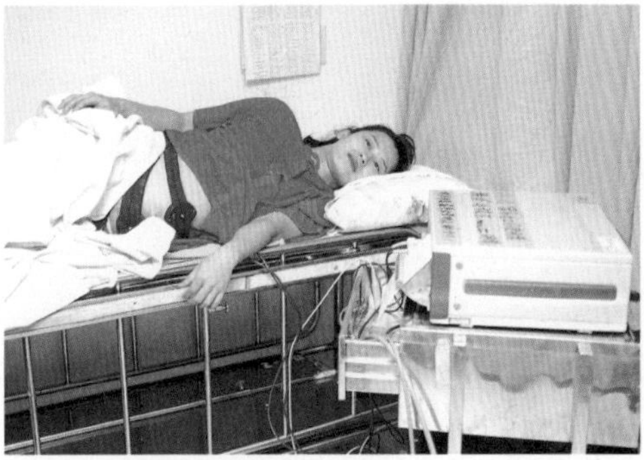

胎儿心音监测器是诊断胎儿窘迫的主要工具。

提高。因此若在破水时见到第二或第三等级胎便黏稠度，产科医生和孕妈妈则应提高警觉。孕妈妈在待产时，如果羊水的状况逐步由清澈变成绿色黏稠状，就应该考虑是否存在胎儿窘迫的问题，必须小心应对。

❸ 胎儿心音监测器是诊断胎儿窘迫的主要工具

胎儿心音监测器是诊断胎儿窘迫的主要工具。胎儿在面临严重窘迫或濒临死亡时，心跳会出现变化，若生产过程中连续监测胎儿心音，则有机会提早检测胎儿窘迫。一旦出现胎儿心跳迟缓，应该在 90 分钟之内让胎儿生出。

❹ 胎儿头皮采血 + 胎心音监测可诊断胎儿窘迫

胎儿头皮采血的作用有以下几点：

★用来确定或否定胎心音监测诊断胎儿窘迫。

★当胎儿窘迫出现时，可以得知胎儿血中的 pH 值。

★当胎儿头皮采血认为没有胎儿窘迫时，能使产科医生和孕妇知道胎儿目前是安全的，可以继续待产。

胎儿头皮采血存在一些限制，例如子宫颈未开，或是子宫颈开小于 3 厘米以内，就

无法操作，这时可以考虑做胎儿头皮刺激测验 (SST) 或胎儿声音刺激测验 (FAST)。研究显示，若胎儿的 SST 正常，则酸血症的机会很小。

❺ 通过含氧监测器监测胎儿血中含氧量

由于电子科技的进步，含氧监测器敏感度及准确度比以往好很多，只要将监测器的感应器摆在胎儿脸颊，运用 735/829nm 波长监测，就可以监测胎儿血中含氧量。研究发现，如果胎儿含氧量小于 30% 以下，就有 80% 的敏感度及 100% 的特异性来诊断胎儿酸血症。

(3)根据胎儿窘迫的严重程度来选择自然生或剖宫生

遇到胎儿窘迫时，产科医生会做适当评估。如果孕妈妈即将生产且胎儿窘迫属于轻度，原则上自然生产即可。但若胎儿窘迫发生于待产早期，且属于严重型，产科医生则多半会建议剖宫产。

2 脐带绕颈

脐带绕颈会不会导致胎儿窒息？是不是很危险？其实，胎儿脐带绕颈的发生率很高，但绝大部分都能安然无恙，孕妈妈该如何注意及避免呢？

(1)认识脐带

脐带就像胎儿的生命线，是从胎儿的肚脐延伸到胎盘的一条带状物，大概在受孕后 5 周开始形成，外观因羊膜包裹而稍呈灰白色，直径约为 0.82 厘米，长度为 30~100 厘米 (平均是 55 厘米)。脐带周围还有一层很厚的胶质保护着。

脐带内原有 4 条血管，但右侧的脐静脉在胎儿发育的早期就消失了，因此，平时所见到的脐带内含 3 条血管，包含了两条动脉和 1 条静脉，担任养分输送和废物排出的重要工作。

脐带的血管有一个特点，就是在妊娠 28 周时开始呈现螺旋状扭曲，造成血管的实际长度大于脐带的长度，而让脐带的表面呈现结节状，称为假结。脐带血管的螺旋状形态对血管有保护作用，若胎儿的脐带血管缠绕得不够，则会增加胎儿的不良预后，如胎便染色、早产和胎儿窘迫等。

(2)胎儿脐带绕颈很常见

脐带经常会缠绕住胎儿身体的一部分，尤其是颈部，此时就称为脐带绕颈。除了颈部之外，上肢、下肢、肩膀等各部位的缠绕都可以见到。

一般而言，脐带缠绕脖子 1 圈者占总生产数的 20%~30%；缠绕两圈者占总生产数的 2.5%~5%；缠绕 3 圈者则占 0.2%~0.5%；缠绕 4 圈以上者则微乎其微。此外，妊娠周数较小时，脐带绕颈的几率也较小；随着周数增加，脐带绕颈的几率也随之增加。例如，妊娠 20 周时脐带绕颈的几率为 5.8%，到了 42 周时则接近 30%。

脐带绕颈较常发生于脐带过长及胎儿活动力较大的情况。一般而言，脐带长度小于 30 厘米称为脐带过短，通常较易造成胎儿不良的预后，如胎儿生长受限、先天畸形、待产时胎儿窘迫和胎儿死亡等。

脐带长度大于 70 厘米则称为脐带过长，常与母体有全身性疾病、脐带脱垂或脐带缠绕胎儿身体有关。脐带长度受羊水量和胎儿活动力影响。一般羊水量较多，脐带就较长，活动力大的胎儿脐带也较长。此外，遗传在脐带的长度方面扮演了某种角色，常见前一胎脐带太长，第二胎也会发生同样情形的占 9%。

胎儿脐带绕颈是怀孕时常见的一种现象，但在产前很少会造成胎死腹中或神经系统损伤的情形，只要宝宝活动正常，就不必特别紧张。生产方式以自然生产为主，除非遇到胎儿心搏监测出现窘迫的现象而无法矫正时，才会采取剖宫产。没有人会单纯因脐带绕颈而直接剖宫产，只要医生能随时处理，宝宝的健康就应该不会受到影响。

(3)脐带绕颈的合并症

幸运的是，脐带绕颈虽然几率很高，但绝大部分都能安然无恙。

由于脐带周围的胶质保护，在还没有进入产程时，很少发生问题。但是，脐带绕颈的宝宝在分娩时，较易造成一些产科合并症。

在产程进行中，胎儿下降时，子宫收缩可能会压迫到脐带的血管，造成胎儿心跳减速，直到收缩暂停为止。据统计，20% 的脐带绕颈胎儿在待产过程中，有中等到严重程度的胎心减速，造成脐动脉的酸碱度下降。因此，在待产时，须有胎儿心搏及宫缩的监视器来监测。一旦在待产过程中发现胎儿心跳异常，经过处理后仍无法恢复正常，医生会根据当时生产的具体情况，必要时采取紧急剖宫产的方式，尽快让胎儿出生。

(4)脐带绕颈可由超声波诊断

脐带绕颈常发生于胎儿活动之际，因此根本无法预防。羊水量较多，或胎儿活动频繁，及前一次生产曾有脐带绕颈的孕妇情形者，胎儿发生脐带绕颈的几率会比较高，因此在产前检查时需要严密关注。

脐带绕颈可通过超声波诊断。如果用一般 2D 超声波，诊断率为 33.3%，但若用彩色血流的方法来检测，则其诊断率为 78.9%(见图 1)，3D 及 4D 超声波的诊断率可将近 100%(见图 2)。

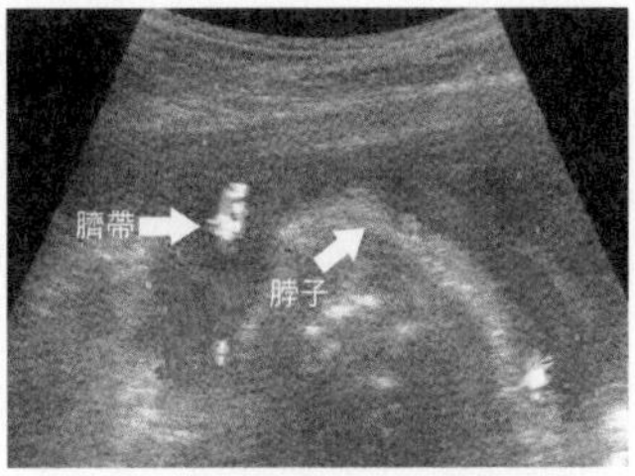

图1　以2D超声波彩色血流所检测出的脐带绕颈，诊断率达78.9%。

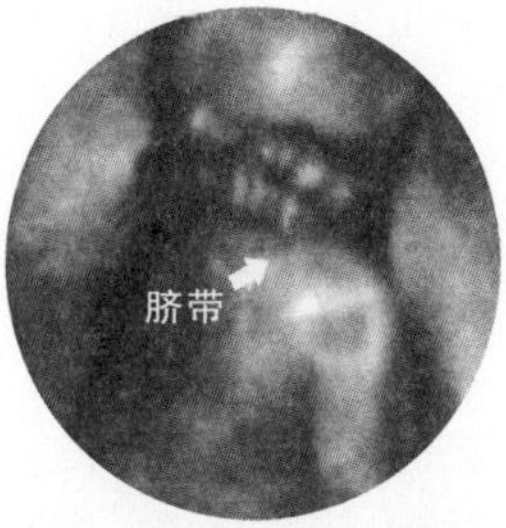

图2　3D及4D超声波的脐带绕颈诊断率可达将近100%。

此外，一次超声波检查没有显示脐带绕颈，并不能保证将来不会有绕颈的情况，也许不久后胎儿的一个翻滚，脐带就缠绕在脖子上了。同样，这一次超声波检查看到了脐带绕颈，也可能在胎儿的下一个动作时脐带就移开了。

(5)孕妈妈应当注意胎动

如果诊断有脐带绕颈的情形，孕妈妈就应该注意宝宝的胎动状况，如有胎动减少的情况，就应尽快就医，接受胎盘功能的检查，以确保胎儿的健康。如果胎动太频繁，就会使脐带打一个真结。据统计，真结的发生率大概占总生产数的 1.1%，尤其单一羊膜的双胞胎较易发生。真结有可能造成静脉血滞留、静脉管壁血栓和胎儿缺氧，造成胎儿死亡或罹患神经的疾病。6% 的死胎可以见到真结的发生。

(6)如何知道宝宝胎动是否正常

胎动和胎儿状态的好坏有很大的关系，胎动次数多少才代表胎儿的状况还不错呢？最简单的方法是从感觉得到胎动时开始，每天要计数胎动 2~3 次，每次花 30~60 分钟计数，只要在一个小时内有超过 3 次以上的胎动就算正常。如果一个小时内没有超过 3 次的胎动，或是在 12 个小时内，在没有细数的情形下，没有感受到胎动，就可能表明胎儿存在某些问题，应尽快找产科医生处理。

3 胎盘早剥

胎盘早期剥离是造成胎死腹中的第一元凶，而且其征兆和症状的变异很大，从大量产前出血、休克到毫无任何明显征兆都有可能。要如何察觉并紧急应变？下面为孕妈妈详细讲解。

(1)胎盘早期剥离危害母体及胎儿健康

胎盘和脐带是胎儿与母亲间联系的桥梁。胎儿通过胎盘和脐带获取生长和发育所需的养分，同时也通过此管道将其新陈代谢所产生的废物由母体排出体外。因此，胎盘功能的健全与否，关系着胎儿的成长与健康。

胎盘早期剥离是指在胎儿出生之前，胎盘就与子宫从其着床处分离。如此一来，胎盘和子宫间的紧密联系被破坏，母亲会因此出现产前出血，胎儿也因此而减少了来自母亲的养分供给，以致健康受到危害。

(2)胎盘早期剥离的高危人群

造成胎盘早期剥离的原因目前仍不清楚，但有些情况可能是危险因素：

★高龄及多产次的产妇。

★患有子痫的产妇。

★产妇本身有慢性高血压。

★早期破水。

★吸烟的产妇。

★服用可卡因等毒品的产妇。

★血栓形成体质的产妇。

★之前曾经发生胎盘早期剥离的产妇。

★有子宫肌瘤，特别是在胎盘着床位置后方有子宫肌瘤的产妇。

(3)胎盘早剥会造成胎死腹中

根据目前的统计报告显示，胎盘早期剥离的发生率约为 1/200。值得注意的是，胎盘早期剥离是造成胎死腹中的个案里，已知原因的第一名 (约 15%)。此外，胎盘早期剥离的个案中，其新生儿死亡率高达 25%，即使新生儿存活，也有高达 14% 的新生儿在生后第一年内存在明显的神经系统缺陷。

(4)胎盘早剥症状差异大

胎盘早期剥离的征兆和症状变异性很大。从产妇大量产前出血，甚至休克，到没有任何明显征兆，都有可能。下面列出了胎盘早剥常见的征兆与症状。

★阴道出血。

★子宫压痛或背痛。

★胎儿窘迫。

★高频率的子宫收缩。

★子宫剧烈收缩。

★不明原因的早产。

★胎儿死亡 (胎死腹中)。

(5)未及时察觉与处理可能导致严重并发症

若发生严重的胎盘早期剥离而导致严重出血，且没有及时察觉和紧急处理，则可能使产妇凝血机能遭到破坏，从而加速出血现象，进而导致产妇休克、肾脏衰竭及胎死腹中等严重并发症。

(6)如何治疗与处理胎盘早期剥离

发生胎盘早剥后，处理措施主要根据妊娠周数以及产妇和胎儿的状况来决定。

❶ 若胎儿足月且存活

除非状况允许立刻经阴道生产，否则应采取紧急剖宫产。

❷ 若产妇有大量出血，甚至休克

此时应紧急输血并尽快生产，这是控制其进一步出血，以挽救产妇及新生儿的唯一希望。

❸ 若胎盘早期剥离的诊断并未确认，且胎儿仍存活，没有胎儿窘迫的状况发生

此时应进行密切观察，同时做好一切准备，以便有任何不良情况发生时，能立刻采取必要的措施。

专家提示

胎盘早期剥离是产科医学上一种严重而紧急的病症，它可能威胁到产妇及胎儿的生命及健康。此外，其症状表现变异性极大，有时又不易察觉。因此，对产妇而言，最重要的是随时注意各种可疑的征兆及定时产检。尤其是具有危险因素的产妇，只要有任何征兆，就应立刻就医，以便尽早诊断出胎盘早期剥离，并采取必要措施，将其对产妇及胎儿的影响降至最低。

4 植入性胎盘

当您的妇产科医生告诉您：“您有植入性胎盘，从现在起要提高警觉哦！”相信您会有满脑子的疑问与担忧，什么是植入性胎盘？对孕妈妈及胎儿有多危险？为何会发生？如何处置？又该如何防范呢？

(1)认识植入性胎盘

植入性胎盘是指胎盘不正常地植入子宫壁。正常情况下，胎盘与子宫壁之间有一层蜕膜隔开，当宝宝出生后胎盘便很容易剥离。但是如果产妇的子宫壁曾经受伤过，如以前进行过流产手术、子宫内膜电灼手术或剖宫产，以致宝宝出生后胎盘无法顺利剥离，就会造成大出血，从而威胁到母亲的安全。

有时候虽然没有上述子宫内膜受伤的病史，而只存在前置胎盘（胎盘附着在子宫颈上），但是，因为该处较薄，胎盘较易植入，也会有造成大出血的危险。在少数特殊的病例中植入性胎盘也可能发生在还未生产时，因为植入子宫壁的胎盘由内而外，造成子宫穿孔破裂，危及母亲及宝宝的安全。

植入性胎盘依照胎盘和子宫壁密接的程度，可分成三种：从最轻微的沾黏性胎盘（紧黏住肌肉层）到中度的穿入性胎盘（穿入子宫肌肉层），以及最严重的穿透性胎盘（穿过肌肉层到子宫的外层）。

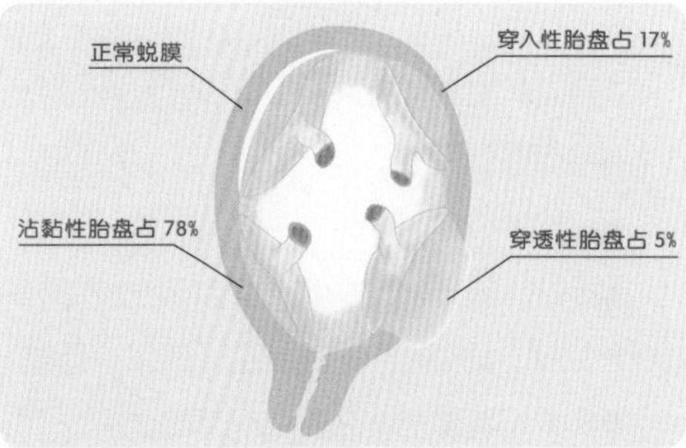

(2)危险因素包括前置胎盘、前胎剖宫产、多次流产

前置胎盘及前胎剖宫产都是造成植入性胎盘的危险因素。

★若只有前置胎盘而没有剖宫产或子宫手术的病史：发生植入性胎盘的几率约 4%。

★若此胎有前置胎盘，又曾有过一次剖宫产病史：植入性胎盘的几率为 10%~35%。

★若此胎有前置胎盘，又有多次剖宫产病史：植入性胎盘几率大幅增加到 60%~65%。

另外，以前有过多次流产手术或者怀过六胎以上的产妇，都属于高危险群，有必要在产前检查时加以仔细判断。

(3)植入性胎盘孕妇死亡率高达7%

植入性胎盘的发生率因近几十年剖宫产及人工流产比率的增加，而呈现大幅上升趋势。根据国外统计，50 年来约增加 10 倍，目前的几率大约是每 1000 个生产就有一个。

植入性胎盘除了会造成孕妇相当高的死亡率以外，还会造成许多手术中或手术后的并发症，例如大量输血的危险、发生感染、输尿管与膀胱受伤等风险的增加。

（4）植入性胎盘的诊断重点

由于超声波技术的进步，有些较严重的穿入性及穿透性植入胎盘可以事先诊断，主要的诊断重点包括以下内容：

★胎盘中有不规则的窟窿，内有丰富的血流。

★在彩色超声波的扫瞄下，除了可以见到血流极多以外，流速也很快。

★胎盘肥大。

★母血唐氏症筛检中，胎儿蛋白可能升高。

以上特点可帮助诊断出植入性胎盘，但很多病例仍然是到生产时才发现，此时整个医疗团队的通力合作就更显得重要。

(5)植入性胎盘的处置方法

不论是阴道生产还是剖宫生产，当宝宝出生后，植入性胎盘都会导致在娩出胎盘时发生大出血，所以临床上当医生发现胎盘不容易剥离时，必须有高度的警觉及准备，例如要有随时输血的准备，要告知麻醉科医生，甚至最后可能需要进行子宫切除术。一般而言，医生会有以下两方面的考虑：

❶ 如果不想再生小孩：子宫切除术是最好、最安全的办法。

❷ 如果想保留子宫：仍有很多方法可以尝试，但都有其危险性，例如：

★将供应子宫血液循环的子宫动脉或髂内动脉结扎。

★将局部植入之处的胎盘剥下，并加以缝合止血。

★切除该块植入部位正在出血的子宫壁，并加以缝合。

★在胎盘取出后，将子宫前后壁暂时前后缝合。

★必要时不勉强剥离胎盘，暂时留下胎盘，待萎缩后再处理。

第四章

产后保健

几乎每位新妈妈都知道产后要坐月子，也越来越多人重视坐月子这回事。究竟要怎样坐月子？如何才能达到较好的坐月子的效果？这些问题困扰着许多现代产妇。且让我们听听专家对坐月子的说法，希望通过本章的介绍，您能找到最适合自己的坐月子方式。

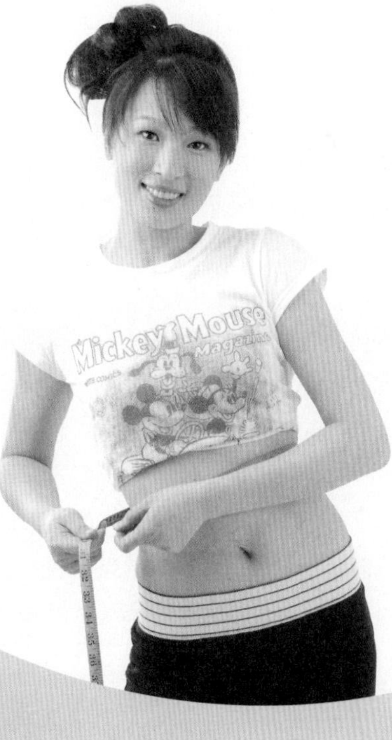

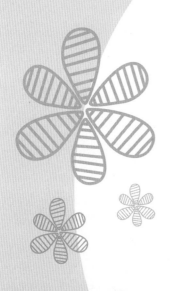

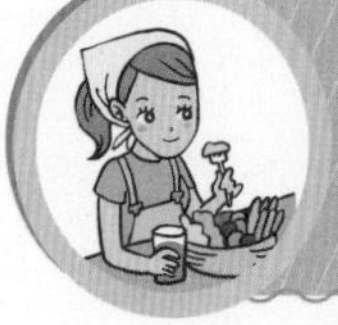

一、轻松坐月子

1 中国传统的坐月子法

产妇坐月子的观念源自我国汉朝，至今已有二千多年的历史，我们深信历经时间考验的古法有其存在的道理和意义。古代人生活艰苦，每份劳动力都很可贵，即使是产妇也不例外，所以一般会希望产妇通过坐月子休养生息，多吃、多补、多睡、少劳动，一方面为了有充足的奶水哺喂宝宝；另一方面为使产妇身强体健，以便日后能够继续参加劳动。现代人坐月子的重点目的则放在调养母亲体质，治疗痼疾，希望通过补气、补血、营养、休息，重塑女性的健康与美丽。

坐月子并非医疗行为，一般人只要遵循方法得当，就可以有很好的效果。产后第一个星期是坐月子最重要的时期，关乎坐月子的成败，效果也最显著，所以各项方法与禁忌要切实遵守，错过良机将后悔莫及。小产也要坐月子，时间需达 40 天，身体才会完全复原。

许多产妇会出现产后忧郁现象，原因多半来自不知如何照顾新生儿，半夜因宝宝哭闹而不得安睡，或是由于自身身体不适。因此产前事先规划很重要，家属的支持将大大降低产妇沮丧的程度，使坐月子的功能发挥到极致。

⑴居家环境

★避免直接吹风。

★请家人帮忙照顾宝宝。

★集中访客和打电话（处理时间最好不超过一小时），将外界打扰降到最低。

⑵少事多睡

★保持愉快心情，避免精神与肉体的压力，少劳动，少用眼。

★每天至少有6～8小时的深度睡眠。

★产后两周内需要绝对休息，避免操持家务或提重物，提供子宫恢复的最佳条件。

★平躺睡眠，睡硬床。

★少站，少爬楼梯。

⑶卫生保健

★观察恶露，约3星期可排净。保持阴部清洁，避免产褥热。

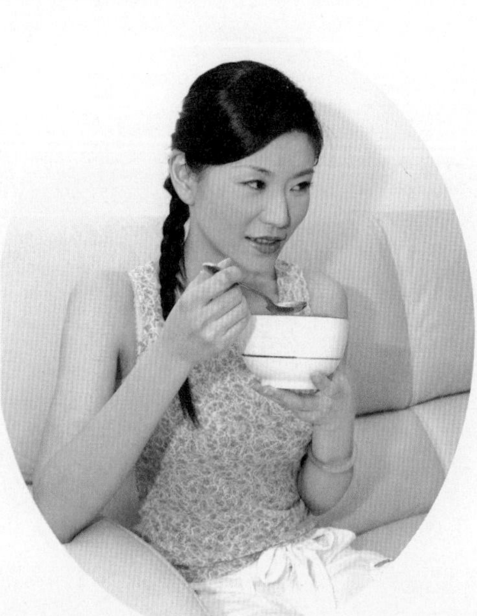

★注意肚子的保暖。

★从产后第一天即要裹上绑腹带（以宽度 30 ~ 40 厘米的白纱布为材料，不同于一般的束腹带），直到月子结束。绑腹带具有调整体型、预防内脏下垂、消除妊娠纹的功效。

★不可洗头，以擦澡代替洗澡，以免造成日后头痛或身体酸痛。

⑷饮食调理

★可喝少量开水，每日 10 ~ 16 毫升，分 6 次饮用，以免小腹产后恢复困难。

★用浓荔枝汁或红枣茶等饮料代替开水解渴。

★不吃酸性、高盐或冰冷的食物。甜食无妨，可帮助体力的恢复。

★注重营养，但不宜过量，每日摄入 2500~2600 卡热量，亲自哺乳者可多加 500 卡。

★有些食物不适合在月子期间食用，以免造成便秘、内脏下垂、退奶、口干，或影响体内水分排出，或影响牙齿健康。

专家提示

坐月子的必要性

产后坐月子的重要性已毋庸置疑，月子坐得不好或没坐月子，日后可能会出现以下后遗症：

★腰酸背痛：通常因睡姿或喂奶姿势不对，或提重物、劳动、久站导致。

★皮肤松弛老化：这是由于水分摄取过多的缘故。

★乳房下垂：这是由于喝水、吃酸食的缘故。

★内脏下垂：未束绑腹带，使内脏未获得良好的支撑。

★子宫下垂、膀胱下垂、阴道松弛：提重物、劳动、久站都有影响。

2 现代科学的坐月子法

怀胎十月，需要大量的血液与养分来孕育胎儿；到了生产时分，产妇又须耗费大量能量，即用力、流血、出汗，将胎儿娩出。竭尽气力之后，母体有如被掏空般出现气血、精力不足的现象。简言之，整个人会感到很虚。此时，病毒的侵犯、气温变化、营养不良、劳动过度等，都很容易引起人体病变，如风寒感冒、腰酸背痛、贫血等。所以，通过坐月子完善的照顾，休养生息，恢复元气，对每位产妇都是很重要的。

许多长辈都认为，月子期恢复好坏，是产妇未来健康的保证。

的确，坐月子不仅可以预防疾病的发生，而且具有治疗痼疾的功效。那么坐月子的时间是不是越久越好呢？其实并非如此。原则上，子宫与身体其他器官需要 6 ~ 8 周才会完全恢复，所以坐月子的时间最起码要满 6 周。

由于每位母亲的体质与症状都不相同，因此母亲本身身体恢复状况也是坐月子时间长短的主要依据。如果6周之后仍有不适症状，那么建议产妇将坐月子的时间再延长，直到身体恢复如往常的状况为止。喂母乳的妈妈，只要奶量不成问题，就无须不断进补，以免影响日后身材的恢复。

此外，坐月子补身也要根据气候来调整，如果正值盛暑，那么饮食不妨清淡一点，太多麻油鸡酒之类的补品会让产妇觉得燥热不适，且大量流汗，这样反而效果不好。

产后百骸俱虚，照顾不当很容易引起疲倦、生病或关节酸痛。

⑴居家环境

★室温以恒温 25℃为宜，室内外（房间内外）温差不宜过大。

★产妇在产后身体较虚，体温较低，故应注重保暖，但也不宜过于温暖，以免出汗过多。

⑵劳逸适中

★保证适当的休息与运动，但忌劳动。

★睡眠要充足。平躺、侧睡轮流替换，长时间平躺易造成子宫后屈，导致子宫下垂。

★产后第一天需绝对休息，第二天开始下床走动，适度运动，以不造成身体负荷为原则，如在家走动或做简单的家事，以使气血通畅，促进身体恢复。

★不宜蹲下，以免增加腹压而造成子宫下垂。

★忌提重物（例如抱小孩），提重物除了可能造成子宫下垂以外，还会因产后关节肌腱松弛，支撑力不佳，易使肌腱受伤。

★避免弯腰，尤其是从床上抱起宝宝或喂奶时更应特别注意，可请家人代为抱起，以免肌腱受伤或腰酸背痛。

★产后8周内应禁房事。

⑶卫生保健

★注意外阴部的清洁，预防感染。

★可洗头洗澡（淋浴），但洗后应立即擦干，避免着凉感冒。

★用温热水洗手洗澡，忌冷水，以免关节酸痛。

⑷调理饮食

★多吃富含蛋白质且易消化的食物，修补身体组织。

★饮食不宜过于油腻，以免影响肠胃消化。

★忌食冰冷或过寒的食物，以免导致血液循环不良。

★水分食物不宜过热，以免身体因热发汗。

★水分维持平常的饮用量即可，不宜过量，尤其是产后第一个星期为利尿期，孕期体内增加的大量水分主要在此时期排出，大量饮水会影响正常生理运作。

★平日饮食能保证适量营养即可，无须餐餐大补特补。进食过量不但没有补的效果，还会影响日后身材恢复。

★最理想的食补方式是有医师在旁指导，依个人症状与体质的改变调整食谱。

专家提示

坐月子的生活细节

★保证充分的休息，每天至少有 6 ～ 8 小时的深度睡眠，加上适度的活动，保持心情愉快，避免性生活，以促进身体组织与器官的修复。

★观察恶露的变化是否正常，是否洗澡洗头可依个人情况决定，但谨记避免着凉感冒。衣着、空调、水温冷暖须适中，过与不及都不宜。尽量减少出门。

★产前应与家人沟通，让家人代为照顾小孩、操持家务、准备餐饮或提重物，并集中访客，减少体力的操劳与精神的烦扰，以愉快的心情度过至少 6 周的月子期。

★补得多不如补得巧，最好事先与医师沟通。食物应以清淡爽口、富含蛋白质、易消化为原则，不宜食用性冷与刺激性食物。

★月子期间饮食调理应依个人的体质而定，所以建议临盆前的准妈妈可先请中医师把脉，请医师为您量身订制坐月子方法。如果产后出现明显身体不适，不要讳疾忌医，应把握调养时机。如果坐月子 6 周后仍有不适症状，产妇就可将坐月子的时间再延长，直到身体恢复如往常的状况为止。

3 趁坐月子改善体质

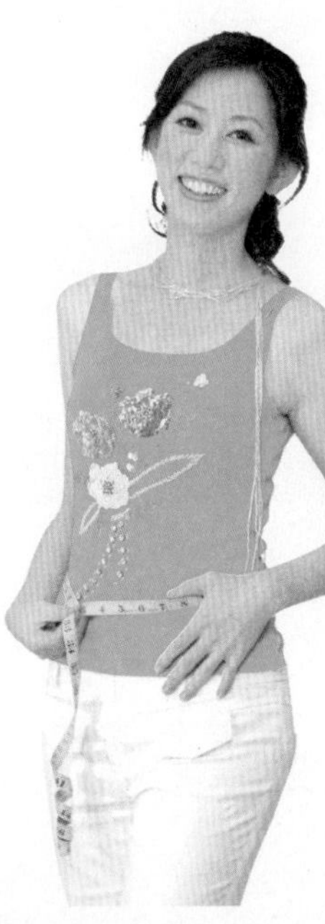

其实，怀孕生产能改善您不良的体质，生育后子宫排除恶露，可以促进新陈代谢，提高激素水平，还能改善小腹突出、胸部发育不足的缺点。

从中医学的角度讲述，产妇生产后体力耗损，处于血气亏虚的状态，需 6~8 周的时间才能恢复到怀孕前的生理状态。这段时间调养的好坏，关系到未来日子的身体健康。如果能抓住生产的机会调整体形，或治疗某些生产之前身体上的症状，按照正确的方法坐月子，好好补充营养，充分休息，就能带给您往后几十年的健康身体。

临床上常有些妇女，已经产后很久了，还常常会腰酸背痛，就常常自怨当时没有认真坐月子。所以月子一定要好好地坐！下面介绍一些正确坐月子的好方法。

(1)药草浴

产妇总要洗澡或洗头，一些中草药的祛风药、祛寒药就特别好用。

❶ 草药系列

材料：干大风草 50 克，干香茅草 50 克，干抹草 50 克。

用法：材料放入大水壶中，和冷水一起煮开，之后水会变成深褐色，再放一阵子，等到比适宜温度高一些就可以洗了。由于蒸汽中带有浓郁的香茅草香气，洗的时候设定稍高的温度可以促进血液循环。

功效：祛风除湿，发汗祛痰。

说明：香茅的香气很浓，香茅油有防蚊虫叮咬的好处。抹草的用途很多，可以止痒，促进血液循环。

❷ 老姜系列

材料：老姜 500 克。

用法：老姜洗净后拍碎，放入热浴水中，待稍凉再入浴洗澡。

功效：祛风散寒，发汗防感冒。

(2)吃药膳

基于产前清、产后补的原则，产后调养的食物都是以麻油炒老姜为主料，再把其他材料放入烹调，其作用是刺激体内脏器，使产后疲劳的身体逐渐恢复。

坐月子是女性改变体质、增进健康的好机会，所以必须格外注意营养的均衡与充足。例如：第一周，食用富含蛋白质的食物及活血化瘀的药膳；第二周，食用高蛋白质或植物脂肪，以及含微量元素的药膳；第三周，食用能增强产后体力的调养品等。

当然，无论是素食还是荤食，每餐的食物最好都有所变化，互相搭配，避免偏食特定食物，以达到各种营养素间互补的效果。产妇还应远离生冷食物。当归含有丰富的维生素 B_{12}，具有补血作用，是坐月子期间必饮的汤方。杜仲更是产后必用的强壮筋骨的佳品。产后坐月子，别忘了把握机会好好将体质养好，以便应付未来养育小宝宝的辛苦。

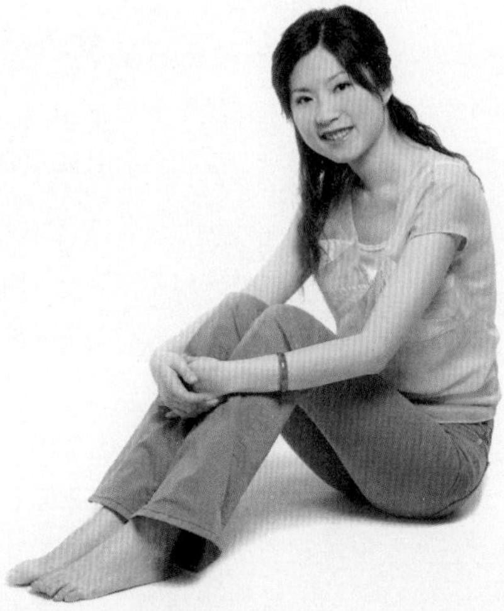

产后宜吃与禁吃的蔬果

产后宜吃的蔬果				产后忌吃的蔬果
蔬果	功效	蔬果	功效	
红菜	补血养阴	木瓜	生津，润便	苦瓜、冬瓜、生菜、泡白菜、腌萝卜、空心菜等蔬菜，其性寒凉，有碍妇科器官功能的恢复
芥蓝菜	养血散寒	樱桃	补气，祛风寒	
菠菜	养阴润燥，敛阴补血	榴莲	补气血，祛寒	
油菜	行瘀散血，温经散寒	山楂	健胃消食，活血化瘀	西瓜、番茄、橙子、水梨、椰子、香瓜等水果，其性寒冷，有碍妇科器官的恢复
圆白菜	补肾壮骨，健胃通络	桃子	补气生津，活血消积	
莴苣	通血脉，利五脏，通乳，利尿	葡萄	补气血，强筋骨，利尿	
		苹果	益脾胃，生津，润燥补血	

4 坐月子的禁忌

坐月子是中国人特有的产后调理方式，有许多饮食规范与生活禁忌。然而由于社会形态、经济条件与医疗水平的变化，有些出月子的禁忌已不合时宜，需要加以修正或调整。

由于传统农业社会对延嗣（传宗接代）的重视与需求，强调恢复妇女的产育能力，而产后坐月子是确保妇女身强体健的重要方式，它通常包含了日常起居、食药保健等方面的规范与禁忌。

⑴不可吹风

中医古籍有言："产后七日内，毋早起以冒风"，"忌贪凉用扇、当风坐卧"。考诸其意，这应是担心产妇于坐月子期间感受风寒所设，俗称月内风。狭义的月内风，专指月子内产妇感冒的现象；而广义的月内风，泛指产妇在坐月子期间发生的各种病痛，包括头痛、头晕、筋骨酸痛、肌肉无力、手足冰冷、容易感冒等症状。中医认为"风为百病之长"，意指人体一旦感受风邪，则百病丛生；若发生在月子期间，由于产后身体本来就虚弱，再加上上述疾患缠身，非但月子坐不好，体力也难以恢复，而且病痛将终身难愈。

因此建议，生产后，不论天气冷热，只要可能处于受风吹袭的环境（外出、居家开窗或吹冷气），就应尽量披上薄的长袖外套或衬衫。常头痛者须戴上帽子，以避免直接受风。

⑵不可洗头、洗澡

此项禁忌应当是担心女性产后洗头或洗澡容易受风寒而设。过去的浴室避风条件不

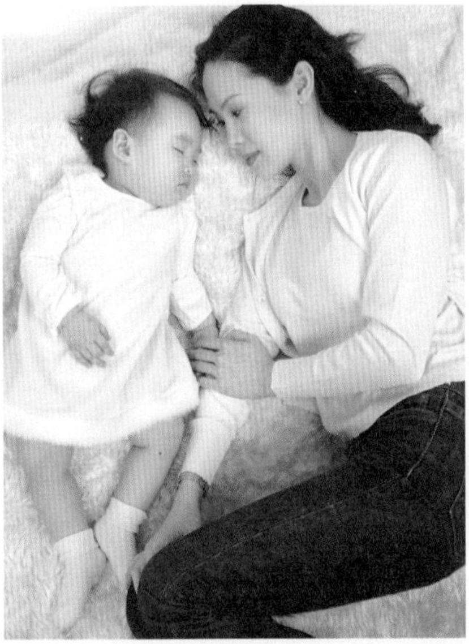

好，而且热水是先在厨房烧开后，再搬至浴室使用，在这种条件下洗头、洗澡，感冒的机会自然很大。

在现代密闭的盥洗空间，只要洗的是热水澡，在浴室内用吹风机将头发吹干，并将身体迅速擦干，且不要一出浴室便吹冷气或风扇（因毛孔尚未正常闭合），受到风寒的几率应不高。

多年临床经验证明，有一种人在坐月子期间不能洗头，即平时月经来时洗头会突然令月经中止者，这种几率约为 1%，甚至更低。另外，在恶露未尽前也需先行忍耐，因洗澡或洗头会造成恶露不易排出。

⑶不可碰冷水

此项禁忌也是担心产妇受寒而设。古时候的水多是生水，不一定干净，有的地下水温度甚低。产后妇女身体较为虚弱，若常碰触冷水，则易致关节受寒，气血循环不畅，甚至会造成关节酸痛，迁延不愈。因此建议，

若需碰水，则宜用温热水，并尽快擦干，可以避免上述顾虑。

(4)不可梳头

过去认为产后不可梳头，主要是因为以前妇女的头发很长，梳头是件很费力的事，所以有产后不可梳头或满月后方可梳头之说，怕会导致筋骨酸痛。现代若用简便方式整理头发者，应无须禁忌。

(5)运动禁忌

过去有“产后七日内，毋行走以伤筋骨”，“禁爬楼梯、弯腰、蹲、屈膝、盘坐”的说法，应是怕产妇过度劳累所设。由于生产过程催产素的分泌，会使身体的结缔组织稍微软化，并较具延展性（如自然产者，耻骨联合处会被撑开），产后进行上述动作有可能造成关节韧带过度延展或松弛。因此，生产后 1~2 周内不宜做过度伸展、剧烈的运动，只需稍微活动筋骨，促进气血循环便可。若要加强活动量，则以产后 3 周较为适宜。此外，使用束腹带可避免子宫下垂，建议产后便可开始使用。

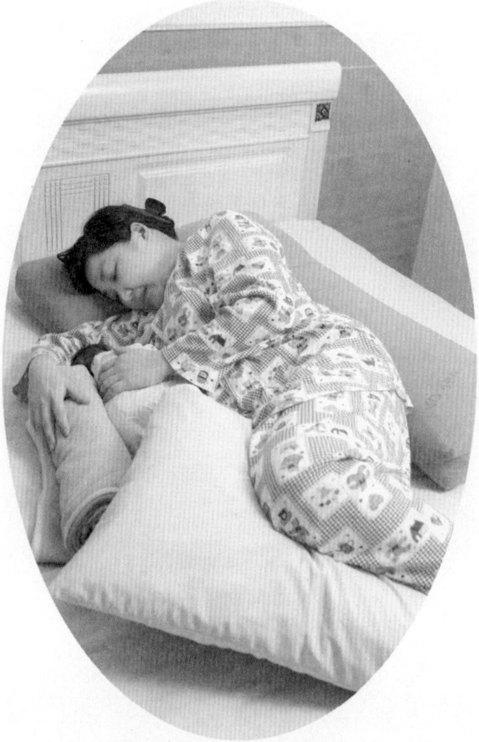

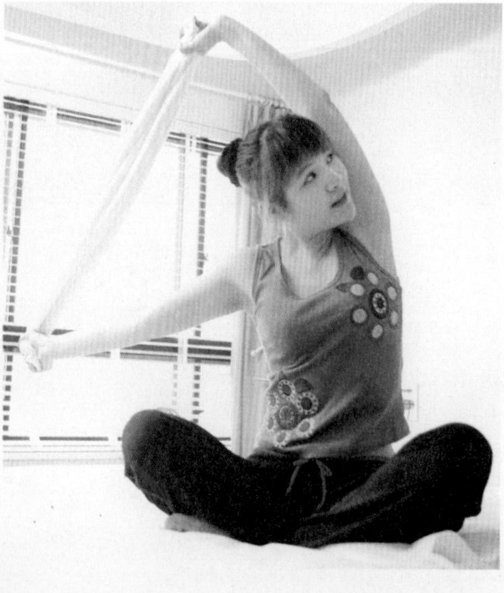

(6)情绪禁忌

产后不宜大喜、大怒、大悲，这应当是老一辈人怕产妇发生产后忧郁症所设的限制。古人发现情绪的过度反应均会损及人的五脏六腑，从而导致生病。然而不论西医还是中医都认为过分地压抑情绪，都会导致身体与心理的疾病，因此完全不准有情绪表达就显得过于苛求，但过度的情绪宣泄则需要控制。

(7)房事生活与工作禁忌

古有“百日内忌夫妻交合，犯者终身有病”，“月内毋劳女红”，“须至满月，方可照常理事”的说法，这应是避免产妇过度劳累所设的禁忌。由于产后身体的复旧需 4~6 周的时间，因此建议，8 周后再恢复工作与房事生活，应是比较恰当的。

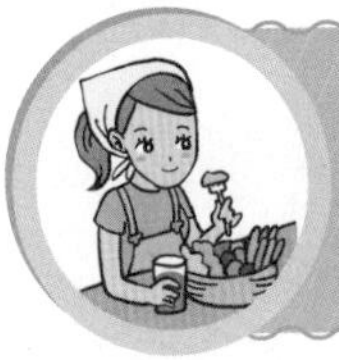

二、产后调理饮食

（一）产后饮食滋补调理指导

1 产后营养需求

坐月子，在现代医学上称为产褥期，是指分娩后产妇生殖器官及生理机能恢复时间，需 6~8 周。由于产后需哺喂母乳，再加上身体经过巨大的生产耗损，所以应及时补充各种营养成分。

⑴热量

哺喂母乳的妈妈需比平常的热量摄取量增加约 2000 千焦耳，哺乳期每日热量摄取建议量为 9600 千焦耳。

⑵蛋白质

蛋白质是合成乳汁及修补身体组织的良好物质，每克蛋白质可提供 16.7 千焦耳的热量。新妈妈每日可分泌 850 毫升的母乳，每日需摄取 20 克蛋白质。

富含蛋白质的食物有牛奶、肉类、海鲜、蛋类及黄豆制品等。一杯 (240 毫升) 牛奶含 8 克蛋白质，只要每日饮用两杯牛奶及多吃 50 克肉，就可满足这额外需求。此外，深海鱼类含有丰富的 DHA，可以增加乳汁中 DHA 的含量，有助于宝宝脑部发育。

⑶矿物质

❶ 钙质：乳汁中的钙质含量相当丰富，能供给宝宝生长发育所需，因此饮食中应注意钙质的摄取。哺乳期每日钙质建议摄取量为 1100 毫克。240 毫升牛奶含有 280 毫克左右的钙质，此外，小鱼干、大骨汤及乳制品也是优良钙质的重要来源。

❷ 铁质：铁质对于血液合成及身体组织新陈代谢十分重要，哺乳期每日建议摄取量为 45 毫克。50 克猪肝含有 3.5 毫克铁，深绿色蔬菜也富含铁质，宜多吃。至于素食方面，可以选择黑糯米、红豆、苹果、葡萄、樱桃、山药、黑枣等补血食物，以及四物汤、八珍汤、十全大补汤等补血药膳。补充铁剂或复合维生素也是补铁的好方法。饮食定时定量，注意蔬果和肉类的均衡摄取，才能满足妈妈对矿物质的需要。

⑷维生素

新妈妈每日维生素的摄入状况会直接影响到乳汁中的维生素含量。维生素 C 是造血的要素，不仅能保护皮肤，而且能促进伤口的愈合。哺乳期每日维生素 C 建议摄取量为 100 毫克，一个新鲜的橙子含有 60 毫克维生素 C，摄取 8 颗草莓或 150 克番石榴也可得到等量的维生素 C。水果含大量水分，对乳汁分泌也有所帮助。

⑸水分

通常产妇会有口干舌燥的现象，这是身体分泌乳汁的正常生理反应。通常建议每日饮水量为 2000 毫升，可包括牛奶、汤或茶水等。许多人以为坐月子不能喝开水，就喝观音串茶或荔枝核茶，其实选择茶饮应因体质而异，最理想的饮品还是温开水，而且适合每一个人，没有体质的差别。

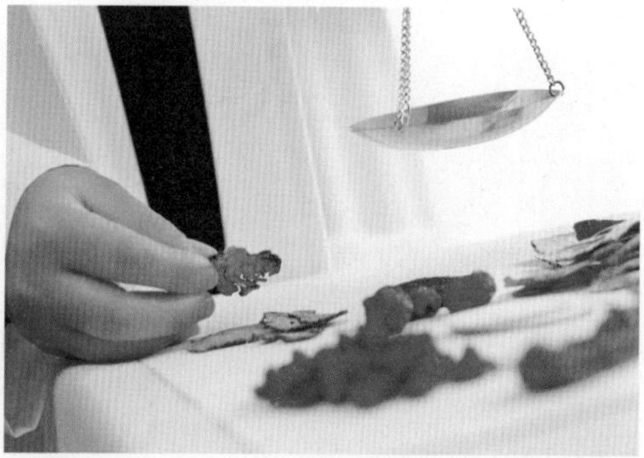

专家提示

产后第 1~2 周、第 3~4 周的推荐饮食

通常建议，产后第 1~2 周的饮食要采用渐进式且温和清淡的饮食，同时为了帮助伤口的复原，在饮食上尽可能忌食酒和麻油等较燥热的食物。产后第 3~4 周，应补充营养来帮助产妇恢复体力，可使用一些补气的药材和食物。

产后第 1~2 周推荐饮食	产后第 3~4 周推荐饮食
竹笙红枣鸡汤	麻油鸡汤
黑豆杜仲鸡汤	十全大补鸡汤
栗子香菇鸡汤	麻油猪肝
姜丝鲈鱼汤	麻油腰花
虱目鱼姜丝汤	十全羊肉汤
枸杞蒜味排骨汤	当归猪心
杜仲猪肝（或腰花）清炖牛肉汤	

2 月子营养饮食十原则

(1)均衡饮食

产后妈妈的饮食原则必须建立在均衡饮食的基础上，只有均衡饮食才不会缺乏某种营养素。

(2)少食多餐，以补足所需的热量

在坐月子期间，为了补足因生产而体力透支所消耗的能量与营养素，新妈妈需要的热量会比一般正常人多一些，每日所需的热量大约要比一般人多 2000 焦耳。热量的摄取因人而异，例如体重过重者就不需额外增加热量。新妈妈对于蛋白质、维生素、矿物质等的需求量也会增加，尤其哺喂母乳的妈妈更应如此。等到月子期结束，如果妈妈没有继续哺喂母乳，热量摄取就要恢复到正常值，以免体重失控。建议每日可分 5~6 餐来进行热量及营养素的摄取，3 次正餐再加 2~3 次点心。

⑶搭配中药材的食补

中药材与食材的组合，除了可提升菜色、汤品或点心的特殊风味以外，还附加了中药材的不同疗效，如去恶露、活血化瘀、补血补气等，好处不少。但是每个人的体质不同，一定要请中医师问诊，针对具体体质来服用月子期调理的中药。

⑷食物纤维不可少

传统的月子期药膳餐大多以肉类为主，严重缺乏蔬果中的纤维素，即使每日摄取两份水果，再加上 3 碟蔬菜，也都未必能达到每日的纤维素需要量。因此，建议用下述方法来获取足够的纤维素：

❶ 用五谷杂粮饭或糙米饭代替白米饭

五谷杂粮饭或糙米饭比白米饭含有更多纤维素和营养素，尤其含有更多的 B 族维生素。

❷ 选择适当的蔬菜

中医学认为，产妇在选择蔬菜时，要避免一些偏寒性的蔬菜，若无法避免偏寒性蔬菜，则不建议生食蔬菜，可经过加姜烹调，或与温热性食物（如鸡肉、牛肉、核桃仁、松子、木瓜、南瓜、胡萝卜、黄豆芽、红枣、糯米、红糖等）一起烹调，就可缓和食物的寒性。均衡摄取五种颜色（红、黄、白、黑、绿）的蔬菜，是产妇最佳的选择。

❸ 选择适当的水果

有不少水果属于偏冷、寒性，苹果并不属于寒性水果，妈妈可多吃苹果。

⑸优质高蛋白帮助体力恢复

蛋白质可帮助身体复原，也是分泌母乳必需的营养素，因此妈妈在产后应摄取优质的高蛋白食物。要想增加蛋白质的摄入，最好有一半以上为动物性蛋白质的食物，如肉、鱼、海鲜、奶、蛋等。

对于吃素食的妈妈们，黄豆及黄豆制品是优质的蛋白质来源。吃全素的妈妈若能在坐月子期间补充蛋类和奶类，则可避免某些营养素的缺乏。完全素食者应增加摄取维生素 B_{12} 的营养补充剂。

采取剖宫产的妈妈们，若有产气与胀气等不舒服的现象，则应在短期内暂时少吃蛋、豆、奶类食物，以减轻不适症状。

⑹高钙饮食补骨质

牛奶是最佳的钙质来源，除了可在烹饪中多利用乳制品入菜（如奶油西蓝花、牛奶

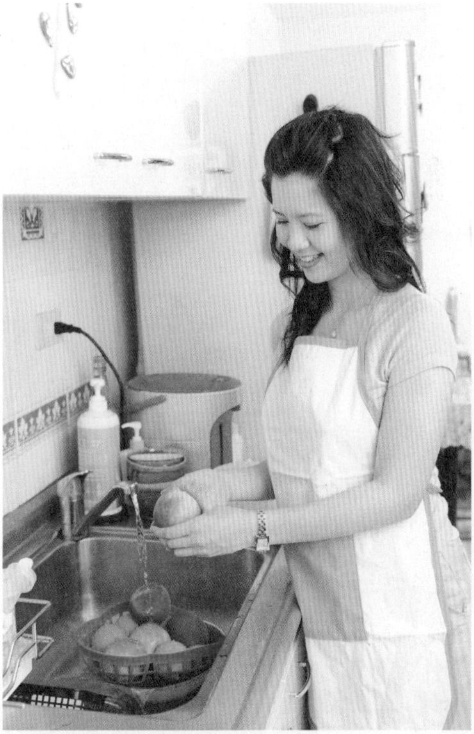

玉米浓汤、起司三明治等）之外，还可在点心中多加利用，如牛奶花生、水果牛奶、奶酪、牛奶布丁等。

患有乳糖不耐症或吃全素的妈妈可食用黑芝麻、豆腐、豆干等，也可以摄取足够的钙质。另外，大骨熬汤、小鱼干、小虾等也含有丰富的钙质。

⑺补充铁质，预防贫血

铁质的来源以动物性来源为佳，包括红肉类（例如牛肉、猪肉）、动物肝脏等。植物性来源包括菠菜、紫菜、红苋菜等，但因植物性食物有植酸或草酸干扰，所以吸收率远比动物性食物差。除此之外，还可以补充铁剂。

⑻低油低盐无负担

在烹饪方面，尽量遵守低油、低盐的原则，例如避免油炸食物，改用蒸、煮的方式，否则坐完月子之后，妈妈可能会胖一圈。低盐烹调是为了减少体内水分的潴留，以免导致水肿。另外，要少吃加工或腌渍食品，减少甜食、零食、烟熏食物的摄取，因为这些食物都含有钠。

⑼补充水分

水分是身体能量代谢的重要角色，如果

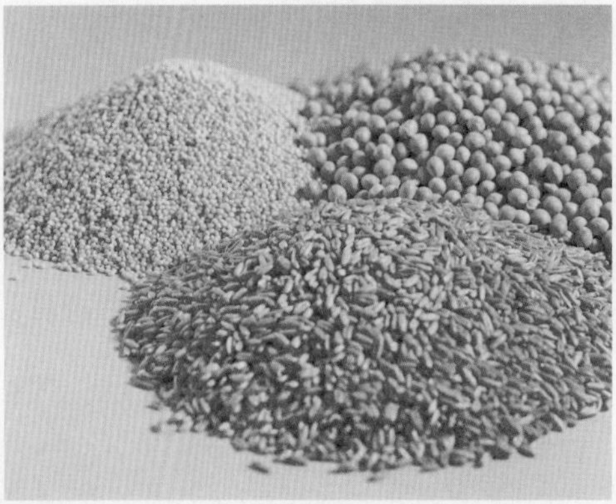

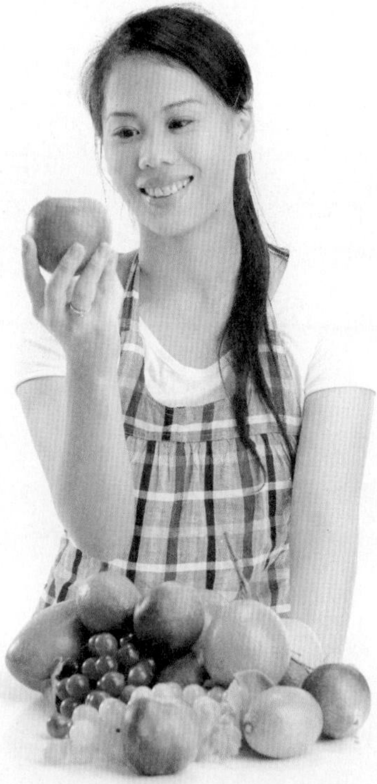

水分摄取不足，最直接的影响就是导致便秘，其次是肌肤缺乏弹性，体内电解质不平衡，甚至还有可能使少数妈妈乳汁分泌不足。

⑽饮食禁忌

❶ 禁食冰冷饮品

产后妈妈全身细胞呈松弛状态，若饮用冰冷饮品，则易对新陈代谢产生不良作用，将来也容易患风湿或神经痛等病症。

❷ 禁食冷性蔬菜

冷性蔬菜包括大白菜、空心菜、茭白、竹笋、苦瓜、丝瓜、冬瓜、黄瓜、海带、海藻、茄子、莴苣、白萝卜、菠菜等。

❸ 禁食冷性水果

冷性水果包括瓜类、西红柿、水梨、柑橘类、甘蔗、香蕉、葡萄柚、草莓等。

❹ 不可多吃盐、醋、酱油

若食用过多盐分，则易造成新妈妈口渴，想喝水，会使内脏产生松弛，不容易收缩的现象。

❺ 不要乱服成药及其他刺激性食物

由于母亲所吃食物会通过母乳影响到宝宝，因此哺乳妈妈最好避免在哺乳期食用刺激性的食物，如咖啡、浓茶、烟、酒、辣椒、辛香料等。

❻ 勿食用韭菜及麦芽制品

韭菜及麦芽制品会使乳汁分泌减少，并提早退乳；反之，不想哺喂母乳的妈妈则可多食这些食物。

3 常见坐月子补品

⑴生化汤

生化汤的材料包括当归、川芎、桃心、烤老姜、炙甘草等，主要功能是养血活血、去恶露。经实验证实，生化汤具有增强免疫力的效果，加上其中几味活血化瘀的中药(包括川芎、桃心)及补血的当归，对于产后调理相当有帮助。为了方便产妇控制体重，可以将肉类先去皮再进行烹煮，就可减少热量的摄取。

⑵麻油鸡

麻油鸡的材料包括麻油、生姜、土鸡、米酒等，具有促进子宫恢复与温补气血的功能。根据最新营养相关实验显示，胡麻(芝麻)具有抗老化的作用；与本草纲目所载“久服轻身不老”相似，生姜可健胃、去寒；米酒则具有促进血液循环的功效；鸡肉本身是提供蛋白质的主要来源。这道药膳从营养学的角度来看，很适合坐月子的妈妈食用，然而其热量不容忽视，食用上仍需斟酌，以免食用过多，造成日后减重的困难。另外，还要注意米酒要适量。

⑶杜仲腰子

近期实验证实，杜仲可有效清除活性氧物质，防止红细胞、腺粒体和淋巴结受到氧化伤害。坐月子期间食用杜仲腰子时，应注意腰子的分量，需列入每日肉类摄取分量内，只要适量，就有益无害。

⑷鲈鱼汤

许多术后病患都会喝鲈鱼汤，是因为鲈鱼含有许多游离的短链氨基酸，对术后伤口复原有帮助，且鱼类的纤维比其他肉类短，也较易消化吸收，很适合坐月子的妈妈食用，有助于伤口愈合。

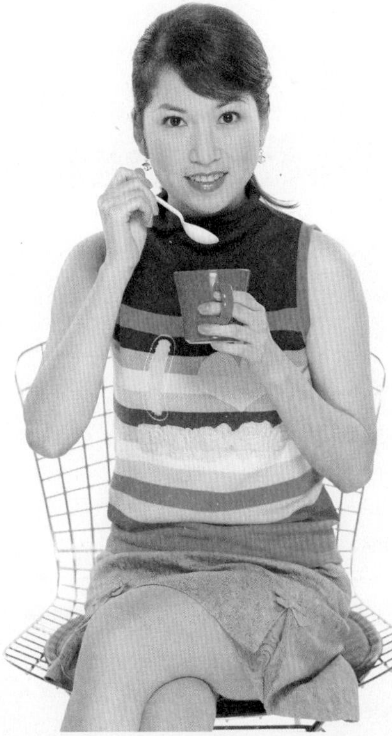

(5)花生猪脚汤

花生是高热量坚果，每100克花生含蛋白质26.2克、脂肪39克、钙67毫克、磷378毫克、铁1.9毫克，还含有少量的维生素B_1、B_2等，其中脂肪就占了近40%。目前，仍无法得知为何花生、猪脚可以促进通乳及泌乳，但从营养学观点来看，食用花生猪脚汤时应控制分量，以免新妈妈坐完月子就变胖了。

4 能够帮助产妇调理滋补的食物

生一个宝贝真不容易，妈妈的身体消耗特别大。可是，分娩后不仅需要让自己的身体尽快康复，还需要分泌充足的奶水喂宝宝。所以，新妈妈在月子里一定要多吃些滋补身体的食物，这样才能使身体尽快康复，增加乳汁的分泌。哪些食物可以帮助新妈妈滋补身体呢？

(1)骨头汤为你的身体补水，促进乳汁分泌

产后头几天，新妈妈会出很多汗，加上分泌乳汁，身体的需水量就会有所增加。如果在产后及时喝一些骨头汤，就可为身体快速补水。骨头汤不仅富含人体容易吸收的蛋白质、钙质及维生素，而且因味道鲜美，可以增进新妈妈的食欲，从而使乳汁分泌得更多。

不过，喝骨头汤时要注意适量，过量则易引起乳房胀痛。另外，喝汤时最好是汤和肉一起吃，这样才能真正摄取到营养。

(2)玉米须茶可消除水肿，预防身体肥胖

有些产妇在分娩后会出现小便不利、身体浮肿的现象，大量补充水分时还容易加重心脏负担。如果把玉米须放在开水中煮，每天当茶饮用，就可帮助身体利尿，从而减轻水肿，而且不会增加心脏的负担，还具有减肥的作用。

玉米须茶的制作方法是：把200毫克玉米须放在700~800毫升开水中煮，待煮到1/3水量时即成，每天饮用1杯。

(3)海带可减少子宫出血，为身体补碘

海带不仅是一种味美价廉的滋补品，而且富含褐藻胶、碘质、粗蛋白、多种维生素和钾、钙、铁等多种矿物质，这些都是新妈妈在分娩后非常需要的营养。特别是碘，不仅可以帮助新妈妈化解体内的淤血，还可以补充在怀孕期间被胎儿夺取的大量甲状腺激素，而碘是生成甲状腺激素的重要成分。

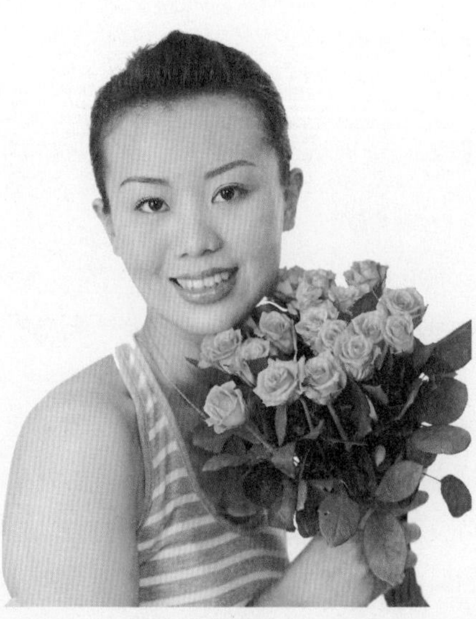

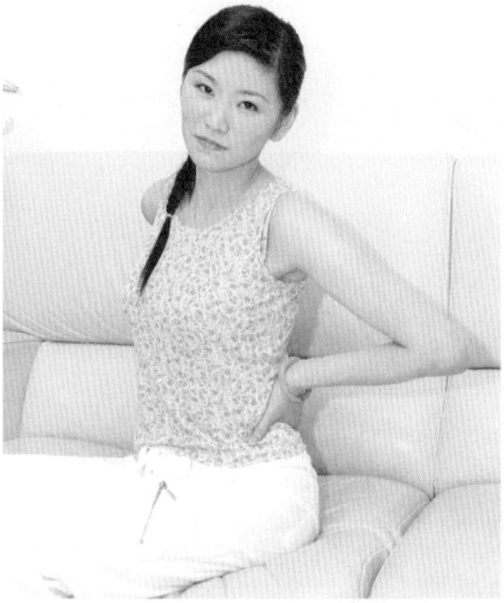

海带还具有利水消肿、收缩子宫、镇定神经的功效，可以帮助子宫剥离面尽快减少出血，避免新妈妈在产后产生抑郁情绪。另外，海带虽然营养丰富，但热量却很低，因此具有预防产后肥胖的作用。

⑷鲤鱼可以帮你尽快排出恶露

月子里多吃鲤鱼，能够帮助子宫尽快排出恶露。为什么鲤鱼具有这样的功效呢？

这是因为鱼类富含蛋白质，可以提高子宫收缩力，特别是鲤鱼，比其他鱼类更能促进子宫收缩，而恶露的排出与子宫的收缩力密切相关。如果子宫在产后能够很好地收缩，肌纤维就会缩短，挤压子宫肌肉里的血管，把子宫剥离面毛细血管断端的血液挤压至子宫腔，然后又在子宫收缩时将宫腔里滞留的血液及黏液排出体外。如果子宫收缩不良，剥离面将会变大，造成子宫腔内积血，导致恶露增多，致使恶露排出的时间延长。

鲤鱼还具有生奶作用，这对刚刚分娩的产妇也十分有益，会促进新妈妈的乳汁分泌。

⑸小米芝麻粥可提供丰富的营养，防治便秘

芝麻特别是白芝麻，富含蛋白质、脂肪、钙、铁、维生素 E 等多种营养素，本身就是产后滋补身体的佳品。

把芝麻炒熟后放在小米粥里，做成的小米芝麻粥滋补作用更强。这是因为小米粥中除了含多种营养素外，还富含膳食纤维。当小米与芝麻一起食用时，不仅可以与芝麻中的蛋白质、脂肪等营养素互为补充，大大提高营养价值，并且富含的膳食纤维还可以帮助新妈妈防治便秘问题。

⑹鸡蛋有助于尽快恢复体力，预防贫血

有些人不喜欢吃鸡蛋，但它却是坐月子时必须要吃的食物。这是因为新妈妈在分娩时消耗了大量的体力和精力，加上分娩时及分娩后失血，身体很虚弱，容易发生缺铁性贫血，鸡蛋中蛋白质和铁的含量很丰富，而且容易被人体吸收利用，不仅可以帮新妈妈补充体力和精力，还可以补充铁质，从而增加体力，预防贫血。

鸡蛋还含有其他人体必需的营养素，如卵磷脂、卵黄素及多种维生素和矿物质等，有助于减轻产后抑郁情绪。

如果新妈妈不喜欢吃简单的煮鸡蛋，就可以采取多种吃法，如蒸蛋羹、蛋黄焗南瓜、蟹黄豆花等。不过，每天吃 2~3 个鸡蛋就可以满足需要，不必过多摄取，否则对身体健康不利。

5 产后均衡饮食九大建议

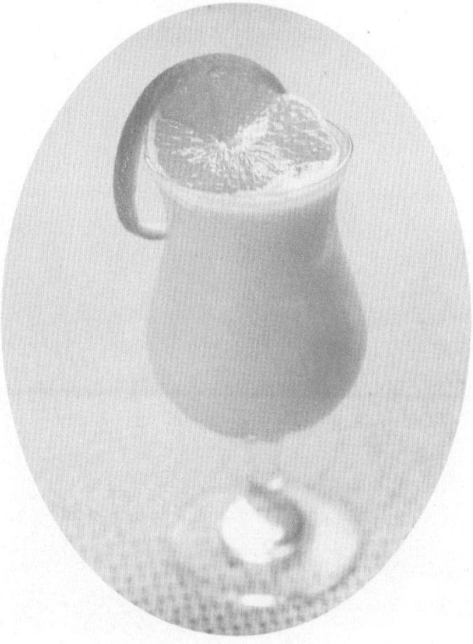

产后坐月子期间，新妈妈一般卧床休息多，如果饮水量不够，蔬菜和水果吃得少，就容易造成肠蠕动不足，可能导致便秘。为了预防便秘，新妈妈每天应补充足够的水分、新鲜蔬菜和水果，同时进行适度运动。

在产后食物的选择方面，应尽量多样化，以便获得更多的营养。根据哺乳期每日饮食指南及产后身体状况需求，新妈妈应把握以下饮食原则：

⑴多吃五谷根茎类食物

五谷根茎类食物主要提供身体活力及产生热量的淀粉类食物。可供应的食品形态丰富多样，如米饭、锅巴、面条、面包、麦片、饼干、甘薯（地瓜）和马铃薯等。每日建议摄取量是 3~5 碗，而每一碗米饭 (200 克) 相当于于两碗稀饭或 4 片薄片吐司。

新妈妈应尽量选用全谷类、全麦面包，避免选用高热量的蛋糕、水果派等点心及含糖高的饮料。

⑵多吃鱼肉豆蛋类食物

海产品、鸡肉、猪肉、牛肉、羊肉、鸡肉、鸭肉、蛋等，都属于动物性蛋白质食物。黄豆、毛豆、豆腐和豆干等，则属于植物性蛋白质食物。这些富含蛋白质的食物可促进组织生成，有帮助细胞成长的作用。

新妈妈在哺乳期每日蛋白质食物的摄取量为 5~6 份，每份肉品的重量约为 30 克，一个蛋、一块传统豆腐或 6 只草虾相当于一份肉。为了避免摄取过多油脂，需要将皮、油脂的部分去掉。多用黄豆制品代替肉类，用瘦肉代替内脏，不仅可避免胆固醇摄取过量，还可调养身体。

⑶多吃蔬菜水果

蔬菜和水果含有丰富的维生素 C、水分、矿物质以及纤维素，这些都是人体必需的营养素，而且多摄取纤维素可预防便秘，但均须在均衡饮食的原则下摄取。

新妈妈在哺乳期每日蔬菜水果的摄取量为深色绿叶蔬菜 3 碟 (1 碟相当于煮熟的菜约半碗的分量)、水果两个（每个约拳头般大小）。新妈妈应多食用一些有色蔬菜，如绿色或黄红色蔬菜。最好不要吃偏冷性的蔬果（尤其是分娩后 7~10 天的产妇），如椰子、杨桃汁、西瓜、梨、哈密瓜、橘子、葡萄柚、冬瓜、腌黄瓜、大白菜、竹笋、白萝卜、茄子等。多吃其他易消化的新鲜时令蔬果，以增加营养及补充维生素。

⑷多喝牛奶及乳制品

建议新妈妈每日饮用牛奶 1~2 杯，牛奶除了提供蛋白质进行组织的修补以外，还提供丰富的钙质，帮助骨骼生长。新妈妈最好选用脱脂牛奶。奶酪是脱水的牛奶，基本上一杯牛奶 (240 毫升) 与一片奶酪所提供的蛋白质量相同，都相当于 50 克肉所提供的蛋白质，在食物选择上可相互替换。

⑸少吃油脂类食物

油脂类食物每日建议摄取量是 3 汤匙 (45 毫升)，不论何种品牌的色拉油，基本上均属于植物性油脂。至于猪油、牛油等动物性油脂，由于容易引起心血管方面的疾病，因此应尽量少用。当然，零食、油炸物也应少吃。

⑹多吃易消化食物

新妈妈可选择易消化吸收、能顺利排除恶露、迅速恢复体力的食物，如蒸蛋、鸡汤、鱼汤、红枣薏仁粥、酒酿蛋等。

⑺调味宜清淡

少盐并非无盐，因为缺钠会出现低血压、头昏眼花、恶心呕吐、食欲不振、无力等症状；吃太咸则会加重肾脏负担，使体内多余水分不易排出，引起血压升高。因此，用少量盐才健康。

⑻烹调用酒要适宜

如果新妈妈有炎症，或产后第 2~3 周才排完残余胎盘，就应避免用酒烹调食物。如果新妈妈是顺产，怕影响伤口愈合，头一个星期就不要用酒。剖宫产者产后两周也不宜用酒。

⑼持续追踪健康问题

患有妊娠期糖尿病的新妈妈，产后要继续监控血糖，并持续减肥，节制甜食，增加运动，以便早日改善血糖状况。

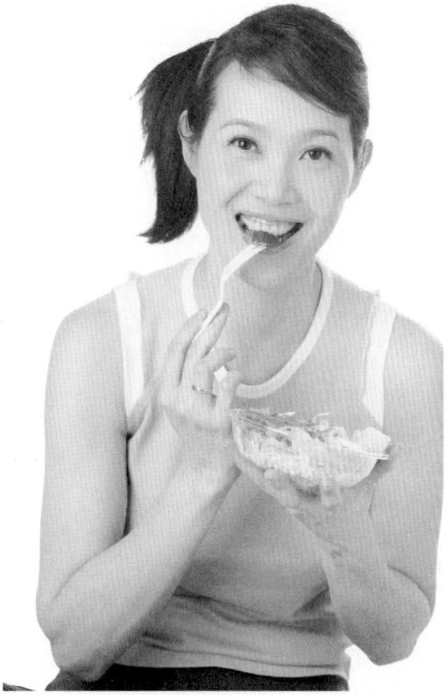

6 坐月子生化汤如何正确服用

⑴生化汤的组成

当归 40 克，川芎 7.5 克，桃仁 7.5 克，炙甘草 7.5 克，炮姜 7.5 克，益母草 15 克。

⑵生化汤的作用

活血化瘀，排除恶露。

⑶正确服用方法

顺产者 5~7 帖，产后 3 天回家后开始喝。剖宫产者遵医嘱。

⑷何时停用生化汤

当产后恶露已经排干净，没有血块时即可停用生化汤。有感冒、发热、乳腺炎等症状时也要停止服用。

7 产后麻油料理服用注意事项

★伤口出现红肿疼痛时，禁止吃麻油、人参、虾蟹、酒煮食物。

★产后一周，可以开始吃麻油料理的食物，如麻油炒猪肝、猪腰、猪血糕、红凤菜、苋菜、川七叶、地瓜叶等，但麻油与酒皆宜少食。

★麻油鸡、麻油杜仲（粉）猪腰子汤，可以在产后两周之后开始吃。

8 产妇四季进补原则

春夏秋冬四季温度差异大，产妇的饮食必须相应有所调整。一般传统的坐月子饮食性质温热，适用于冬季；春秋时节，生姜和酒都可稍稍减少；若是夏天盛热之际，则不必用酒烹调食物，但是姜片仍要适量使用，每次用 2~3 片即可。

常用的药剂有四物汤、八珍汤、加味逍遥散、四君子汤、六味地黄丸、十全大补汤、补中益气汤、天王补心丹等。应按照具体体质，来决定哪一帖比较适合自己。

⑴夏季

夏季适合使用药性温和、不太躁热的药方，如四物汤、四君子汤、加味逍遥散、六味地黄丸等。

⑵冬季

冬季适合使用药性较强、补性大、温热的药方，如八珍汤、十全大补汤、补中益气汤、天王补心丹等。

⑶春、秋季

春、秋季气温凉爽，可按个人体质选择上述药方，影响不大。

9 剖宫产妈妈产后饮食调理原则

剖宫产后，产妇的腹部有一个大伤口，住院期间，医护人员会每天为伤口敷药、换药，给予抗生素、子宫收缩药等，使子宫逐渐恢复至生产之前的大小，同时可帮助恶露排出。因此为了不干扰医院的治疗，此时只要给予产妇一般的食疗即可，如香菇鸡汤、清蒸鲈鱼、海参炖鸭等，不要加补药，也不要用酒。原因是此时伤口在逐渐愈合中，如果乱用酒或补药，就可能造成伤口化脓或发炎。

此外，剖宫产产妇恶露会排得较慢，可以服用生化汤或遵医嘱，至血块排干净即可。

10 哺乳妈妈饮食注意事项

★哺乳者忌食大麦及大麦制品。

★增加乳汁的食补方包括虾、鲈鱼、乌仔鱼、黄鳝、乌骨鸡料理、红豆红糖汤、芝麻核桃粥、豆腐类料理（例如丝瓜香菇豆腐汤）、水煮花生、花生猪蹄汤、金针猪脚汤、海带排骨汤等。

★若要退奶，则可服用退乳方：炒麦芽 100 克，熬汤当茶饮。

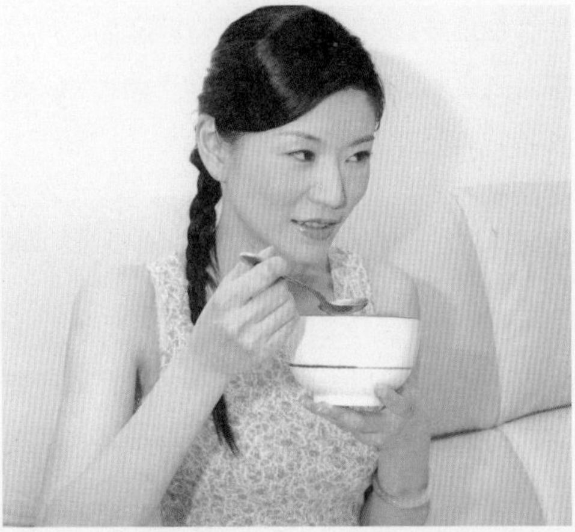

（二）产后滋补调理菜肴

① 四物鸡

材料、调味料：

四物1帖(当归、熟地、白芍、川芎即为四物)，带骨鸡块100克。

做法：

① 将鸡块洗净，放入炖锅。

② 加入四物 1 帖，再加一碗半水。

③ 将上述材料放入电饭锅内锅，外锅加一杯水，煮至按钮跳起来即成。

功效解析：

补血，活血，止痛。

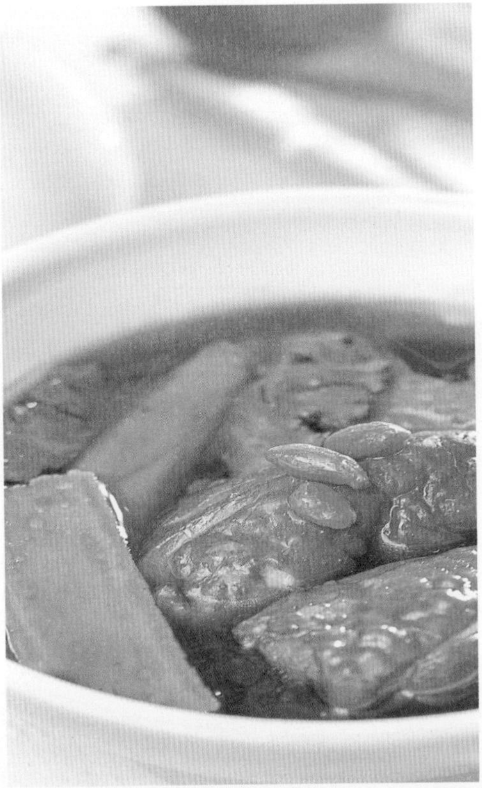

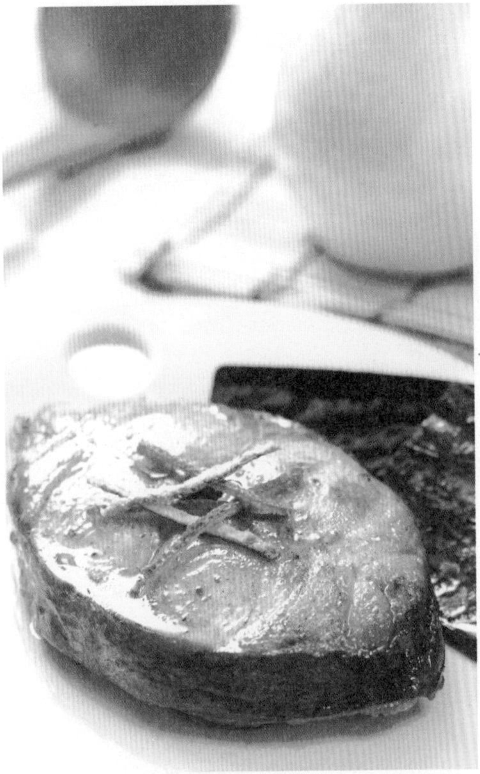

② 杜仲烧鱼

材料、调味料：

马加鱼100克，麻油1小匙，杜仲2~3片，陈皮1片，米酒适量。

做法：

① 将杜仲、陈皮放入碗中，加入水及米酒，用电饭锅蒸 20 分钟至成药汤。

② 马加鱼洗净，用麻油略煎至熟。

③ 将药汤加入煎好的马加鱼中，同煮至药汤收至干即成。

功效解析：

杜仲能补肝肾，强筋骨，改善产后腰酸的现象。陈皮具有开胃、增进食欲的作用。

3 彩蔬拌鸡丝

材料、调味料：

芹菜80克，百果20克，鸡胸肉50克，枸杞5克，熟白芝麻1克，日式和风沙拉酱两小匙。

做法：

❶ 鸡胸肉洗净，放入热水中，烫熟后捞出放凉，再去掉鸡皮，撕成细丝。

❷ 芹菜择去叶子，洗净切段。

❸ 将芹菜及百果川烫至熟透，再放入冷水中备用。

❹ 将鸡丝、芹菜、百果及枸杞拌匀，淋上日式和风沙拉酱，撒上熟白芝麻即成。

功效解析：

枸杞含有丰富的β－胡萝卜素，有利于眼睛保健。百果中的银杏素有加强记忆力的功效。芝麻具有促进子宫收缩的功能。

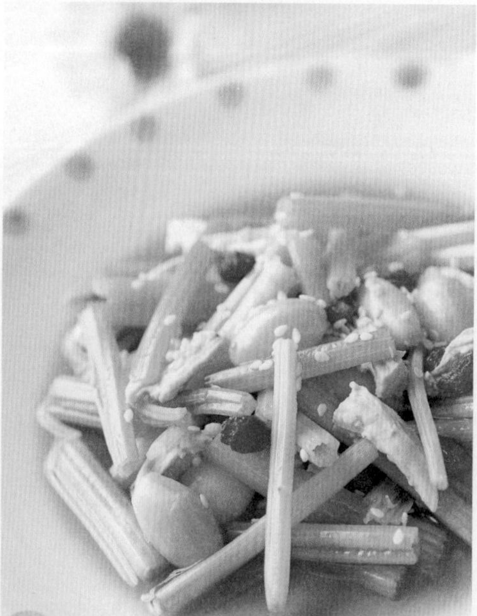

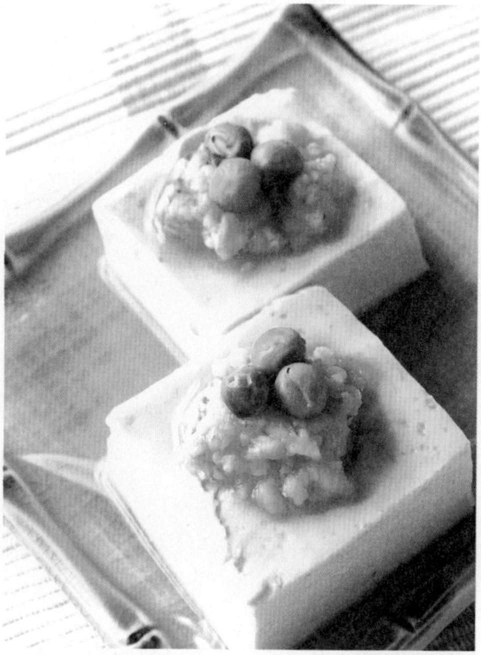

4 虾仁镶豆腐

材料、调味料：

豆腐100克，虾仁40克，青豆仁3克，蚝油1小匙

做法：

❶ 豆腐洗净，切成四方块，挖去中心的部分备用。

❷ 虾仁洗净，剁成泥状，镶入挖空的豆腐中，并摆上青豆仁装饰。

❸ 将做好的豆腐摆入电饭锅内锅，外锅加入半杯水蒸熟。

❹ 将蚝油、水倒入锅中，熬煮成稠状，再淋到蒸好的豆腐上即成。

功效解析：

虾仁及豆腐所含油脂较少，是优质的蛋白质来源，可增加母乳的营养。

5 双宝牛肉

材料、调味料：

牛腩丁50 克，胡萝卜30克，荸荠30克，姜片5克，葱5克，油5克，酱油1茶匙，砂糖1/4茶匙。

做法：

1 胡萝卜、荸荠洗净，削皮后切块状，放入滚水中烫熟，取出沥干。

2 葱洗净，切成葱花。

3 将姜片入油锅中爆香，再放入牛腩丁炒熟。

4 依次加入胡萝卜、荸荠，再放入调味料，翻炒数次至均匀，再加入葱花拌炒，即可食用。

功效解析：

牛肉能提供优良蛋白质与丰富的铁质。荸荠是富含膳食纤维的淀粉类食物。

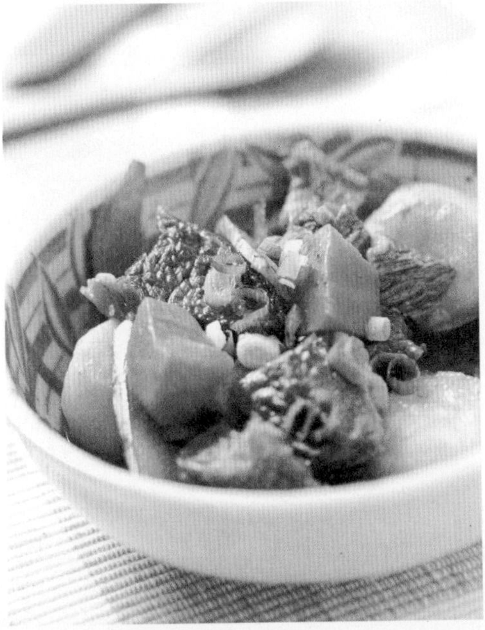

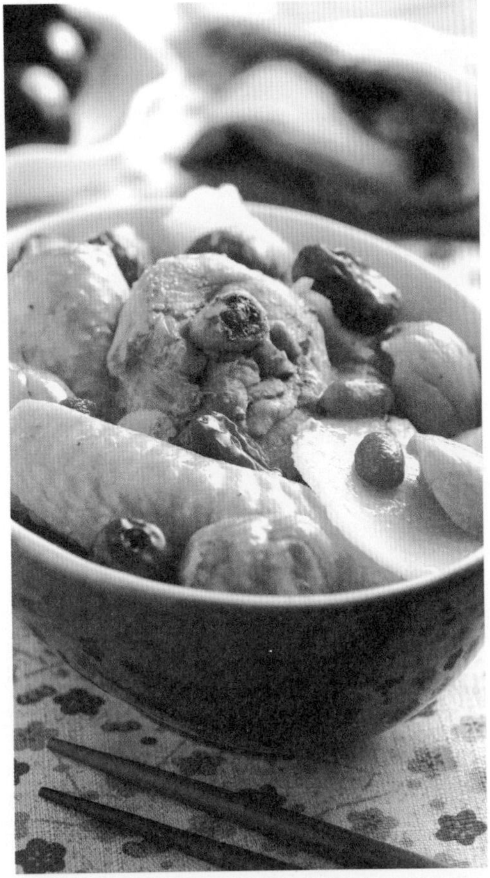

6 淮山栗子鸡

材料、调味料：

土鸡半只，栗子12颗，淮山药15克，茯苓10克，枸杞5克，陈皮两片，米酒水适量。

做法：

1 土鸡肉洗净，剁块，氽烫后备用。

2 栗子洗净，用水泡软，去皮膜。

3 将所有材料放入炖锅中，加入米酒水直到盖过材料，炖煮至烂。

功效解析：

补肾气，活血络，强筋骨，健脾胃。

7 胡萝卜烩鲜菇

材料、调味料：

鸿喜菇60克，金针菇60克，胡萝卜30克，酱油1/2汤匙，太白粉水适量，水1杯。

做法：

❶ 鸿喜菇和金针菇切掉蒂头，洗净，切成两段。

❷ 将胡萝卜洗净，切丝。

❸ 将鸿喜菇、金针菇和胡萝卜放进锅中，倒入一杯水及酱油，用中火煮沸，煮沸后转小火，盖上锅盖煮约 10 分钟。

❹ 加入太白粉水勾薄芡即成。

功效解析：

此道菜热量含量低，营养丰富，有助于增强体力和免疫力，并能促进肠道蠕动。

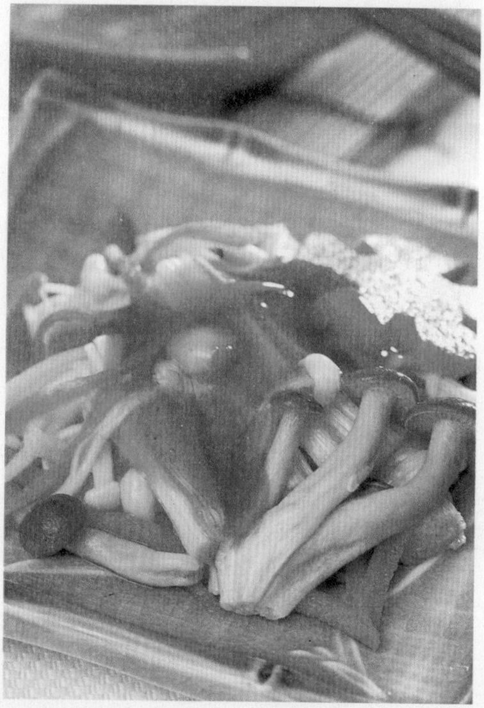

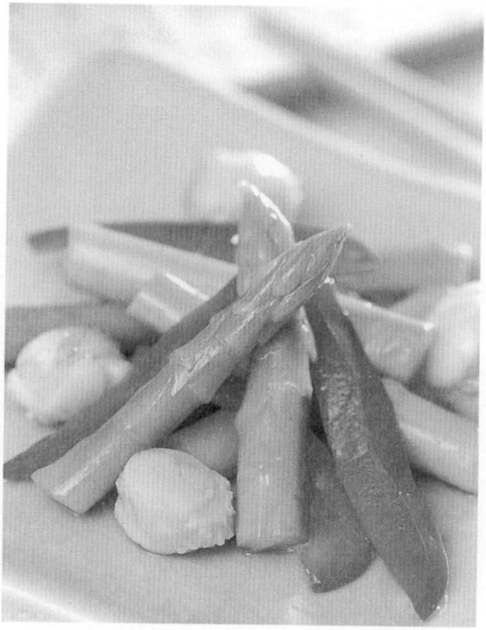

8 芦笋炒干贝

材料、调味料：

新鲜干贝3个，绿芦笋60克，老姜两片，红甜椒20克，麻油两茶匙，米酒1小匙，盐1/4小匙。

做法：

❶ 芦笋去除硬皮，洗净，切段。新鲜干贝洗净，沥干。

❷ 老姜洗净，切片。甜椒洗净，切丝，备用。

❸ 锅中放入两茶匙麻油加热，放入姜片爆香。

❹ 放入芦笋、甜椒及干贝炒熟，加入调味料拌炒均匀即成。

功效解析：

此道菜蛋白质含量高，热量含量低，滋阴补肾，利尿，有助于排出体内多余的水分。

9 青木瓜猪脚

材料、调味料：

青木瓜半个，猪脚1只，黄豆100克，爆姜少许，米酒水适量，黄芪15克，当归10克，桂枝5克，肉苁蓉5克，党参25克，红枣8颗，川芎10克，肉桂2.5克。

做法：

❶ 青木瓜洗净，去皮，去子，切块。猪脚去杂毛，洗净，切块，氽烫后洗净备用。

❷ 黄豆洗净，用水泡约两小时。

❸ 将所有材料放入炖锅中，加入米酒水直到盖过材料，炖煮至烂。

功效解析：

促进乳汁分泌，使肌肤光滑有弹性。

10 橘饼炒蛋

材料、调味料：

橘饼50克，蛋1个，老姜15克，油两茶匙。

做法：

❶ 老姜切丝，蛋打匀，橘饼切片状备用。

❷ 起油锅，加入姜丝爆香后，放入切片的橘饼，翻炒至橘饼变软，再将蛋液倒入锅中炒熟即成。

功效解析：

产后补身。

11 拌腰花

材料、调味料：

猪腰一对，爆姜少许，姜丝少许，胡麻油1匙，米酒水适量。

做法：

❶ 猪腰对切成两片，去除白色筋膜，洗净，在猪腰上先划数刀后再斜切片，泡水约半小时，再放入滚水中氽烫约20秒，捞起备用。

❷ 备炒菜锅，用中火热锅后放入胡麻油，加入爆姜及腰花，略炒后加入米酒水及姜丝煮滚即成。

功效解析：

强筋健骨，增强免疫力。

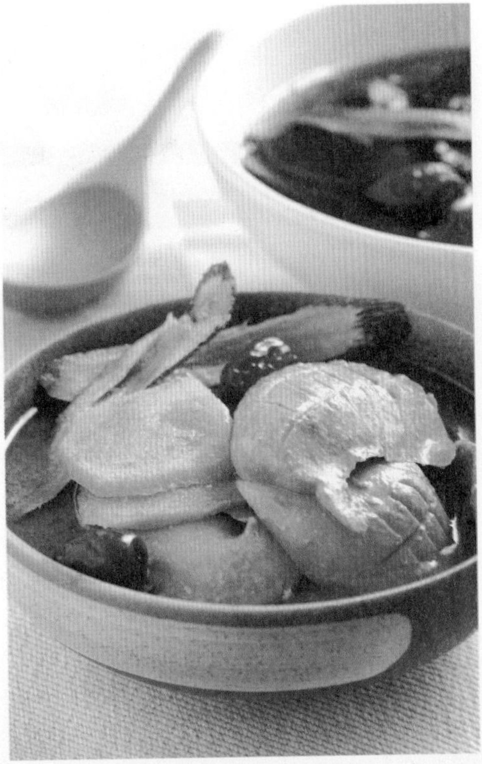

（三）产后滋补调理汤品

① 莲子炖鸡汤

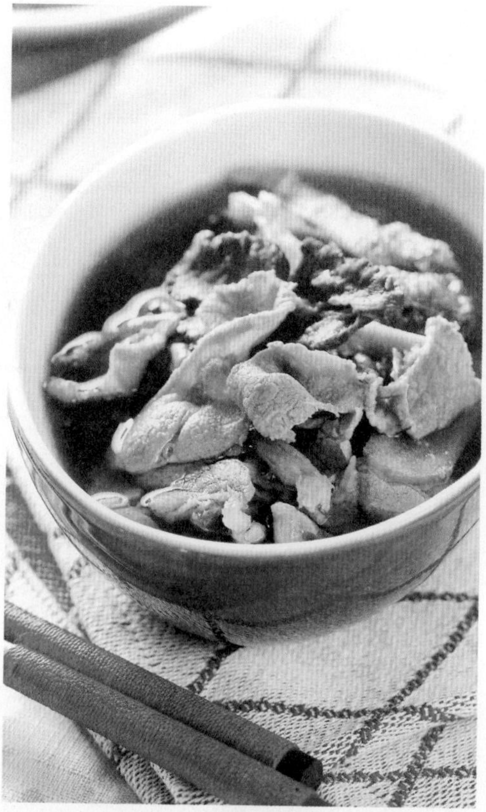

材料、调味料：

鸡腿150克，莲子10克，枸杞1小撮，盐适量。

做法：

① 鸡腿洗净，剁成块状。莲子去心（干莲子须先泡开）。

② 将鸡腿、莲子及枸杞一同放入锅中，加水炖煮至熟透。

③ 加盐调味即可食用。

功效解析：

莲子可健脾补胃，提高食欲，安定心神，预防产后忧郁。枸杞能强健筋骨，具有明目的功效。

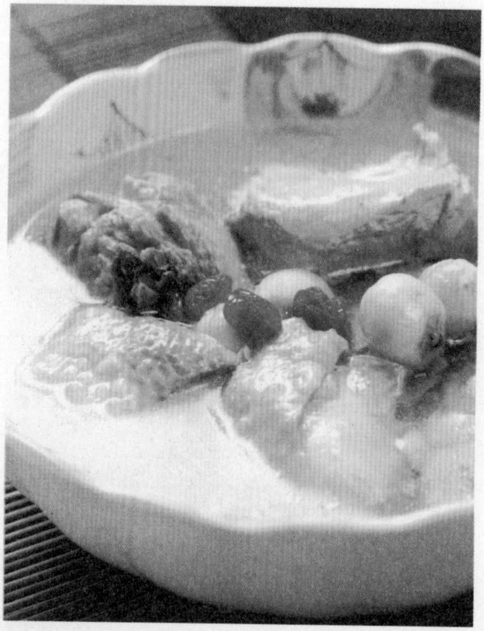

② 当归生姜羊肉汤

材料、调味料：

羊肉块110克，当归15克，生姜10克，生地12克，米酒30毫升，水600毫升。

做法：

① 羊肉洗净，放入滚水中汆烫，去血水。

② 生姜洗净，切片备用。

③ 将去血水后的羊肉与当归、生地、生姜片一同放入锅中，加入水和米酒，用小火慢炖，等到酒味完全消除为止。

功效解析：

活血补血，补充蛋白质。

③ 当归枸杞鸡汤

材料、调味料：

土鸡腿1只(约120克)，当归5克，枸杞3克，水500毫升。

做法：

① 土鸡腿、当归、枸杞洗净。

② 将所有材料放入碗中，加水 500 毫升，置入锅中蒸 15 分钟，即可食用。

功效解析：

提供完整的蛋白质，活血，促进血液循环。枸杞是铁、维生素 B_1、维生素 B_2、纤维素、钾、钙、镁的丰富来源，对于产后妈妈的气色恢复相当有帮助。

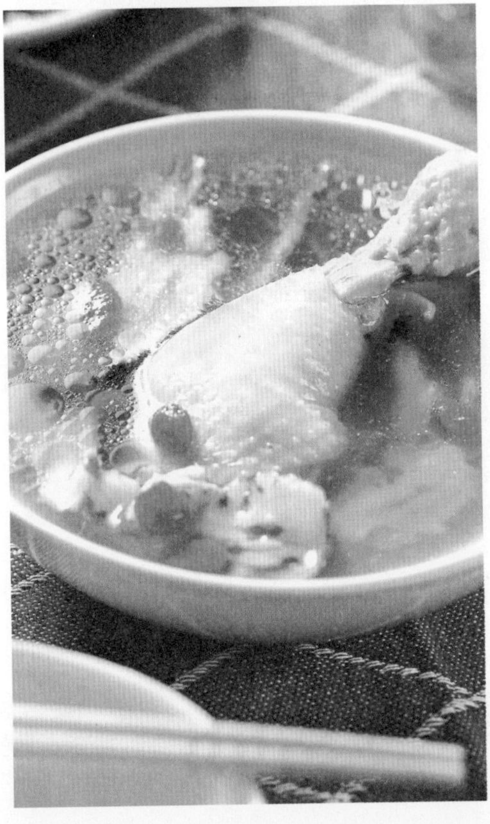

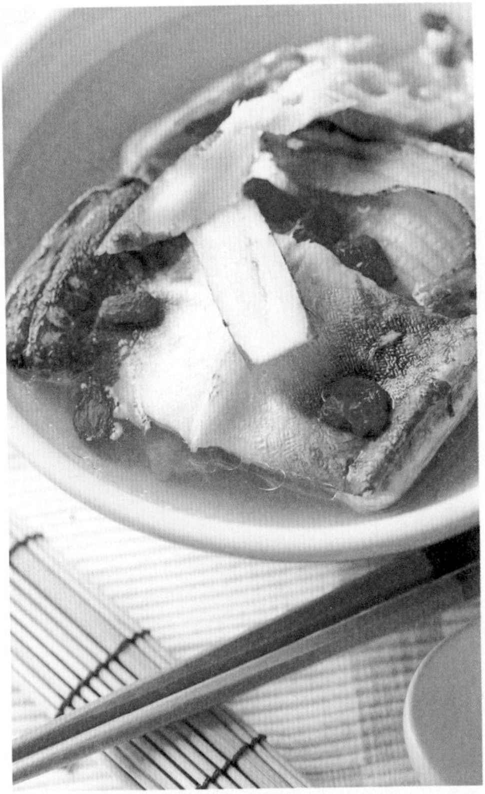

④ 黄芪鳗鱼汤

材料、调味料：

鳗鱼150克，当归5克，黄芪3克，枸杞3克，麻油1/2小匙。

做法：

① 鳗鱼洗净，和药材同放入炖锅，加水至盖住全部材料。

② 将炖锅放入电饭锅中，外锅放 1 杯水，蒸至完全熟透。

③ 取出蒸好的鳗鱼汤，再滴上少许麻油即成。

功效解析：

补血止痛，镇静神经，补充蛋白质。

5 花生猪蹄汤

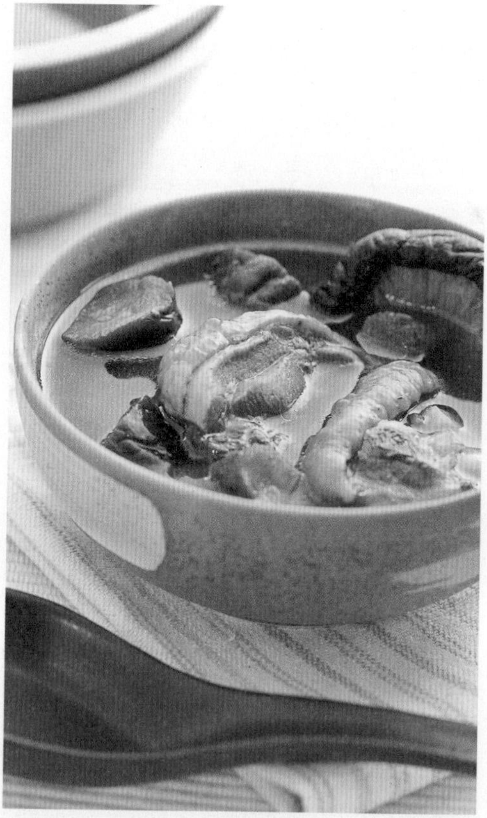

材料、调味料：

前猪蹄600克，老姜4片，花生200克，葱1支，八角1个，王不留行15克，通草25克，黄芪50克，当归7.5克，红枣3颗，黑枣3颗，炙甘草两片，酒50毫升，盐1/2小匙。

做法：

① 猪蹄洗净，用沸水汆烫，再用清水冲洗。

② 上述药材用滤纸袋包裹，备用。

③ 将全部材料和药材包放入炖锅内，炖煮约 90 分钟，取出药材包即成。

功效解析：

补充气血，通乳，促进乳汁分泌。

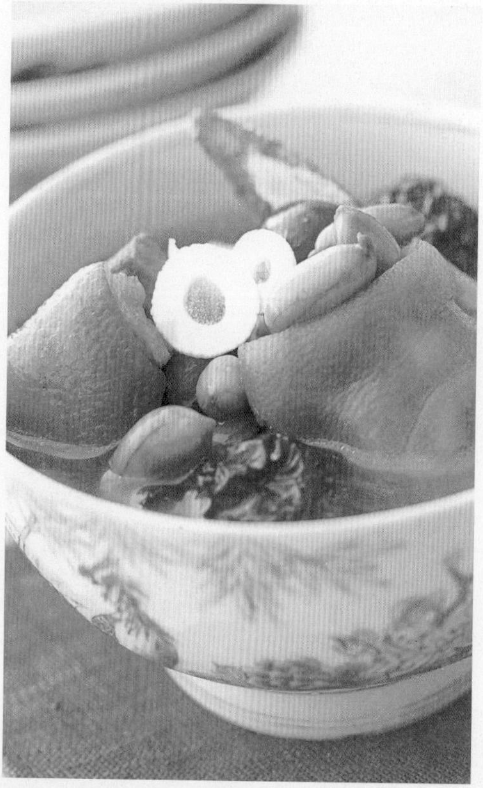

6 香菇瓜仔煲鸡汤

材料、调味料：

干香菇3朵(约20克)，鸡腿1只(约120克)，腌黄瓜5~7小块。

做法：

① 将干香菇洗净（也可先将干香菇泡软），同鸡腿和腌黄瓜一起放入电饭锅内锅中。

② 内锅中加入 600 毫升水，外锅加入 100 毫升水，炖煮至熟即成。

功效解析：

补充产妇身体所需的蛋白质。

7 冬瓜薏仁瘦肉汤

材料、调味料：

冬瓜300克，薏苡仁15克，鸡胸肉100克。

做法：

① 将冬瓜洗净，去皮，切块，放入锅中。

② 加上薏苡仁（先用水浸泡半小时）、鸡胸肉，倒入适量水，先用大火煮滚，再转小火炖煮约半小时。

功效解析：

薏苡仁可轻身益气、健胃补脾。鸡胸肉含蛋白质，低脂肪，对产后消小腹效果佳。

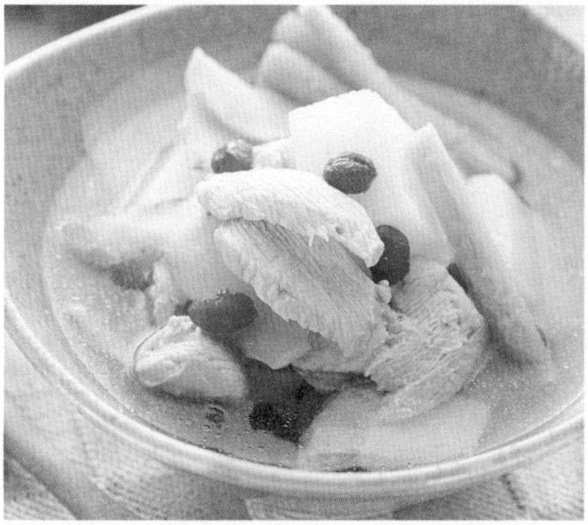

8 滋阴润肺止痒汤

材料、调味料：

沙参9克，麦冬9克，玉竹12克，枸杞9克，鲜山药250克，鸡胸肉1片，生姜两小片，盐少许。

做法：

① 将鲜山药洗净，切块。鸡胸肉洗净，切片备用。

② 将上述药材与食材一同放入沙锅中，加水煮熟调味即可食用。

9 山药冬瓜鲤鱼汤

材料、调味料：

新鲜冬瓜连皮200克，山药9克，枸杞3克，鲤鱼200克，生姜两小片，盐、酒少许。

做法：

① 将新鲜冬瓜（留皮带子）与鲤鱼洗净后，分别切块备用。

② 将上述药材与冬瓜一同放入沙锅中，加水煮 30 分钟。之后加入鲤鱼煮熟，最后添加少许盐、酒调味，即可食用。

功效解析：

清热利水，解毒，减肥。

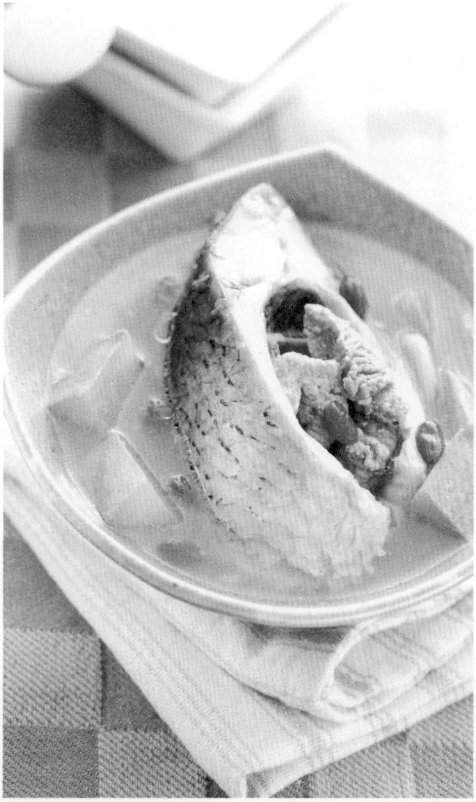

10 姜丝鲈鱼汤

材料、调味料：

七星鲈鱼1尾(约500克重)，玉米须10克，车前子10克，姜丝适量，水5碗，盐1/4茶匙。

做法：

1 将玉米须洗净，加入车前子和5碗水炖煮30分钟，取药汁。

2 鲈鱼洗净，处理好后，从中对切，加入姜丝、药汁、盐，放入锅中炖煮即成。

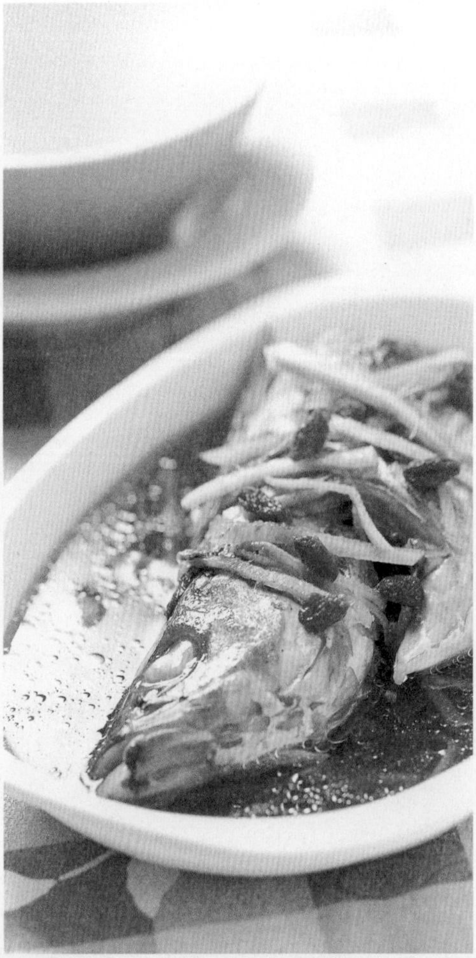

功效解析：

利尿，改善产妇下肢水肿现象，同时能有效促进产后乳汁分泌，恢复体力。

11 黑豆汤

材料、调味料：

日式黑豆250克，米酒水1000毫升，冰糖少许。

做法：

1 黑豆洗净，放入炖锅，加入米酒水，煮至烂。

2 起锅前再加入冰糖，即可食用。

功效解析：

健肠胃，利湿导水。

12 薏仁赤小豆鸡汤

材料、调味料：

薏苡仁10克，红豆20克，嫩姜片5克，鸡腿150克，盐2克（1/4茶匙），水两碗。

做法：

1 鸡腿洗净，剁块。

2 红豆、薏苡仁洗净，用水泡1小时。

3 将洗好的红豆、薏苡仁、鸡腿块和嫩姜片放入锅中，加盐2克、水两碗，放入锅中炖熟。

功效解析：

促进水分代谢，补充产妇身体所需的蛋白质。

13 山药排骨汤

材料、调味料：

小排骨150克，山药60克，大枣（黑枣）5颗，盐适量。

做法：

1. 小排骨洗净。山药洗净，削去外皮，切成块状备用。
2. 将小排骨、山药块及大枣放入锅中，加水煮至排骨熟烂。
3. 加入盐调味即成。

功效解析：

提高免疫力，改善产后虚弱的身体。

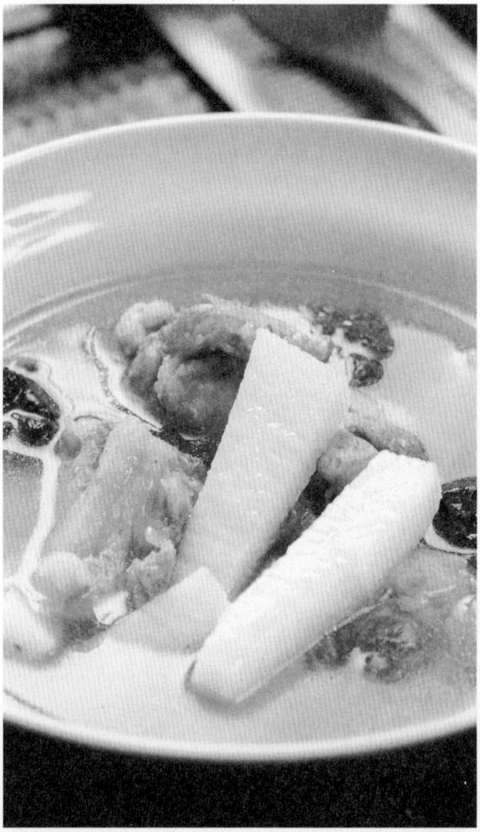

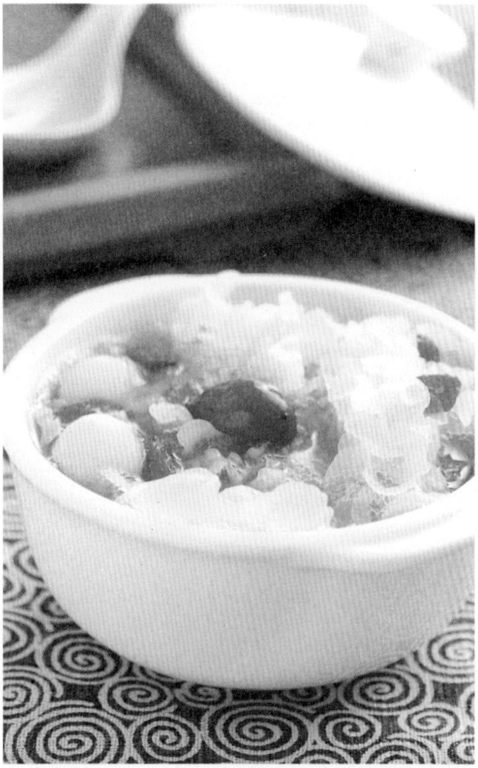

14 银耳莲子汤

材料、调味料：

银耳100克，莲子50克，红枣8颗，枸杞少许，米酒水适量，冰糖少许。

做法：

1. 银耳洗净，泡水，剪去硬蒂，洗去杂质，切小朵。
2. 莲子、红枣洗净，与银耳共放入炖锅，加入米酒水同煮，起锅前加入枸杞再焖约 10 分钟，加入冰糖拌匀即成（冰糖也可与枸杞同时加入）。

功效解析：

清热解毒，滋阴，养颜，养心安神。

（四）产后滋补调理主食

① 菠菜鱼片粥

材料、调味料：

鲷鱼片80克，菠菜100克，白米60克，红枣3个，高汤200毫升，清水适量，盐少许。

做法：

❶ 将白米洗净后，用清水浸泡约30分钟，备用。

❷ 鲷鱼片洗净，切片。菠菜切段。红枣去核，切成条状，备用。

❸ 将白米、高汤、红枣与适量清水放入锅内，煮至沸腾后，转小火熬煮约20分钟。

❹ 续入鲷鱼片和菠菜，再煮3分钟。起锅前，依个人喜好加盐调味即成。

功效解析：

暖胃，补气，补血，预防便秘。

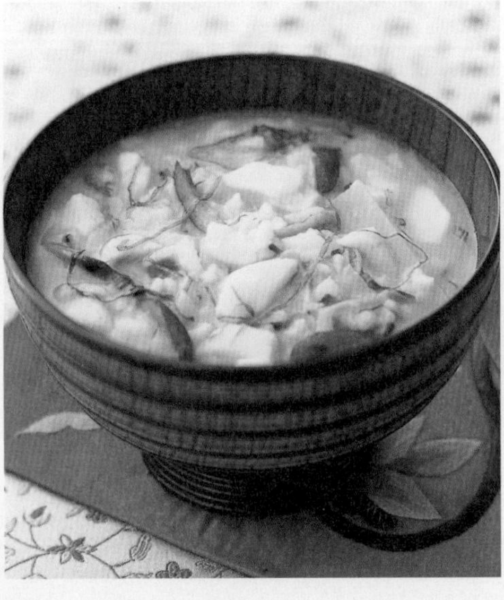

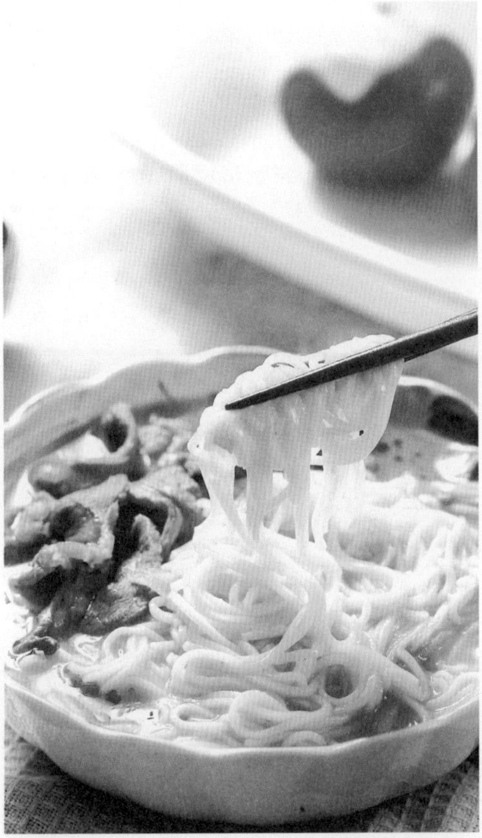

② 羊肉面线

材料、调味料：

白面线70克，羊肉片70克，老姜20克，麻油1.5汤匙，酒两汤匙，水600毫升，盐1/4茶匙。

做法：

❶ 老姜切丝，白面线汆烫后捞起备用。

❷ 起油锅，加入姜丝爆香后，加水煮滚，续入羊肉片、酒，待煮滚后加入白面线，用盐调味即成。

功效解析：

补气养血，温中散寒。

③ 麻油猪心面线

材料、调味料：

猪心80克，麻油两茶匙，老姜10克，白面线60克，米酒两汤匙，盐1/4茶匙。

做法：

❶ 猪心洗净，切成片。姜切片，备用。

❷ 将麻油放入热锅中，加入姜片爆香，再放入猪心与米酒调味，炒熟后起锅。

❸ 在 500 毫升的滚水中，放入白面线，煮约 3 分钟，加入炒熟的猪心，搅拌均匀后加盐调味，即可食用。

功效解析：

补血强身。

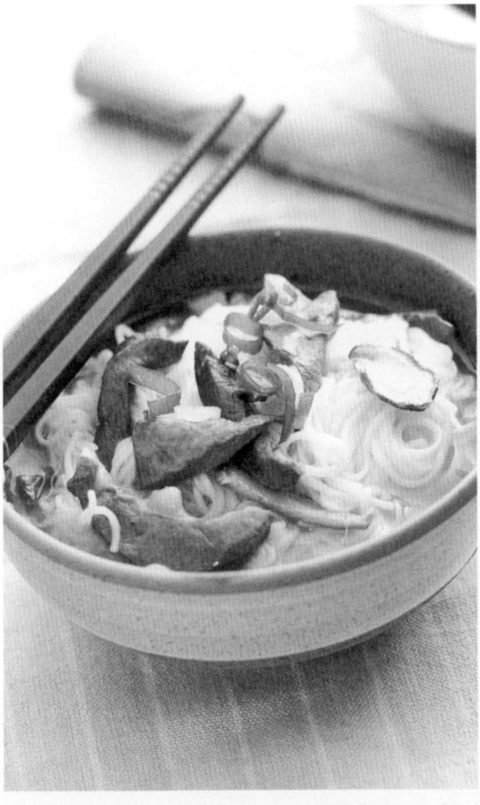

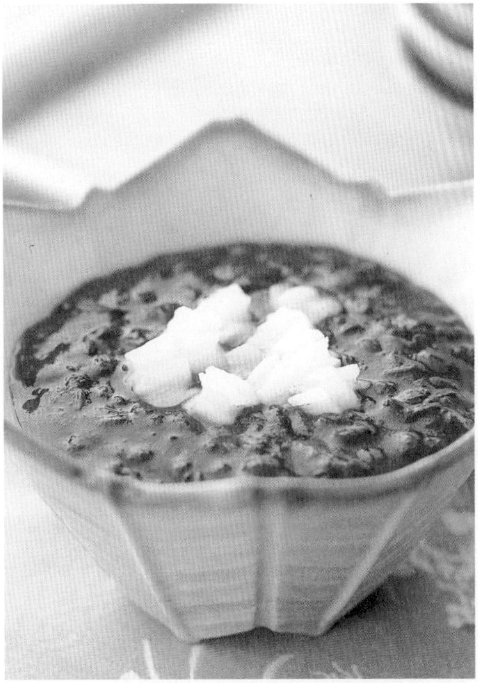

④ 山药紫米粥

材料、调味料：

紫米1杯，圆糯米1/2杯，山药100克，桂圆50克，冰糖120克，清水适量。

做法：

❶ 紫米洗净后，用清水浸泡约 30 分钟，沥干备用。

❷ 桂圆切丁，山药削皮切丁，圆糯米洗净，备用。

❸ 在锅内放入紫米、圆糯米和适量清水，煮至沸腾后，转小火熬煮约 30 分钟。

❹ 加入桂圆丁和冰糖，煮至融化后，再入山药丁，煮至再次沸腾即成。

功效解析：

补气，补血，健胃整肠，收缩子宫。

三、产后精心呵护，做精致女人

（一）产后保健注意事项

1 产后检查与药物搭配

(1)自然产检查项目

★子宫收缩良好与否，子宫硬度与子宫底高度恢复情形。

★恶露流量是否正常，会阴伤口有无红肿、发炎，伤口愈合状况。

★乳房是否因胀奶而引起疼痛、破皮或其他病变，乳头是否流出血水。

(2)剖宫产检查项目

★腹部伤口愈合状况，是否有其他并发症，如引起腹内出血（症状为腹胀、疼痛，会造成血压下降、休克）。

★有无排气、绞痛。

★进食情形，看是否因吃得太多太快而引起肚子胀气、疼痛。

(3)自然产产妇服用药物

★一般会给予子宫收缩药、轻微的止痛剂、胃药等三种药物。

★若便秘较严重，则另给予软便剂。若有痔疮，则给予药剂涂抹。

(4)剖宫产产妇服用药物

★未排气前，一般注射子宫收缩药与消炎药（打点滴）。

★排气后，会给予子宫收缩药、轻微的止痛药、胃药与口服抗生素（预防伤口感染发炎）。

★若一直有胀气的现象，则另给予消气的药。

★若有贫血现象，则给予铁剂等补血药物。

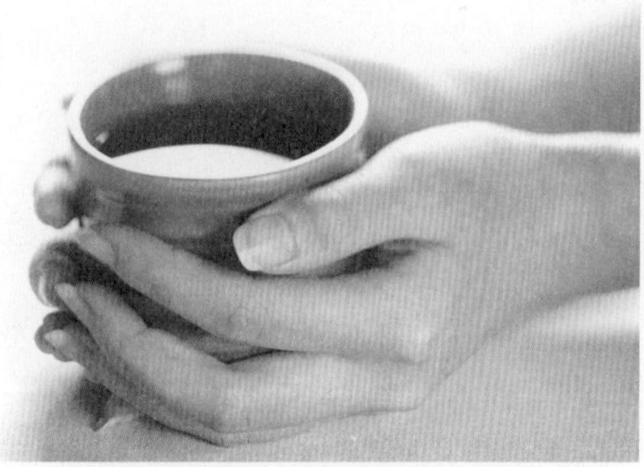

2 产后保健事项

(1)自然产产妇产后保健事项

★随时保持会阴部干净卫生。每次小便后用温水冲洗会阴，大便后应从前向后擦拭，避免沾污伤口，并须清洗（产后持续一个月）。

★会阴伤口剧痛时要立即告诉医护人员，可能是阴道中静脉曲张破裂，形成血肿块，从而引起剧痛。

★生产时的用力往往会把怀孕期间因下腔静脉循环不良所造成的痔疮挤出肛门外，有此情形者可用温水坐浴缓解疼痛，约两个星期后会慢慢消除。

★产后6个小时内一定要解第一次小便，以逐渐排出怀孕过程中体内增加的水分。如果因怕痛而迟迟未解，膀胱就会随尿液量增加而胀大，待尿液储存量超过1000毫升时，产妇将因神经反射受损而暂时失去小便的能力。此时医护人员便会为其装置1～2天的导尿管，帮助其恢复自行小便的能力。

★小心感冒。由于孕期体内累积的多余水分会通过流汗排出，因此产妇住院期间一旦衣服被汗浸湿，就要赶快换掉。

★产后即可淋浴，沐浴后应避免吹风着凉。

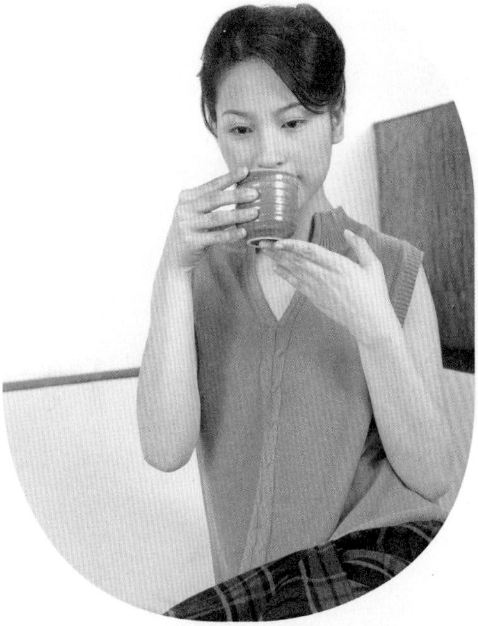

⑵剖宫产产妇产后保健事项

★未排气前须禁食。

★吸收恶露的卫生垫不要与盖在腹部伤口的纱布重叠，以免被排泄物感染。

★产后7～10天方可洗浴，之前以擦澡方式净身。

★积极参与医院安排的卫生保健课程，多练习护士指导的床边护理方法，如子宫按摩、乳房护理等，不要一切等回家才开始，那将因照顾婴儿而变得手忙脚乱。

★了解自己的身体状况与卫生保健课程的内容，尽量在住院期间将问题解决。

3 产妇产后生理调适

★保证充足的休息与睡眠（即中国人传统的坐月子），是帮助产妇身体组织恢复原样的最好方法。

★阅读医院发给的产后手册与育儿书籍。阅读时注意坐姿要正确，眼睛与书的距离不宜太近，看15分钟便要休息一会儿。

★自然产者可做产后运动。

★适当的散步、走动可促进剖宫产者排气，以身体不劳累为原则。

4 仔细观察婴儿的状况

★观察宝宝是否有黄疸现象。在日光灯下观察宝宝的眼白，若为黄色，则应立即就医，即使是吃母奶的宝宝也应如此。最好避免将宝宝放在昏黄的灯光下养育。

★黄疸未治疗的严重后果是脑部组织被严重破坏，会造成脑性麻痹，使智力受损。

★依照医院婴儿室的嘱咐，为宝宝做脐带护理，测量体温，观察宝宝身体状况，如有无发热等。

★出院后产妇若有任何问题，均可打电话给医护人员进行咨询。

5 产后何时回诊

自然产的妈妈应于产后4～6周、剖宫产者应分别于出院后5～7天与产后4～6周回医院检查，以便让医师了解产妇子宫的恢复情形、伤口状况、恶露状况，并且检查阴道内是否有发炎的迹象，以及进行避孕方法的咨询。

若发现产妇有子宫下垂的情形（有些产妇自己感觉不出来），医师则会嘱咐产妇避免提重物，并且给予治疗。若有阴道松弛现象，医师则会教导产妇练习阴道收缩的运动。

专家提示

产后可能发生的突发状况及应对措施

(1) 产后大出血

产后大出血是指恶露的出血总量超过500毫升。若发生在住院期间（自然产3天、剖宫产6天）为早发性大出血，其可能的原因包括子宫收缩不良、胎盘滞留、子宫颈或阴道侧壁有裂伤等。

出院后两个星期才发生的产后大出血属于晚发性大出血，其可能的原因包括子宫内膜炎、子宫颈或阴道侧壁有裂伤等。此外，过量的生化汤也可能引起偶发性大出血，这就是西医医师不建议产妇在院中服用生化汤的原因，那会增加医师诊断病因时的困扰。若不立即治疗大出血，则会有致死的危险。

产妇一旦察觉有血流不止的现象，就应立即向医护人员求助，赶快进行输血与休克处理。基本上，施行抢救后90%以上都会转危为安。

(2) 羊水栓塞症

羊水栓塞症发生于生产后数天内。由于羊膜细胞、胎膜、胎发穿透子宫内壁血管，顺着血液循环到达肺部，破坏了血液凝固的要素，造成突然的大量出血，导致休克、死亡。患有此症的产妇有60%事前都不会有任何症状，且流血量极大（七孔流血），根本来不及抢救，而目前医学界也无法确定确切的病因，只能归为特殊体质，但绝非人为疏忽，患者往往不治而亡。

6 新妈妈如何应付产后盗汗多尿

很多新妈妈在经历过辛苦又疼痛的怀孕生产过程后，以为从此可以恢复正常生活，然而常有产妇问：“为什么我还是水肿？而且一直流汗？好像在洗桑拿，这种不舒服的情形不是生完以后就应该好了吗？”

其实，刚生产完的产妇有水肿、流汗、多尿的情形是相当常见的，如何干爽舒适地度过月子期，下面将为您提供一些好主意。

⑴为何产后“汗涔涔而尿潸潸”

刚生产完的产妇有水肿、流汗、多尿的情形，主要是因为在怀孕过程中，孕妈妈身体内的血液及体液为了适应怀孕的需要而大幅增加。一般而言，到怀孕末期时大约增加了 1/3 的血液量，大部分增加的都是血浆的体积，换句话说，增加的体液以水分占大多数。等到生产后，身体细胞间的多余水分会回流至血管中，然后慢慢排出。

根据研究，不论是顺产还是剖宫产，在生产完第三天，都会有 1000 毫升的细胞间水分回流至血管中，但是产妇体内血管的血液量会减少约 16%。这些进入血管中的水分以及减少的血液量大都以汗水或尿液的方式排出体外，所以在生产结束的一个礼拜内，常常可以见到产妇“汗涔涔而尿潸潸”的情形，因为流汗湿了衣裤而必须不停更换，还得常跑厕所去解决多尿的问题，不过这种情况在生产后 1~2 周内会逐渐改善。

⑵产后盗汗、多尿困扰多

产后水分排出造成大量出汗以及多尿的问题，会对产妇造成困扰，加上中国人坐月子对洗澡有些禁忌，或者因为剖宫产伤口照料的关系，不方便淋浴，因此造成产妇身体黏腻不适的感觉。有些新妈妈会抱怨晚上常常睡得满头大汗，又得常跑厕所，所以睡眠质量不佳，加上照顾新生婴儿的辛劳，诸如此类的琐事，影响了产妇的情绪，导致产后忧郁的发生。

另外，由于流汗及多尿的不适，加上传统观念认为产后喝太多水会使腹部难消，因此产妇常常会有一个误区，就是认为避免多喝水就可以解决这种问题。其实产妇如果水分补充不足，尿液排出不够，就常会因为生产过程中尿道口附近细菌感染，而导致膀胱或尿道发炎。

⑶四大对策避免产后不适

❶ 不必刻意减少水分摄取，多补充蛋白质

为避免产后膀胱或尿道发炎，建议产妇在产后不必刻意减少水分的摄取，而且要多补充蛋白质，因为体内的水分是否可以通过血液代谢，不是取决于水分摄取的多寡，而是看体内蛋白质的充足与否。如果补充蛋白质足够多，体内的水分代谢快，水肿、出汗、多尿的情形就会较快改善。产妇可以依照个人喜好多吃蛋、奶、肉、豆类食物来补充蛋白质。

❷ 保持身体清洁

自然生产的产妇可以洗澡、淋浴，如果觉得出汗较多，甚至一天可以多冲洗几次，

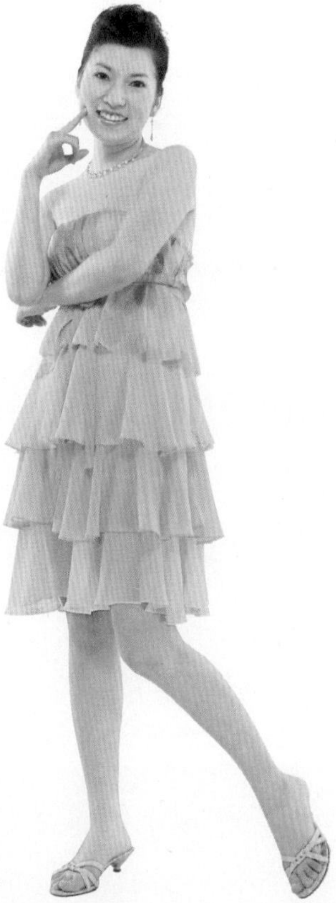

只要在洗完澡后迅速擦干身体，及时穿衣保暖，避免感冒着凉，就可以避免身体黏腻不适的感觉。剖宫产的产妇可能有7~10天的时间伤口不宜沾湿，因此可多做身体擦浴，用擦澡的方式来保持身体清洁。

❸ 保持环境通风凉爽

产妇居家环境温度不宜太高或太低，尤其湿度不宜过高，以感到舒适为原则。如果家中坐月子所待的房间比较潮湿或闷热，最好加装空调或除湿机。传统的坐月子观念强调要产妇待在见光少、不透风的房间，从现代的医学观点来看，这是不恰当的。因为阴暗而且密不通风的房间不但造成新妈妈身体不适，而且容易滋生细菌，也会让人精神不佳，还容易导致产后忧郁症的发生。

❹ 衣服透气保暖，营养及睡眠充分，照顾好伤口

除了上述注意事项，穿着吸汗透气保暖的衣服，经常更换汗水浸湿的衣物，避免着凉，补充足够的营养，保证充足的休息及睡眠，妥善照顾好会阴部或剖宫产伤口，保持伤口干爽，避免汗液污染伤口，这些都是坐月子时需要多留意的事情，也是产妇自我护理的必要工作。毕竟顺利生产后，照顾小孩的重任才刚刚开始。

7 新妈妈如何应对产后小便潴留

产后小便潴留是经常被产科人员忽略的问题，但却会造成产妇很大的不安和不适。为何产后会小便潴留？有何症状？该如何解决？会不会留下后遗症呢？

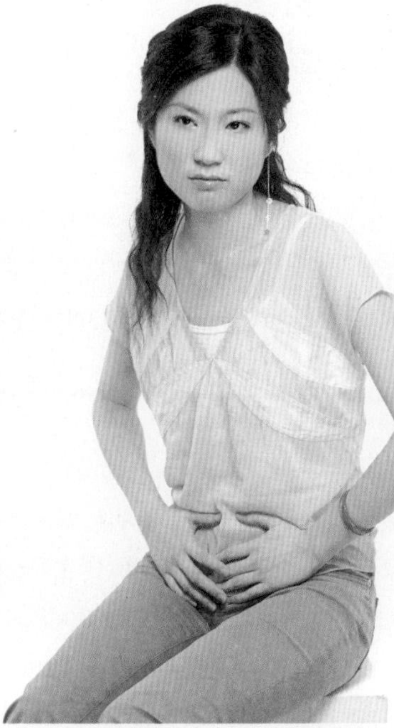

⑴什么是产后小便滞留

产后小便潴留是指阴道生产后6小时无法自解小便，或剖宫产24小时后，拔掉导尿管6小时内不能自解小便。也有定义为产妇小解后，膀胱余尿量在150毫升以上者。一般产科人员常会不太注意产妇产后小便潴留的问题，有时会造成产妇很大的不安和不适。

⑵造成小便潴留的危险因素

小便潴留的原因并不明确，一般认为是生产对骨盆内器官和会阴神经造成伤害，和怀孕期激素的改变影响膀胱收缩。在产科上造成小便潴留的危险因素包括以下几种：

❶ 第一胎。

❷ 胎儿过大。

❸ 产程过长。

❹ 会阴裂伤过深和缝合太紧密。

❺ 真空吸引。

❻ 架腿等不良姿势维持太久。

❼ 脊髓膜外麻醉。

❽ 剖宫产后伤口疼痛。

❾ 使用吗啡等止痛药物。

(3)小便潴留的症状及治疗方法

小便潴留的症状主要是下腹疼痛，触诊可检查到胀大的膀胱，超声波有助诊断，导尿常可导出超量的小便，特别在大量点滴注射后，有时会超过 1000 毫升。在治疗上，可以口服止痛药减少伤口的疼痛，帮助产妇站立如厕，提供隐秘的小解处，使用温水坐浴和双手浸冷水等方法，这些方法对产后妇女都比较适宜。导尿是治疗小便潴留最好的方法，同时可以避免急性肾衰竭和膀胱破裂。

(4)导尿需搭配预防性抗生素治疗

虽然产后小便潴留的定义为产后 6 小时内不能自解小便，但并不表示到 6 小时就一定要导尿，应视产妇是否有尿频和尿急等症状，或身体检查时，下腹部有肿块状鼓出，诊断为膨胀的膀胱才须导尿。

通常余尿在 700 毫升以内，经一次导尿后便能自解；700~1000 毫升小便常需两次导尿方可自解；超过 1000 毫升时，则平均需 5 次（每次相隔 4 小时）导尿，方能恢复小便自解。大部分医生主张，若须导尿两次以上，则应置放导尿管 24~48 小时，让膀胱能充分休息。导尿次数越多，感染的机会越高，所以若实施导尿，则应给予至少一次预防性抗生素治疗。

(5)产后小便潴留少有后遗症

产后小便潴留大多数可以自愈，没有后遗症，偶有到 1 个月，甚至 6 个月后才恢复有小便的感觉，尤其是超过 1000 毫升尿潴留的患者，有时会造成膀胱肌压迫性受损，经化学反应可刺激上皮生长因子，使膀胱肌肉发生肥厚和增生，最后使膀胱功能变差。

(6)注射肉毒杆菌最新疗法

最近将肉毒杆菌毒素直接注射于尿道括约肌上，将其麻痹，可以减少尿道关闭压力，使膀胱和腹部用力时，尿道内阻力减少，小便就能顺利排出，此为最新发展的治疗方法，成功率高且副作用很少。因此，对于具有产后小便潴留危险因素者，医护人员和产妇均应注意产后 6 小时自解小便的问题，若无法自解，则应尽早处理。

8 预防新妈妈职业病

有了宝宝之后，新妈妈每天总要忙着喂母乳、换尿布、抱孩子，晚上睡觉时也得注意宝宝的状况，不知不觉中，就会出现大大小小的不舒服，这些问题就是所谓的新妈妈职业病。

(1)妈妈手

❶ 妈妈手的疾病成因

妈妈手的正式名称为桡侧狭窄性肌腱滑膜炎，病因是外展拇长肌及伸拇短肌因过度使用而引发肌腱炎，导致局部疼痛无力，严重时发炎范围会扩散至整个手臂，导致日常生活受到影响。

这种疾病常见于怀孕后期的孕妈妈、刚生下宝宝的女性，以及刚当上祖母的女性，因为她们在进行挤母乳、喂奶、洗澡、换衣服、换尿布等工作时，必须重复打开虎口。不过由于爸爸们也会分担这些工作，因此也有不少爸爸患上妈妈手。

怀孕后期的妈妈为何也会有妈妈手？这是因为激素的分泌使孕妈妈的韧带较为松弛，

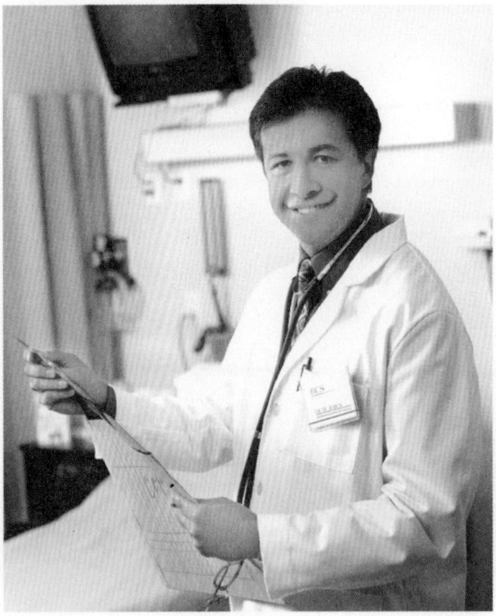

尽管做的事情与怀孕前中期并无差异，但患妈妈手的几率却提高了。

❷ 妈妈手的预防之道

预防妈妈手的重要原则如下：

★适当地使用工具，不要光靠手做事。

★洗澡时不要光靠手托住宝宝的身体或头、腋下，可以让宝宝半斜躺靠在浴盆上。

★抱宝宝的时候不要总是打开虎口，可以将双手并拢，从下方托着宝宝抱起来。

★拿奶瓶时不要拿奶瓶最胖之处，而是拿瓶身较窄处。

★不要只用手臂抱着宝宝，可用背带减轻负担。

★不要只用手抹地，可用拖把。

★开罐头时使用开罐器，不要总是用手去开。

(2)驼背、肩颈酸痛

❶ 驼背、肩颈酸痛的疾病成因

不少妈妈喂奶时为了迁就宝宝的位置而弯下身子，或是用双手将宝宝抱到可以喝母奶的位置，长期下来就容易出现驼背、肩颈酸痛的状况。

❷ 驼背、肩颈酸痛的预防之道

建议妈妈喂母乳时应采取最舒服的姿势。例如采取摇篮式喂法时，可以在宝宝身体下方垫枕头，或在妈妈的背部垫枕头等，原则上让自己以最舒服、不需要使力、放轻松的姿势喂母乳。另外，市面上卖的母乳背巾可供妈妈外出时使用，也能让妈妈采用最舒服的姿势来喂奶。

(3)肌肉酸痛、落枕

❶ 肌肉酸痛、落枕的疾病成因

不少爸妈都会和宝宝睡在同一张床上，有的是因为方便喂母乳，有的则是因为容易就近照顾宝宝。如果和宝宝睡在同一张床上，就会因为怕压到宝宝，无法真正地熟睡，而且一整晚身体固定一个姿势不敢乱动，这样一来，不但睡眠质量不佳，而且全身的肌肉也无法放松，容易导致肩颈僵硬，甚至发生落枕，也就是肩颈部因为过度疲劳或僵硬而发生急性疼痛。

❷ 肌肉酸痛、落枕的预防之道

爸妈如果要就近照顾宝宝，可与宝宝同睡一个房间，但不必同床，就算没有完全睡熟，但至少肌肉可以稍微放松，否则如果肌肉一直处于紧张状态而没有获得适当休息，就会导致过度疲劳或落枕。

(4)腰酸背痛、手臂拉伤

❶ 腰酸背痛、手臂拉伤的疾病成因

腰痛是一般人常见的毛病，不过当了爸妈之后，如果姿势不正确，腰酸背痛的几率就会增高。妈妈在怀孕后期通常就容易腰酸，这是因为肚子变大，肚子会挺出来，导致站立的姿势错误。生下宝宝之后，弯腰抱孩子或弯腰提重物时，都会导致腰背不舒服。

等到宝宝长得更大，有些爸妈可能因为无法徒手抱起孩子，干脆把肚子当成平台顶住宝宝，也免不了加重腰部负担。如果抱孩子的姿势不正确，那么除了会让腰背不适之外，再加上抱孩子过久或孩子过重，手臂也容易受伤。

❷ 腰酸背痛、手臂拉伤的预防之道

★在产后坐月子时，可以使用束带帮助松弛的关节慢慢恢复。

★坐月子时比较适合的运动是走路散步或腹部运动。

★较为激烈的运动都要等到关节状况稳定下来后再做，即至少产后一个半月后，否则韧带容易受伤。

★瑜伽不适合在产后马上进行。

★在照顾宝宝时，爸妈尽量不要弯腰拿重物或抱孩子，更不要把肚子挺出来顶宝宝，适当地使用背巾、背带可以减轻对腰背、手臂的负担与伤害。做家务事时也要尽量避免弯腰。

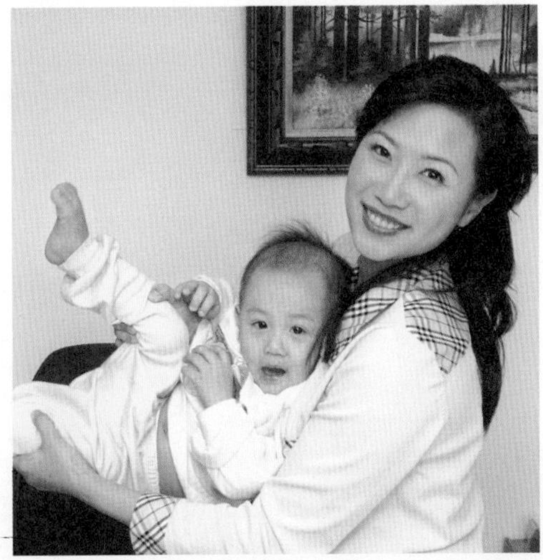

★爸妈若是在身体远离宝宝时抱他，手臂的负担就会比较重，应该要靠近孩子身体时再抱他，这样抱起来才会比较轻松。

(5)膝关节炎

❶ 膝关节炎的疾病成因

当膝盖承受过重的压力时，或是姿势不正确，就容易造成关节周围组织受伤，导致膝盖疼痛。如果给宝宝洗澡时一直蹲着，时间久了膝盖就会痛，这是因为膝关节过度弯曲，会对关节造成很大的压力。

❷ 膝关节炎的预防之道

★蹲或跪的时间不要太久，包括与宝宝玩耍时。

★多利用工具与设备减轻膝盖的负担，较重的物品可用推车推，不要徒手提。

★多利用拖把与吸尘器清洁地板，不要经常跪着或蹲着擦地。

(6)全身性酸痛

上述各种情形有可能会同时发生。以抱孩子为例，假使抱的姿势不对，或是孩子过重，同时没有使用工具减轻负担，久而久之，肩颈可能因为用力过度而使韧带受伤，手臂也有可能发生肌腱炎，如果再用肚子去顶住宝宝，那么腰也会不舒服。这样看来，光是一个动作的错误，就可能引发各种身体不适。

如果再合并其他照顾宝宝或做家务事常见的错误姿势或动作，新爸妈就很容易产生全身性的酸痛与不适了。

❶ 如何进行自我检测

当身体出现疼痛时，就表示爸妈做事的姿势有误，如果身体的疼痛已经影响到日常生活，就必须赶紧就医，否则可能会产生肌肉代偿现象。

出现疼痛后最好能做自我观察，也就是记录下自己做哪些动作时会痛，痛的部位、次数、时间、痛多久，这样比较能够清楚地与医生讨论病情。

❷ 何谓肌肉代偿现象

做一个动作，原本有好几个肌腱负责，只是有的主要，有的次要，若其中一两个肌肉受伤无法工作，其他肌肉的工作量就会增加，最后导致其他肌肉也受伤。

针对上述疾病，通常会做热疗、电疗，有些则使用辅木固定手指的位置，让手指休息，在必要时给予止痛药，在极少的情形下才会注射类固醇。当疼痛缓解到一定程度，就需要再针对不同部位做运动锻炼肌肉，因为当肌肉强壮，且能正确地被使用时，关节的负担会比较小。

不过，真正治根的办法是找出病因，修正错误的姿势或生活习惯。如果没有及时进行修正，疾病就会反复发生，甚至会变得更加严重。

照顾宝宝固然甜蜜中带着辛苦，但绝不是忍受病痛。只要避开常见的错误姿势与容易使身体受伤的动作，这些病痛就不会找上新妈妈了。

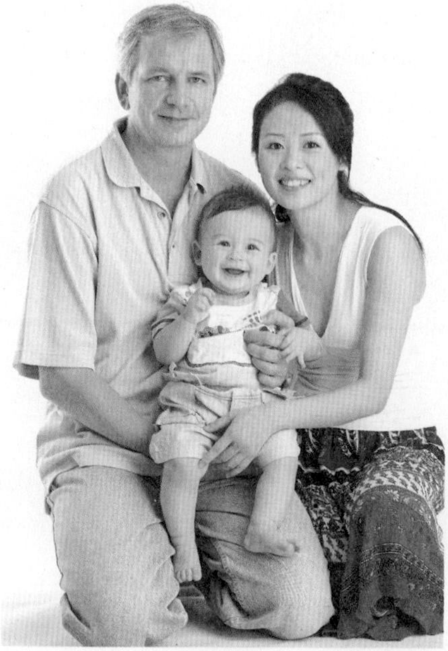

9 剖宫产后照顾

⑴子宫复旧

子宫复旧是指子宫的位置和大小恢复到未怀孕时正常状况的过程。在刚生产完时，子宫底的高度大约位于肚脐上方 1 厘米，接着每天下降 1~2 厘米，在产后第 10 天左右，子宫进入骨盆腔而无法触摸到。评估子宫底高度时，要先将膀胱排空（胀满的膀胱会妨碍子宫的收缩及子宫底高度的判断），测量时产妇平躺于床上。

子宫评估标准如下：

★若子宫底呈坚实状态，则表明子宫收缩良好。

★若子宫底松软，则表明子宫收缩差，此时要协助产妇进行子宫按摩，甚至依医嘱给予子宫收缩药，以预防产后出血的危险。

⑵恶露

产后子宫内蜕膜剥落，经阴道排出体外的分泌物就是恶露。依其外观及内容物，可分成三个阶段：红恶露、浆性恶露及白恶露。

❶ 红恶露

红恶露出现在产后 1~3 天，深红色，含有小血块、黏膜和蜕膜碎片，有轻微血腥味。

❷ 浆性恶露

浆性恶露出现在产后 3~7 天，粉红色或棕色，呈水性，无味。

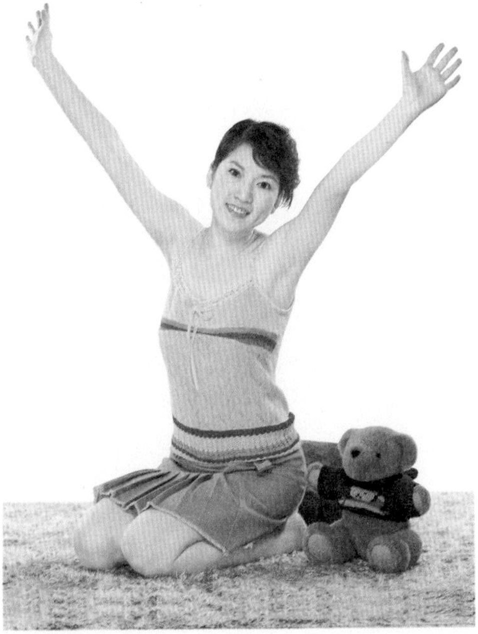

③ 白恶露

白恶露出现的时间可能在产后第 7 天至 3 周，甚至 6 周不等，乳白色或无色，无味或有轻微的霉味。

产妇在产后最初几天的恶露呈少量或中量，一旦从红恶露转为浆性恶露或白恶露，就表示恶露逐渐减少。剖宫产的恶露会比自然生产少，因为在手术过程中，已清除较多组织碎物。若产后恶露量过多，有大血块，持续时间过长或合并有发热、腹痛，则应立刻就诊。

(3)伤口护理

手术完成后，应用纱布及透气纸胶带覆盖伤口，加压止血及保护伤口，于 24 小时后用优碘完成第一次换药及检查。手术后第 3 天，就可以只要用透气纸胶覆盖伤口。

返家一周内，保持伤口清洁干燥，不需涂抹药物，若伤口周围皮肤有红、肿、热、痛，甚至渗血及分泌物，则应尽快就诊。

(4)产后营养摄取

剖宫产当天，因为是术后观察期及麻醉药效尚未消退，只宜少量饮水。第二天在稳定情况下，再恢复饮食。

(5)排尿及排便的改变

产妇在产后会排出大量尿液，以排出怀孕时储存于体内的液体，产后第二天将拔除尿管，所以要留意产后排尿情况，以免尿液潴留而增加尿路感染的机会。

此外，因为产后新妈妈腹压突然降低、腹肌松弛、肠蠕动慢、伤口疼痛、进食量减少等，许多产妇会延后或不敢排便，所以会造成便秘和胀气。为防止便秘发生，新妈妈应尽早下床活动，适当摄取蔬菜、水果，以补充足够的纤维素。若便秘情况严重，医生则会适时给予软便剂、肛门栓剂，或进行灌肠。

(6)产后清洁

一般而言，产妇返家一周后要复诊，经医生检查伤口若正常，便可开始淋浴。每次淋浴后，要轻轻擦拭伤口，保持伤口清洁干燥，再更换透气纸胶。纸胶的作用是预防疤痕增生，需贴 3~6 个月，爱美的妈妈们千万不可偷懒哦！

产妇在产后容易出汗，应当注意清洁，尤其是有伤口及母乳喂养者，必要时可请护理人员或家属协助在床上擦澡，每次如厕后，要记得冲洗会阴。

总之，生产是喜悦的。希望即将接受剖宫产的准妈妈在阅读完此部分内容之后，可以更加了解剖宫产手术后应该注意的事项，少一分恐惧，多一点喜悦，并且带着愉快的心情迎接新生命的到来。

（二）产后心理保健不容忽视

1 测测你的爱丁堡产后忧郁指数

爱丁堡产后忧郁测量表

请针对下列问题勾选您在过去 7 天内的感受：

问题	1	2	3	4
1. 我能看到事物有趣的一面，并能笑得开心	和以前一样	没有以前那么多	肯定比以前少	完全不能
2. 我欣然期待未来的一切	和以前一样	没有以前那么多	肯定比以前少	完全不能
3. 当事情出错时，我会不必要地责备自己	大部分时候这样	有时候这样	不经常这样	没有这样
4. 我无缘无故感到焦虑和担心	一点也没有	极少有	有时候这样	经常这样
5. 我无缘无故感到害怕和惊慌	很多时间这样	有时候这样	不经常这样	一点也没有
6. 很多事情冲着我来，使我透不过气	大多数时候我都不能应付	有时候我不能像平时那样应付得好	大部分时候我都能像平时那样应付得好	我一直都能应付得好
7. 我很不开心，以致失眠	大部分时候这样	有时候这样	不经常这样	一点也没有
8. 我感到难过和悲伤	大部分时候这样	有时候这样	不经常这样	一点也没有
9. 我不开心就哭	大部分时候这样	有时候这样	只是偶尔这样	没有这样
10. 我想过要伤害自己	很多时候这样	有时候这样	很少这样	没有这样

计分方式：

第 1、2、4 题若选择 (1) 选项，得分为 0 分；选择 (2) 选项，得分为 1 分；选择 (3) 选项，得分为 2 分；选择 (4) 选项，得分为 3 分。

其余题目（第 3、5、6、7、8、9、10 题）若选择 (1) 选项，得分为 3 分；选择 (2) 选项，得分为 2 分；选择 (3) 选项，得分为 1 分；选择 (4) 选项，得分为 0 分。

总分若超过 12 分，则表明可能有产后忧郁的倾向。

2 为什么会发生产后忧郁症

相信不少新妈妈都曾有产后心情低落、动不动就想哭的经历，不过这样的感觉很快就会消失。有一部分妈妈却会持续出现忧郁现象，甚至严重影响照顾宝宝的能力。生育宝宝后为什么会得忧郁症？这与一般忧郁症有何不同？妈妈可以事先预防吗？

忧郁症被认为是世纪之病，虽然不是癌症，病情严重者却会投向死神的怀抱。在忧郁症患者中，有一群人是刚刚迎接新生命到来的母亲，有些人甚至在怀孕时就有忧郁症了，为什么呢？

⑴血清张力素、激素是可能原因

处在生育年龄的女性原本就是忧郁症好发的人群。一般认为，引发孕期及产后忧郁症可能的原因在于怀孕、生产与育儿所带来的生理与心理压力，同时也与脑部神经传导物质（血清张力素）、激素有关。

产后女性必须学习扮演母亲这个新角色，再加上生产完之后血清张力素与激素的变化，都可能引发产后忧郁症。

⑵易患产后忧郁症的人群

哪些人容易得产后忧郁症呢？相关的研究显示，具有自卑、悲观、内向、被动等人格特质者，过去曾有忧郁症或其他精神病史者，以及童年时受虐、曾遭受过家庭暴力者是罹患孕期与产后忧郁症的高危人群。

至于孕期与产后忧郁症与忧郁症是否有差别，孕期或产后忧郁症除了引发的原因与一般忧郁症不同，以及发生的时间定义为孕期以及产后一年内以外，其他的症状与一般忧郁症并无二致。

3 忧郁症状持续两周得小心

新妈妈在产后两个星期内，通常都会出现轻微的情绪低落，容易哭泣，也可能出现注意力无法集中、失眠、焦虑等症状，但这些症状尚属轻微，且一天之内可能只出现几个小时，并不会影响妈妈照顾婴儿的能力，不过有10%~15%的妈妈症状持续时间较长，这类新妈妈就要小心是否会进一步发展成产后忧郁症。

如果产后妈妈常常心情低落、沮丧、焦虑，饮食与睡眠习惯发生改变（包括食欲下降与上升、失眠或是嗜睡），并且经常有负面情绪（例如担心没有能力照顾宝宝），同时这些状况持续出现两个星期以上，就可能正为产后忧郁症所困扰。

病情严重时，妈妈可能无法照顾好宝宝，例如，她会对婴儿的哭泣没有反应，或是不知道该如何处理，甚至不敢去碰宝宝，但也不让其他人去碰宝宝，最严重的就是伤害宝宝，甚至想带着宝宝一起自杀。

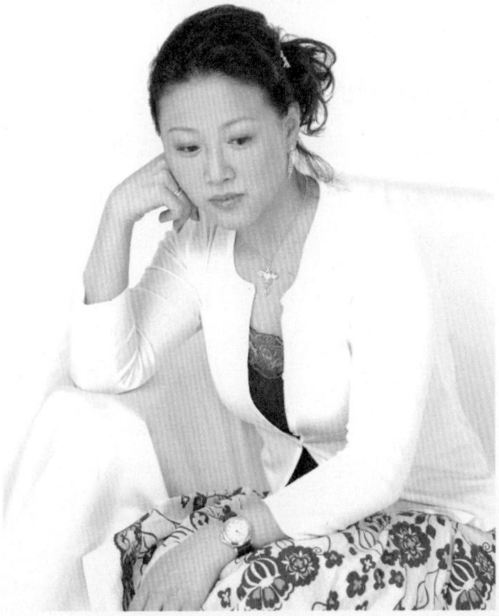

4 10%~15%的产妇患有产后忧郁症

如前所述，怀孕女性或产后女性有10%~15% 都经历过忧郁症，其中有 1/3 的妈妈是第一次得忧郁症。也就是说，产后忧郁症并非为有忧郁症病史的妈妈所独有，罹患产后忧郁症者，有 2/3 的人是怀孕前曾经得过并且复发，而另外 1/3 的妈妈在怀孕之前从未得过忧郁症。

10%~15% 的患病率，说明这是一个很容易发生的疾病，也容易被患者本身或周围的人所忽略。爸妈们有了宝宝之后，原本就会带来一些身心上的变化，也需要去调整与适应，因此可能无法分辨哪些身心变化是正常的，哪些是异常的，再加上妈妈也会期望自己扮演好母亲的角色，即便发现自己的身心状况不佳，也可能不会开口寻求协助，再加上妇产科医生没有察觉，都会使产后忧郁症有意或无意地被忽略了。

5 产后忧郁症的药物治疗

⑴主要的抗忧郁药物

选择性血清张力素重吸收抑制剂是治疗孕期或产后忧郁症的主要药物，这类药物包括克忧果、百忧解、乐复得等。这一类在孕妇用药中虽被列为 C 级药物，目前并没有出现怀孕初期使用过程中导致新生儿异常的报告，不过其他精神药物如锂盐、丙基戊酸就有导致畸胎的危险。

至于哺乳的安全性，抗忧郁药物虽然会分泌到乳汁中，但是婴儿从乳汁中得到的药物浓度比在子宫内得到的低很多，婴儿有可

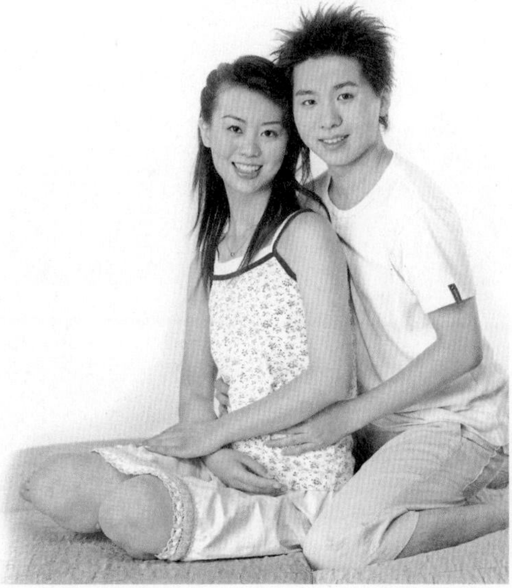

能会出现睡眠障碍，或因肠胃不适而哭闹。在这种情形下，母亲可以考虑改喂配方奶粉。

⑵任意停药易有不良影响

由于担心药物会通过子宫或母乳影响宝宝，孕妇、产妇或其家属都对服用精神药物有顾虑，甚至原本正在服用精神药物的妇女，一旦怀孕后也会要求停止服药。不过，是否停药要与精神科医生讨论，千万不要自行停药，否则可能使旧疾复发。

研究显示，停药的孕妇中有 75% 会因为症状恶化而必须再度用药。另外一项研究指出，患有忧郁症的女性即使在怀孕前已治疗到没有任何症状，但怀孕时若是停止用药，大约有 2/3 的女性会再复发。反过来，如果能持续用药，复发的几率就可降到 1/3。

另一方面，当疾病没有被适当治疗以及控制时，对宝宝也会有不良影响。加拿大的一项研究显示，妈妈若是患有严重的焦虑症与忧郁症，新生儿则比较容易出现适应不良

的症状，如容易哭闹、呼吸困难、低血糖症、虚弱，以及不容易喂食等。

提出上述研究结果的目的是要强调药物治疗孕期与产后忧郁症的必要性，告诉妈妈不要因为怀孕或喂母乳就自行停药，或是在疾病复发时排斥用药，但并不意味着忧郁症患者完全不能停药。

因此，如果家人或孕产妇自己发现存在忧郁症的症状，就应寻求专业治疗，让医生判断是否需要服药。有许多妈妈即使怀疑自己有忧郁症，也不愿求助精神科医生，这个时候可以先咨询较常接触的妇产科医生，让妇产科医生决定是否转诊到精神科。

6 产后忧郁症的整体治疗方案

除了用药之外，妈妈还需要从以下几个方面来改善忧郁症：

★改变负面的认知思考方式。

★家人的理解与支持。

★进行放松训练。

★从事有氧运动。

★调整饮食。

医生们也提供了以下几个简单的自救方式，新妈妈在家中不妨试着练习：

(1) 写日记培养正面思考能力

许多忧郁症的病人在心情低落或焦虑的状态下，总会出现负面想法，并且对任何事情有悲观的预期或不好的联想。假设这个预期又正好成真的话，就会加强病人的负面思考倾向，如此形成恶性循环。因此建议忧郁的妈妈每天写心情日记，把自己的负面想法通通记下来，并且事后对照这些事情是否发生，万一成真的话，也要仔细去思考为什么事情会这样，而不是一味责怪自己没有把事情做好。

(2) 学习放松

忧郁的母亲们多半处在压力极大的状态下，唯有学习放松，身心才能获得适当的休息，以下是几种训练自我放松的方式：

★握拳：双手伸直紧握拳头，紧握到手发抖后，再慢慢放松，这个练习是要帮助个人体验身体放松与紧绷的感觉。

★咬牙：咬紧牙关直到不能再紧为止，再慢慢放松，这个方式也有与握拳同样的作用。

★静坐：想象自己在山里、海边或任何能使自己心情愉快的地方。

★接触任何其他能使个人放松、心情愉悦的事物。

(3) 调整饮食

均衡摄取饮食可以帮助妈妈对抗压力。在五谷根茎类食物当中，全麦面包、糙米、燕麦等全谷杂粮属于复合性碳水化合物，可以帮助舒解压力与改善情绪；蛋白质则可以合成血清张力素；B 族维生素、维生素 C、锌等也都有抗压、减压的效果；当然，也别忘了要多摄取水分。

至于甜食，巧克力、饼干、蛋糕这类精致食物因为很容易被人体消化与吸收，吃完后虽然可以马上舒解情绪，但效果很快就会消失，没多久又会使情绪更低落。另一方面，人体吸收这类食物之后，胰岛素会上升得很快，导致血糖快速下降，使脑部再度出现饥饿的讯号，让人陷入嗜吃甜食的恶性循环中。另外，还要避免食用高脂肪与含有咖啡因的食物。

（三）产后更要“性福”

从计划结婚开始，孕育下一代是许多伴侣生活计划中的重要部分，两人世界多了可爱的小宝宝，日子变得很不一样，吃饭、看电视、出去玩，每一件事都得把小宝宝考虑在内，夫妻间的关系也有了不少转变。其中性生活相信是许多人说不出口，却又深感困扰的问题，从单纯的男女关系到变成为人父母，不论是性爱还是婚姻，都潜藏着不小的心理危机。

事实上，许多夫妻从怀孕开始，性生活的次数及质量就随之下降，一方面是怕伤到胎儿，一方面也是因为许多不舒服接踵而至，在经历千辛万苦生下小宝宝之后，生理、心理都发生了不少变化，能否维持孕前的性生活质量，将会是夫妻间面临的很大的挑战。

1 产后性生活不顺利的生理因素

⑴阴道损伤，弹性及润滑不足

在经历生产的过程之后，阴道多少会有损伤，会变得缺乏弹性，皱褶也消失。产后三周，阴道的皱褶会重新出现，但是要恢复弹性及产前大小，需要好几个月的时间，就算恢复了弹性，阴道的腺体分泌也可能长期减少，还会出现性生活润滑不足的问题。

⑵骨盆组织及阴道松弛

骨盆腔肌肉筋膜会因生产受到破坏而较为下垂，阴道变得比较松弛，不但在性行为时容易没感觉，同时因为下垂的骨盆腔组织无法有效收缩，也会减少性爱的快感。一般

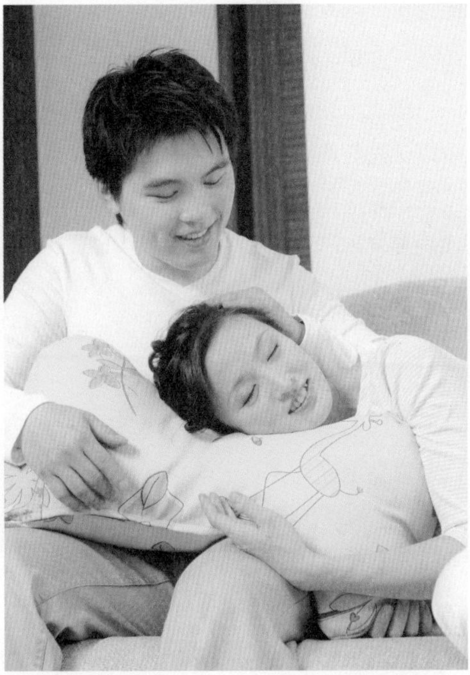

来说，整个骨盆组织及支撑恢复所需的时间可能长达半年，甚至更久。

⑶会阴有伤口

生产时会阴常有裂伤，虽然经过修补，会阴伤口也已经愈合，但行房时还是可能有疼痛感，或是害怕会阴伤口裂开而无法尽兴。

⑷喂母乳造成激素改变

产后很多妈妈都选择喂母乳，在持续喂母乳的状况下，泌乳素上升，女性激素下降，阴道因此会比较干涩，行房时疼痛感就会随之而来。此外，哺乳女性的雄性激素水平会比较低，雄性激素与性欲有很大的关系，如果过低，就会提不起兴致。

⑸尿失禁

怀孕后期因胎儿压迫膀胱，生产后阴道及膀胱壁下垂，都可能造成暂时的尿失禁现象，在性生活时会产生不少困扰。

2 产后性生活不顺利的心理因素

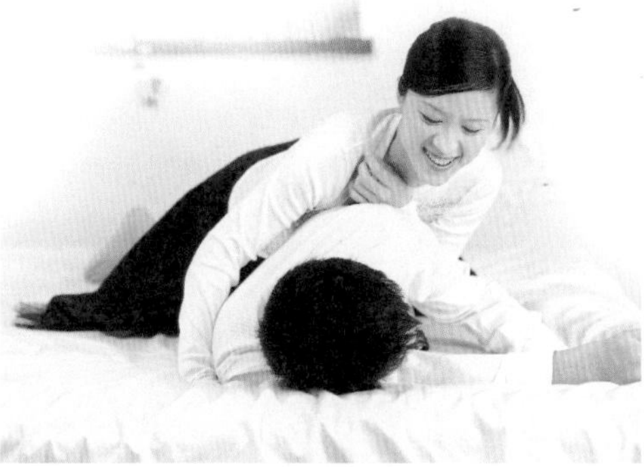

⑴帕吵醒孩子或怕没注意到孩子的反应

好不容易顺利产下宝宝，每位父母都把孩子当成是心头肉，孩子的一举一动都会让爸妈烦恼半天，睡着时总怕宝宝窒息，这种状况下当然没办法享受性爱了。

⑵带小孩心理及生理上的疲累感

带小孩是全年无法休息的工作，全心投入的结果会让人缺乏兴致。

⑶害怕再怀孕

生产虽不能说是浩劫，但是对女性来说，绝对是非常辛苦的经验，刚生完小孩的妈妈可能余悸犹存，潜意识里会对性生活产生排斥感。

⑷体形改变，失去信心

怀孕常会让许多人从小虾米变大鲸鱼，虽然产后体重会下降，但是直到产褥期结束，大部分妈妈会比怀孕前多出 10%~20% 的体

专家提示

剖宫产比自然产“性”福

生产会造成阴道的伤害，因此有不少人会考虑采取剖宫产的方式来减少这样的情况发生，到底剖宫产是否能减少性生活的问题呢？

2006 年，布赫林医生以问卷的方式统计德国柏林 1600 对夫妻，并且把他们分成四组：

★第一组是自然产，会阴没有受伤（或是轻微裂伤）。

★第二组是剖宫产。

★第三组是会阴侧切或会阴有明显裂伤。

★第四组是辅助式的会阴生产（如产钳）。

结果发现，47% 的夫妻在产后两个月内恢复性生活；49% 的夫妻有明显的性交疼痛，持续半年以上有性交疼痛的比例，第一组为 3.5%，第二组为 3.4%，第三组为 11%，第四组为 14%。

通过这些数据可以发现，自然生产如果顺利的话，与剖宫产并没有明显差别，不过如果是在生产过程使用产钳、真空吸引器等辅助方式，对于性生活可能就有负面的影响了。在其他的文献资料中并未发现剖宫产在产后性生活方面有特别帮助的报道。

重，变胖的体形会使女人失去自信，不愿以裸体面对另一半。

(5)双方的吸引力下降

夫妻相处久了，对于对方的吸引力势必会下降，加上有了小孩，生活重心转移，性生活的次数就减少了。

(6)产后忧郁症

产后忧郁症属于非常严重的疾病，若未好好处理，则会造成性生活的不和谐。

3 改善产后性生活的八大法宝

专家对夫妻共同努力改善产后性生活提出了下列建议：

(1)丈夫请温柔一些

生产完后第一次的性生活要特别注意，因为上面提到的原因，性交时容易产生疼痛。在生产完后两星期就可以考虑开始性生活，丈夫应该温柔一些，动作放缓慢，营造温馨柔和的气氛，注意伴侣的反应，也可配合使用润滑剂。如果第一次就很不舒服，那么之后妻子可能得隔更久才敢行房了。

(2)做好避孕措施

如果短时间内不想再怀孕，就应做好避孕措施，免得因为担心再次怀孕而影响行房的心情。

(3)勤做骨盆腔运动

骨盆腔运动（收缩会阴的运动）有助于阴道、骨盆底等组织的恢复，对于改善性生活有不小的帮助。

(4)怀孕期间进行会阴部按摩

怀孕期间进行会阴部按摩，可以减少生产时会阴伤害的机会，并且可以促进恢复。

(5)别疏忽了另一半

有了小孩之后，大家的焦点都放在小宝贝身上，可是也要记得多留一些时间给另一半。若是担心睡着的小宝贝发生危险，房间有不少能以视讯、声音监控宝宝的机器，可多加利用，这样夫妻才能有机会享受性爱。

(6)治疗生理上和心理上的问题

若妻子有阴道异常分泌物、会阴伤口疼痛、性交疼痛的情况，则应尽快找医生检查治疗。丈夫也应该多注意妻子的情绪问题，如果生完孩子后两周以上还是有情绪低落、哭闹等情况，就应及早咨询医生。

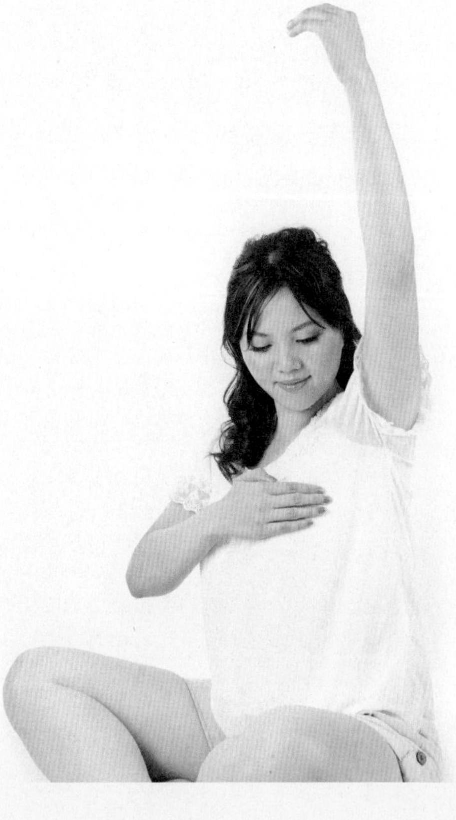

(7)停用影响性欲的药物

有些安眠药、镇静剂、抗忧郁的药物会影响性功能，服用前可多与医生沟通，可选择影响较小的药物种类。

(8)使用某些能改善性欲的药物

有些能改善性欲的药物如雄性激素、局部的血管扩张剂等，需要与医生详细讨论，评估副作用之后再考虑使用。

专家提示

教您正确的骨盆腔运动（凯格尔运动）

以凯格尔先生命名的骨盆腔运动，对改善产后妈妈阴道松弛很有帮助。妈妈应认真学习，正确掌握要领，一定要有耐心。事实上，骨盆腔运动要想收效，通常需要 3 个月以上的时间。

骨盆腔运动的做法如下：

❶ 一开始的时候，最好在医生或护士的协助下学习正确的方式。

❷ 您可以将一只手指放入阴道中，收缩阴道附近的肌肉，如果收缩的肌肉正确，您的手指头就可以感受到收紧的压力，在收缩的同时，腹部、大腿以及背部尽量不要用力。

❸ 除了用手指感觉之外，您也可以在排尿时练习感觉骨盆腔肌肉的收缩，在排尿中途憋住小便，感觉是用哪些肌肉憋住小便，这些肌肉就是需要训练的骨盆腔肌肉群。

❹ 收缩肌肉时，以在心中默数的方式，1 秒 1 拍，从 1 数到 4，维持 4~5 秒，再放松肌肉，反复进行。原则上一天 2~3 次，一次 5 分钟。刚开始练习时，您会发现并不轻松，经过一段时间后就会觉得游刃有余，可以默数到八拍，再放松八拍。

❺ 如果已经达到骨盆腔运动的目的，就可以改为一周 3 次，一次 5 分钟，以维持运动的成效。

❻ 虽然许多人认为不论是什么时间、什么姿势，骨盆腔运动都可以做，不过一开始您可以坐着或是站立时，两膝靠拢开始比较容易。有学者发现，在固定的时间练习，效果会比较好，例如早上清醒但还未起床时，以及上床睡觉前花 5 分钟做这项运动。

最后需要提醒的是，如果在一段时间的练习后，骨盆腔运动仍不能达到疗效，或是原本您的阴道就比较松弛，就可以考虑其他的治疗方式，包括阴道整形手术，让您在短时间可以摆脱没有质量的性生活，重拾恩爱夫妻的闺房之乐。

4 哺乳期也要避孕

产后哺乳可以刺激脑垂体分泌泌乳激素，进而抑制脑下垂体前叶分泌 FSH，造成不排卵，从而达到避孕的效果。但是如果以为只要一直哺乳，就不需要避孕，则未免太过乐观。

(1)哺乳有避孕效果，但并非百分之百

产后哺乳可以刺激脑垂体分泌泌乳激素，它可以间接抑制脑下垂体前叶分泌滤泡刺激激素 (FSH)，所以抑制了卵巢的功能，造成不排卵，从而有避孕的效果。但是如果以为只要一直哺乳就不需要避孕，就未免太过于乐观了。因为每一个妇女哺乳的频率、时间都不尽相同，所以抑制卵巢的程度也有所不同。

一般而言，产后哺乳 8 周内，是相当安全且不容易怀孕的时期；8 周后虽然继续哺乳，月经也一直没来，但这并不代表处于安全期。很多妇女一直等到第一次月经来了，才考虑避孕，其实这是错误的观念。因为很多情况是在来第一次月经前，就已经有排卵的情形了，当然就会有再度怀孕的可能。

(2)刚生完又怀孕，母体负担大

刚生完小孩，新妈妈的身心都需要休息恢复，又要照顾婴儿，精神与体力的负荷极大，如果又在很短的时间内再度怀孕，就会对母亲造成很大的负担。

如果产后不久再度怀孕，进入怀孕早期又容易疲倦和食欲下降，身体就会显得更加臃肿，使行动更加不便，弯腰困难，此时又需要照顾刚出生两三个月的婴儿，对母亲而言，简直是个双重的折磨。如果身体的负荷大到无法承受，将影响到产妇的精神状态，原本暂时的产后忧郁症便可能变成长期的精神疾病，因此不可不慎。

(3)哺乳母亲的避孕

一般而言，产后 6~8 周以后，哺乳的母亲就应该开始考虑避孕措施，其方法很多，如使用安全套、宫内节育器或外用避孕药等。

一般妇女在产后由于体力尚未恢复，行房事会感到疲倦，而且有恶露及会阴伤口疼痛的情形，所以在产后一个月内多半没有性行为，当然就不会有怀孕的问题。英国的万雷兹那医生统计 1075 个产妇，发现在产后 8 周内有 75% 的人已经恢复性行为。因此，在产后 4~6 周，是哺乳母亲考虑避孕的理想时机。

用什么避孕方式最好呢？可能要根据自己的感受，然后与妇产科医师沟通评估，选择最适合自己的方式。另外，调查研究发现，产后哺乳的妇女不易恢复性行为，这可能是因为母亲哺乳会抑制卵巢的功能，使得性趣较低，当然这也算是一种避孕的方式。

由于孩子的来临，父母备感忙碌，如何配合家庭的经济状况、夫妻身体情况及家庭的需求，此时适宜的家庭计划是必须且迫切的，理想的避孕方法应安全、便宜、无副作用、方便易使用、有效，且不会影响到性生活的质量。然而，目前并没有哪一种避孕方法可以完全符合上述这些条件，所以有些夫妻在产后 8~10 周后不慎再度怀孕了，如此对夫妇的身心都是巨大的负担。无论是在体力上、心理上还是经济上，都会因再度怀孕而面临莫大的压力。要摆脱这些压力，需要夫妻双方相互体谅和配合。

（四）产后塑身必修课

怀孕生子是女性一生中容易发胖的时期，在生下宝宝后，减肥是许多妈妈的首要任务。很多人都知道控制饮食和适度运动是减肥的好方法，但是具体怎么做却需要技巧，如果过于心急，或方法不当，就无法使体重降下来。下面就告诉您减肥的诀窍与关键，帮助您轻松减掉身上的赘肉。

1 饮食控制，告别多余热量

减肥应从控制饮食开始，但该吃些什么可是大有学问。在饮食的内容上，医生们提供以下要点：

⑴三餐定时定量

减肥就是要节食，这是错误的观念。减重虽然需要控制饮食，但是仍要保证身体的营养需求，并且消除饥饿感，所以三餐一定要吃，而且必须定时定量，以免饿过头而吃更多，且每餐的分量也必须足够。晚餐最好能在8点前吃完，因为晚餐摄取的热量容易蓄积在体内。

⑵绝不节食

节食会使身体的新陈代谢率降低，新陈代谢率降低容易使身体积蓄脂肪，不仅体力会变差，而且饿过头反而容易暴饮暴食。再者，节食减去的是肌肉，反弹后长回来的却是脂肪，这就是所谓的溜溜球效应，而在一消一长之间，外表上看起来反而比原来更胖。

⑶降低油脂摄取量

许多人谈到减肥，总是认为要减少淀粉的摄取量，这也有失偏颇。每克碳水化合物提供16.7千焦热量，但油脂却提供37.7千焦热量。另外，淀粉食物能提供饱腹感，不吃淀粉很容易出现饥饿感，但摄取过多油脂却不见得会有饱腹感。因此建议若想减少摄入的热量，则可从减少油脂摄取下手，除了饮食上秉持少油的原则之外，还可选择肉类脂肪较少的部位，或多吃脂肪含量较低的鸡肉、鱼肉等。

下面列出了降低食物油脂的方式：

★烹调食物时尽量选择蒸、煮、卤、烤、凉拌、清炖等方式，外食时也应选择这类食物，以免摄取过多油脂。另外，应少吃油炸、油煎等食物。

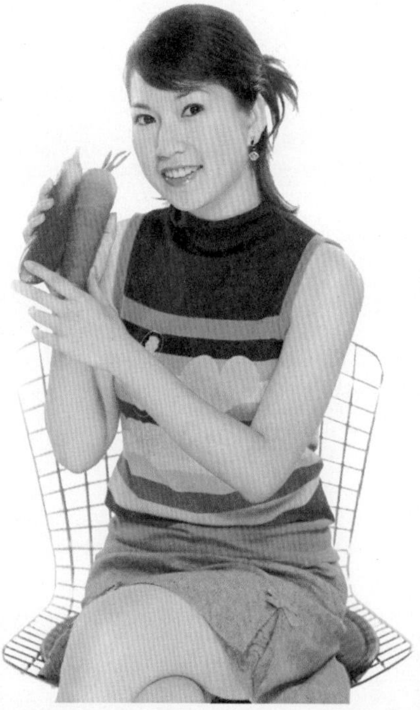

★吃肉时将明显可见的白色油脂部分去除，吃鸡肉时要去皮。若是喝肉汤，则可先将肉汤冷冻，再把上面的油脂去除。

★餐馆的菜若过于油腻，则可先用清汤或开水过水后再食用。

★使用调味料时也要小心。各种色拉酱、奶油或其他调味料也都含有大量油脂，应避免食用或少量摄取。

食物热量分类表

食物类别	低热量食物	中热量食物	高热量食物
五谷根茎类及其制品	白米饭、糙米饭、无糖白馒头、冬粉、米粉、薏仁、燕麦片、红豆、绿豆、莲子①	吐司、面条、小餐包、玉米、苏打饼干、高纤饼干、清蛋糕、芋头、蕃薯、马铃薯、小汤圆、山药、萝卜糕、莲藕、早餐谷类	各式甜面包、油条、酥饼、小西点、鲜奶油蛋糕、派、爆米花、甜芋泥、炸地瓜、八宝饭、八宝粥、炒饭、炒面、水饺、烧麦、锅贴、油饭
奶类	脱脂奶或低脂奶、低糖酸奶	全脂奶、调味奶、酸奶（凝态）、酸奶（液态）	奶昔、炼乳、养乐多、奶酪
鱼类、肉类、蛋类	鱼肉（背部）、海蜇皮、海参、虾、乌贼、蛋白	瘦肉、去皮之家禽肉、鸡翅、猪肾、鱼丸、贡丸、全蛋	肥肉、三层肉、牛腩、肠子、鱼肚、肉酱罐头、油渍鱼罐头、香肠、火腿、肉松、鱼松、炸鸡、盐酥鸡、热狗
豆类	豆腐、无糖豆浆、黄豆干	甜豆花、咸豆花	油豆腐、炸豆包、炸臭豆腐
蔬菜类	各种新鲜蔬菜及菜干	腌渍蔬菜	炸蚕豆、炸碗豆、炸蔬菜
水果类	新鲜水果	纯果汁（未加糖）	果汁饮料、水果罐头、蜜饯
油脂类	低热量色拉酱	植物油	动物油、人造奶油、色拉酱、花生酱、培根、黑白芝麻、腰果、花生、核桃、瓜子②
饮料类	白开水、无糖茶类、低热量可乐、咖啡（不加糖、奶精）	低糖茶类、咖啡	一般汽水、果汁、运动饮料、奶茶、含糖饮料
调味品	盐、酱油、醋、葱、姜、蒜头、胡椒、生辣椒、芥末、八角、五香粉	酱油膏	西红柿酱、沙茶酱、香油、蜂蜜、果糖、蛋黄酱、油葱、辣油、豆瓣酱
甜食	仙草、木耳、洋菜、石花冻、豆花（以上均添加代糖）		糖果、巧克力、冰激凌、甜甜圈、酥皮点心、布丁、果酱、沙琪玛
零食		海苔、米果	方便面、牛肉干、鱿鱼丝、洋芋片、各类油炸制品

注：① 白米饭和糙米饭的热量大致相同，但是糙米或五谷饭含有较多的纤维素、矿物质以及维生素。

② 坚果类食物虽属于高热量食物，但其所含的油脂属于不饱和脂肪酸，适量食用对人体有益。若妈妈饮食中的油脂摄取量较高，则建议在减重时少碰这些食物。若妈妈的饮食遵守少油原则，则不妨少量摄取坚果类食物。

⑷适当的营养素比例

要想满足身体的营养需求，就要采取均衡饮食。均衡的饮食成分建议比例是：糖类 50%~60%，蛋白质 15%~25%，脂肪 <30%。

糖类以五谷根茎类为主，也包括水果、蔬菜，不过蔬菜中的营养成分主要是纤维素，糖分非常少。

目前在外应酬者摄入的油脂比例多半会超过 30%，若能降低饮食中的油脂含量到 20%~30%，则较为理想，且油脂种类以植物油为佳，切记不可完全不摄取油脂。不摄取油脂可能会使人体的脂溶性维生素不足，而且容易导致便秘。

在热量方面，一般来说，女性减重建议每天摄取 5000~6200 千焦耳的热量，或是以原本的食量为基准减少摄取 2000 千焦耳热量，一天的总热量不低于 5000 千焦，而且每周以减重 0.5~1 千克为原则，否则会对身体产生不良影响。

若妈妈喂母乳，每天则可再增加 2000 千焦耳的热量。母亲每天摄取 8300~9600 千焦耳的热量，即可供应给宝宝充沛的乳汁。

专家提示

简单计算食物热量的秘诀

为了减重，在吃饱的前提下，妈妈需要注意自己摄入热量的多少，多数人无法像营养师般明确地计算食物所含热量，这时候最好的办法就是尽量少吃或不要吃高热量食物。只要是新鲜、自然、不加油糖的食物，多半属于低热量食物，而精致、加工且加少量油糖的食物则属于中热量食物，精致、加工且高油、高糖的食物就属于高热量食物。

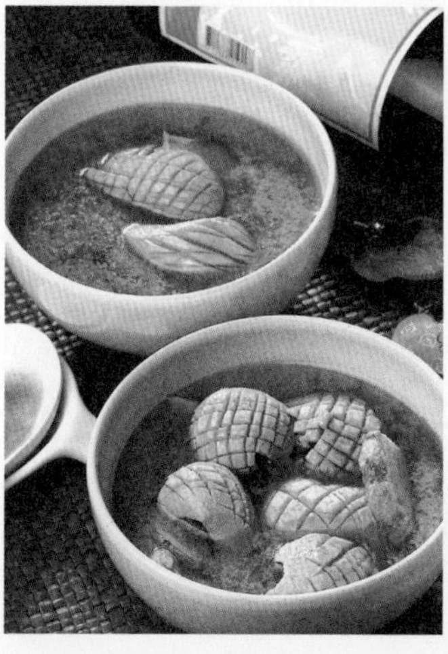

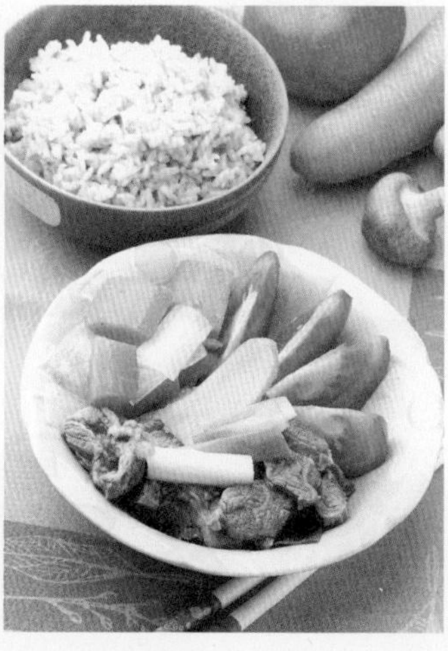

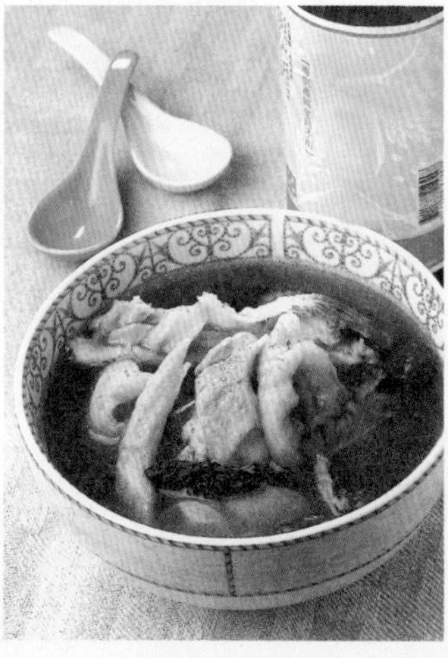

2 适量运动轻松甩掉赘肉

运动可以消耗热量，加快新陈代谢，并且增强肌肉组织。此外，运动也是减肥后唯一能确保不反弹的方法，是决定减肥成功的关键。

(1)何时开始运动

坐月子时宜采取温和的运动方式，一个半月后再提高运动强度。顺产妈妈在产后第一天或第二天就可以下床走路，而失血较多、血压低以及剖宫产妈妈，则必须等状况稳定以后，在第二天或第三天再下床走动。如果躺在床上过久，就容易出现腰酸背痛现象。

一般来说，妈妈在产后可先做较温和的伸展运动以及产后运动，等到坐完月子，也就是一个月到一个半月后，再进行强度较高的体能运动，如有氧运动等。

为了迎接生产这个艰巨的任务，妈妈骨盆与全身的关节都会变松，在生产时，肌肉与韧带都有可能拉伤，阴道也会张开到7~10厘米的宽度(视胎儿大小而有不同)，因此无论有没有减肥需求，妈妈都应该适度进行产后运动，帮助骨盆、阴道恢复正常。

(2)运动类型

❶ 日常生活增加活动量

不同的运动类型对于减重有不同的效果，其中有氧运动燃烧脂肪的效果最好，不过，即便只是在日常生活中增加活动量也都有消耗热量的效果。多走路、不搭电梯改爬楼梯、以走路买午餐取代订快餐、饭后散步等方式都有助于消耗热量。只要在日常生活中利用时间多活动，一天下来也能积累可观的活动量。

❷ 腹式呼吸运动

简单的腹式呼吸运动不但可以让腹围变小，也可达到运动效果。做法是吸气时让胸腔扩张，吐气时收小腹，让腹部肌肉往内收缩，缩到肚子摸起来是硬的。无论是走路、坐公交车、聊天，都可做这个运动。这种运动还可以帮助肠胃蠕动，使排便较为顺畅。

❸ 走路

走路是最简单的运动方式，若想要消耗较多的热量，走路时可大跨步快走，宽度约等于肩膀宽，速度为每分钟 100~120 步。

❹ 有氧运动

运动时涉及的肌肉越多，或涉及到身体越重要的肌肉，例如腿部的肌肉或臀部肌肉，那么心肺就需要输送更多氧气，使得氧气消耗量越大，进而燃烧越多的脂肪。这类运动称为有氧运动，包括骑脚踏车、游泳、快走、慢跑、登山、有氧舞蹈等。

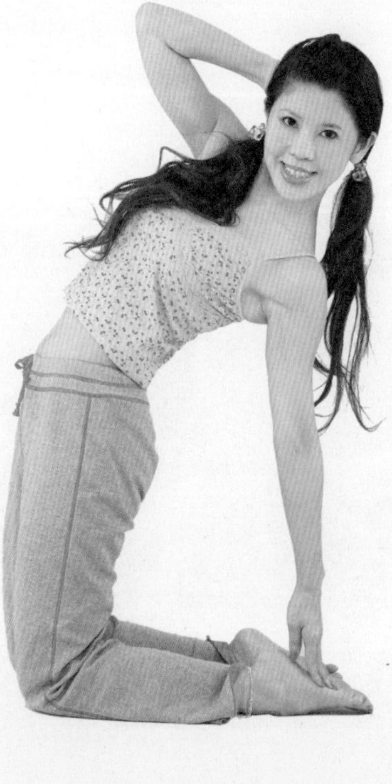

运动每 10 分钟所消耗的热量表

（单位：千卡）

体重	50 千克	55 千克	60 千克	65 千克	70 千克
摇呼拉圈	19	21	23	25	27
逛街购物	30	33	36	39	42
爬楼梯	48	53	58	63	68
溜狗	24	26	28	30	32
散步	22	24	26	28	30
拉筋运动	21	23	25	27	29
骑脚踏车	31	34	37	40	43
健走	38	42	46	49	53
健行	40	44	48	52	56
有氧舞蹈	42	46	50	54	59
慢跑	78	85	94	97	100
溜直排轮	67	73	80	87	93
跳绳	75	82	89	97	104
蛙式游泳	99	108	118	128	138
自由式游泳	145	160	175	189	204

❺ 无氧运动

无氧运动属于瞬间爆发力较强的运动，包括举重、各种重量训练、短跑等，其目的在于训练肌肉。无氧运动可以增加身体的肌肉组织，有助于提高身体的新陈代谢率。减重前期应先进行有氧运动，而后再搭配无氧运动，可使减重效果更理想。

交替进行有氧运动与无氧运动时，建议两者时间比例为 2：1~3：1。以一个小时为例，也就是先做 40~45 分钟的有氧运动，再搭配上 15~20 分钟的无氧运动（肌力训练）。

不过，无氧运动较有氧运动激烈，如果妈妈平日没有运动习惯，就应先进行有氧运动，而且从自己能负荷的运动做起，慢慢增加强度，而后再尝试无氧运动。无氧运动最好能在专业教练的教导下进行，以免受伤。

❻ 瑜伽

瑜伽除了可以伸展身体之外，还能锻炼局部的肌肉，而且有助于稳固产后妇女脊椎，使骨盆恢复到产前状态，也可以缓解腰酸背痛症状，重新雕塑身体的曲线。瑜伽能改善局部脂肪比例，增加肌肉力量，对全身性的脂肪消耗作用不大。

(3)要运动多久才有效

一般运动 20 分钟后才开始燃烧脂肪，分次累积也可以消耗热量。在刚开始进行有氧运动时，消耗量较大的是肝糖原，大约 20 分钟之后才会开始燃烧脂肪。运动强度越强，就会越早开始燃烧脂肪。需要提醒妈妈的是，运动一小时之后，又会转为消耗较多肝糖原，因此运动越久并不代表燃脂效果越好。

如果妈妈无法抽出完整的时间，就可以分次累积运动时间，例如一次 10 分钟或 20 分钟。分次累积做运动和一次做一个小时运动所消耗的热量是相同的，但是后者会消耗掉更多的脂肪。至于整体运动量需要多少？最新的研究显示，一个星期至少要运动 5 天，每天运动 1 小时，且每分钟心跳 120 次以上，效果比较理想。如果找不出完整时间，就尽量找零碎时间运动，动总比不动好，千万别因为达不到这个目标就全盘放弃。

(4)减重要素：动机强、正面思考、循序渐进

无论是饮食还是运动习惯，都必须融入生活中，使之成为生活习惯，这样减重效果才能长期保持，否则很容易反弹。

除了把握饮食控制与运动两项要点之外，医生们表示，要想减重成功，还需要有很强的动机，才能推动自己施行减重计划。

另外，正面思考、对自己有信心也是关键要素。在减重过程中，若是不小心吃得较多，或是吃了不该吃的食物，也不必因此灰心丧气，否定自己过去的努力，而要告诉自己，幸好我吃了几片饼干就停止了，鼓励自己继续努力。

整体的减重计划一定要循序渐进，不要过度心急，也不必制订过高的目标，更不应一开始就采取太过激烈的做法，例如一下子增加很大的运动量，或是骤降食量，这样减重反而不容易持久，对身体也不好。通过减重的过程，妈妈们可学习如何了解、接纳自己的身心，并且学会如何响应身心的需求，这样才能减掉身上多余的脂肪与心理上的负面影响。

3 产后前四周可进行的运动

以下介绍新妈妈在产后一个月可进行的运动，只要有空就可进行。

(1)呼吸练习

功效：能够加强肋间肌肉与腹肌群的收缩，可缓解压力，减少腰部负担，收缩腹围。

Step1：身体平躺，双腿弯曲，双脚分开平行，与髋骨同宽，脊椎维持自然弧度，双手长环抱腰部两侧。

Step2：吸气时，胸腔肋骨往上往外扩张，此时腹部会自然膨胀。

Step3：吐气时，腹部收缩，肚脐往后拉向脊椎，腰部两侧腹肌同时向内收缩，感觉肚皮是硬的（反复练习 10 次）。

(2)中立骨盆位置

功效：能够强化腹部与上背部肌肉，有效支撑脊椎曲线，避免因抱小孩等受力而伤害韧带、关节、肌肉，可美化体态。

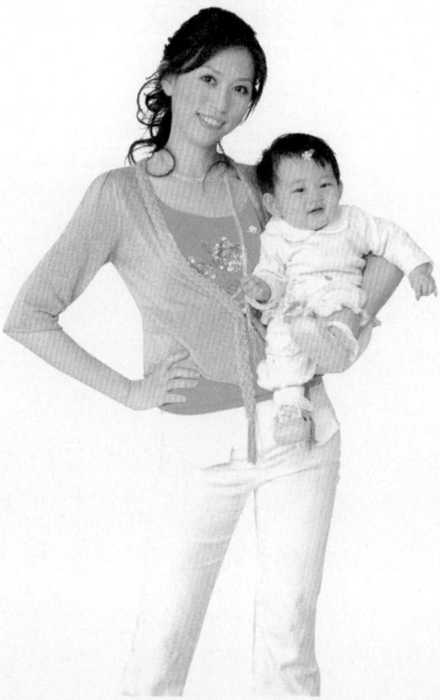

Step1：采取站姿，双脚张开与髋骨同宽，膝盖放松。找到让骨盆中立的位置，尾椎骨（即屁股）朝下。

Step2：吐气，腹部用力收缩，感觉肚脐往后拉向脊椎，腰部两侧腹肌同时向内收缩，尾骨不动。肩膀自然下垂，想象头顶有绳子往上拉，脖子延伸。

错误姿势：身体弯成弓形或太过前倾。

⑶尾骨卷曲

功效：可以训练下腹部肌肉收缩及腰部后方肌肉延伸，缓解腰部与背部酸痛，改善便秘问题。

Step1：身体平躺，双腿弯曲，双脚分开平行与髋骨同宽，脊椎维持自然弧度，腰部后方保有原有的自然离地空间。双手伸直平放身体两侧，手心向下。吸气预备。

Step2：吐气，腹部用力收缩，感觉肚脐往后拉向脊椎，腰部两侧腹肌同时向内收缩，带动腰椎后方伸展，并且使腰部平贴于地板，尾骨自然离地。

Step3：吸气，放松腹部，骨盆回到平整位置（反复练习 10 次）。

⑷骨盆底挤压运动

功效：能够强化腰、腹、臀肌肉群，可以伸展背部肌肉，可远离腰酸背痛，并且塑造下半身曲线。

Step1：身体平躺，双腿弯曲，双脚分开平行与髋骨同宽，脊椎维持自然弧度，腰部后方自然离地。双手伸直平放身体两侧，手心向下。吸气预备。

Step2：吐气，腹部用力收缩，感觉肚脐往后拉向脊椎，腰部两侧腹肌同时向内收缩，带动腰椎后方伸展，并且使腰部分平贴于地板，骨盆倾斜，尾骨自然离地带动整个脊椎卷起，直到肩膀与膝盖成同一直线。

Step3：吸气，身体停留在上方（此时可配合进行骨盆底挤压运动）。

Step4：吐气，由胸口开始放松，沿着脊椎慢慢卷下来，让腰部后方着地，再回到自然的位置（反复练习 10 次）。

⑸上背部伸展

功效：怀孕时期背部的韧带较为脆弱，产后哺乳时胸前增加的负担以及抱宝宝都会让背痛加剧，此动作可以舒缓背部肌肉紧张，让乳汁分泌更加顺畅。

Step1：维持中立骨盆位置，双手高举，位置在耳朵后面。吸气预备。

Step2：吐气，手臂往下拉，且往身体前面推出去，伸展上背部肌肉。

⑹猫式伸展

功效：可以伸展脊椎与强化背部肌肉群，舒缓背痛，拉长身体线条，维持体态。

Step1：四肢着地，手臂伸直，双手置于肩膀正下方，背部及骨盆置中，膝盖与髋关节成垂直线。吸气预备。

Step2：吐气，腹部收缩带动背部拱起，头自然下垂。

Step3：吸气，回到预备动作（反复练习 10 次）。

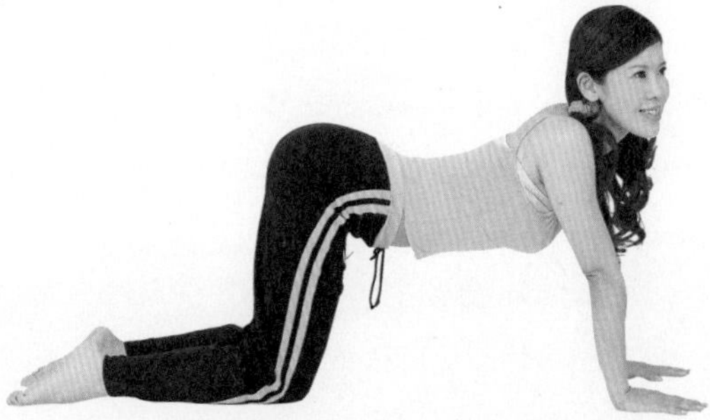

4 生产四周后可进行的运动

以下介绍新妈妈在生产四周后可进行的运动，只要有空就可进行，对恢复身材有显著效果。

⑴膝盖左右扭转

功效：可以训练脊椎扭转动作，加强内外腹斜肌的肌力，塑造腰部两侧线条。

Step1：身体平躺，双腿弯曲并拢离地。大腿与地板垂直，小腿与大腿垂直。双手臂打开呈 T 字形。腹部与肋骨收缩稳定身体。

Step2：吸气，骨盆与双腿同时向右扭转。头、颈、肩尽量保持着地。

Step3：吐气，腹部收缩带动骨盆与双腿扭转收回。

Step4：吸气，再往左方扭转。

Step5：吐气，腹部收缩，回到原始位置(左右扭转为一次，反复练习 10 次)。

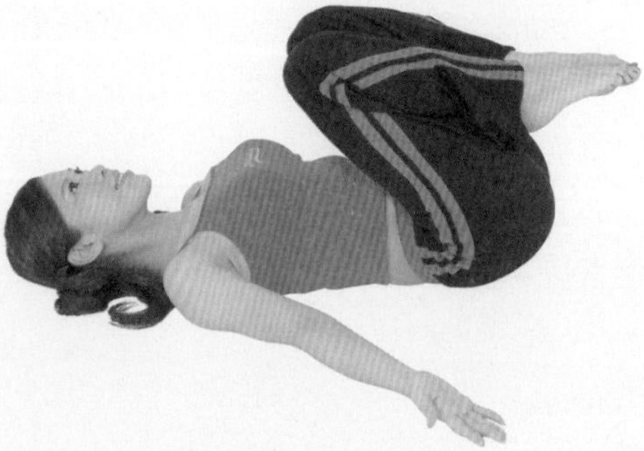

⑵双腿伸直左右扭转

功效：与膝盖左右扭转功效相似，只是阻力加大，肌肉需用更大的力气完成，效果更好。

Step1：身体平躺，双腿并拢离地。大、小腿尽量伸直与地板垂直。双手臂打开呈 T 字形。腹部与肋骨收缩稳定身体。

Step2：吸气，骨盆与双腿同时向右扭转，双腿尽量伸直。头、颈、肩尽量保持着地。

Step3：吐气，腹部收缩带动骨盆与双腿扭转收回。

Step4：吸气，再往左方扭转。

Step5：吐气，腹部收缩，回到原始位置(左右扭转为一次，反复练习 10 次)。

(3)上身仰卧起坐

功效：能够增强腹部肌力，伸展背部，让被撑松的腹肌复位，紧实腹部，告别小腹婆。

Step1：身体平躺，双腿弯曲，双脚分开平行与髋骨同宽，脊椎维持自然弧度，腰部后方保持原有的自然离地空间。双手伸直平放身体两侧，手心向下。吸气预备。

Step2：吐气，腹部先用力收缩，再将上半身卷起离地，两手自然往脚趾方向延伸，抬离地面，维持水平。感觉肚脐往后拉向脊椎，此时腰椎后方伸展平贴于地板，腹部前方保持平坦。

Step3：吸气停留。

Step4：吐气，腹部保持收缩，身体回卷着地，手自然放下(反复练习 10 次)。

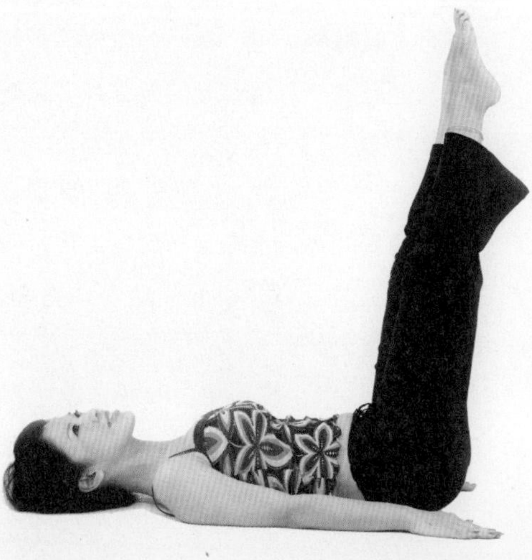